中国近现代中医药期刊续编

第一辑

卫生报（三）

王咪咪◎主编

2019年度北京市古籍整理出版资助项目

北京科学技术出版社

第一卷　第八十三號

HYGIENIC WEEKLY

衛生報

主編
丁濟萬
趙公尚

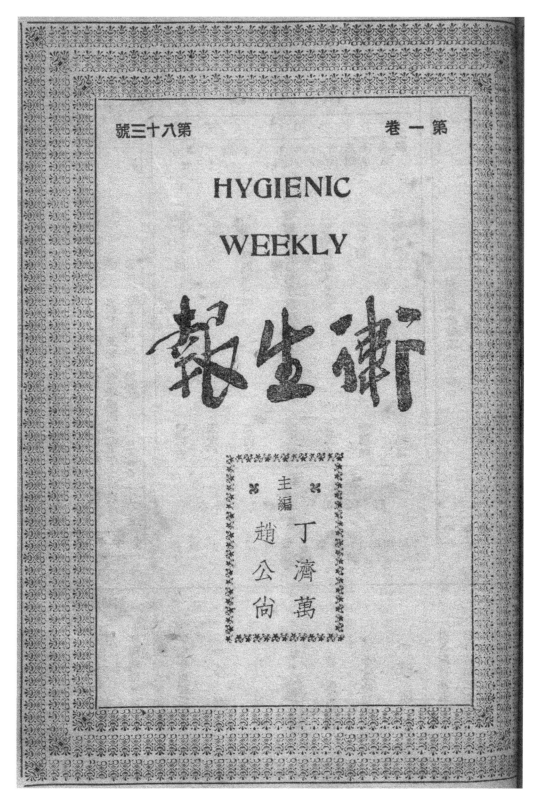

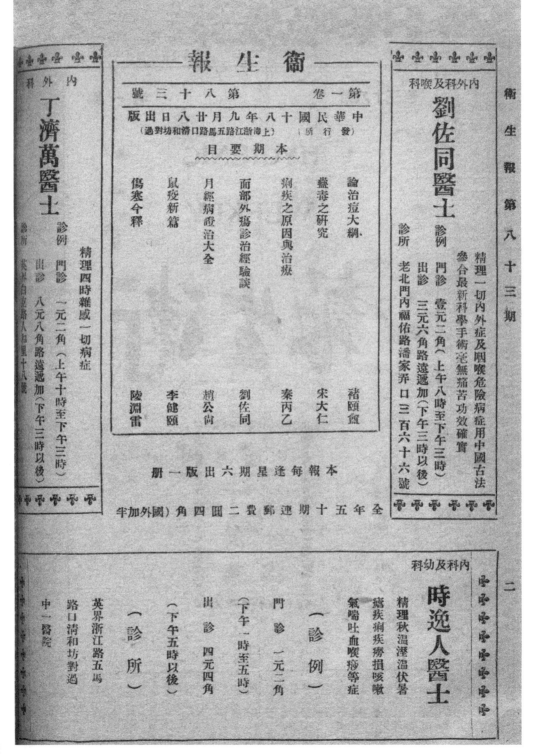

衛生報

第一卷 第八十三號
中華民國十八年九月廿八日出版
（發行所）（上海浙江路五馬路口清和坊對過）

本期要目

本報每逢星期六出版一冊
全年五十期連郵費二圓四角（國外加半）

論治痘大綱

褚陋盦

古無痘之名。其字從豆。因瘡如豆形。名曰痘。痘之出也。約有二端。一則觸時氣而出。天行之疫癘。俗呼曰天花。一則下苗而出。取他兒所落之痂。向鼻孔引痘。謂之種苗。考此法昉自宋眞宗時。顧出痘不同而溯其出痘之源。皆由於胎毒。王淸任以爲胞內血中濁氣。其說恐非。人之結胎。本父母精血所成。交感之火。即痘毒之根。毒藏在腎。以胎懷腹中三月而成形。先分兩腎也。凡小孩患痘。耳後必有紅筋尻冷足冷。係腎經見症。腎爲水臟。上與心主。包絡相合。痘之順者。從心包血脈而出。痘之逆者。隨三焦氣分而出。所以張隱菴云。走於血分。而後能貫膿結痂。走於氣分。則爲水泡白殼也。調治之法。今分六大綱。一曰發熱。不可過投解散之方也。初熱之時。用升麻葛根湯。古法也。程晨峯用蘇葛湯。張景岳用柴歸飲。發播用王氏提提散。惡寒用防風蒼朮湯。傷食用枳朮丸。飲食冷用神應丸。小便澁用導赤散。八正散。大便秘用三黃丸。前胡枳殼湯。渴甚用葛根解毒湯。自利用黃芩湯。表熱不解。用疎邪飲。裏熱毒多。用東垣涼膈散。表裏俱熱用連翹升麻湯。以上治痘證發熱之大綱也。

二曰見點。不可多與寒涼之品也。湧出太早者衛虛。用實表解毒湯或退火丹雙解之。發出過遲者。外感用參蘇飲。內虛用十宜散托裏快癍湯。細如芥子爲夾疹。用化癍湯。紅如綿紋爲夾斑。用涼血化毒湯。身忽痛用荊防解毒飲。熱不退用柴葛煎。以上治痘證見點之大綱也。

三曰起脹。痘已開盤。氣以煦之也。三四期內堪用快斑湯。透肌散。以催其發。形貴尖圓。頂凹者氣虛。用人參白朮散。頂凸者風寒。用桂枝葛根湯。色貴紅。如灰白而枯。用參芪內托散。紅紫而黯。用涼血養榮煎。平塌焦黑。內服無價散。外用水楊湯浴之。以上治痘證起脹之大綱也。

四曰灌漿。痘已化膿。血所變者也。六七日間須用保元湯千金內托散以助其成。空殼淸水用補漿湯。頂平中陷用升天散。乾蠟枯黃用澄泉散。作癢用消風化毒湯。抓破用白龍散敷之。以上治痘症灌漿之大綱也。

五曰收靨。漿回而脹收也。以似蛤旋螺者爲吉。肌膚腐軟。元氣虧也。用象牙散。燃脂潰爛。毒氣重也。用大連翹飲。膿水浸漬。濕勝也。用除濕湯。窠粒乾燥。火灼也。用淸毒飲。漿汁淋漓而疼痛。用敗草散。蕎麥粉調塗。以上治痘證收靨之大綱也。

六曰脫痂。膿乾而痂脫也。以痂色桃花者爲上。赤而凸起。風熱盛也。用解毒防風湯。白而凹陷。陰陽俱虧也。用十全大補湯。純白不紅。血脫虛甚也。用當歸補血湯。浮光色紫。毒焰外爍也。用犀角地黃湯。落去之後。瘢痕黑𪐴。用四白滅瘢散調塗。以上治痘證脫痂之大綱也。

要之治痘始終當培補氣血。程芝田先生曰。全賴腎中水火。鼓舞送毒外出。譬如鍋中少水。則飯易焦釜。底少水則飯難熟。觀程氏喻。當補腎。能不培補氣血哉。然歟非歟。敢質諸世之專於痘科者。

蠱毒之研究

宋大仁

閩廣之人。多畜蠱。其造蠱之法。取百蟲置皿中。經年開視。有一虫盡食諸蟲而獨存者。爲蠱。故字從蟲從皿也。能隱形似鬼神。其類不一。皆能亂人元氣。多因飲食得之。蠱類中最毒烈者。爲金蠶蠱一名食錦蟲。蟲屈如指環。食故緋錦帛。如蠶食葉。滇蜀閩廣等處。皆有奸人畜之。取其糞置飲食中。人即死。蠱得所欲。則日置他財。使人暴富。然遣之極難。水火刀兵俱不能傷之。必倍其所致金銀錦物置蠶於中。投之路旁。人偶收之。蠶隨以往。謂之嫁金蠶。否則入人腹食腸胃殆盡而後始出。此外粵西又有藥黽蠱。狀似灶鷄。如蠶豆大。能變幻作小孩形。遣嫁之法。彷彿金蠶。故凡至南方有蠱之鄉。（通商大埠則絕罕）。妄拾財物。危險特甚。至其症狀救治之法。吾人不可不研究也。

症狀

心腹絞痛。如有物嚙。或吐下血。皆如爛肉。或好臥暗室。不欲光明。或心性反常。乍嗔乍喜。或四肢沉重。百節痠疼。或乍寒乍熱。身體習習而痺。胸中滿悶。或頭目痛或嘔逆不定。或面目青黃。甚者十指俱黑。然其毒有緩有急。急者倉卒或數日便死。緩者延引歲月。遊走腸內。蝕五臟盡則死。

又有一種蛇蠱亦名飛蠱。每於夜間飛出。其光如彗。下食人臟。故閩化等處。居民時届黃昏。不敢露坐。（見沈心庢逃異記）中蛇蠱毒者。心腹熱悶。胸脇支滿。舌本強脹。不喜言語。面赤唇焦。又心腹悶如有蟲行。經年不治。肝膈爛而死。（見巢氏病源）

（斷診）

凡蠱毒之病。卒患血痢。無問多少。多是蠱毒。或偏身腫滿。四肢如鐵。小便不甚。脈緩大而散。頭面有光。他人手近之。恍若火爍。

（試驗法）

（一）患者宜含黑豆。豆脹皮脫者爲中蠱。豆不脹。皮不脫者則非。

（二）被毒者嚼白礬反甜。生黃豆不腥。

（治法）

凡初中毒者在膈者歸魂散吐之。已下膈者雄硃丸下之。一切蠱毒心腹脹滿。不得喘息。或下膿血。太乙追命丹。耆婆萬病丸救之。吐利後惟覺刺痛拘急。咽中如矛刺者。此是利後氣乏故也。更不須再服吐利藥。但用一味苦梗爲散。每服三錢。米飲調下。日三服。多服自然使毒日漸消散。不致再發。又初覺中蠱者。急服玉樞丹。或吐或利。隨服便瘥。

（丹方）

（一）蒜汁半兩。和酒服之。當吐出蛇蟲諸狀。卽愈。

（二）升麻鬱金各二錢。煎服。不吐卽瀉立愈。

（三）毒在上焦者。用熱茶胆礬化呷服良久。以鵝翎攪喉中卽吐出。如在中焦。以米飲下鬱金末二錢卽瀉出。

（四）遇蛇蠱者。宜急以馬兜鈴一兩。研細末。包煎呷服。卽出而愈。

（五）遇蝦蟆蠱者。用車轄脂半斤。漸漸服之卽出。

（六）用蝟皮燒灰桃根皮煎湯服。方寸匙。蠱便出。

（七）用苦瓠一枚。苦酒二升。或水煎一升。服之當下蠱蟲。取切蝦蟆蝌斗之狀。一月後乃盡。

（八）用蠱相制之。蠱蟲晒乾燒灰。服少許。亦神效。蠱蟲之相制者。如知是蛇蠱用蜈蚣蠱蟲。如蜈蚣蠱用蝦蟆蠱蟲。蝦蟆蠱用蛇蠱蟲之類是也。

（外治法）（一）當知蠱主姓名使之呼去。欲知之法。以敗鼓皮燒作末。飲服方寸匙。須臾自呼蠱主姓名。令其解散自愈。

（二）灸法　初中蠱毒卽於心下捺定便大炷艾火灸百壯。又於足小指尖上灸三壯。當有物出。酒上得者有酒出。飯上得者有飯出。肉菜得者有肉菜出。卽愈。皆於灸瘡上出。欲驗之法。當令病人唾水。沈者是蠱。不沈者非蠱也。

（預防）

（一）於他家食物卽以犀角攪之。有白沫起卽爲有毒。無沫者卽爲無毒。

（二）須帶雄黃麝香丹砂辟惡之藥。則百蠱不敢著人。

痢疾之原因與治療

秦丙乙

金風送爽。澹月高朗。際此新秋天氣。又値痢魔猖獗之期矣。查痢之一證。伏邪爲病。其所以必發於此時者。固不僅爲飲食起居。抑亦天時之關係也。蓋夏日溽暑天氣。昧者忽於衞生。不免坐臥風涼。生冷恣意。乃胃性喜寒。初不覺其病。惟邪與積交鬱而爲熱而已。既受盛於小腸。而大腸又性本喜熱。未嘗不樂爲之傳化。然黏膩之邪。終不能排洩淨盡。及至秋令。燥金用事。人身溼熱。本可藉此而解。乃肝木偏旺。不甘受制於金。互搏成火。火與溼熱相蒸。兼之秋涼起居不愼。飲食失宜。遂引動伏邪。醞釀爲腐穢膠黏之物。肝性疎泄。肺性收濇。金木互制。乃成裏急後重之象。氣分熱而腐化。則成白痢。血分熱而下潰。則爲赤痢。氣血俱傷。則赤白並下。邪積過盛。而五色兼見。邪不得泄。熱攻肺金。則喉疼氣喘。名曰奇痃。熱灼腸胃。而津液涸竭。則胃氣枯。咽關濇。名爲噤口。初起治不得法。或邪未透達。或兜澀太早致使邪留戀於中。遂年逾月遷延。乍發乍愈。淹纏難愈。則爲休息。

種種變證。不一而足。雖可以想總之哉。若夫治痢之道。疏肝爲重。調氣行血。消滯泄熱。胥屬題中應有之理。初起熱實居多。通因通用。日久虛寒爲病。溫補固澀。發熱如焚。人咸知痢中逆證。若在初起三日內。不足道也。乃內蘊鬱熱。外感風寒。儘可於治本之外。用柴葛兼疏其表。若在三五日後。則邪歸腸胃。不可發表。但須清裏。裏氣一清。外邪自祛。至於病久發熱。則表虛於外。邪熾於內。鮮有不斃者矣。大概治白痢專主肺氣。銀菊爲尙。（銀菊散。銀花。菊花。山梔。連翹。吉梗、牛蒡。杏仁。白芍。木香。甘草。）治赤痢專主肝血。白頭翁是務（白頭翁湯。白頭翁。秦皮。黃連。黃柏）赤白痢並下。則兼二者而治之。然亦有痢下色白。腹痛綿綿。肢冷洩滿之屬於寒證者。則治宜理中平胃二陳香砂之類。治五色痢。體壯用。木香檳榔（木香檳榔丸。木香。檳榔。青皮。陳皮。香附。枳殼。芒硝。黃連。黃柏。蓬莪戌。大黃。黑丑。）體弱宜枳朮導滯。（導滯丸）（枳實。白朮。茯苓。黃芩。黃連。枳殼。大黃。澤瀉。）治奇恆痢更無善治。承氣爲寶。（大承氣湯。芒硝。大黃。枳實。厚朴。）治噤口痢開噤救胃。養除爲急。（開噤湯。人參。天冬。麥冬。生地。石羔。黃芩。黃連。黃柏。當歸。山枝。白芍。花粉。連翹。射干。梹榔。只壳。杏仁。甘草。）救胃煎。（生地。麥冬。玉竹・石羔。花粉。芩連。吉更。杏仁，厚朴。只壳。甘草。）

治休息痢宜攻補兼施。溫凉並治。香連丸合四君子。或清寧丸。凡此皆載在方書。斑斑可據者也。若夫權宜機變。則運用之機。存乎其人。有非楮墨所能概述者矣。

面部外瘍證治經驗談（續）

劉佐同

眼部

（一）眼泡菌毒

部位　生於眼泡睫邊。

形狀見證　初如菌形。頭大蒂小。黃亮水泡。或有頭小蒂大者。漸長垂出。堅凝不痛。有纏綿經年不愈者。

原因　眼泡屬脾。脾經濕熱鬱氣。結而爲患也

治法　初起宜清凉圓洗之卽消。有經年皮厚。消之不應者。法當用軟綿紙蘸水潤眼皮。菌毒處。少頃用左手大指甲墊於患根。右手持針自尖頭齊根切下。血出不妨。卽用翠雲錠磨濃塗之。其血卽止。內服凉膈清脾飲。忌食海腥煎炒之品。

（二）眼丹

部位　生於眼泡上下。

見證　紅腫疼痛。

原因　是皮膚病。由於外感風邪。引動脾胃濕熱上蒸蘊釀爲患也。風盛者。腫軟下垂。不能視物。易於消散。熱盛者。焮紅色紫。堅硬難消。

治法

- 內服方
  - 初期
    - 風盛者　荊防敗毒散
    - 熱盛者　內疎黃連湯加荊防
  - 中期　透膿散
  - 末期　四物湯
- 外治法
  - 初期　金黃散　銀硃藤黃水調塗之
  - 中期　金箍散　大紅膏
  - 末期　太乙膏　九黃丹　海浮散

（三）鍼眼

部位　生於眼皮毛睫間。

形狀　形如豆粒有尖。

原因　是皮膚病。由脾經風熱而成。

治法　初起經者。用金黃散鹽湯冲洗。洗之不消。膿已成也。候熱以針刺之。貼黃連膏。亦有破後邪風侵入瘡口。令人頭面浮腫。目赤澁痛者。名曰破傷風。外仍洗之。內服芎皮散。

內服方　芎皮散（川芎二兩　青皮二兩）共爲末每服二錢菊花湯調服。

外治法{初期 金黃散 / 末期 黃連膏

(四)眼泡痰核

部位 生於上下眼泡。皮裏肉外。

形狀 大者如棗。小者如豆。推之移動。皮色如常。硬腫不痛。

原因 是皮裏肉外病。由於脾經濕痰肝經氣鬱相結而成。

治法 內服方 化堅二陳丸

外治法{初期 生南星蘸醋磨塗 / 末期 貝葉膏

(五)椒瘡粟瘡

部位 生於眼泡之裏。

形狀 椒瘡形如椒眼。色赤堅硬。難消。粟瘡狀如梅刺。色黃皮軟。其証易愈。

原因 是肉裏病。總由脾胃血熱所致。椒瘡屬熱盛。粟瘡屬濕盛。若眼皮裏有紅絲堆累者。乃血熱有瘀也。

治法 內服方 淸皮涼血湯

外治法 淸涼圓 紅絲堆累者用燈艸刮瘡處令血出卽愈

(六)皮翻証

部位 眼皮。

形狀 眼皮外翻。如以舐唇之狀。亦有內翻者。卽眼科中拳毛倒睫之症也。

原因 是皮肉病。由胃經血壅氣滯而成。小兒多有之。

治法 內服方 瀉黃散

外治法{外翻者 用刀刮令出血 / 內翻者 用鑷片夾外皮待其自落

驗方 用生木鱉子一個去壳研末。絲綿裹好。左眼塞右鼻。右眼塞左鼻。兩夜其毛自分。又用大蟲子擠血點之自愈。

(七)漏睛瘡

部位 生於目內眥太陽膀胱經睛明穴。係藏淚之所。

形狀見証 初起如棗。紅腫疼痛。瘡小根深。潰後出膿。白粘者順。膿色青黑者逆。

原因 是肉裏病。由於肝經風熱侵入膀胱經脈所致。

治法 內服方{初期 疎風淸肝湯 / 中末期 加減四物湯

外治法{初期 搽八寶丹華丹 / 中期 大紅膏 / 末期 太乙膏九一丹

(八)目中胬肉

部位 生於目兩眥。

形狀見証 瘀肉努出。時覺疼痛。

原因 是肉裏病。由於心火上升。然火有虛實。內眥紅肉。色深紅者。實火也。外眥紅肉。色淡紅者。虛火也。

治法 內服方 實火者 黑參湯 / 虛火者 決明散

外治法 俱用淸涼圓洗之久久自愈

(九)眼睛梟

部位 眼內。

形狀 眼內長肉二條，長一寸。如線香之粗。觸出於眼外。

原因 肝胆鬱火上升。挾痰互結爲患。

治法 內服方 舒肝全睛湯

外治法 去刺全目丹

月經病特效藥之一

經痛除根丸

（說明）痛經一症。古醫學說。多謂其瘀血停滯使然。市醫根據此理。浪投攻破重劑。誅伐無辜。反致有害。鄙人悉心研究。知經痛之原因。爲衝任帶脈之障碍。必使血室機能恢復。分泌照常。則疼痛之現狀自止。

分量逾於此數。則爲過多。因其有種種之原因。分別解釋之。

一　血熱妄行之經行過多

（原因）血熱本重。或邪熱入於血分。或服食辛熱之物。或相火妄動。致血液沸騰。經來之時過多且久

（病理）體中之溫度有一定之標準。方足以保持生活之常態。是爲常人。究溫度所以增高。化爲血熱之原理。不外飲食之辛熱。忿怒之不時。相火之妄動。勞力之過度。凡此種種。皆足以使血液起最高之熱度。婦女每月必行之經水。於是因熱而致排泄之分量增多。爲過期不止。爲不時漏下。中醫皆包括於血熱妄行之病理。西醫所謂兩次月經作一次來者是也。

（診斷）舌絳苔黃者爲濕熱入於血分。舌赤無苔者、多屬陰虛內熱。脈搏數大、宜清血熱。脈弦而數、宜瀉肝火。

（症候）心中煩熱。口苦而渴。喜冷惡熱。或爲脇下刺痛。或爲身熱自汗。經來過多。有傾瀉之勢。色多鮮紅。或作紫塊。氣極腥穢。或過期不止

（治法）涼血固經以清其其熱逭妄行之血

（處方）大生地 五錢　眞阿膠 三錢　生白芍 四錢　側柏炭 三錢

青子芩 三錢　炒山梔 錢半　肥知母 錢半　血餘炭 三錢

口渴加玄參花粉各三錢。脇下痛加玄胡川楝子各一錢。子宮熱加地骨皮三

（服法）每日服三次。每次服四至六丸。自月經未來之五六日前服至月經淨後爲止。

（價目）每瓶一百粒。實售大洋壹元五角。外埠函購。寄費加一。

（功用）專治行經時一切障碍。而於經痛一症。尤有特效。無論其爲經前痛經後痛、喜按拒按。皆可統治斷根。蓋此藥根據科學之精製。能使衝任帶脈所發生之障碍。完全解除。既能除痛又能補身。且無攻破之害。

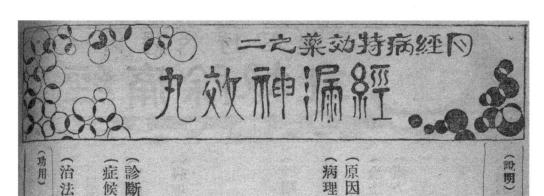

內經病特效藥之二

經漏神效丸

（說明）昔賢以爲經漏病症。因肝熱太甚。疎泄無度所致。或以爲縱慾太過。血室受傷所致。迨試用清熱固經諸法。不能見效。則束手無策。鄙人經多次實地試驗。知此症必用增加子宮組織之劑而後經漏方可獲愈。

錢。龜板六錢。

右方水煎服連服三劑、　（新訂涼血固經湯）

二　氣血虛弱之經行過多

（原因）心臟衰弱。中氣下陷。或心脾虧損。氣無攝納之權。血有下行之勢。經行多而且久。

（病理）心臟衰弱則靜脉鬱血。腹壁腔及子宮內膜皆血管最多之部。鬱血既多。破裂堪虞。中氣下陷則氣無鼓動之機。心脾虧損則氣無攝納之權。血液順行而下。致經水多而且久。此經水所以過多之原理也。西醫謂此症。爲兩次月經作一次來。因子宮黏膜、或鄰近筋纖維、充血太甚。致黏膜及子宮壁膜、皆有腫墜之形。分泌液增多、而成其黏液性之內膜炎云云。此卽因心臟衰弱而爲子宮內膜充血之症也。至云氣無鼓動之機。無攝納之權。一則指各個細胞分裂動作之功用減少。一則指神經調節靜脉吸收之能力不足。血液順流而下。故經來過多。其經水中所含之成分。血液必較多。是可証明者也。甚或所下爲完全之血液。則又爲崩漏之漸矣。

（診斷）脉虛弱無力。或沉伏如無。最危則浮大無根。此皆氣血虛弱之朕兆。

（症候）精神困倦。奄然欲臥。懶於言語。少氣不足以息。或頭眩眼花耳鳴唇白經水過多不止。有凝固之膠性。因所下多屬完全之血液故也

（治法）急以扶陽攝陰。心脾雙補之劑。

（功用）本品之作用係在衝任之脈。使其運行失職者扶助之。血絡受傷者塡補之。在子宮內發揮特別之功能。克收根本療治之效果。專治月經太多。過期不退。時時滯下。淋漓不斷。產後子宮不收。血崩血漏等症。

8

（服法）每日服三次。輕症每次服一粒。重症每次服二粒。

（價目）每瓶二十五粒。實售大洋一元五角。外埠函購加費寄一。

（處方）吉林參 錢半 杭白芍 三錢 大生地 三錢 炙甘草 八分
野淤朮 錢半 雲茯苓 三錢 炒川芎 一錢 十灰散 二錢包煎
廣木香 八分 當歸身 二錢
腹痛加阿膠三錢、艾葉三錢、下多加煅龍骨牡蠣各五錢、甚則加椶皮炭三錢、
右方水煎服連服三劑（加味八珍湯）

第四節 經行不利

經行不利。是專指過少而言。或平素身體虛弱。氣血不充。致卵巢分泌失職。或暫時感受病症。致生障礙。如寒濕之停滯。故排泄之量減少。而時間短促。當分別治之。

一 血室虛寒之經行不利

（原因）血室爲子宮之古稱。子宮虛寒。則輸卵管萎縮。卵巢之分泌功用失職。產生卵子較少。而致經行不利。

（病理）子宮之所以虛寒者。不外心陽之不振。腎陽之不充。致體中造溫機能低減。血液運行之力衰少。而成經絡寒凝之循環障礙。子宮爲下焦主要部份。亦因而感受虛寒。發生貧血之現狀。卵巢排卵機能極爲薄弱。或竟無排卵之可能。故經水日見其少。甚或月事不來。

（診斷）脉軟弱無力。舌色淡而苔白。此全體虛寒之症狀。或苔脉如常。而單屬於局部之虛寒者。多因房勞過度。風寒侵襲而成。

(症候)每月經來色淡而量漸減少。腰中及少腹陰陰發痛。不耐久坐。得熱稍止。帶下清冷。倦怠少氣。消化障礙。飲食減少。或有腸鳴泄瀉等症

(治法)擬用温經扶陽及調補子宮複劑。

(處方)淡吳萸 五分　炒白芍 錢半　川桂枝 一錢　眞阿膠 二錢

白歸身 錢半　吉林參 一錢　炒半夏 錢半　粉丹皮 錢半

炒川芎 一錢　炙甘草 八分　麥門冬 二錢　淡乾薑 六分

右方水煎服、連服二劑　(古方温經湯)

鹿角膠 二兩　大熟地 三兩　白歸身 三兩　巴戟肉 三兩

眞阿膠 二兩　杭白芍 兩半　杜附片 三錢　野白朮 一兩

紫河車 一具　炒川芎 一兩　炒黨參 一兩　鷄血藤膠 二兩

右方共製爲膏劑或丸劑、均可、日服三錢、開水送下、甚者早晚兩次、連服一料、(新訂温補子宮方)

二　下焦寒濕之經行不利

(原因)寒濕之邪。凝滯於腎臟子宮之內。致血液凝滯、經絡壅塞、而爲經水不利。

(病理)下焦爲腎臟大腸子宮膀胱之總稱。寒濕凝滯則循環障礙。經絡壅塞。究寒濕之因何而生。乃生冷瓜果之雜投。脾胃之陽爲之衰弱。及縱慾輸泄之無度。腎臟之陽爲之耗傷。脾腎之陽既虧。則温度減低。循環障礙。津液凝滯。致生痰濁。斯即寒

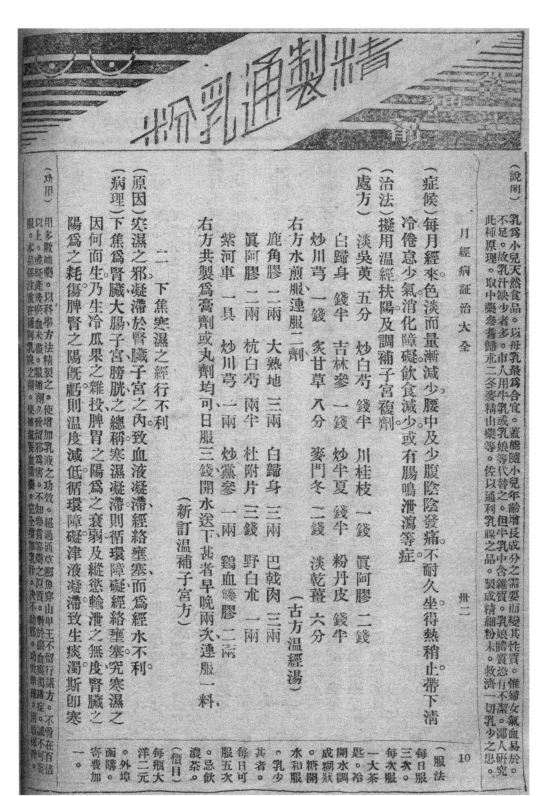

鼠疫新篇

閩平潭李健頤著

緒言

疫症之最利害者。即鼠疫也。因其毒直中人之肺心。脈絡菀結。行血之機能消失。神經麻醉而死。內經云。膈膜之上。中有父母。心肺爲人身之父母。毒入心肺。故易損生。羅汝蘭先生深知此症。是毒在血管。所發之核。爲瘀毒結聚。王清任治瘀血之妙手。有解毒活血湯一方。能解毒散瘀。與治鼠核。最有效驗。列有鼠疫彙篇。鼠疫約篇。等書行世。時醫皆奉爲圭臬。雖然。治法甚妙。何以不能得良結果。且疫症愈出愈奇。照法施治。多不如意。死亡之數。尚占大半。未知是因毒氛較前爲劇。抑或解毒活血湯。未能盡善。尚在研究之中。吾以是孜孜汲汲。潛心考覈。乃知此症未必鼠爲病苗。不過鼠爲之媒介已也。其實因有一種黑蟻間接爲害。世人不知嚴防此蟻。而反忽之。更兼解毒活血湯無通絡殺菌之能。故或效或不效也。余苦心研究多年。知其病菌。是因黑蟻。故防蟻更要於防鼠。庶不致蔓延滋甚。及至傳染斯病者。即宜大變治法。用活血散瘀之外。兼帶通絡殺菌。方爲有效。發明一方。即解毒活血湯原方加減。故名之加減解毒活血湯。其功效之靈。是由試驗多人。經驗所得。診讀之暇。撰述鼠疫新篇一稿。內分十一篇。一略史。二原因。三預防。四証狀。五類症。六辨症及診斷法。七經過及預後。八治法。九藥方。十病後調養法。十一醫案。運淺顯之筆墨。寫幽微之病情。雖未完善。實具綱要。願海內醫學發明家。就正焉。

一略史

鼠疫西名（Pest）日本譯其音爲百斯篤。其疫之發源地。爲印度。繼傳及歐洲。至前清乾隆間。傳至中國。因此疫以鼠如爲媒介。故名鼠疫。同光之交。雲南鼠疫大作。斯時西人始知此疫。即百斯篤。回匪亂時。流行尤甚。漸延至東京灣北海各地。光緒九年。愈傳愈廣。各處咸遭波及。光緒二十年。廣東省垣。鼠疫發生。頗爲猛烈。其死亡達至六萬之譜。由香港而汕頭。而廈門。而福州。勢若燎原。[illegible]無歲不有。旋復延及台灣。然此僅及熱帶地方耳。至光緒二十五年。牛莊曾有鼠疫發生。宣統季世。滿洲暨東三省寒帶之區。亦有是疫。民國紀元。上海城廂內外。亦有鼠疫流行。民國七年山西發生此疫。甚爲猛烈。幸防禦有方。未致蔓延。現在寒帶各地。雖漸稀減。而福州泉州平潭各處。仍跋扈非常。至今不絕。民國十年平潭東區一帶。此疫大發。甚至滅門之禍。推其原因。實由平潭蕞爾小邑。偏居海隅。濕氣較厚。毒氛綿綿不絕。加之人民愚蠢。不知衛生。以是每年皆有。而不能撲滅。靜言思之。眞令人毛骨悚然。鄙人因鑒於此。專心研究。始知是由一種黑蟻之毒。傳染於鼠。而達於人。吾人誠能注重衛生。小心防疫。雖偶有發生。亦不難遏其凶鋒。醫生爲保衛人民之生命。宜如何防患。亟亟提倡。則功德無量矣。

二原因

鼠疫之病。世人皆知死鼠之毒菌傳染而成。所以有預防驅鼠之衛生。冀可消滅其災。不知預防愈嚴。死鼠日多。而人之患鼠疫者。亦日甚一日。鄙人忝負醫職。志在救世。每痛此症之酷烈。而療法甚尠。推究其原。實由于醫家未能研究毒菌發生之底蘊。以致無最良之結果。查北帶地質濇冽。天氣乾燥。疫癘之氣稀少。故患此症者。比南帶爲少。南帶地質多熱。濕氣濃厚。蘊藉之毒。氛氳不絕。致地中生有一種黑蟻。此蟻體中本有毒菌之自生性。棲巢於地窖內。食子孓毒蟲爲養生。得熱氣之感。而生殖日甚。蔓延劇烈。最爲人害。鼠兔善鑽窟穴。寄居於地下。與蟻最親密。故其毒先直接於鼠兔之血管。毒發身亡。其菌飛揚四佈。遂傳於人。或不由鼠之間接。乃由於蟻之直接傳染者。間亦有之。夫黑蟻雖與黃蟻不同種。而其附羶之性無異。遇有暈腥食物。彼則羣聚咀嚙。其毒遂沾於食物體內。人若食之。即傳其毒。先父實烈公云，泉郡鳳池村。有一李姓。見羣蟻擁聚一枚西瓜。[illegible]而食之。初無異狀。至夜半惡寒發熱。腋下頸項各處。忽生壘核數[illegible]。焮熱赤腫。四肢痺痛。旋飲旋嘔。次日遂亡。甲寅年。平潭[illegible]

。陳姓者。夫婦二人。素好豢兔。一日兔中毒而死。吝不拋棄。宰殺烹食。因之中毒。相繼而亡。西醫云。鼠疫爲鼠之蚤所傳。由此觀之。鼠核之病。非專由於鼠也。世人只知預防死鼠。獨不思黑蟻之菌。卽鼠疫之毒苗。往往置之膜外。不加講求。所以鼠瘟日甚。鄙人歷症多年。經研究之心得。撰鼠疫原因一篇。未知當否。望海內諸君。匡予不逮。感何如之。

三預防

熱毒之氣。先由口鼻而入肺胃之靜脈管。旋卽傳於血管。以達於心臟。由心臟斡旋週身。熱毒閉塞。瘀血蒞結。釀成惡核。夫毒氣之發生。如火燎原。若不早爲預防。未有不措手不及之慮。然欲預防此症者。當推究毒菌之來源。生病之原因。然後卽有善良之結果也。不然。只顧目前之衛生。不從根本上之研究。猶芟草之不除根。豈不滋蔓難圖乎。鄙人苦心研究。經驗所得。深知黑蟻之滋毒。能生一種毒核桿菌。此菌卽爲製造鼠疫之原料。故當先除黑蟻。庶爲上法。此蟻多在於牆隙地坑之隱處。卑濕穢濁之暗地。而無空氣者。若使空氣之常吹。光線之常射。則濕氣消滅。毒蟻不生矣。至于空隙之處。宜用石灰粉摻之。蒼朮硫黃雄黃薰之。以除濁氣。房舍多開窗牖。俾空氣流通窗前多栽草木。使養氣通入房內。房內之炭氣吸於草木。庶新鮮之養氣。得以養吾人之身體矣。蓋毒蟻受汙氣以發育。吸垃圾爲養生。如養氣多。炭氣少。則黑蟻之生活。必不繁盛矣。吾人如遇有蟻蟲擁附之食物。腐敗之肉類。屏棄不食。眠床櫥棹之下。掃除淸潔。寢具衣服器皿等日用品。時時曝諸日光。以防黑蟻、及毒鼠來往之有遺留毒蹟者。

鼠與蟻有親密之聯絡。其毒菌先傳於鼠。鼠傳於人。故鼠爲傳染鼠疫最易而最可怖之物。平時卽宜嚴行捕鼠。設遇鼠疫流行時。必先浸及鼠族。是以屋內若死鼠時。速用火鉗。鉗而燒之。以石灰粉摻於死鼠之處。普用石炭酸水施行消毒。

蓄兔者。宜於曠野及草地。茹以草根。家中暗濕之處。實非所宜。是恐兔與蟻連接。必至傳染毒菌。毒菌潛伏兔之體內。人若誤食之。卽中毒而發鼠疫。豈可不謹慎預防哉。

四證狀

感受毒菌之後。先潛伏於肺之膜原。及脈絡中。至二三日。或七日。（潛伏期）以後發。所發之證狀不一。有先惡寒有不惡寒者。旣熱之後。卽不惡寒。有先核而後發熱者。有先熱而後核者。有熱核同見者。有見核不見熱者。有見熱不見核者。有汗有不汗者。有渴有不渴者。皆無不頭痛。四肢痿痺。痞滿腹痛。其兼見者。瘡斑疹衄嗽咯吐。甚至煩燥懊憹。昏憒譫語。痞滿腹痛。便結旁流。舌焦起刺。鼻黑如煤。目瞑耳聾。骨痿足腫。舌烈唇烈。脉厥體厥。種種惡候。幾難悉數。

五類症

鼠疫一症。於初起時。每易誤認爲他病。而不敢與治鼠疫之藥。養虎爲害。已不堪言。鄙人因鑒於此。專心考覈。乃知有數種病症。初起類似鼠疫。故特詳爲分折。揭錄於下。

橫痃與鼠疫症象相似。鼠疫先見惡寒。繼卽發熱。旣熱之後卽不惡寒。橫痃屬三陰經。先惡寒而無發熱。亦無口渴痛痺。生在左腿夾縫纒紋。形長如蛤。漫腫堅硬。痛牽睾丸。上及小腹。或由睾丸腫大。漫延腿夾縫中。鼠核所異之點。是由瘀血堅結於鼠蹊線。大如柑桔。圓橢形。中心稍凸。墳然湧腫。色帶青紫。熱痛非常。口渴痺痛。又與便毒相類。便毒生於少腹下。腿根上。初如桔核。漸如鷄卵。堅硬木痛。微熱不紅。寒熱往來。可以分別之。查鼠核亦常發生於上部之頸項上膊腋下各處。惟生於上部之核爲重症耳。蓋上部與心肺鄰近。毒易闖入。亦易損生。其發於上部之核。病人屢誤爲瘰癧。而以癧藥治之。輒遭誤死。不知凡幾。獨不思瘰癧係屬慢性。初起累累如貫珠。或生於頸。或生於腋。初如豆粒。後如梅李。憎寒壯熱。頸項強痛。推之移動者。爲無根。屬陽。推之不移動者。爲有根。屬陰。自可別之。又初起壯熱口渴。身倦體怠。與瘟病熱病相似。但瘟病熱病。非屬鼠分。故無痺痛。四肢麻木等症。然相類之症。毫厘之謬。醫者宜細心辨別。[illegible]線。

滿。消化之所以不良。因發汗時。氣血外集於皮膚。胃中感貧血之故。以舊說言之。是爲汗後胃寒。氣虛壅滯也。蓋血之在於人體也。常集於作勞劇烈之部。無論何種器官。必得多量之血。然後能作勞。反之。作勞之器官。亦因此引起充血。素問五藏生成篇云。目（目字從李氏脾胃論改）受血而能視。足受血而能步。掌受血而能握。指受血而能攝。則古人已知此理矣。用藥發汗。則皮膚作勞故氣血集於皮膚而充血。皮膚充血則內藏貧血。於是胃不能得適量之血以作勞。故消化不良而脹滿。

厚朴生薑半夏甘草人參湯方

厚朴半斤炙去皮　生薑半斤切　半夏半升洗　甘草二兩炙（各本脫炙字據成本千金翼補）　人參一兩

右五味。以水一斗。煎取三升。去滓。溫服一升。日三服。此湯之證。當是胸腹脹滿。心下痞鞕而嘔吐。此皆胃炎胃擴張等應有之證。故知此湯治胃病者也。張氏醫通云。厚朴生薑半夏甘草人參湯。治胃虛嘔逆。痞滿不能食。喻氏云。移此治泄後腹脹。果驗。

傷寒若吐若下後。心下逆滿。氣上衝胸。起則頭眩。脈沈緊。發汗則動經。身爲振振搖者。茯苓桂枝白朮甘草湯主之。

此條與桂枝甘草湯苓桂草棗湯同一機杼。皆汗吐下過甚或不當所致。桂枝甘草湯衝逆爲主證。故君以桂枝。苓桂草棗湯及此條悸與眩爲主證。故君以茯苓。苓桂草棗湯水飲在少腹。而有攣引強急之證。故曰欲作奔豚。而用大棗。此條水飲在膈上。而無攣引強急之證。故不用大棗而用白朮。苓桂二方。皆治表解後續發水飲之病。草棗湯水飲輕。朮甘湯水飲重。下文眞武湯證。即朮甘證之尤重者也。苓桂朮甘湯。金匱以治痰飲。其證云。心下有痰飲。胸脇支滿。目眩。又云。其人振振身瞤劇。必有伏飲。又云。膈間支飲。其人喘滿。心下痞堅。面色黧黑。其脈緊。皆可與此條之證互勘。

丹波元堅云。此條止脈沈緊。即此湯所主。是若吐若下。胃虛飲動致之。倘更發汗傷其表陽。則變爲動經而身振振搖。是與身瞤動振振欲擗地相同。即眞武所主也。蓋此當爲兩截看。稍與倒裝法頗似。按此說是也。若發汗則動經。阮若字則字。明是豫料誤汗後之逆證。非謂動經之後主此湯也。動經者。不當汗而汗之。擾動經絡之謂也。曷謂擾動經絡。以其身振振搖也。其實是機能衰弱。手足無力之故。

茯苓桂枝白朮甘草湯方

茯苓四兩　桂枝三兩去皮　白朮二兩　甘草二兩炙

右四味。以水六升。煮取三升。去滓。分溫三服。

此湯之證。是心下悸。衝逆。起則頭眩。小便不利。據曰人湯本右衛門之實驗。此方適用於眩暈症。震戰症。神經性心悸亢進。心臟瓣膜病。胃疾患。水泡性結膜炎。虹彩炎。網膜炎。內耳疾患等。眼患用此方加車前子奇效。耳聾耳鳴而衝逆頭眩者。此方亦效。

發汗病不解。反惡寒者。虛故也。芍藥甘草附子湯主之。

此條但有惡寒一證。發汗與虛。不過是原因與結果。仲景之法。憑證用藥。有其藥必有其證。若夫原因結果。與用藥之準則無關。然則見惡寒證者。將悉與芍藥甘草附子湯耶。斯必不然矣。吉益氏云。芍藥甘草附子湯證不具也。其章曰。發汗病不解反惡寒。是惡寒者附子主之。而芍藥甘草則無主證也。故此章之義。以芍藥甘草湯腳攣急者。而隨此惡寒。則此證始備矣。湯本氏云。東洞翁歷觀芍藥去加諸方而歸納之曰。芍藥主治結實而拘攣。旁治腹痛頭痛身體不仁腹滿欬逆下利腫膿。此言信而有徵。用芍藥之證筋肉觸診上凝結充實。而有拘攣之象。所謂結實拘攣者。當觸診直腹筋而得之。又云。腹診上直腹筋現攣急者。即爲用芍藥甘草湯之證不獨下肢攣急。即上肢及其他一般臟器組織緊縮急劇。因發諸症者。此方悉主之。芍藥甘草附子湯證。即具芍藥甘草湯之腹證。而有附子證者。按。二氏之說是也。發汗後。表證已除。而拘攣急迫。陽虛惡寒者。此湯主之。

芍藥甘草附子湯方

芍藥三兩　草甘三兩炙　附子一枚炮去皮破八片

右三味。以水五升。煮取一升五合。去滓。分溫三服。疑非仲景方。

王叔和見本條藥證不相應。故注云疑非仲景方。今得吉益氏之說。可以釋然矣。湯本氏云。此方適用於腰部神經痛。坐骨神經痛。關節強直症等。

發汗若下之。病仍不解煩躁者。茯苓四逆湯主之。

病仍不解。猶言病仍不愈。非謂汗證下證不解也。主以茯苓四逆。必有虛寒證。而經文不具。但言煩躁。要知煩躁是假證。因陽亡而津不繼。陰虛故生假熱耳。此與乾薑附子湯證同理。彼汗下俱誤。此或汗或下。但誤其一。然二湯之異用。仍當從證候上分辨。若因汗下俱誤而用薑附。因或汗或下而用茯苓四逆。皆非是。金鑑云。大青龍證不汗出之煩躁。乃未經汗下之煩躁。屬實。此條病不解之煩躁。乃汗下後之煩躁。屬虛。然脈之浮緊沈微。自當別之。

茯苓四逆湯方

茯苓四兩　人參一兩　附子一枚生用去皮破八片　甘草二兩炙　乾薑二兩半

右五味。以水五升。煮取三升。去滓。溫服七合。二日服。

甘草薑附爲四逆湯。四逆湯之證。四肢厥逆。身體疼痛。下利消穀。或小便清利。若心下痞鞕者。加人參。爲四逆加人參湯。心下悸而煩躁者。再加茯苓。爲本方也。

發汗後惡寒者。虛故也。不惡寒。但熱者實也。當和胃氣。與調胃承氣湯。

汗後虛而惡寒者。如上文六十二條之振寒脈微細。六十三條乾薑附子湯證。七十條芍藥甘草附子湯證。七十一條茯苓四逆湯證。皆是太陽誤治過治而傳爲少陰者也。汗後不惡寒但熱者。是太陽已罷而傳爲陽明也。三陽皆屬實。皆爲機能亢盛。太陽之實。實在肌表。陽明之實。實在腸胃。少陽之實。實在胸腹間。實在肌表者。汗之而愈。實在腸胃者。下之而愈。實在胸腹間者。和之而愈。今實在腸胃。而其實不甚。故用調胃承氣湯。調胃承氣湯之證。大便閉實而急迫也。程氏云。汗後不惡寒反惡熱。其人大便必實。由發汗後亡津液所致。病不在營衛而在胃矣。法當和胃氣。丹波氏云。陽明篇。太陽病三日。發汗不解。蒸蒸發熱者。屬胃也。調胃承氣湯主之。正與此條發矣。

以上十三條。皆論太陽之傳變。結以調胃承氣證。所以明太陽傳變而虛者是逆。是誤治。其實者乃自然傳變。非誤治也。

中国近现代中医药期刊续编·第一辑

內科專家程門雪醫士

精治傷寒温病內傷雜症婦人經產小兒痙厥一切疑難雜症

診例 門診 一元二角(上午十時至下午三時)

出診 五元六角路遠遞加(下午三時以後)

診所 法界太平橋白爾路寶安坊一號

女科專家趙公尙醫士

專治 月經不調 超前落後 經期腹痛 赤白帶下

崩中漏下 月經閉止 子宮寒冷 久不生育 等症

診例 門診 二元二角(上午九時至下午三時)

出診 八元八角路遠遞加(下午三時以後)

診所 英界東新橋同春坊北首清和坊對過(卽浙江路五馬路口)

第一卷　第八十四號

HYGIENIC WEEKLY

衛生報

主編
丁濟萬
趙公尚

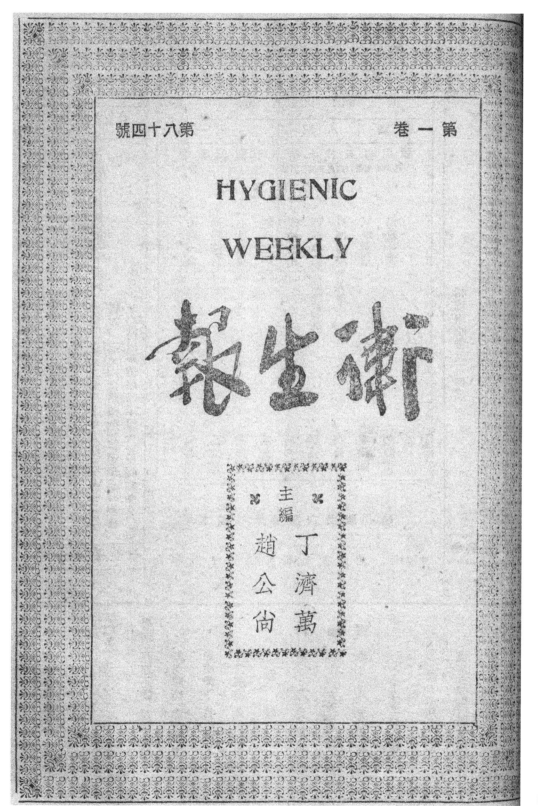

衛生報

第一卷　第八十四號

中華民國十八年十月五日出版

（發行所）上海浙江路五馬路口清和坊對過

本期要目

本報每逢星期六出版一冊

全年五十期連郵費二圓四角（國外加半）

治痢一得

陳心田

曩者僕治俞嫗。年四十餘。夫死子傷。中情抑鬱。久成滯下。屢治罔效。遷延三月。每日下痢五十餘行。夜間盜汗。邀余診治。兩脈浮弦細數。形瘦如柴。飲以米湯。輒不下咽。一下咽。嘔逆不已。大汗淋漓。除米飲外。五果五菜猶可下也。視其舌色光紅。兩顴亦赤。予書芍藥甘草湯一方。登輿而歸。嗣後連診六次。痢汗如故。米飲仍不能下。再三推想其病理。此症盜汗下痢。脈又浮弦細數。明乎表裏不和。疏泄不暢。結氣留於腸胃之間。非和解表裏不可。宜前方恐不中肯也。當與局方蓮子清心飲一劑。次日問其效否。對曰。昨日之方。甚效。痢止八九分。且不後重。米飲亦可下。且不嘔惡。問曰。效何其神。余曰。清心飲中柴芩之功也。蓋柴胡疏心腹腸胃之結氣。黃芩主治黃疸腸澼。神農本草經載之顯然。今世僅閱本草從新本草備要等書。安能深悉藥之性質功用耶。甚矣本經不可不熟讀也。

治痢淺言

孔立如

古人泄利並稱。所以云利者。當利其小便。故可用葛根升清。非指滯下之痢疾言也。若夏秋之瘧痢。則因於暑熱之毒。古人云。入臟爲瘧。入腑爲痢。痢之爲病。不若瘧之病情複雜。乃暑毒蘊結陽明。清熱消暑兼和陰而已。亦有用大黃者。惟不可利小便。蓋熱已耗陰。倘可再利小便以涸其陰乎。葛根一味。不特要分前後。且須禁用。蓋葛根乃治清氣下陷。古人泄利並稱之利。不可以治滯下之痢疾。痢疾白屬氣分。紅屬血分。其說近理。至於以白爲寒。以紅爲熱。則不然。蓋白者是脂膏。紅者是血液。逢寒逢熱。古人治滯下熱症方法。清熱解毒則川連爲主。黃芩爲佐。導滯用檳榔木香等可也。即夾濕毒亦必泛大腸而下。切勿利小便。至於和陰之法。古人有以川連阿膠同用者。有以川連當歸同用者何也。腹痛若是後重。是其血分之熱結可知。故以血藥和之。觀繆仲淳治產後滯下。用阿膠乳香沒藥。又以砂仁運其氣。思其故。和陰之理得矣。滯下一症。直分初中末三候。至盛候總以清熱導滯。或兼和陰。視人體質行之。至其大邪已去。勢成脫症。古人有以參扶元者。至休息痢不宜純用澀藥。但以延胡烏藥等一二味加入治痢藥中。氣運痢自止矣。濕熱疾兜澀太早。熱毒竄入經絡。有成風症者。惟既成風症之後。切忌風藥。當以通絡養陰爲治。初痢身熱脈浮者。是挾表邪。先解其表。久痢身熱脈虛者。正氣已虛。宜顧其正氣。張石頑言濕熱痢有濕溫發熱一症。此與陰虛發熱似同而異。蓋濕溫發熱實也。陰虛發熱虛症也。如遇溼溫發熱之症。和陰藥中當歸亦宜慎用。後重一症。方書均謂爲氣滯。導滯是其正治。然詳究病情。其熱已結於二陰合篡之間。其附近之大筋緊急不舒。故有此象。素問骨空論合篡間所云。王氏註爲在前陰後陰之間。經文又云其生病不得前後云云。即此意也。吾意可於治痢藥中。加川山甲角刺治其熱結。許白沙治痔方。有穿山甲皂角。李時珍草本綱目亦謂山甲可治下痢裏急。又李氏治柳喬案謂熱結在二陰之間。故前阻小便。後阻大便。以穿山甲治愈。足爲其證、以上所述。爲濕熱痢疾。至若虛寒之痢。或久而寒涼過劑。則又宜溫宜補宜升。此則張介賓張石頑二家論之最詳。

小兒胎病談

王彭璋

小兒初生有病，大半均由胎中得來。故曰胎病。其成也。實系之於父母。俗所謂先天是也。夫胎病之最危險者。可分二種。

（一）（遺傳性之胎病）此種胎病即胎弱耳。胎弱者稟受於氣之不足也。溯小兒之於父母。本由一體而分。雙方有連帶切身關係。故稟受一事。不可不察焉。蓋子女之強弱。必以父母爲轉移。父弱母強。則其子必弱，母弱父強。則其女必羸。他若髮生不黑。齒生不齊。頭傾項軟。手足痠而不支。行動不能自由者。此皆胎稟不足。故名之爲遺傳性之胎病。以其非人力所爲也。

（二）（由人事所成之胎病。）此種胎病。即胎毒胎熱胎寒胎搐是也。夫胎毒之成。成於父母命門相火之毒。及所蓄淫佚之火耳。當小兒之成胎時。其母之關係爲最重。凡一舉一動。於腹中之嬰。均有莫大影響。況五欲之火耶。五欲者。思。怒。哀。肥。淫。也。各合火質。其害不同。蓋思慮火起於心。憤怒火生於肝。悲哀火鬱於肺。甘肥火積於脾。淫縱火發於腎。此五欲之火。發之爲害匪淺。以其隱於母胞。遂結而爲胎毒。然此項胎毒發出後。卽成蟲疥。流丹。濕瘡。結核。重舌。木舌。口瘡等症矣。但小兒之胎寒與胎熱。乃因其母妊娠時喜食生冷。或有病時。多飲寒涼之藥。令小兒腹中受之。生後遂時時瀉白。或昏昏多睡。不然。母妊娠時。多食辛熱炙煿之物。或患熱病。失於清解。使兒受之。生後目閉面赤。眼胞浮腫。遍體壯熱。小便色黃。此受熱之所致也。他若胎搐一事。尤爲母妊娠時不愼之所致耳。當其娠也。爲母者曾因驚恐作種種懼狀。於是氣傳於子。小兒生後。則頻頻作搐。其後身熱面清。手足搐掣。牙日俱閉。啼哭不乳。此乃發危險之狀況。不可不愼爲就醫也。總之小兒生後健康之要職。全繫之於父母保衛合理，預防得宜。迴顧以上一切胎病之種種情形。危及小兒生命及終身幸福者。頗不乏人。特書此篇。吾甚有厚望於爲父母者。幸垂察焉。

避孕之研究

談先進

古人云。飲食男女。人之大欲存焉。又曰。食色性也。由是觀之。可知男女之事。乃天賦之性。無從避免。亦不待勉強。但天之生有男女。爲繁殖人類。延脈宗祧。非徒使人尋歡樂也。維男女之事，既不能免。則生育之機。亦不能絕。生育之機不絕。則將愈生愈衆。恐地球雖大。終必有難容之一日。邇來生活日艱，亦何尙非人口日增之故耶。雖然。此乃通世界之大局也。約而說之。譬如一家庭。夫婦二人。衹一小兒。夫婦皆能自維生活。其所盈餘。勉夠撫養小兒敎育之費。數年後再生一兒。則祇能撫養。不能敎育矣。如連生三四子。則必將而後不顧。資養有限。[illegible]

法。祇得停其生育。最爲妥善。日本名醫。佐藤得齋。曾在衛生新報。唱言避孕法。渠云。無論何種避孕法。終不若禁止交接爲可靠。因交接者。原爲繁衍人類也。人旣滿矣。卽避而不行。亦何傷乎。然照此說。實屬難能之事。夫男女之交合。乃生理之自然。大凡男女至成熟之後。自能發生嗜慾。能遂其生理之自然者。自有一種無形之益。（交合適度，則氣血調和。精神爽快。且日人有交媾爲開胃良藥之說）倘強止之。反成有形之害。（情慾不遂者。則有意淫手淫。及白濁遺精等患。）古人有保守童貞之說。此是違背生理、違背人道之舉。故欲絕慾以避孕者。是因噎廢食之道也。然不能絕慾以避孕者，則又明知故犯之道也。欲謀兩全之計。非用藥物不可。今輯避孕法數則。刊之本報。以供有心者采用可也。

（涼血之劑） 我國古法。有用生木耳土茯苓西黃輕粉等。研末爲丸。待經期至時服之。可使血液冷化。有永不受孕之效。然大寒之劑。愼用爲妙。

（陰血離經） 東醫寶鑑。載有用四物湯。如蕓苔子。每逢月經將淨時。煎服一劑。可使陰血離經。不入胞宮。而不受孕。但宜每次月經服一劑。否則仍能受孕。

（殺滅精蟲） 醫藥界發明殺滅精蟲法。用雅維哥兒酢石炭酸揮發油等。施合度之冲化，注入膣腔內。以殺滅精蟲。可杜其生機。然此等藥品。最難使用。冲化過淡。僅能使精蟲一時痲痺。無甚功效。過於濃厚。則生殖器有毀傷之患。故不可冒昧而行也。

（精液避射） 當交媾將洩精時。則抽出陰莖。無使精液內注。然此乃能言而不能行。卽能行矣。而其精液之一部分。或有遺留於尿道內者。久之必致白濁遺精。蓋此弊多於利也。

（子宮塡塞） 用海綿橡皮撒克綿球等。塡入腔內。閉其子宮之口。以防接觸陰莖。而輸入精虫。此法較爲有效。然既失交媾之快感。且易致外傷而成炮症。故不可不愼。

[illegible]

精液無留。以免成孕。此法有時或效。然精液既經吸入子宮腔內。且易粘滯於腔之皺襞中。無從盡滌。亦不能無弊也。

（風流如意袋） 男子用之。亦可奏效。然屢易破裂。且精液外溢時。精虫往往藉其運動力。進行於子宮之內。故其功效亦不盡然云。

（酸性溶液之洗滌） 於房事前。以酸性溶液洗滌膣腔內。於身體既無損傷。即快感亦無妨碍。但非醫生注意監督。不可施用。是又一至難之問題也。

（過期交媾） 去歲閱某醫報。載有避孕談一篇。內分三則。（其一）在經期淨後半月交媾。卵珠已排出子宮。雖有精虫，不能受孕。（其二）爲交合後。女子俯伏。咳嗽幾聲。精虫即出。亦可免孕。（其三）爲交合後。按臍下三寸。精液即出。（其法。即以自己手指之中節作一寸。自臍下量起。在三寸處按之即得。）此外尚有停孕金丹。山額夫人粉。制育良友等，均爲避孕之品。要皆無十分充足之實效。以上避孕法十一則。然或效或不效。吾人固不能一一嘗試也。但以意度之。則以交媾後洗滌。及酸性溶液之洗滌。外此則過期交媾。此三則可較爲靈驗。質諸高明。以爲然否。

產後論治

石豈愚女士

產後治法。論者紛紛。或謂產後失血。其病多虛。治宜大補元氣爲主。或謂產後瘀血停留。其症多實。治宜行氣破血。究竟孰是孰非。難以判別。若謂產後病盡虛。則理宜盡以補劑而治之。何以亦有服寒涼攻破等藥而愈。若謂產後之症盡實。則理宜盡用寒涼攻伐等劑以愈之。何以亦有用溫補以用之。於此可知。皆由矯枉過正之弊耳、蓋產後病千變萬化。難以盡述。若得其要。一言而終。其病變雖多而病因不過內傷外感之分。虛實寒熱之別。內傷者。不足之病也。不足者補之。傷其心者養其血。傷其肝者緩其中。損其肺者益其氣。傷其腎者塡其精。損其脾者調其飲食。適宜寒溫。此內傷之治法也。外感者。有餘之病也。有餘者削之。在表者汗之。在裏者下之。在半表半裏者和之。此外感之治法也。而與男子之內傷外感。治同一法。不可以產後爲盡虛。遇外感之病而不敢施以汗和吐下諸法。亦不可以產後諸病爲盡實。遇有內傷之病而不敢用溫補之藥致誤病者。惟宜因病施治。神明變化爲妙。然內傷外感之外。復有虛實寒熱之分。虛者。皆由產後失血過多。以致陰竭於內。陽亡於外。其症血流不止。汗出而喘。脈微欲絕。此爲大危之候。非參附之力無以挽狂瀾於既倒。實者。瘀血不行。以致上冲心肺。非逐瘀下行不可。花蕊石散主之。寒者陽氣衰敗。寒從中生。血得寒則凝。因而經脈不通。腹痛拒按。面白肢冷。治宜溫中散寒。附子理中湯加桂主之。熱者火氣太盛。熱極則亡陰。而血亦凝結。以致停留腹中而爲病。治宜涼破。桃仁承氣湯主之。以上諸症。辨須確的。若差之毫釐。則失之千里。可不愼哉。

面部外瘍證治經驗談（續）

劉佐同

鼻部

（一）鼻疽

（部位）生於鼻柱。

（見症）堅硬色紫。時覺木痛。

（原因）肺經感受風熱之邪。血凝毒滯而成。或由過食辛辣煎炒之品。脾胃蘊熱上蒸於肺。總不離乎肺之爲病也。

（治法）

內服方
- 初期
  - 積熱者……千金漏蘆湯
  - 風熱者……仙方活命飲加薄荷梔子木通桔梗
- 中期……托裏透膿散
- 末期……四物湯加麥冬竹葉桔梗

外治法
- 初期……離宮錠
- 中期……冲和膏 金箍散 大紅膏
- 末期……太乙膏 黑虎丹 海浮散

（二）鼻疔

（部位）生於鼻孔內。

（見証）鼻竅腫塞。脹痛引腦門。甚則唇腮俱腫。

(原因)由於憂鬱傷肺。鬱從火化。火性上炎。毒火凝結而成。

(治法)

內服方 初期……五味消毒飲　蟾酥丸
中期……黃連消毒飲
末期……四物湯去川芎加麥冬竹葉川貝沙參

外治法 初期……蟾酥丸研細末吹入鼻孔外敷離宮錠燈草焠法
中期……大紅膏
末期……太乙膏　九一丹

(三)鼻淵

(部位)鼻孔。

(見症)時流黃色濁涕。

(原因)此症分內外二因。因於內者。由胆汁不足。胆火上移於腦。因於外者。風寒客腦。胆火上升而成。

(治法)

內服方 初起……清肝保腦丸
久病……天羅散　補中益氣湯

外治法……柳花散吹入鼻孔內

(四)鼻䘌瘡

(部位)鼻下兩旁。

(見証)色紫斑爛。膿水浸淫。痒而不痛。

(原因)肺有蘊熱。由於過食炙煿。胃熱上蒸所致。

(治法)

內服方……解鬱湯

外治法……皮脂散　麻油調敷

(五)鼻瘡

(部位)鼻孔內外。

(形狀見証)初生鼻內。狀如粟粒。乾燥疼痛。繼則延及鼻外。色紅微腫。痛似火炙。

(治法)

內服方……黃芩湯

外治法 柳花散
黃連膏

(六)鼻痔

(部位)生於鼻孔內。

(形狀見証)形如石榴子。漸大下垂。色紫微硬。撐塞鼻孔。氣吸不利。

(原因)風濕熱蘊於肺經。肺氣不宣。鬱而為患也。

(治法)

內服方……辛夷清肺飲

外治法……硇砂散

(七)酒皶鼻

(部位)生於鼻準頭及鼻兩邊。

(形狀見証)狀如橘皮。先紅後紫。久變為黑。

(原因)由於平素嗜酒。釀成濕熱。上蒸於肺。肺熱上炎。又有風寒外束。血瘀凝結。皆可致成此症。

(治法)

內服方 外感風寒者……麻黃宣肺酒
內傷濕熱者……涼血四物湯
久病不愈者……梔子仁丸

外治法 顛倒散
赤鼻散

(八)鼻生瘜肉

(部位)生於鼻孔內。

(形狀見症)初起微腫。如多肉塊。漸大阻塞鼻竅。妨得氣吸。

(原因)由於情志不遂。飲食不節。鬱熱犯肺。肺竅不利。遂成此症。

症屬[illegible]。可延數十年不愈。最難醫治。

內服方……[illegible]

月經病特効藥之一

經痛除根丸

（說明）痛經一症。古醫學說。多謂其瘀血停滯使然。市醫根據此理。浪投攻破重劑。詎倖無事。反致有害。鄙人悉心研究。知經痛之原因。爲衝任帶脈之障碍。必使血室機能恢復。分泌照常。則疼痛之現狀自止。

澀之症成矣。子宮受寒濕之妨害。致血行遲緩。卵細胞之生活機能、亦爲寒濕所侵略而退化。故欲行不暢而卒至所下無多也

（診斷）身體衰弱瘦削、少腹無脹痛等症者。爲子宮虛寒。非屬寒濕凝結。必少腹有脹痛之形。或胸悶脘滿。脈弦滯而苔白膩者。方爲寒濕凝滯之的候

（症候）少腹脹痛。胸悶脘滿。或腸鳴切痛。大便泄瀉稀薄清冷。脉弦滯。苔白膩。經來色白。量漸減少。

（治法）擬通陽氣。和血液。化澀濁。

（處方）台烏藥 錢半　川桂枝 一錢　川楝子 一錢　製延胡 一錢

廣木香 八分　全當歸 錢半　雲茯苓 三錢　炒赤白芍各 錢半

右方水煎服、連服三劑、（加減烏藥散）

外用温罨法（用附子肉桂麝香硫黃等、各少許、研罨臍下、自温）薰洗法（用蛇床子花椒吳萸等煎湯薰洗）皆佳

三、瘀熱內蓄之經行不利

（原因）血熱瘀積。停滯於內。發爲經水不利。行而不暢。雖來無多。

（病理）熱則通。寒則滯。此普通人之見解也。因瘀熱內蓄而致經行不利者。少腹脹滿。或作疼痛。其原理以熱邪薰灼。津液乾枯。使子宮內膜之靜脉鬱血停滯而爲瘀積。使粘膜之分泌、變其成分。而爲濃厚之白帶。故瘀熱在內之經行不利。必兼有濃

（功用）專治行經時一切障碍。而於經痛一症。尤有特效。無論其爲經前痛經後痛、喜按拒按。皆可統治斷根。蓋此藥根據科學之精製。能使衝任帶脈所發生之障碍。完全解除。既能除痛又能補身。且無攻破之害

（服法）每日服三次。每次服四至六丸。自月經未來之五六日前服至月經淨後爲止。

（價目）每瓶一百粒。實售大洋壹元五角。外埠函購。寄費加一。

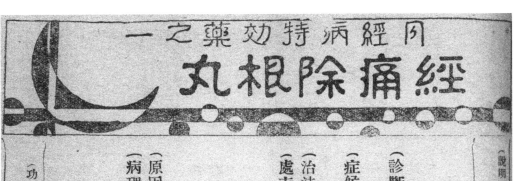

厚之白帶。此定例也。

（診斷）脉弦數。或沉數。舌赤尖有硃點。皆熱鬱瘀停之現症。

（症候）經來無多。其色或紫或黑。經後白帶頻頻。其質濃厚。有腥穢腐濁之氣。其全身症狀。內熱少寐。唇焦喉乾。心煩口渴。渴喜冷飲。腰痠腹脹等症。

（治法）清熱活血行瘀。

（處方）鮮生地 五錢　粉丹皮 錢半　生蒲黃 錢半　青子芩 錢半

紫丹參 三錢　生赤芍 錢半　川牛膝 錢半　川黃蘗 錢半

右方水煎服連服三劑　（加減清熱調經湯）

第五節 經閉不行

肝傷血枯。載於素問。惡血不去。著於千金。此經閉不行、有虛有瘀之別、所當首先攷證也。推及於癥瘕之積聚。濕痰之阻滯。或為驚恐之擾。或為房勞之阻。在在皆足以發生經閉症狀。因其原因症狀之不同。故治法亦當有別也。

一、肝傷血枯之經閉不行

（原因）肝臟損傷。血液虛弱。致經水斷絕。而為經閉不行。

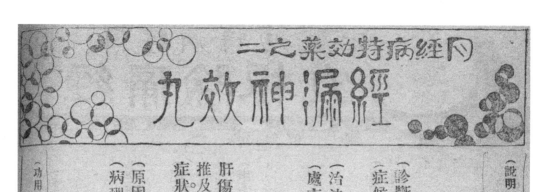

（病理）古說以中焦受氣取汁變化而赤是為血。究血之所以枯。必因中焦受氣取汁、供給變化材料之不足。而為血枯液涸經水斷絕。然必冠以肝傷者。昔人以肝為藏血之臟。血枯即是肝傷。據近代實地之攷證。肝細胞吸收食物中糖分。藏於肝體

立止痛丸

舒肝化鬱

（說明）婦女精神易於鬱結。常覺氣悶不舒。脇肋作痛。性情變易。常作躁急。或嘔吐食少。頭痛帶下等症。前賢於此。謂爲木鬱化火。木旺剋土等說。宜用疎肝扶脾補腎諸法。鄙人研究此等症狀。知其屬於精神之變。前人所用舒肝扶脾補腎諸法。實不可廢。尤必參以治精神方面。通神靈異之品。則收效更捷。

之內。俟消化完竣。則肝中所儲之糖、逐漸供給、傳入於血內。其整然調節、無太過不及之弊者。是肝之功用也。設其吸收之能力薄弱。則糖質溢於上、爲口甜。瀉於下、爲糖尿。因其藏糖之功。謂之藏血也。亦宜血枯液涸。則肝臟無糖可儲、而致燥急。內經所謂肝爲剛臟。又曰肝苦急。急食甘以緩之。西醫所謂肝體變硬症。皆是類也。故曰肝傷。肝傷與血枯。實係兩症。然肝傷未有不血枯者。而血枯亦未有不肝傷者。此互爲因果者也。肝既傷矣。血既枯矣。經水焉得不斷絕者哉。

（診斷）右脇痛。此肝體受病之故。脉弦細。因血少而脈管收縮。舌赤無苔。因血枯肝傷、中氣不能鼓動。

（症候）胸脇支滿。妨害飲食。鼻中時聞腥臊氣。出清涕。或兼唾血。四肢清冷不暖。目眩頭重。時時前後下血。而經水停閉不行。

（註）時時前後下血。指或溺血、或便血。爲大小腸及腎盂等處之血管。因血枯液涸、膠質缺乏、血管變薄、時常破裂。而致下血。經水指卵巢所分泌之卵子、及卵巢黃體等。血枯液涸、卵巢萎縮。故經閉不行。

（治法）補肝養血增液

（處方）烏骨白毛母鷄一只。（約重二斤之譜。再重更佳。如太小恐發育不全。力量不及。）用熟地黃四兩、香附二兩、當歸身四兩、川芎二兩。將鷄去毛腸、不見水。揩淨。同上藥加陳酒二碗、童便一碗、和水煮極爛。以湯煮乾爲度。取鷄肉焙乾、鷄骨炙酥。同

（服法）每日服三次。每次服二粒。

（價目）每瓶三十粒。售大洋二元五角。外埠函購。寄費加一。

（功用）凡精神失常。因境遇之刺戟。而起鬱悶煩躁、怔忡善怒、肝胃氣痛、等症。服此立效。因本方重用通靈異之品。專疎解精神之鬱結。。行氣止痛。尤有特效。故又兼治經來腹痛。經行頭痛。經期不調。及下等症。孕婦服之。能安胎氣。因母之氣順。兒胎自安。血崩症服之。能使血行歸經。而崩自止。帶神

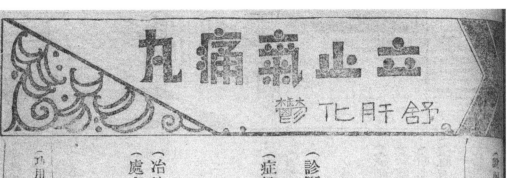

藥共研極細末、再加後藥。

吉林參 二兩 炙壯耆 二兩 白茯苓 三兩

粉丹皮 兩半 炒淤朮 三兩 杭白芍 二兩

右藥共研細末。與鷄骨肉之細末和勻。蜜煉爲丸。如龍眼大。俟乾、外加蠟殼封固。服時破除蠟殼。每服一丸。早晚各一服。氣虛參湯下。陰虛、生地湯下。大便祕玄參知母湯下。咳嗽、川貝橘絡湯下。胸悶、砂仁湯下。吐血咳血、鬱金三七湯下。心煩盜汗、磔燈心浮小麥湯下。心悸不寐、夜交籐夜合花湯下。 (新訂烏骨鷄丸)

二 惡血不去之經閉不行

(原因)瘀血敗濁。停滯子宮。致妨礙經水之排泄。發爲少腹脹痛拒按等症。

(病理)子宮爲容納卵子精蟲之區域。又爲排泄經水之部份。使子宮痙攣排泄之功力減少。陰道閉鎖、排泄之道路阻塞。此乃經水因阻礙而積存於陰道子宮及輸卵管內與卵巢萎縮經水完全停止者不同。故少腹脹痛拒按。小便微難而不濁。此皆瘀血停滯之證。

(症候)經閉不行。腹中刺痛。少腹滿如敦狀。小便微難。大便色黑等症。

(診斷)脈沉實。苔黃膩。實滯之象顯然。

(治法)通瘀血化敗濁。

(處方) 土瓜根 三錢 生大黃 錢半 川桂枝 二錢 赤白芍各二錢

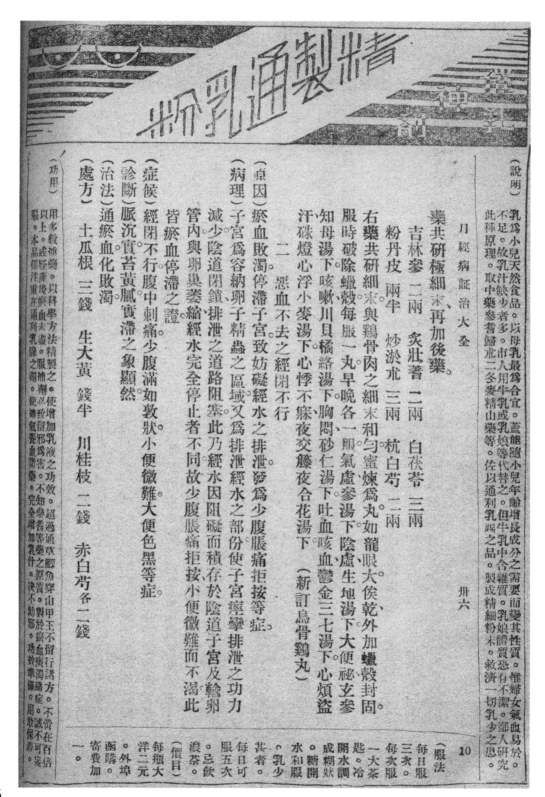

鼠疫新篇(續)

閩平潭李健頤著

六辨症及診斷法

鼠疫爲危症。初發可救。稍延卽不治。故辨症宜詳明。在初發熱時。能預證爲鼠疫。方不誤爲外感。以成大錯。凡傷寒三陽病。卽有三陽之形症。鼠疫身雖發熱。而脈則或沉或伏。或微細。或代止。或模糊不清。或緊急而亂。似陰非陰。似陽非陽。此脈與症不相符。宜用生黃荳嚼之。外感症則腥。鼠疫則甜。且脈之大異者。一日之間。變幻千萬。有時沉重。有時清爽。診脈於沉重時期。敗象畢露。診脈於清爽時期。則脈象又順。如出兩人。凡此者。卽鼠疫也。傷寒傳經必二三日至陽明。方有譫語。方有鬱搖。及熱深厥亦深。方有昏厥時候。惟鼠疫一得。卽人事昏迷。或沉睡。或夜寤發驚。或譫語如狂。或目珠不順。或面如白紙。心竅如有痰迷者。但人雖昏迷。而清醒時。又極清醒。令人難測。且雜症發熱輕而緩。鼠疫發熱重而急。此可異者。然此症不特辨症之難。卽診斷亦非易也。鄙人經十餘年之試驗。略悉梗概。竭藎綿薄。謹將診斷之法。再詳述之。以資研究。

（一）觀形　身輕自能轉動。爲輕症。身重不能轉動。爲重症。氣急喘滿。神色昏瞀。耳聾目矇。直視口開。唇反遺尿。問之不答。或囈語不休。核痛不自知者。爲危症。顏容不變。鼻息和平。眼色清標。四肢無痺痛者。爲順症。

（二）察色　面赤唇紅。翕翕惡熱。爲表熱。面熱口渴。漬漬汗出。爲裏熱。目赤。視物朦朧。鼻煽。呼吸短促。鼻帶烟黑。兩顴紅赤。身肢烘熱。額角天庭起烏罩雲者。爲重症。面色淡白。兩顴紅潤。額顱明亮。臥蠶淡黃。爲輕症。

（三）辨舌　熱毒之輕重。病症之深淺。常現於舌。故辨舌爲第一要點。如苔白而潤。爲表症。白而不潤反燥。爲表熱。白而漸黃。爲濕而化熱。表漸傳裏也。黃苔裏熱也。黃而膩滑。是熱夾濕。黃而中剝。是熱甚傷陰。黃苔起刺。是胃熱內結。絳苔陰虛營熱也。舌絳不燥而潤。虛熱也。絳而光滑。胃陰亡矣，絳而兼紅神昏。乃熱入心包矣。絳而且白。氣分之邪未盡矣。絳而有垢。穢濁之氣未除矣。黑苔熱甚火爍也。黑而乾刺。則熱極矣。黑而兼灰。宿食夾熱也。

（四）聞聲　病人之聲音。最宜研究。然病症之輕重。不離夫聲音。如聲音雄狀。言語無訛。爲輕症。聲音短嘶。言語滯澁。爲重症。忘言詈罵。不避親疎。爲胃熱毒甚。睡中囈語不休。精神瞀亂。爲心包伏熱。

（五）驗屎及驗尿　西醫診斷。常試病者之糞。而知熱毒之輕重。誠有至理。考瘟病屬陽明症。與胃腸大有關係。熱氣內蒸。糞色因之而變化。故驗糞一則。是爲補助診斷所不及也。糞色淡黃不臭味者。表熱也。糞色熱赤。熱氣薰薰或帶黑色。或如粘膠。或糞氣滚滚如浮沫之狀。有異臭者。裏熱也。色青而堅硬不澤者。肝熱也。色青或如瓦炭。或如紫泥澤而不堅有惡臭者。肝胃火甚也。薄如粥糜者。脾熱也。色老黃。或沉香色。或赤堅惡臭。腑氣實也。赤而溏薄者。腸胃熱也。色黃溏薄如糜乳。或如熱鉻者。腸胃有熱積。糞黑而潤者。瘀也。黑而堅硬者。腸燥也。溏黑柔凝異臭。爲府熱與瘀毒甚也。如服瀉藥後。瀉出之糞。有血絲混和。是瘀毒由便而出。爲吉兆。糞遺青水。着衣滌不去者。肝氣厥也。難治。尿是血中廢料。溫毒伏於血管。而尿亦隨之變色矣。故驗尿可以知內病之輕重也。尿長而白者。爲表症。尿短如濃茶陳酒者。爲裏症。尿色紅熱溺時刺痛。或癃閉不通。味氣辣臭者。爲熱甚。色白濁如泔米汁者。濕熱與毒氣蘊於胃脾也。尿如血水。或帶栗絲色者。血分毒甚。肝膽受傷。色碧者。如暑熱夾毒。膽氣外泄。難治。

（六）診脈　吳鞠通云。溫病初起脈不緩不緊而動數。或兩寸獨大。尺膚熱。按鼠疫比溫病爲重。其脈大約相同。鼠疫是毒氣在血管。毒與血互相追逐。故脉見動數。兩寸之脉。心肺所主。毒埋二臟。故二脉獨大。毒氣在於經脉表分。則脉管之跳動。見浮洪躁急。毒傳於陽明之裏。則脉動亦沉於肉裏。按之疾數有力。熱傳心包。心臟無力收縮。故脉見浮濡無力。熱伏于胃。胃之收縮力擴張。脉動由之以沉實急跳。或躁盛彈指。亦有熱鬱亢閉。陽不能達於四肢。其脉之動跳疲之。乃反見細小而實。甚則沉伏。或脉厥體厥。此脉切不可悞爲少陰寒證。而用溫藥。倘誤用之。禍卽旋踵。可不愼之。毒埋血分。陰液虧耗。行血之機大傷。動脉之跳動無力。而虛大。或連跳二三而止。爲結代。或跳動不還而促。或模糊不明而細。甚至脉象似有似無。若見此脉。皆爲危證。

七經過及預後

疫病之最酷者。殺身之最速者。無過鼠疫矣。故鼠疫爲瘟疫之最重證。然其證之經過及預後，醫家宜用意研究。診斷宜細心揣摩。卽不致錯悞。謹錄其症經過之大要。預後之實跡。錄則於後。以質海內之明哲者。

(一)初起一日。陡見身熱如烘。神亂目吊。手足厥冷。湯藥不納。毒核刺痛而不自知者。是毒氣直中于手少陰厥陰也。有夜發夕斃之危。預後不良。

(二)先中熱毒。潛伏血管。再因房勞。腎氣虛損。熱毒乘虛而內陷。少陰之君火熾甚。少陰之眞水枯涸。外見腰痛腹熱。舌黑如黧。遺尿喘滿。神色不清者。此屬危證。經過二日卽斃。預後不良。

(三)勞倦過度。腦神過傷之人。心肺已先受損。復中毒氣。毒發於肺胃。卽夾斑帶疹。毒伏於心臟。卽心志措亂。口吐粉紅血。此症卽是鼠瘟幷血瘟也。有朝發夕死。預後不良。

(四)初起發熱。悞認傷寒少陰。投與麻桂薑附。救火添薪。毒氣燎發。血液灼乾。熱毒內竄心肺。外見喘滿氣急。汗出如珠。此由誤服辛溫之藥所致。元氣已絕。預後不良。

(五)有因擬加減解毒活血湯分兩太重。不敢按法煎服。遲延時期。遂毒蔓延。傳入陽明。又不敢加承氣白虎。熱傳心包、再不與安宮至寶。及至毒發血敗。雖有華扁之能。亦將束手。願此證初實好症。多由失治。轉爲壞症。預後不良。

(六)或核在胯下。惡寒刺痛。病者疑是便毒。服鮮草藥和酒。酒性猛烈。熱毒鼓動。燎發遍身。血瘀筋敗。遂傳入厥陰。厥陰之火猖獗。陽明之熱內結。二三日後。卽見直視搖肩。循衣撮空。等等危象。預後不良。

(七)婦人懷孕。服藥最難。爛桃紅破血而藏去。雄片礙胎而不與。證重藥輕。寡不敵衆。毒勢猖獗。熱迫胎室。胎兒墮下。熱邪乘血室之虛而內陷。病家又慮產後體虛。不敢與重藥。遷延坐悞。迨毒傳于裏。敗證畢露。卽難醫療。預後不良。

(八)久病之人。素體虛尪。再中鼠疫。病證加重。卽投是方。恐病者不能受藥。則減輕藥味。藥未減輕。則不能抵敵病邪。邪盛體虛。必致危險。又如小兒身質柔弱，不肯服藥。藥方不逮，病勢沉重。預後不良。以上各證經過。皆爲重險。預後不良。臨診者。若遇此等之病人必先告明其家屬。趁其初起之時。預早防備。或可挽回於萬一也。

茲復將好症之經過。及預後、贅述一篇于後。互相參考。

(一)初起身輕。無大熱疼痛。口不渴者。是最輕之症。照法服藥。過一星期、卽可治愈。預後良。

(二)素體強健。抵抗毒素之力富足。兼以感毒甚淺。身輕不怠。服藥後大汗淋淋者。是毒氣由汗已除。預後良。

(三)病者肯服藥。心寬胸暢。不嘔吐者。此爲胃中無毒。預後良。

(四)婦女患疫病。熱毒正盛。病勢雖重。適逢經至。此是熱毒下泄。爲善兆。又有毒瘀迫入於大腸。混大便而出。蓋此二症。皆是毒有出路。不防按法服藥。數日後卽可告痊。預後良。

(五)初服加減解毒活血湯。大汗漬漬、鼻衄熱解。核無刺痛者。經過數日可愈。預後良。

傷寒今釋（續）

陸淵雷

太陽病。發汗後。大汗出。胃中乾。煩躁不得眠。欲得飲水者。少少與飲之。令胃氣和則愈。若脈浮。小便不利。微熱消渴者。五苓散主之。（原注即豬苓散是）

自此以下四條。皆論五苓散證治。五苓散之主證爲渴。故金匱列入消渴門。渴證不一。但渴者主括蔞根。小青龍小柴胡加括蔞根是也。渴而煩躁者主石膏。白虎湯人參白虎湯是也。渴而小便不利者主豬苓。五苓散豬苓湯是也。然傷寒卒病之渴。有因大汗出而致者。無論小便利否。皆非五苓所主。此條前半所言。即因大汗而渴者也。惟渴而小便不利。又有脈浮微熱之表證者。乃爲五苓的證。

發汗而大汗出。足以傷津。學者當閑之熟矣。津傷而陽不亡者。其津至能再生。惟其津傷而血中液體少。唾腺及口腔黏膜不能照常分泌。故口渴欲得飲水。惟其津傷而陽不亡。故腸胃至能吸收。此即六十條亡津液。陰陽自和。而自愈者。不須服藥。陽雖不亡。然生理機能必不如健康人之暢適。調節機能亦不如健康人之優豫。故雖渴欲飲水。仍當少少與之。若恣意狂飲。恐生他變也。

五苓散證則是腎臟機能障礙。絕非亡津液之比。因腎臟機能障礙。故小便不利。小便不利。則血中水分無由排泄。於是腸胃中水分不復吸收入血。儆胃中聚水。液體之代謝機能既起障礙。則唾腺口腔黏膜不得分泌。故口腔。然因胃有聚水。故水入則吐。故五苓散者。治腎臟機能障礙之方也。凡腎臟炎。尿崩症。糖尿病。亞細亞霍亂。小便不利。口渴。而兼表證者。五苓散悉主之。五苓散與豬苓湯之辨。詳豬苓湯條。

五苓散方

豬苓十八銖去皮　澤瀉一兩六銖　白朮十八銖　茯苓十八銖　桂枝半兩去皮

右五味。搗爲散。以白飲和。服方寸七。日三服。多飲煖水。汗出愈。如法將息。

此方以豬苓澤瀉茯苓利小便。恢復腎臟之機能。以白朮助吸收。祛腸胃之聚水。而以桂枝治脈浮微熱自汗之表證。多飲煖水汗出愈者。小便既利。胃水既除。又得適量之汗。則排泄通暢。得新水而愈矣。白飲。醫壘元戎作白米飲。傷寒論述義引狩谷望之曰。白飲即煮米泔也。齊民要術糞粗條云。折米白煮取汁。爲白飲。此可以證。

吉益氏云。五苓散治消渴。小便不利。或渴欲飲水。水入則吐者。豬苓主治渴而小便不利。澤瀉主治小便不利。冒眩。旁治渴。

發汗已。脈浮數。煩渴者。五苓散主之。

發汗已。脈仍浮數。則表證已減而未盡除。煩之故有二。一因胃中聚水。一因排泄失職。起尿中毒症也。

傷寒汗出而渴者。五苓散主之。不渴者。茯苓甘草湯主之。

五苓散治腎臟機能障礙。非治傷寒汗後之變證。然腎臟炎糖尿諸病。多有因急性傳染病而併發續發者。本論言五苓證起於傷寒汗後。殆以此歟。然汗出而渴。則五苓證不具。此是省文。學者當玩索七十三條之解釋而自得之。

依本條之文。則茯苓甘草證之異於五苓證者。僅在於不渴。然本方與五苓大異。五苓之豬苓澤瀉白朮。本方俱不用。本方之甘草生薑五苓亦不用。兩方所同者。不過茯苓桂枝。則兩方之證候。自當不同者多。同者少。厥陰篇云。傷寒厥而心下悸者。宜先治水。當服茯苓桂枝湯。却治其厥。不爾水漬入胃。必作利也。然則茯苓甘草湯有心下悸之證。心下所以悸。則因水飲也。且五苓專重利小便。故二苓澤瀉爲主。此方重用生薑。則側重於嘔。惟此方之水飲。亦從發汗引起。故與五苓一串說下。其證固與五苓不同矣。又此方與苓桂朮甘湯苓桂甘棗湯僅易一味。取以互勘。不難得其用法。

茯苓甘草湯方

茯苓二兩　桂枝二兩去皮　甘草一兩炙　生薑三兩切

右四味。以水四升。煑取二升。去滓，分溫三服。

吉益氏云。茯苓甘草湯。治心下悸。上衝而嘔者。

中風發熱。六七日不解而煩。有表裏證。渴欲飲水。水入則吐者。名曰水逆。五苓散主之。

有表裏證者。有脈浮發熱汗出惡風之表證。又有胃中停水之裏證也。胃中所以停水。由於小便不利。小便所以不利。由於賢臟機能障礙。排泄失職所致。腸胃停水。又有表熱。水毒與熱毒相搏。唾液不得分泌。故渴欲飲水。然腸胃中充滿水毒。更無容水之餘地。故水入則吐所謂水逆者。其病理機轉如此。用五苓散。以桂枝暢肌表之血運。則一部分水毒由汗腺而去。表證因而得解。桂枝又能平上衝。上衝既除。則諸苓茯苓澤瀉之下行者。得以各遂其效。而恢復腎臟機。能更以白朮吸收。則腸胃之停水悉去。由是言之。五苓散配合之妙妙在用桂枝。時醫以桂枝爲熱藥投之如虎。遇五苓證則去桂枝。謂之四苓。大車無輗。小車無軏。其何以行之哉。

北山友松云。予治平野莊一民。傷風發熱。口燥渴。與水則吐。後服湯藥亦吐。諸醫袖手。請予治之。脈浮大。記得傷寒論曰中風六七日不解而煩。有表裏證。渴欲飲水。水入則吐者。曰水逆。五苓散主之遂與五苓末。以白飲和服。一匕知。三匕已。又治江府安藤氏家人。消渴經年。且胸脇支滿。頭暈。與五苓散加甘草。水煎服。三劑。諸證悉治。此蓋合用金匱苓桂朮甘湯五苓散二法也。又云。曾世榮曰。小兒驚癇及泄瀉。並用五苓散以瀉丙火。滲土濕。宜內桂。能抑肝風。助脾土。傳云。木得桂自枯是也。又云。傷寒三四日之間。往來寒熱而自利者。邪入太陰。而猶未離少陽也。以五苓散合小柴胡湯名柴苓湯。

吉益南涯云。和州人。某來謁。曰。僕年五十有餘。未嘗疾病今雖既老。猶矍鑠。飲食倍少壯時。自以爲昔時好抵角之戲。故血氣周流如此。客歲丁巳春。食餌又三倍少壯。至今年添渴。飲水數升。未嘗腹滿。自思如此能食能飲。理當肥。而瘦日甚。先生爲我診之。問其所苦。答曰。惟腹皮麻痺。小便頻數。他無所苦。乃與五苓散服之。其渴即愈。又云。一男子患消渴。日飲水數斗。小便亦多。而食量倍於平日。先生(案當指東洞)以五苓散與之。月餘而奏全效。案此二病。當是糖尿病症也。

尾台榕堂云。霍亂吐下之後。厥冷煩躁。渴飲不止。水藥共吐者。嚴禁湯水果物。每欲水。可與五苓散。但一帖分二三次服爲佳。不過三帖。嘔吐煩渴必止。吐渴皆止。則必厥復熱發。身體惰痛。仍用五苓散。則縶縶汗出。諸症脫然而愈。又云。此方能治眼患。略似苓桂朮甘湯。而彼以心下悸。心下逆滿。胸脇支滿。上衝等爲主證。此以發熱消渴。目眵淚多。小便不利爲主證。二方俱以利小便爲其效。

張果醫說云。春夏之交。人病如傷寒。其人汗自出。肢體重痛。轉側難。小便不利。此名風濕。非傷寒也。陰雨之後卑濕。或引飲過多。多有此證。但多服五苓散。小便通利。濕去則愈。切忌轉瀉發汗小誤必不可救。初虞世云。(張引初氏說也)醫者不識。作傷風治之。發汗死。下之死。(以上張引初氏之言)已未年(明崇禎)京師大疫。正爲此。予自得其說。救人甚多。

中国近现代中医药期刊续编·第一辑

▲中醫時逸人著▼

中醫新建設

（贈送樣本函索附郵票十五分立卽寄奉）

內容共分生理。病理。診斷。藥物。處方。古醫學之精義。傷寒金匱精義。症治概要。內科。傳染病。時感病。肺病。腸胃病。及婦科。產科。幼科。痘疹。種痘科。瘍科。皮膚科。傷科。花柳科。喉科。眼科等。共卄種。分訂卄册。都六百萬言。整理舊學。輸進新知。以組成有統系之學說。而謀中國醫藥上革新之建設。刻先將各科講義編訂之大概。印成四開大本共一百餘頁。函索者。請附郵花十五分。寄至下列各代售處。立卽將該書樣本奉贈一册。

（代售處）

上海 浙江路五馬路口衛生報發行所
上海 山東路A字一號上海中醫書局
上海 西門內石皮弄中醫學會發行部
上海 南京路大慶里東二弄張汝偉醫室
杭州 上華光巷五十四號沈仲圭醫室
如皋 南門東城根陳愛棠醫廎
揚州 古旗亭江都縣中醫協會
山西 新民街中醫改進研究會

內科專家程門雪醫士

精治傷寒温病內傷雜症婦人經產小兒痙厥一切疑難雜症

診例 門診 一元二角（上午十時至下午三時）
出診 五元六角路遠遞加（下午三時以後）

診所 法界太平橋白爾路寶安坊一號

腎病專家張志堅醫士

專治 酒色過度 少年早洩 夢遺滑精 色癆陽痿 腎囊腫痛 五淋白濁 下疳橫痃 梅毒瘋癱 等症

診例 門診 一元二角（上午九時至下午三時）
出診 五元六角路遠遞加（下午三時以後）

診所 英界浙江路神州大旅社南首槐蔭里口

本醫室附售

壯腎固精丸 專治腎虧走精。陽痿早洩。耳鳴盜汗。健忘心悸。腰酸背痛等症。 每盒實售大洋一元。（病深者十盒全愈）

八寶下疳散 專治一切下疳潰爛。不論新久軟硬。搽之無不立效。 每盒實售大洋二元。

橫痃退消膏 專治色慾過度及氣血虧損已成未成之橫痃。功能退腫止痛。清血消毒。已功者。貼之卽潰。未成者立消。 每張實售大洋一元。

花柳搜毒丸 專治男婦花柳結毒。淹纏年月。或殘廢絕嗣。貽誤青年。新法注射。不無功效。然毒氣未清。難免後患。此丸能搜骨髓蘊毒。服之成氣自清。誠花柳病之救星也。 每盒實售大洋二元

注意 ◉外埠函購寄費加一 ◉郵票代洋九五計算◉

瘰癧概論

◎急性瘰癧發之暴而易潰

◎慢性瘰癧發之緩而難消

△痰癧起於多痰而兼有外感或忿鬱

△濕癧起於暑濕凝滯經絡致生腫脹

△氣癧起於過怒傷肝血液滯而結核

（緒言）是症分急性慢性兩種。急性者發之暴。易生而易潰。故易治。慢性者。發之緩。既生之後。堅硬難消。故不易治也。其生於頸部或腋下者。以其部肌肉柔軟。淋巴腺最多。血熱痰毒。凝滯於內。易生腫脹故也。或多粒集合。細如葡萄。或大塊凝結。巨如刀柄。故古時稱爲馬刀俠癭者。初起之時。間有作痛。但多數不覺痛苦。故不甚注意。冀其自愈。及至經過時間既久。其形腫大。其數亦增。終或化膿潰爛。或竟變爲危險重症。本品集合中西醫學之結晶。而爲專治瘰癧之特效藥。特說明其原理如此。

痰癧

（原因）痰涎凝滯。平素濕重多痰。肺胃之氣。不能清肅。或因感受外邪。或精神上受忿怒之戟刺。氣血鬱而不行。致淋巴腺脹大。則成痰癧。

（病狀）痰癧病狀。初起項間。生一小核或數核。在皮裏膜外。不覺痛癢。皮色亦不變異。日久漸大。傍附小粒不一。久則成膿腐爛。又有謂之失榮者。生於耳之上。耳之後。初起腫核。日漸腫大。堅硬如石。推之不移。按之不痛。半載一年。方覺隱痛。久亦潰爛。

（治法）痰癧之病。治之最易。以本品瘰癧金丹。每服一粒至四粒。以彷單所載之服法。按法服之。一星期後。即能全愈。惟失榮之症。最爲難治。但用本方瘰癧金丹治之。亦能防止其腫大。消化其毒液。使其日漸軟化。實急救之良法也。至中國通用之方藥。如犀黃醒消丸等。遠不及此藥功效之速且確也。

濕癧

（原因）天氣亢熱。感受暑濕之邪。搏結血絡。凝滯於淋巴腺內。發爲瘰癧。

（病狀）此症因痰涎流聚成塊。不紅不腫。不硬不痛。推動滑軟。多生頸項肩背。腰股亦有生者。癧形如梅李。甚則遍及全身。久則紅腫潰破。此由飲食寒熱不調。飢飽喜怒不節。脾氣不能傳運所致。法尚豁痰 氣。

（治法）大抵生於上半身者。多兼風熱。下半身者。多兼濕熱。其或生咽喉結核腫痛。頸項不得回轉。兩腋下有塊如石者。宜消解散。風痰鬱結而生核者。宜消風化痰湯。生於耳後連及項下三五成簇者。宜合化丹。項後疙瘩。赤硬腫痛者。宜山藥膏。但藥方既多。配合非易。反覺煩而無當。不如用瘰癧金丹。最爲效而功速。

氣癧

（原因）憂思恚怒。肝家鬱火。因遏不舒。血液循環上發生障礙。凝結於淋巴腺內。發生結核。

（病狀）頸腋之內。初如豆粒。後如梅李。累累如貫珠。推之移動。無根。易治。可用針灸敷貼腐蝕之法。推之不移動。有根難治。不用針灸敷貼腐蝕之法。誤用則破潰難於收斂故也。凡男子患此。治寒壯熱。咽痛項強。面部青筋暴露。潮熱咳嗽。自汗盜汗等症。婦人眼有紅絲。經閉骨蒸。五心煩熱。白帶頻仍。少腹脹痛等症。久則必變瘵勞。而成絕症。

（治法）普通治瘰癧之法。如內消瘰癧丸。五瘰仙方。寧笔等。或用蜈蚣甘甲巴豆牽牛者。實屬不知病情。無知妄作。其用消痰化滯。鹹寒清熱。軟堅行血之劑。亦不能收其全功。蓋斯症之發生。因其中血分之變化。用西法無機礦質。又不宜常服。多服則有中毒之虞。用中藥昆布海藻等藥。內雖合有碘質。惟雜有他質。不經製煉。不克純全。惟本品係中國昆布海藻及其他藥品。經名醫手定。用化學方法。製煉而成。專治一切瘰癧病症。無不投劑立效。功用神奇。不可盡述。

第一卷　第八十五號

HYGIENIC WEEKLY

衛生報

主編
丁濟萬
趙公尚

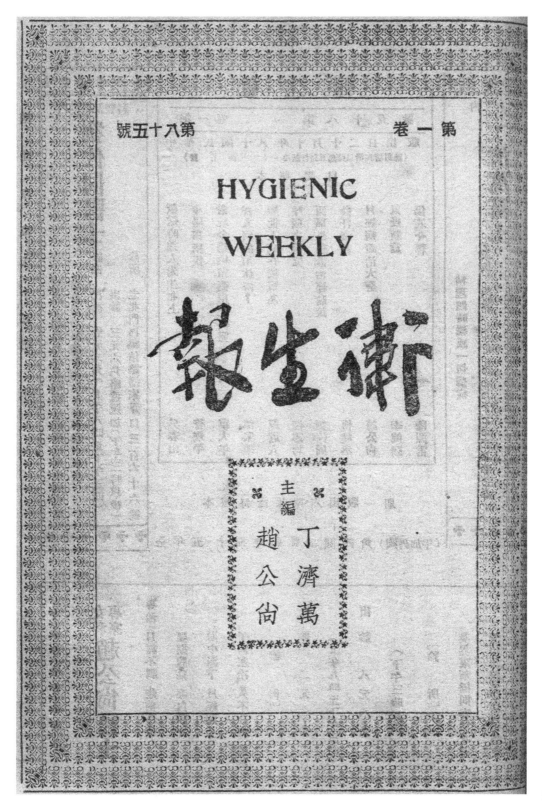

衛生報

第一卷 第八十五號

中華民國十八年十月十二日出版

（發行所 上海浙江路五馬路口清和坊對過）

本期要目

本報每逢星期六出版一冊

全年五十期連郵費二圓四角（國外加半）

歡送時逸人先生北上

吳春山

本報編輯時逸人先生。學識經驗。久重醫林。茲因山西省立醫學專門學校聘爲駐校教授。及山西中醫改進研究會編審課本委員。（地址山西太原新民街）定於九月二十四日北上。醫界同人。特於大中華開會歡送。是日到會者。有中國醫學院代表楊忠信君。學生會代表高嵛君辛元凱君。國醫學院劉泗橋君。紅卍字會醫院章次公君。醫界春秋社張贊臣君。中醫協會交際委員趙公尙君。幸福報館朱振聲君。衛生報館邰家驪君。甯波中醫協會周利川君。及春山等數十人。濟濟一堂。極一時之盛。會畢攝影紀念。盡歡而散。憶春山得獲教於先生。爲時雖僅兩月。得益已非鮮淺。方慶訓誨有師，克底於成。不謂遽唱驪歌。又將闊別。雖然關河長阻。魚雁能通。尺素頻傳。亦猶相聚於一室耳。

少陽與瘧疾

管理平

世之人其稍知醫者。無不知少陽卽是瘧疾。瘧疾卽是少陽。向概以小柴胡一湯治之也。則余不能已於言矣。今將其原因見症。分別于下。俾知少陽與瘧疾有不同之點者焉。少陽之邪由太陽傳入。瘧疾之病必夾水濕痰食。丹溪所謂無痰不成瘧者是也。少陽之發。無有定時。熱往寒來。寒往熱來。固無時或休者也。瘧疾之發。每日一次。或間日一作。或三日一作。少陽發後已。非健體瘧疾過後。有如常人。由此觀之。則少陽與瘧疾不同之點。已昭昭在人耳目。安謂少陽卽是瘧疾。瘧疾卽是少陽。曷嘗可以一小柴胡治之哉。至於瘧不離乎少陽之說。是言其一端而已。曷嘗觀乎金遺瘧疾篇。彼所擬之症。所用之藥。豈皆一寒熱往來。一小柴胡哉。如肺素有熱之癉瘧。但熱微寒者。桂枝白虎治之。內藏于腎之溫瘧。先熱後寒。青蒿鱉甲治之。與少陽何與。與柴胡何涉。然則瘧疾固無關於少陽者矣。曰非也。瘧之關于少陽者。瘧之而用柴胡者。特其一耳。夫傷寒金匱同爲仲景所作。若少陽與瘧疾同一治法。則金匱瘧疾篇之桂枝白虎。蜀漆散等。又何爲者也。可見仲景于少陽與瘧疾。固已示人有不同之點者焉。豈可以一小柴胡湯而爲治瘧之圭臬耶。夫以瘧疾而全不關乎少陽者。固不可。以柴胡而統治諸瘧尤不可。後之學者其細味之。

對于金雞納霜藥用之研究

單大年

金雞納霜爲西藥治瘧之常用品。我國人之患瘧疾者。往往多所沿用。殊不知是項藥品。係南美洲雞納樹皮製煉成霜。性甚涼。初起無表症。熱勢甚盛之瘧。取其涼性而折熱勢。尙可有效。然多服決不宜。蓋此藥純粹爲清熱品。必須單純症用之。方可收效。如病因複雜。可言無益有害。此是余不明西藥理偏解之一端。卽阿司匹靈之于頭痛牙痛。如初起單純風火牙頭痛。服之亦效。如病情多端。及非風火牙頭痛。又風火症而爲時已久者。斷不可服。常聽得吾紹中醫姚曉漁先生對病人說。如病家另服西藥。而致變症者。余不能任治。以鄙意揣測之。此言係警告病家。西藥藥用單純。不可胡亂吃服也。前見報載邵元冲先生夫人張女士。竟因服食此藥傷胎一案。醫之用金雞納霜。實不知其命意所在。何以健體有孕九月之婦人。應用催生方法。此不可解者一。用金雞納霜爲催生劑。又重用至三甏九十粒。此不可解者二。但用偏意爲其解釋。則尙可云。孕婦胎熱甚盛。其用金雞納霜。卽中醫涼劑安胎之意。惟重量用至三甏九十粒。致過量。則傷胎。不能爲之代白矣。又鄙醫宣傳張女士有瘧疾。有瘧疾而傷胎。則傷胎在瘧疾。但無瘧疾。則又不能說也。此案因過服此藥而傷胎。故併及之。

吾人何故須沐浴？

邰家驪

人體由多數細胞集合。而成組織。更由多數組織。相合而爲器官。其一舉一動。一颦一笑。莫不賴於組織成分之酸化。但酸化一久。廢物生焉。此種廢物。非惟無益。而且有害。故必放棄於體外。放廢之道有三。在上曰肺。在下曰腎。在全身曰皮膚。緣各組織產生之廢物。隨血液以流行。行至肺。藉呼吸以吹去之。行至腎，賴尿道以排泄之。行至皮膚。由汗線以放散之。夏令之汗。冬日之膚屑。即組織因酸化而生之廢物。與空中塵埃相併。即成污垢。黏附表皮。設不勤事沐浴。以除去之。則纖織之汗線。爲其塡塞。一條排洩之路斷矣。此路既斷。血中廢物。轉瀉於腎。假道膀胱而出。腎以過勞而衰弱。不克盡排泄之責。即有成水腫之虞。矧汗線之功用。不僅排除廢物。猶能放散吸養。以輔呼吸所不逮。而成清血之偉效。今因充塞。而失作用。則肺臟之蒙害。又在不言中矣。是以怠於澡身。爲釀病之大原。而勤浴。乃衛生之要務也。

竊維吾國養生諸書。僉曰。不可數沐浴者。當指熱水浴而言。蓋熱水浴溫度甚高。一則血行失常。心臟易病。二則汗出湊湊。陰血易耗。（經云奪汗者亡血。）三則浴時毛孔弛張。浴畢外出。忽觸風寒。多致感冒。故一般衛生家。咸認熱水浴爲不宜。僅用以療病而已。若言其效用。猶不止除垢一端。凡循環之促進。體溫之增加。疲勞之恢復。精神之暢快。何莫非沐浴之益耶。獨惜世人昧於生理。除仲夏一月外。終年不浴。視爲常事。縱號曰先覺之醫士。亦隨波逐流。與屬同化。無怪歐美譏爲齷齪之民族也。婦女訊潮月行。清潔尤爲首要。顧偏觀通商大埠。女子浴室。實不多覯。深願當世衛生家。亟起而提倡之。蓋關係民衆健康。非細故也。

願世人咸吞獨宿丸

聞道人

仲尼云。飲食男女。人之大欲存焉。彭祖曰。以人療人。眞得其眞。千金方曰。男不可無女。女不可無男。無女則意動。意動則神勞。神勞則損壽。若念眞正無可思者。則大家長生也。然而萬無一也。強抑鬱閉之。難持易失。使人漏精。尿濁。以致鬼交之病。損一而當百也。是色欲者。固人世所弗廢也。高壽所由致也。然須吾身爲上天託畀之身。自應葆精蓄神。以答天眷。豁山風月。有我便是主人。木石禽魚。相親悉爲好友。何取溺情枕席。肆志淫佚。故客中間集有詩曰。昔有行道人。陌上見三叟。年各百歲餘。相與鋤禾莠。往拜再三問。何以得此壽。上叟前致詞。室內嫗粗醜。誠遠色之本。郤老之方哉。若必男歡女愛畢席。則與正觀初之野老何以異。野老年七十餘矣。一日詣孫思邈云。數日來陽氣益盛。思與家嫗晝寢。春事皆成。未知垂老有此。爲善惡耶。思邈曰。是大不祥也。子獨不聞膏火乎。夫膏火之將竭也。必先暗而後明。明止則滅。今足下年邁桑榆。久當閉精息欲。玆忽春情猛發。豈非反常耶。竊爲足下憂之。後四旬。果發病而死。此其不愼之效也。如斯之輩非一。特疏一人以爲將來耳。故嵇康曰。聲色不去。養生三難。仲長統曰。王侯之宮。美女兼於卿士之家。侍妾數百。晝則以醇酒淋其骨髓。夜則於房室輸其血氣。耳聽淫聲。目樂邪色。醼內不出。遊外不返。重重相生。病病相孕。國無良醫。醫無審術。會有一疾。莫能自免。今少百歲之人。豈非所習不純正耶。故德行不充。雖服玉液金丹。亦未足以延壽也。善攝生者。凡覺陽輒盛。必謹抑之。不可縱心竭意以自賊也。若一度制得。則一度火滅一度增油。若不能制。縱情施瀉。即是膏火將滅。更去其油。可不深自防所患哉。難者曰。昔黃帝。御女一千二百而登仙。彭祖喪四十九妻而壽八百。張蒼妻。妾百數而年百餘。顧思邈七娶。而百一十二歲。不節慾而想龜鶴之齡。松柏之壽。則又何耶。應之曰。黃帝登仙言者附會。老彭多婦。說本荒唐。不足訓也。張蒼思遠。耄而猶不忘離房。正惟其樂而不淫。故能長保其樂而永終其祿。盈虛消長之道。有不可不察者。凡人享盡艷福。其身體必不健。其齡算必不常。則以其情好太篤。精氣受戕太甚。抑亦造化小兒之故靳其福歟。慧心人覷破此旨。偏欲與大造爭權。金齒鐵牙。號稱八瑞。自可操左券而得之。惜身如寶。惜精如金。長生之術。此其一端。吾故深願世人咸吞獨宿丸。

呼吸之研究

汪志均

天下眞理。決無兩是。中醫說理處多。西醫說剖驗處多。憑中醫則簡與體解。據西醫則又多歧議。[illegible]研究呼吸作用。求澈底之明瞭。非中西並參。不能解決以判定之也。茲研究其作用。以資討論

「人生何故應有呼吸之需要」人爲有機體之動物。非養料（生活素）以營助消耗。而補償之。則不能繼續其生活作用。經曰。天氣通于肺。地氣通于嗌。又曰。喉上主天氣。（由氣管下通於肺）咽下主地氣。（由食管下通於胃）天氣（風寒暑濕燥熱）與地氣。（臊焦香腥腐）略而言之。卽營養之食物。（天氣卽無形之空氣。人不稱之爲食物。但應作食物看待）是故所謂之呼吸需要之。經固已言。特來詳其所以然耳。於近代科學分析營養品之成分。（蛋白質脂肪炭水化合物澱粉維他命等類）至精纂詳。而內經地氣一句。實可該之。然空氣（言無形之天氣）較所營養之食物。（言有形之地氣）則尤爲重要。其中所含最主要成分。（養素）爲無色無臭之體。瀰漫空中。凡物類之生存。胥賴於此。吸入體中。與營養素。及育成身體物質酸化分解以發生活力。其故蓋養素之所在。能發生燃燒之化學作用。而組織人體單位之細胞體。所需食物。亦卽以養素爲主。設細胞中欠缺養素。卽不克氧化而發生體溫。猶之細胞爲爐。養素爲炭。發生燃燒。如密閉火爐。隔絕空氣。是必不能發生熱力與全體之活力也。故人生失其養素。則各藏之機能。立時窒息。稍失其養素。則血液之營養缺乏。人體之細胞組織。卽爲之衰弱。而全體亦隨之以感受應響。牽動全體。亦可知呼吸需要之不可少也。

「肺與胃互助之密切關係」肺胃同爲氣化養料之器管。而總司其機。腎實爲之。然肺胃亦孳知其有互助之作用者。飲食入胃。有巨量之養氣。乃能爲細胞所利用。故空氣與食物結合。細胞乃能起燃燒而發生氣化。故水分入胃。雖有胃酸（百布聖及遊離鹽酸）作用。而無養素以爲之燃燒。又能軟化而爲糜粥。是胃氣雖感。肺力不繼。卽缺乏養素結合。所得養料之種種。不能氧化。不但無益於細胞。且決不能攝入血中。人之於空氣。猶魚之於水。隔絕空氣俄頃可斃。豈特徒助胃乎。至於呼吸出入。有胃氣之扶助。則呼吸益強。人或有數日不食。雖不致死。而氣則已竭。故胃氣不[illegible]。[illegible]氣少矣。猶巧婦作無米之炊也。或問空氣由喉頭入氣管支至肺。食物由咽頭而入食管。道隔路殊。何能相通。而發生作用。是尙屬疑問矣。予曰。肺胃旣具有互助作用。何患不能相通之有。脉要精微論曰。胃之大絡。名曰虛里。貫隔絡肺。出於左乳下。況肺朝百脉一語。卽卽與百脉相通。華蓋居於至高。諸藏皆處其下。各經之氣。上薰於肺。空氣非有形物質。何患不能相通哉。

「呼吸之經過作用」素問藏象論曰。肺者。氣之本。魄之處也。其華在毛。其充在皮。而皮居最外。包羅全體。以輔助呼吸。（西醫謂皮有調節體溫放散熱氣作用然大部分空氣則盡由肺道而入）肺居至高。當十二經之衝。爲呼吸器之重要中樞。而呼吸器種種氣道。卽空氣入血所通過之營。由鼻經喉頭兩氣管支入肺。又經許多小氣管支。至無數之纖微肺囊。其側壁具多數肺胞。爲彈力性薄膜之球狀囊。外方周圍。密纏毛細脉管。宛似血液之薄膜。爲血球與空氣接觸之區。爲炭養氣養氣交換之所。夫空氣通過。由氣囊及微血管壁而入。爲赤血球所攝取。以拱於各組織。（赤血球之氣色素易與空氣結合更易與分離又易與一氣化炭結合）復運各組織老血物至此交割。而由氣道呼出。而其經過之如何。則旣知之矣。然微管尙分動脉血管。靜脉血管二種。人體組織。利用養素氣化食物。發生營養作用。以入動脉微管。經肺胞以佈全體。所養化說廢物。含有炭養氣。則入靜脉微管以至肺胞。而排出體分。此爲炭氣養氣之經過作用。或問食物入胃。經種種之手續。由排泄器管排泄而出。何獨空氣入肺。撫此等作用。予曰。此非肺有特異點。夫食物由食道入胃。空氣由氣道入肺。但食物與氣體迥異。非諸消化器互助排泄。萬不能化解分析原質。務須經各器官。起化學作用手續。始得以盡其用。無形空氣。純屬氣體質。細胞氣化之後。所發生之炭養氣。無渣滓可排泄。藉藏府體能。仍可由肺藏以送出。肺雖呼吸器之中樞。實無具排泄之用也。

「如何發生呼吸使空氣入肺」肺內空氣。與外界大氣交換。固惟體氣

道以相通。而空氣氣性流通。稍露微隙。空氣卽遝透其裏。肺部擴大。空氣卽能衘入內部。是卽所謂吸氣。胸部每次擴大。空氣遏入氣道。充滿肺胞。待肌肉鬆緩。胸部縮小。肺被壓迫。空氣由氣道逸去。是卽所謂呼氣。空氣入體。以供給細胞作用。名此手續。則亦曰呼吸。吾人如何呼吸。則極易解決。吸氣因空氣逸入氣道。猶之穿穴透水。而呼氣之因空氣冲出。則正復與水由海綿擠出相同。至如何使肺部起伸縮擴張作用。則極不易解決。西醫以胸廓之互爲縮張起落。而起呼吸作用。卽藉隔膜和肋骨間肌肉。及頸肌之內外動作發生。謂外間肋筋肉。將肋骨舉上。胸部擴張。卽發生吸入作用。內助間肋肉。將肋肾牽下。胸廓縮小。卽發生呼吸作用。

（未完）

面部外瘍證治經驗談（續）

劉佐同

（九）鼻祟。

（部位）鼻孔內。

（形狀見證）鼻中生紅線一條。長尺許。少動痛之欲死。

（原因）此內有虫菌爲患也。

（治法）用硼砂一分。氷片一分。研爲末。以人乳調均。輕輕點在紅線中間。忽然覺有人將病者打一拳。頃刻卽消。症奇。方亦奇也。

耳部

（一）黑疔

（部位）生於耳竅內暗藏之處。

（形狀見證）形如椒目。色黑根深。疼如錐刺。痛引腰腮。破流血水。

（原因）由於誤服丹石熱藥。消爍腎陰。積毒於內。經督脈經上炎而成

（治法）

內服方
- 初期……黃連消毒飲
- 末期……六味地黃丸

外治法
- 初期……酥料水調滴入耳內
- 末期……西藥雙氧水洗之。吹柳花散

（二）耳疳

（部位）耳內。

（見證）耳內悶腫流膿。

（原因）肝火挾胃經濕熱上蒸。

（治法）

內服方
- 氣實火盛者……龍胆瀉肝湯
- 主治方……柴胡清肝湯
- 流紅膿者……四物湯加丹皮石菖蒲
- 久流不止者……六味地黃丸

外治法
- 雙氧水洗之再吹柳花散
- 耳疳散

（完）

發汗淺說

傅嶢丞

吾人身體受環境之變遷。內有七情六慾之爭。外有四時六淫之襲。質非金石。而欲其無病胡可得耶。然邪中于肌膚。謂之表邪。中于藏府。謂之裏病。表裏之間。治法異焉。發汗者卽治表之一端也。風寒燥濕之邪。浸淫于皮膚肌絡間。以致腠理不疏。營衛不和。而起惡寒發熱。頭痛身疼。脈緊無汗。種種見症。皆爲排泄機能之障碍。必用開表逐邪之法。使血液循環氣機開闔。方得復其常態。苟不速治。則傳經入裏。險象環生。發汗一法。卽引邪外出。從汗而解。但于人體之強弱。病情之輕重。各有所宜所不宜。是未可膠柱鼓瑟者也。至如助陽發汗。滋陰發汗。益氣發汗。養血發汗。此關于體質之變更者。辛溫發汗。辛涼發汗。溫下發汗。化飲發汗。此關于病情之宜斟酌者。若陰虛盜汗。陽虛自汗者。汗線不固。淋巴外泄。宜求其原因而治之。非發汗之方所能治也。

中国近现代中医药期刊续编·第一辑

同經病特效藥之一

經痛除根丸

（說明）痛經一症。古醫學說。多謂其由血停滯使然。市醫根據此理。設投攻破之劑。
人悉心研究。知經痛之原因。爲衝任帶脈之障碍。必使血室機能恢復。分泌照常。則疼痛之現狀自止。

右方水煎服、

（加減土瓜根散）

生大黃 一錢　桃仁泥 三錢　炙水蛭 二錢　炒䗪蟲 二錢

右方水煎服、

（抵當湯）

五靈脂炒三錢　粉丹皮 三錢　炒川芎 一錢　製香附 三錢

全當歸 三錢　製玄胡 二錢　桃仁泥 三錢　赤芍藥 二錢

川紅花 八分　台烏藥 錢半　炒枳殼 一錢　生甘草 八分

右方水煎服、

（膈下逐瘀湯）

（說明）金匱於經水不行之症。已著明攻下之文。如經水不利、少腹滿痛者。用土瓜根散。（土瓜以活血行瘀。佐以䗪蟲之蠕動逐血。桂芍之調和營衛、少腹滿如敦狀。小便微難。此水與血俱結在血室也。用大黃甘遂湯以逐其水而下其血。推及於經水不利下者用抵當湯。腹中血氣刺痛者用紅藍花酒。皆所以行其惡血之法也。瘀不去則新不生。諸虛百損。尚可用大黃䗪蟲以治之。瘀血停滯之經閉。豈不顯然可見乎。爰辨明於此

三　癥瘕積聚之經閉不行

（原因）癥瘕阻塞。經閉不行。少腹及臍旁必有硬塊應手。或肚腹脹大。此因於癥瘕積聚者也

（病理）內經謂石瘕生於胞中。寒氣客於子門。子門閉塞。氣不得通。惡血當寫不寫。衃以

（功用）專治行經時一切障碍。而於經痛一症。尤有特效。無論其爲經前痛、經後痛、喜按拒按。皆可統治斷根。蓋此藥根據科學之精製。能使衝任帶脈所發生之障碍。完全解除。既能除痛又能補身。且無攻破之害

（服法）每日服三次。每次服四至六丸。自月經未來之五六日前服至月經淨後爲止。（價目）每瓶一百粒。實售大洋壹元五角。外埠函購。寄費加一。

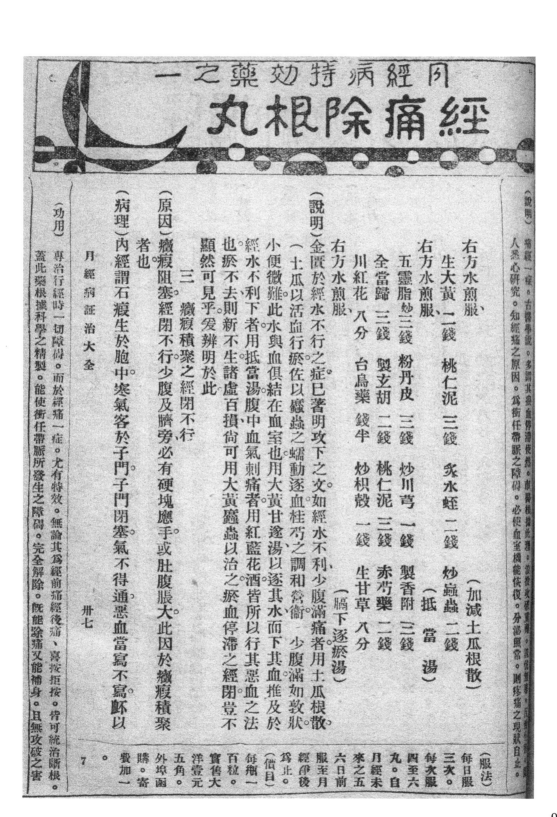

月經病特効藥之二

經漏神效丸

（說明）昔賢以爲經漏病症。因肝熱太甚。疎泄無度所致。或以爲縱慾太過。血室受傷所致。迨試用清熱固澀諸法。不能見效。則束手無策。鄙人經多次實地試驗。知此症必用增加子宮組織之劑而後經漏方可獲愈。

留止。日以益大。狀如懷子。月事不以時下。此言寒氣客於子門。爲隋唐諸醫侈談風冷之嚆矢。子宮之內、寒凝血瘀。經水停滯、而爲石瘕。或由於七情勞倦之傷。或由於生冷瓜菓之積、溼熱痰濁、氣滯血凝。互結而生。其來也漸。始於局部之痞結。繼則鄰近之蔓延。終乃遍及滿腹。或成經閉之臌脹。或成石瘕之磐據。此經閉不行。因於癥瘕積聚之病理也。

（症候）少腹或脇下及臍旁、有硬塊、可以手捫而得。或發劇烈之疼痛。不喜手接。有先經閉而後發硬塊者。有先發硬塊而後經閉者。面黃肌瘦。

（診斷）癥瘕積聚等症。與胃無關。故能飲食。然與胃病同時併發者。則不能飲食。腹有硬塊、或脹滿者。經停在一年以內可治。經停在一年以外。不易治。脉沉細而弱者可治。脉弦大急牢堅者不易治。又飲食不進、脈無和緩之態。舌剝無苔者危。

（治法）化癥結。破瘀血。舒滯氣。和脾胃。

（處方）

當歸尾　三錢　川牛膝　錢半　炒莪莛　一錢　天台烏　錢半
炒赤芍　錢半　上安桂　一錢　製香附　三錢　小川芎　錢半
生薑皮　錢半　炙甘草　五分　鷄內金　三錢　桃仁泥　三錢
右方水煎服、此爲化癥結破瘀血之劑、或作丸劑亦可　（新訂通經湯）
製香附　二錢　川芎藭　一錢　炒山梔　錢半　廣陳皮　錢半
生茅朮　三錢　砂仁末　八分　白茯苓　三錢　炒神麯　三錢

（服法）每日服三次。輕症每次服一粒。重症每次服二粒、

（價目）每瓶二十五粒。實售大洋一元五角。外埠函購加費寄。一。

（功用）本品之作用係在衝任之脈。使其運行失職者扶助之。血絡受傷者塡補之。在子宮內發揮特別之功能。克收根本療治之效果。專治月經太多。過期不退。時時漏下。淋漓不斷。產後子宮不收。血崩血淋等症。

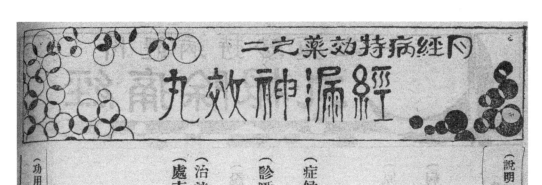

（說明）……此。謂爲木鬱化火。木旺剋土等說。宜用疏肝扶脾補胃諸法。鄙人研究此等症狀。知其關於精神之變化。前人所用舒肝扶脾補胃諸法。實不可廢。尤必參以治精神方面。通神靈異之品。則收效更捷。

立止氣痛丸

舒肝化鬱

焦山查 三錢　延胡索 六分　炒穀芽 三錢　秋桔梗 七分

右方水煎服此爲破滯氣和脾胃之劑。（加味六鬱湯）

四　濕痰阻滯之經閉不行

（原因）肥盛之婦喜啖油膩生冷脂肪阻滯溼痰壅積妨害卵巢之分泌發爲經行後期甚則經閉不行。

（病理）見第二節第四條痰濁阻滯之經行後期項下。惟彼則後期其患尙輕。此則經閉、爲患已甚故圖治之不可緩也。

（症候及診斷）與第二節第四條相同。惟經閉不行爲主要之症狀。其腹脹而大。經水斷絕面黃食少四肢瘦削此名痰脹

（治法）宜用辛香快脾之劑。惟痰脹以攻痰利便爲主而以補脾行氣之劑輔之。

（處方）加減香砂六君子湯。（見第二節第四條）

紫大戟 一錢　煨甘遂 一錢　炒黑丑 錢半

廣木香 一錢　製牙皂 三錢

右藥共研細末用紅棗肉搗和爲丸分三次送服。每服三錢隔五小時服一次、

第一次葱白陳酒湯送　第二次萊菔子砂仁湯送　第三次牛膝木瓜湯送

專治痰脹功效神速　（經驗消脹化痰丸）

五　大驚恐懼之經閉不行

（功用）凡精神失常。因境遇之刺戟。而起鬱悶煩躁、怔忡善怒、肝胃氣痛、等症。服此立效。因本方重用通神靈異之品。專疏解精神之鬱結。行氣止痛。尤有特效。故又兼治經來腹痛。經行即痛。經期不調。及帶下等症。孕婦服之。能安胎氣。因母之氣順。兒胎自安。血崩症服之。能使血行歸經。而崩自止。

（服法）每日服三次。每次服二粒。

（價目）每瓶三十粒。售大洋二元五角。外埠函購。寄費加一。

（原因）經閉不行之原因。不外癥瘕瘀血之停積。肝傷濕痰之阻滯。其來也漸。其發也緩。而最後乃致經閉不行。若驟然經閉者。其原因有二。大驚恐懼、即其一也。

（病理）全體之內。皆有神經纖維以交感聯絡。而生殖腺與腦部。尤有特別之關係。用腦太過之人。生殖器外形多見萎縮。是明證也。男女一至生殖腺成熟之後。則生殖器與神經系之感觸尤爲敏捷。驚則氣亂。靜脉膹張、神經無調節之能。故氣亂矣。恐則氣下。胷臟鬱血。氣機無鼓動之力。故氣陷矣。當驚恐之時。神經受劇烈之戟刺。於是平日之意志命令。盡失其常度。而生殖系亦發生特別之變化。卵細胞無排卵之可能。子宮壁之充血。亦停頓而不下。於是經閉不行矣。

（診斷）因驚恐之故。神經受非常之震動。脉波故或浮或沉。且呈無力之狀。

（症候）經閉不行。神經錯亂。飲食無味。臥寐不安。

（治法）宜用心理療法、舒暢其神志。兼以安神養心補益氣血之劑。

（處方）

西琥珀 一錢　青龍齒 一兩　遠志肉 五錢　石菖蒲 五錢

當歸身 三錢　川黃連 三錢　柏子仁 五錢　辰硃砂 二錢

白茯神 五錢　吉林參 五錢　酸棗仁 二錢　生地黃 五錢

西牛黃 一錢

右方共研細末。青果汁法丸、金箔爲衣。燈心湯下三錢、日服一次、專治心神不足、善驚善恐。（琥珀養心丹）

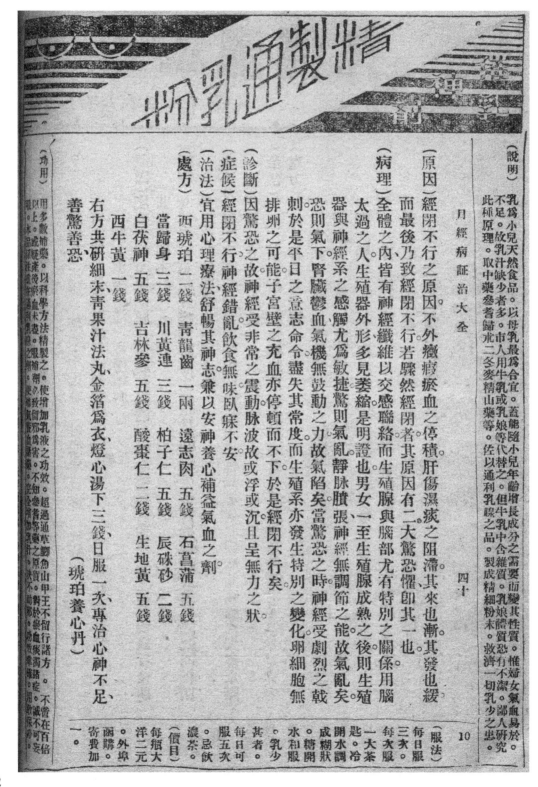

鼠疫新篇（續）

閩平潭李健頤著

（六）毒核發在膀下。一二日卽見高腫易潰。核不甚痛。身無大熱者。預後良。

以上各證爲輕症。預後良善。務宜細心體察。權衡加減施治。無不奏效如神。

八治法

此症治法最難。臨證用藥。有千里毫釐之謬。苟非細心診察。重用大劑。急追急服。則難挽回危機。然其所用之藥。專在解血毒。清血熱。去瘀通絡。殺菌瀉火。總宜加減解毒活血湯爲主。以分別表裏虛實。血分氣分。及熱伏於五臟。傳之於六腑。按症加減施治。無不效如桴鼓。

初起脈浮不數。重按無力。尿白如水。身無大熱。多汗口不渴。頭痛惡寒。爲表虛症。本方去雄片。加沙參三錢。元參五錢。竹葉三錢。服後溫覆取汗。其熱卽退。如無汗熱不退。再加石膏二兩。銀花三錢。日夜二服。未愈再照服。以熱退爲度。脈浮數滑大。舌質微黃。尿帶黃色。肌膚極熱。無汗。昏睡譫語。核先發出。浮腫湧起。不惡寒而惡熱。爲表實症。仍去雄片。再加白虎湯。卽石膏二兩。知母五錢。甘草共用三錢。服後汗仍不發。熱又不退。照方再服。熱復不除。是轉入裏。脈沉而數。重按無力。身熱如烘。口渴苔黃。或帶白厚。尿赤便燥。爲裏虛。照方加瓜蔞仁五錢。石膏二兩。元參一兩。麥冬五錢。日夜二服。服後熱反熾甚。是內液受傷。轉爲裏實。脈沉數有力。按之彈指。舌苔黑刺。或老黃。尿赤大便硬。神昏譫語。驚搐狂亂。核沉于肉裏。按之極痛。或不見核。是爲裏實。加調胃承氣湯。卽大黃八錢。樸硝四錢。甘草共用三錢。日二服夜一服。以大便大瀉爲度。外核刺痛。用針刺出血。以消毒氣。再用加波力酸。西名 Acidum Carbolicum. 調水洗之。塗以消毒膏。其痛立止。脈浮帶芤。目赤睛紅。口燥反不渴。苔絳帶黑。或紅艷紫赤。唇焦齒枯。大便黑色。尿如血水。齒絳帶血。鼻衄譫語。夾斑帶疹。毒核焮腫刺痛。是血分伏熱。加犀角地黃湯。卽犀角二錢。（磨汁服）丹皮三錢。赤芍加二錢。生地加三錢。

[illegible]滑。小便微黃。或夾白疹。核大而軟。按之不痛。是氣分伏熱。加大青葉二錢。竹葉尖一百條。溫服取汗。外核用硼酸。西名（Ac.dum Bocum）一錢。安知比林西名（Antipypicm）一錢。冲滾水一大碗。時時用手巾醮貼。乾卽換之。以抽毒氣。兼退火熱。此爲表裏虛實血分氣分之大綱。而用種種之療法也。至於毒伏於臟。傳之於腑。另有治法也。如見煩燥心悸。神昏譫語。口燥反不渴。目赤睛焚。脈象虛濡而無力。毒在心包。加犀角二錢。（磨冲）元參一兩。蓮心二錢。清宮一粒（匀冲）或至寶丹亦可。不寐善怒。吞酸噯氣。脇痛核青。脈弦而急。毒在肝。加羚羊一錢。黃芩黃連各二錢。鈎陳鬱金各錢半。貧耆無力加羚羊。改用石膏四兩。多汗咳嗽。喘滿氣急。痰涎帶血。胸脇刺痛。毒在肺。加杏仁川貝枇杷葉各三錢。欵冬花二錢。瓜蔞仁五錢。嘔吐呃逆。胸脇痞滿。舌質厚黃。毒在脾。加小陷胸湯。卽半夏黃連枳實各二錢。瓜蔞五錢。脈沉而石。腰痛舌黑。遺尿欲寐。眼光朦朧。毒在腎。此症是由房勞傷腎。復感鼠疫。熱毒乘腎虛而內陷。治當育陰以補腎。原方減桃仁三錢。紅花二錢。加女貞子旱蓮草黃連阿膠各三錢。急服勿延。至熱平爲度。不可因其房勞。疑爲挾陰傷寒。而不敢服。坐視待斃。若五臟毒甚。治不得法。乃傳於六腑。如毒傳小腸。糟粕結積於腸管。變成矢糞。症見口渴不止。腹脹隱痛。熱結旁流。小便紅熱。本方加白虎承氣。卽大黃八錢。樸硝五錢。石膏二兩。知母八錢。甘草加一錢。熱傳膽臟。毒灼膽汁。則妄言亂語。多驚善怒。糞色青綠。加龍胆草丹皮芩連各二錢。紫雪丹一錢（匀二次冲）大腸與胃相通。大腸伏熱。乃傳於胃。遂成胃家實。其症必顯大熱大渴。心神狂亂。不避親疎。詈罵萬端。脈沉數彈指。或脈厥體厥。四肢逆冷。急加大承氣白虎。卽大黃一兩。朴硝五錢。石膏二兩。（重症用四兩或半斤。）知母五錢。甘草加一錢。一日二服或三服。切勿遷延時日。如見脈厥體厥。四肢逆冷。急用鹽炒熱熨之。兼用刮法。週身刮之。使四體溫暖爲度。然此症與心包伏邪相似。蓋心包之病。大便無燥屎。可以區別之。若陽明實

與清心藥。猶藉寇兵以齎盜粮。鮮不殆矣。陸懋修云。「神昏之病。全屬於胃。若將治胃之藥。禁絕勿用。遂領胃中射肺之邪。直攻心臟。鮮不殆矣。」夫陽明實症。用治心包藥。尙屬有害。况鼠疫之熱。較陽明症爲劇。其害更不待言矣。然胃爲萬物所歸。匪特熱能射心臟。亦能傳諸臟腑。如胃熱之盛。傳于三焦。症見渾身洪熱。口渴煩躁。六脉浮數。口臭苦黃。宜仿吳氏治溫熱蔓延三焦·用三石湯法。照本方加三石湯。卽石膏二兩。寒水石八錢。金汁水兩半（勻冲）銀花五錢。竹茹二錢。杏仁三錢。通草錢半。以瀉三焦之熱。熱如未退。再加大黃一兩。日夜二服。熱再不退。不彷再服。至熱平爲止。膀胱蓄熱。則小腹滿。飲水多。而小便少 宜加車前子三錢。滑石一兩。木通四錢。使毒氣由小便以解。膀胱蓄血。則小便多。而小腹堅痛。加大黃五錢。三七二錢。服後小便見有血水者。照方再服。切勿驚懼而不敢服。遺害匪淺。豈可不愼哉。

又有體質強弱之不同。熱毒輕重之特異。以及胎前。產後。房勞。勞復。食後。種種治法。再詳述之。如老幼衰弱之人。素體虛羸。一患鼠疫。津液必傷。故宜帶養陰。以固其本。照原方加元參一兩。麥冬八錢。玉竹五錢。如津液充郭。卽可蒸變爲汗。以作戰汗。汗出熱自解。婦人有孕。最慮熱毒攻胎。急宜清熱以安其胎。原方去紅花桃仁。加金汁一兩。天葵地丁桑寄生黃芩各三錢。日夜二服。熱如不解。腹中胎兒衝動。是毒盛胎不安。倘被墜落者。其治療方法。與產後患鼠疫相同。宜原方去荊芥。加銀翹各四錢。元胡鬱金各二錢。蒲黃錢半。服至熱退。方可停止。嗜酒之人。內蘊濕熱。外復感毒氣。兩熱相搏。。其熱加盛。初起之時。卽宜加石膏二兩。知母五錢。葛花二錢。滑石八錢。服後未見減輕。再加大黃五錢。一日二服。勿因初起尙屬表症。不敢用膏黃。以致悞事者。吸鴉片之人。腸胃乾燥。大便本來燥結。一二日內。卽宜加大黃五錢。麥冬五錢。洋瀉葉五錢。以瀉伏熱。不然。大便閉塞。熱無出路。爲禍之烈。誠爲可懼。如諸症愈後。不知戒色。餘熱復熾。口渴身熱。骨節腰脊痠痛。頭熱不寐。宜用吳

症。氏清絡飲。合黃連阿膠湯。卽銀花西瓜皮絲瓜絡扁豆花阿膠各三錢。竹葉黃芩黃連白芍各二錢。涵養陰液。清瀉餘熱。卽可奏功。或因勞役過度。以成勞復者。照前方除黃連阿膠。加龜板鱉甲各五錢。元參八錢。又宜靜心閑養。庶可無慮。或因飲食不節。以致食復者。前方加山查麥芽檳榔各三錢。如諸病已愈。惟津液未回。舌苔乾燥者。宜多服六成湯。加減甘露飲。毒核潰爛。日久不收殮者。可服加味降癰活命飲。活血排濃。外核用加波力酸水洗之。再貼解毒收口膏。然此症最爲酷烈，若已治愈。尙須小心調養。稍一疎忽。則反覆無常。故宜節飲食。戒酒色。愼言語。謹起居。少運動。戒腦怒。寡嗜好也。

九藥方

（加減解毒活血湯）。荊芥三錢。桃仁八錢。紅花五錢。生地五錢。金銀花三錢。紫草皮二錢。浙貝母三錢。板蘭根二錢。連翹三錢。甘草錢半。雄黃一錢。梅片八分。赤芍三錢。水二碗煎一碗。分二次溫服。按此方比解毒活血湯。更見靈效。解毒活血湯。有活血散瘀之能。而無通絡殺菌之力。故或有效或無效也。鄙人潛心研究。將解毒活血湯原方。重爲加減。以變其法。卽除柴葛歸樸之辛散。加入荊芥直入血分。解血中毒質。變化爲汗。益以雄黃腦片。通脉絡壅閉。佐以桃仁紅花。散瘀血。生地銀花。清肌解熱。紫草皮板蘭根浙貝母。解毒散結。連翹甘草。和中退熱。此方試驗頗多。功著昭彰。平潭人民。皆所共知。如能按余著所治法。加減配方。無不神效之至也。

（六成湯）生地四錢。元參五錢。白芍二錢。當歸錢半。天冬三錢。麥冬四錢。清水二碗。煎八分。溫服。

（加減甘露飲）天門冬三錢。麥冬二錢。生地四錢。棉茵陳錢半。山梔二錢。蜜炙枇杷葉二錢。黃芩錢半。石斛二錢。女貞子三錢。清水煎服。按此二方。治疫病愈後。津液缺少。腸胃乾燥。大便不通者。最爲有效。

（加味降癰活命飲）生耆三錢。當歸二錢。花粉三錢。銀花三錢。赤芍二錢。天葵二錢。甘草錢半。水碗半。煎八分。毒核在上部潰者。

壬辰年。予守官洪州。一同官妻。有此證。因勸其速服五苓散。不信。醫投發汗藥。一夕而斃。不可不謹也。大抵五苓散能導水濕耳。胸中有停痰。及小兒吐哯。欲作癇。服五苓散最效。初君之說詳矣。予因廣此說。以信諸人。出信效方。（謂初氏之說出信效方也）

博聞類纂云。春夏之交。或夏秋之交。霖雨乍歇。地氣蒸鬱。令人騷病。頭疼壯熱嘔逆。有舉家皆病者。謂之風濕氣。不知服藥。漸成溫疫。宜用五苓散半帖。入薑錢三片。大棗一枚。同煎。服一碗。立效。

案醫說及博聞類纂所云。皆霍亂也。而乃推其原於陰雨引飲。立其名曰風濕。何其妄也。中醫但能對證用藥。其論病原。定病名。多不可信。往往如此矣。

未持脈時。病人手叉自冒心。師因教試令欬。而不欬者。此必兩聾耳無聞也。所以然者。以重發汗虛。故如此。

此條文氣淺薄。不類漢人。程應旄魏荔彤丹波元堅渴本右衛門等。皆以爲桂枝甘草湯證。桂枝甘草湯治耳聾。略似苓桂朮甘。詳苓桂朮甘條下

發汗後。飲水多必喘。以水灌之亦喘。

汗後亡津液而引飲者。當少少與飲之。飲水若多。腸胃不及吸收。水勢侵擾橫膈膜。以致作喘。喘多是水氣病。此則本非水氣。特新水爲患耳。發汗之後。體溫放散於皮膚。源源未已。若以冷水灌洗。皮膚得冷而急閉。體溫復集於裏。故從呼吸器放散。亦能致喘。此皆麻黃所主。但先已發汗。不宜再事峻發耳。

發汗後。水藥不得入口。爲逆。若更發汗。必吐下不止。

此條之證。蓋素有痰飲之人。服發汗藥。表證雖除。而痰飲隨汗藥之勢上逆。結聚上焦。故水藥不得入口。凡飲家。陽必虛。陽虛則不可汗。不可汗而汗之。是爲逆。一誤不堪再誤。當然不可更發汗。若更發汗。當然有變證。變證固不能逆臆。然以理推之。決不是吐下。今云必吐下不止。可疑。玉函無若發以下九字。於義爲長。

水藥不得入口。活人書主小半夏加茯苓湯。大半夏加橘皮湯。二方證治。詳金匱要略。

以上三條。七十七條。亦是汗後虛證。疑當厠於六十六條桂枝甘草湯後。七十八條七十九條。承上文五苓證欲飲水而類次之。

發汗吐下後。虛煩不得眠。若劇者。必反覆顛倒。心中懊憹。梔子豉湯主之。若少氣者。梔子甘草梔湯主之。若嘔者。梔子生薑豉湯主之。

虛煩是原因。不得眠。與反覆顛倒心中懊憹。皆是虛煩之證候。輕者但不得眠。劇者則反覆顛倒。心中懊憹。皆梔子豉湯所主。反覆顛倒即轉輾反側之意。成氏云。懊憹者。俗謂鶻突是也。劉河間傷寒直格云。懊憹者。煩心熱燥。悶亂不寧也。甚者似中巴豆草烏頭之類毒藥之狀。丹波氏云。懊似後世所謂嘈雜。醫學統旨曰。憹者似飢而甚。似燥而輕。有懊憹不寧之說是也。

既經發汗吐下。則病毒之在皮膚者。已從汗解。在上焦者。已從吐解。在下焦者。已從下解。其懊憹不眠。由於腦部心臟部充血。非病毒也。腦部心臟部充血。乃陽證機能亢盛之餘波。本草於梔子香豉。皆言毒味苦寒。夫藥性之寒熱。非可以溫度計測而知也。能平充血症狀。而抑制機能亢盛者。斯謂之寒。能救貧血症狀。而振起機能衰弱者。斯謂之熱。本草言梔豉苦寒。正因其能平充血而抑制機能亢盛也。以其主梔豉。故知是充血。然何由知其充血在腦與心臟。因不得眠是腦充血症狀。心中懊憹是心臟充血症狀也。既屬充血。則其病屬

實。何以謂之虛煩。因吐下之後。腸胃空虛。無痰飲食積相挾為患。異於胃實結胸等之鞕滿。故謂之虛耳。若陰證之虛。豈有用梔豉苦寒之理。少氣卽西醫所謂呼吸淺表。亦卽東洞所謂急迫。故治以甘草。

梔子豉湯方

梔子十四個擘　香豉四合綿裹

右二味。以水四升。先煮梔子。得二升半。內豉。煮取一升半。去滓。分為二服。溫進一服。得吐者止後服。

本經云。梔子主胃中熱氣。面赤。時袗云。梔子主吐血衄血。傷寒勞復。厥熱頭痛。是皆梔子治充血之徵。吉益氏云。梔子主治心煩。旁治發黃。然心煩之原因甚多。其因於充血或炎性機轉之心煩。乃為梔子所主。梔子非能治一切心煩也。別錄云。豆豉主傷寒頭痛寒熱。瘴氣惡毒。煩燥滿悶。殺六畜胎子諸毒。吉益氏云。香豉主治心中懊憹。旁治心中結痛及心中滿而煩。案全匱以香豉治六畜鳥獸肝中毒。湯本氏以為消炎解熱性解毒藥。似對於腦及心臟有特效云。

張志聰云。舊本有一服得吐止後服七字。此因瓜蒂散中有香豉而誤傳於此也。案梔子豉湯非吐劑。梔豉證兼嘔者。加生薑以治嘔。經有明文。可知梔豉不欲取吐。張說是也。

名醫類案曰。江應宿治都事靳相主。患傷寒十餘日。身熱無汗。怫鬱不得臥。非燥非煩。非寒非痛。時發一聲。如嘆息之狀。醫者不㠯何證。迎予診治曰。懊憹怫鬱證也。投以梔子豉湯一劑。十減二三。再以大柴胡湯下燥屎。怫鬱除而安臥。調理數日而起。和久田寅叔腹診奇覽。載松川世德之治驗云。邑民金五郎之妻。年二十五。下血數日。身體倦。心煩微熱。服藥不見效。予與梔子豉湯二帖。下血減半。婦人喜。再[illegible]。與前方數貼而全愈。又云。月洞老妃。年七十餘。鼻衄過多。止衄諸方無效。予問其狀。頗有虛煩之狀。因作梔豉子湯與之。四五日後來謝曰。服良方。衄即止。又云。柳田長助。年八十許。一日。鼻衄過多。鬱冒恍惚。乃與梔子豉湯而愈。案松川世德用梔豉治下血衄血而驗。可知梔子豉湯主充血性之心煩懊憹也。

時醫以香豉為解表劑。其法出於肘後方。然肘後以淡豆淡取汗。必與葱白同用。云。傷寒有數種。庸人不能分別。今取一藥兼療者。若初得頭痛肉熱脈洪。起一二日。便作葱湯豉。取汗。若汗不出。更作。加葛根。得汗即差。若不得汗。更作。加麻黃。然則葱豉本為庸人不能識病者設。時醫遇熱病。不用葱豉而用梔豉。已失稚川本意。不得汗而病不差。又抵死不敢一用麻葛。惟石斛以為神丹。欲其愈病得乎。

▲中醫時逸人著▼

中醫新建設

（贈送樣本函索附郵票十五分立卽寄奉）

內容共分生理。病理。診斷。藥物。處方。古醫學之精義。傷寒金匱精義。症治概要。內科。傳染病。時感病。肺病。腸胃病。及婦科。產科。幼科。痘疹。種痘科。瘍科。皮膚科。傷科。花柳科。喉科。眼科等。共廿種。分訂廿册。都六百萬言。整理舊學。輸進新知。以組成有統系之學說。而謀中國醫藥上革新之建設。刻先將各科講義編訂之大概。印成四開大本共一百餘頁。函索者。請附郵花十五分。寄至下列各代售處。立卽將該書樣本奉贈一册。

（代售處）

上海 浙江路五馬路口衛生報發行所
上海 山東路A字一號上海中醫書局
上海 西門內石皮弄中醫學會發行部
上海 南京路大慶里東二弄張汝偉醫室
杭州 上華光巷五十四號沈仲圭醫室
如皋 南門東城根陳愛棠醫寓
揚州 古旂亭江都縣中醫協會
山西 新民街中醫改進研究會

內科專家程門雪醫士

精治傷寒温病內傷雜症婦人經產小兒痙厥一切疑難雜症

診例 門診 一元二角（上午十時至下午三時）
出診 五元六角路遠遞加（下午三時以後）

診所 法界太平橋白爾路寶安坊一號

腎病專家張志堅醫士

專治 酒色過度 少年早洩 夢遺滑精 色癆陽痿
腎囊腫痛 五淋白濁 下疳橫痃 梅毒瘋癱 等症

診例 門診 一元二角（上午九時至下午三時）
出診 五元六角路遠遞加（下午三時以後）

診所 英界浙江路神州大旅社南首槐蔭里口

本醫室附售

壯腎固精丸 專治腎虧洩精。陽痿早洩。耳鳴盜汗。健忘心悸。腰酸背痛等症。 每盒實售大洋一元。（病深者十盒全愈）

八寶下疳散 專治一切下疳潰爛。不論新久軟硬。搽之無不立效。 每盒實售大洋二元。

橫痃退消膏 專治色慾過度及氣血虧損已成未成之橫痃。功能退腫止痛。清血消毒。已功者。貼之卽潰。未成者立消。 每張實售大洋一元。

花柳搜毒丸 專治男婦花柳結毒。淹纏年月。或殘廢絕嗣。貽誤青年。新法注射。不無功效。然毒氣未清。難免後患。此丸能搜骨髓蘊毒。服。之成氣自清。誠花柳病之救星也。 每盒實售大洋二元

注意 ◉外埠函購寄費加一 ◉郵票代洋九五計算◉

瘰癧概論

◎急性瘰癧發之暴而易潰
◎慢性瘰癧發之緩而難消

△痰癧起於多痰而兼有外感或恐鬱
△濕癧起於暑濕凝滯經絡致生腫脹
△氣癧起於過怒傷肝血液滯而結核

（緒言）是症分急性慢性兩種。急性者發之暴。易生而易潰。故易治。慢性者。發之緩。既生之後。堅硬難消。故不易治也。其生於頸部或腋下者。以其部肌肉柔軟。淋巴腺最多。血熱痰毒。凝滯於內。易生腫脹故也。或多粒集合。細如葡萄。或大塊凝結。巨如刀柄。故古時稱爲馬刀俠癭者。初起之時。間有作痛。但多數不覺痛苦。故不甚注意。冀其自愈。及至經過時間既久。其形腫大。其數亦增。後或化膿潰爛。或竟變爲危險重症。本品集合中西醫學之結晶。而爲專治瘰癧之特效藥。特說明其原理如此。

痰癧

（原因）痰涎壅滯。平素濕重多痰。肺胃之氣。不能清肅。或因感受外邪。或精神上受恐怒之戟刺。氣血鬱而不行。致淋巴腺脹大。則成痰癧。

（病狀）痰癧病狀。初起項間。生一小核或數核。在皮裏膜外。不覺痛癢。皮色亦不變異。日久漸大。傍附小粒不一。久則成膿腐爛。又有謂之失榮者。生於背之上。耳之後。初起腫核。日漸腫大。堅硬如石。推之不移。按之不痛。半載一年。方覺隱痛。久亦潰爛。

（治法）痰癧之病。治之最易。以本品瘰癧金丹。每服二粒至四粒。以仿單所載之服法。按法服之。一星期後。即能全愈。惟失榮之症。最爲難治。但用本方瘰癧金丹治之。亦能防止其腫大。消化其毒液。使其日漸軟化。實急救之良法也。至中國通用之方藥。如犀黃醒消丸等。遠不及此藥功效之速且確也。

濕癧

（原因）天氣亢熱。感受暑濕之邪。搏結血絡。凝滯於淋巴腺內。發爲濕癧。

（病狀）此症因痰涎流聚成塊。不紅不腫。不硬不痛。推動滑軟。多生頸項肩背。腰股亦有生者。癧形如梅李。甚則遍及全身。久則紅腫潰破。此由飲食寒熱不調。飢飽喜怒不節。脾氣不能健運所致。法尚除痰理氣。

（治法）大抵生於上半身者。多兼風熱。下半身者。多兼濕熱。其或生咽喉結核腫痛。頸項不得回轉。兩腋下有塊如石者。宜消解散。風痰鬱結而生核者。宜消風化痰湯。生於耳後連及項下三五成簇者。宜合化丹。項後疙瘩。赤硬腫痛者。宜山藥膏。但藥方既多。配合非易。反覺煩而無當。不如用瘰癧金丹。最爲效而功速。

氣癧

（原因）憂思恚怒。肝家鬱火。困遏不舒。血液循環上發生障礙。凝結於淋巴腺內。發生結核。

（病狀）頸腋之內。初如豆粒。後如梅李。累累如貫珠。推之移動。無根。易治。可用針灸敷貼腐蝕之法。推之不移動。有根難治。不用針灸敷貼腐蝕之法。誤用則破潰難於收斂故也。凡男子患此。併寒壯熱。咽痛項強。面部青筋暴露。潮熱咳嗽。自汗盜汗等症。婦人眼有紅絲。經閉骨蒸。五心煩熱。白帶頻仍。少腹脹痛等症。久則必變瘵勞。而成絕症。

（治法）皆通治瘰癧之法。如內消瘰癧丸。瘰癧仙方等劑。其用蜈蚣山甲巴豆牽牛者。實屬不知病情。無知妄作。其用消痰化滯鹹寒清熱。軟堅行血之劑。亦不能收其全功。蓋斯症之發生。必因身中血分。碘質之變化。用西法無機碘質。又不宜常服。多服則有中毒之虞。用中藥昆布海藻等藥。內雖含有碘質。惟雜有他質。不經製煉。不克純全。惟本品係中國昆布海藻及其他藥品。經名醫手定。用化學方法。製煉而成。專治一切瘰癧病症。無不投劑立效。功用神奇。不可盡述。

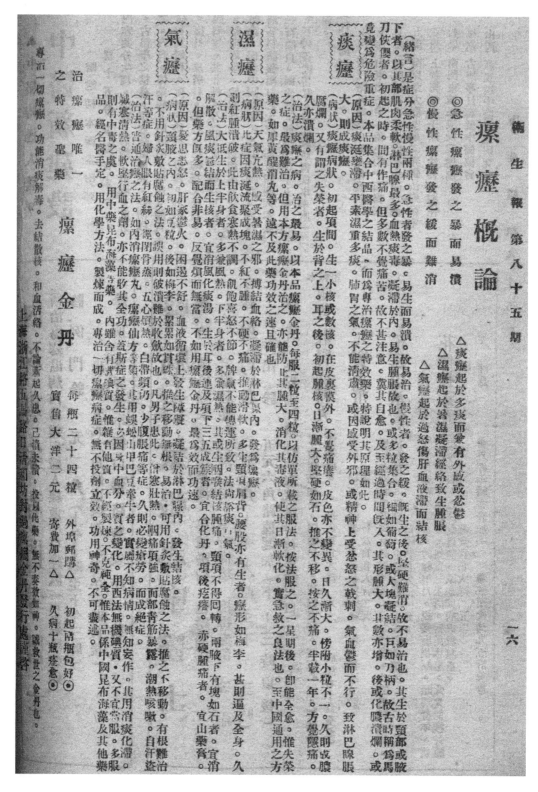

第一卷　第八十六號

HYGIENIC WEEKLY

衛生報

主編
丁濟萬
趙公尚

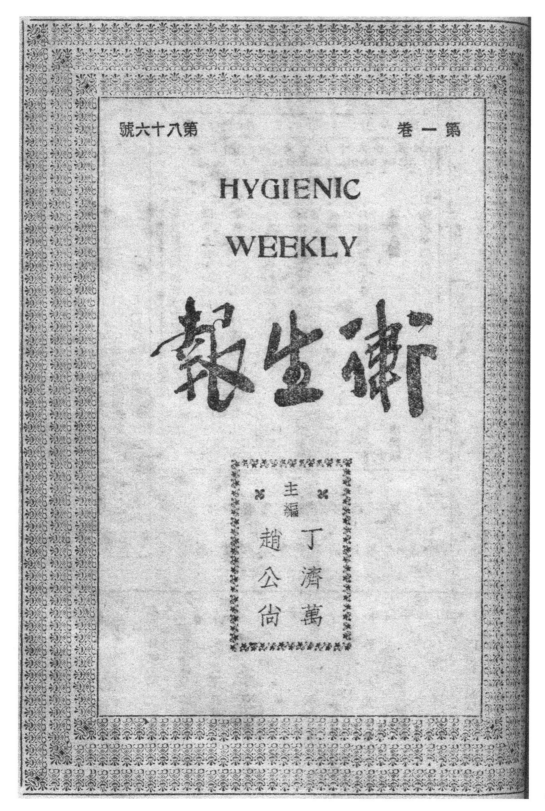

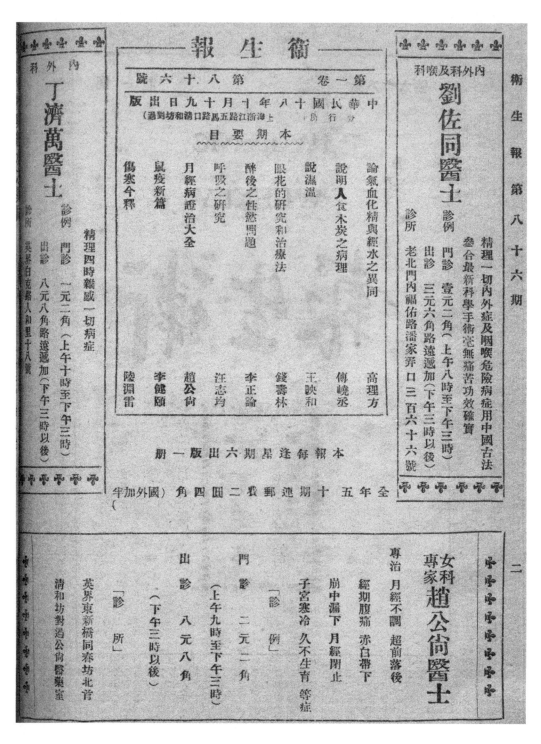

衛生報

第一卷　第八十六號

中華民國十八年十月十九日出版

發行所　上海浙江路五馬路口清和坊對過

本期要目

本報每逢星期六出版一册

全年五十期連郵費二圓四角（國外加半）

▲男子以氣爲主。天癸之水。從氣而化。

▲女子以血爲主。天癸之水。從血而化。

夫人生長。咸賴氣血。相佐而生。氣血者。人所依倚。須臾不離。如魚然。生於水。棲於水。食於水。一旦涸竭。遂失動作。不死何待。人之於氣血。猶魚之於水。魚離水則死。人離氣血。豈不斃哉。此理之明。彰彰如鏡。何謂氣。吸入空氣。經咽越胃。抵丹田。居於腎藏。與飲水入胃。脾運於膀胱。相蒸爲氣。上升灌溉各部。爲津爲液。由太陽經傳出表分爲衛氣。此氣之由也。何謂血。五穀入胃。脾藏消磨。成爲液汁。上輸於肺。傳流心營。奉心火煅煉。色變爲紅。此血之由也。惟男女皆有氣血。而男子以氣爲主。女子以血爲主。故女子有經水。男子有精蟲。蓋男子精室。在胞中。名丹田氣海。女子經水。即在胞宮。名血海子宮。胞中乃先後天交會之所。先天腎陽所生之水。即爲癸水。由督脉注於胞中。後天所化之汁。受心火煉成之血。亦由衝任注於胞中。兩者相合。是以衝任通暢。陰與陽合。氣與血交。故衝任督三脉皆會合於胞中。男子以氣爲主。天癸之水氣相化。成黏膩之精。經云男子二八。腎氣盛。天癸至。即此意也。女子以血爲主。天癸之水從血化。於是血谷盛滿。循胞宮而下。則爲經水。每月一行。行其餘血。是爲月事。經云。任脉通。太衝脉盛。月事以時下。亦即此意。此男女之氣血。生化之原相同。而男子之精與女子之經水。氣血之變化相異也。

男子之精。循督脉入脊上腦。是生骨髓。故男人之骨。較女子強盛。循任脉而上頰繞唇。是生鬚鬚。出於皮膚生毛。亦較女子更多。蓋男子之血不下瀉。化精氣上行外達。所以多鬚毛骨較強也。女子則血下行。每月一次。瀉其血氣。所以上無鬚。外少毛。骨少強也。此男子之精。與女子之血不同之候也。

汁是也。婦人乳子。以供兒食。不能入心化血。則血無餘。不入胞中。故月經停而不行。斷乳之後。此汁上行。入心則化爲血。既化爲血。轉而下行。每月有餘。是以行經。故女子經水。是血變化之明證。男子之血。不能化經而化爲精。即同是血。而異者在化精化經而已矣。

說明人食木炭之病理

傅曉丞

嗜食木炭

是十二指腸

寄生蟲爲患

吾人身體之康健。實賴食物滋養之培補之。使各組織器官新陳代謝。得施行適當之工作。而無謬誤食物之種類大別之。有蛋白質。脂肪質。含水炭質。水分鐵琉燐鉀鎂鈣等質。要皆歸納於動物植物。二者之中。酸鹹嗜好。人性各殊。斷未聞有喜食木炭者也。有之。厥爲特種之病徵。玫生理學家言。人之大小腸內部。有種種害蟲寄生。吸收腸壁內之營養成分。以爲生活。若蛔蟲。若條蟲。均足釀成腹痛之患。而十二指腸蟲者。爲患猶烈。該蟲長祇三五分。口緣有鍾狀組織。附著於十二指腸黏膜上吸取血液。使人貧血。以致皮膚蒼白。四肢寒戰。心悸亢進。食慾不定。能令人嗜食土石煤炭等。難以驅除。輒致斃命。故嗜食木炭者。迺十二指腸蟲爲祟也。前康健報第一百六十四頁有「人食木炭之奇聞」一則。詫爲異事。特爲說明其病理。俾世之患斯疾者。曉然於癥結之所在也。

說濕温

王映和

▲温爲無形之氣

▲濕中挾熱而成温

濕温者。良由長夏初秋。濕中生熱。即暑病之偏於濕者也。濕屬無形之氣。濕爲膠滯陰邪。濕性粘膩。濕氣彌漫。濕之來也。有內因。有外因。內因者。如嗜食生冷瓜菓。及一切動濕之物。外因者。如久居濕地。露宿貪涼。及受雨露或山嵐瘴氣。皆能致病。然人同食生冷。同居濕地。及同受霧露。而有病有不病者何耶。則緣人生之陽。及臟腑之氣。有強有弱故耳。又濕之質。本屬於水。水性寒。何不名曰寒濕。而曰濕溫。蓋因濕中夾熱而成。或係濕邪。本不化溫。因過用溫藥。以致變溫。或隨人臟性之偏於熱者而化溫。或因感受濕邪。延久失治。而蘊釀成溫。總名之曰濕溫。由此可知。人身之陽氣足。臟腑強。雖受濕邪。不過一二日。或自汗解。或從便泄。輒病愈如常。如陽氣虛。臟腑弱。則濕蘊於內。瀰漫三焦。纏綿難愈。其所見之症。惡寒頭痛。身重四肢乏力。不思穀食。面黃苔白。或中心水黃。甚則尖邊漸赤。脘悶午後身熱。此濕溫之症成矣。至論其治法。大抵以三仁五苓平胃。開肺氣。宣濕濁。清利濕參。此其大略也。然斯症變化多端。層出不窮。貴乎審症用藥。隨機應變。不可膠柱鼓瑟。物而不化耳。

眼花的研究和治療法

錢壽林

▲眼花是五臟六腑精氣不足

▲鱉甲眼珠能治一切的眼花

人們到了年老的時代。那兩隻眼睛。就不知不覺的要花起來了。于是不論看什麼東西。就要糊塗不清。對於一切的動作。都感到極大的不方便呢。

年老的人。為什麼要眼呢？這是吾們做醫生的理應該去研究的。若詳詳細細的考察起來。不過是精神氣血的精華不足的緣故。非若俗語所說的眼花是虛的囫圇話。似是而非的。靈樞大惑篇裏說；五臟六腑之精氣。皆上注於目而為之精。精之窠為眼。骨之精為瞳子。筋之精為黑眼，血之精為絡。其窠氣之精為白眼　。肌肉之精為約束………

照這樣看起來。目的作用。完全要人的全體的精血氣來合作的。經云；輕清化精氣。重濁化大小便。那末老的人。食量減少。化精不多。五臟六腑的精氣。不夠灌輸。應該要眼花了。不過眼睛昏花了以後。有什麼藥石去醫治地呢？我對於這一層。常常設法去試驗。居然被我試驗出了一種很靈的藥。那藥便是鱉魚的烏珠。

鱉魚的孵子是隔岸的。譬如子在河的對面。鱉魚在河的這邊。目不轉睛的瞧著對岸的子而生小鱉魚。所以鱉魚的目力。有一種特別的功效。只要吃二三十對鱉魚的烏珠。眼睛就能變作光亮了。

吃的方法。將活鱉魚的頸斬下。『不斬下拔不出烏珠。』去了嘴巴。『因為他的嘴有毒。』用鉗拔出烏珠。當即吞入腹中。『過久便無效驗。』或用酒送。或用開水送下。都可以的。請諸位眼睛昏花的老先生。試驗試驗。就知道他的靈驗了。

醉後之性慾問題

（李正論）

▲醉後易起房事

▲犯之多傷身體

酒之為物。初視之。似為一類奮興藥。實為一種麻醉藥。飲之以後。其第一步。即將制止神經麻醉。鼓動奮興神經。大為奮興。發種種之動作。及之大醉。則奮興神經。亦被其麻醉。遂瞑然不省人事。或知覺糢糊。而不知已之所作為。當奮興神經奮興之時，理性弱。而色慾盛。理性不能壓制色慾。遂起房事之念。苟於此時交合。事後必極衰頹。影響及於全身。而生種種之疾病。如縱慾無度。尤有脫陽之危險。又或於是時成孕。其小孩必身體衰弱。或夭折早亡。瘋癲白癡等。若與娼妓交合。以酒後出精過遲。時間延長。毒質乘機侵入。花柳病之傳染。尤易其為害也。可謂衆且烈矣。嘗見世有因春興淡泊。飲酒以促之。是何異因年齡之太長。而促之短。生兒之過賢。而促之愚。疾病之不來。而促之生乎。吾恐非如木石不靈者。必不甘心為之焉。

呼吸之研究　續

汪志均

[illegible]

肋之隔膜。呼吸時。確收縮上下運動。殊爲可據也。西醫又以胸骨和肋骨舉起。胸腔張開。肺藏膨大。將空氣吸入。肋骨降下。肺藏縮小。將空氣呼出。謂此種呼吸爲胸式呼吸。胸隔起落。向上下動作使肺葉翕張。運同腹部。而爲之運動。謂此種呼吸爲腹式呼吸。然皆不能證明其自動能力。至于外肋筋肉。內肋筋肉。及隔膜動作。此係想象之詞。西醫既不能證明其自動力。故肴肺不能自己動作。全賴外界將他鼓動而後能呼吸之說。又云。橫隔膜只能輔助呼吸作用。亦無自動之能力。皆捕風捉影揣測無據之辭。西醫之設生理學者。至此。則曰呼吸之于人。無一息之停。而自身並無若何注意。因呼吸由神經負責以管理調節之也。吾人如何吸氣。使空氣入肺。固不易解決。然呼吸後肋骨動。非肋骨動後而生呼吸。吾人自當研究肋骨之何以動作。不當委之於神經二字。若徒據神經言之。是豈科學昌明之眞面目乎。

(證明呼吸互助原動力最確之理)中醫以發生呼吸。不盡由於肺藏。肺雖爲全部呼吸器之樞紐。而原動力則本於腎間之眞氣。（而腎之間爲丹田發生眞氣經日祖氣凡所謂神氣之陽眞火皆指此)辨息論曰。呼出。心肺主之。吸入。肝腎主之。呼吸之中。脾胃主之。是非獨由肺之作用。必通力合作。始克發生呼吸之有形動作。絕不似西人單純之學。張介賓曰。五藏俱有血氣。而其綱領。則出氣肺也。納氣腎也。指南曰。肺爲氣之標。腎爲氣之本。由是觀之。亦足知原動力呼吸之由於腎矣。經曰。宗氣積於胸中。出於喉嚨。以貫心脈。而行呼吸焉。又曰。其大氣之搏而不行者。積於胸中。是宗氣。卽腎間之所上引之眞氣。出於喉嚨。卽上通於天氣。以貫心脈。主心脈之營氣。以應於呼吸者。其原動力實不外腎間之眞氣一語。西人則據鼻腔喉頭氣管枝肺藏之解剖。以爲呼吸所以發生。盡在是矣。夫此豈局部剖驗所能知哉。各器官之作用。大可比擬汽機。汽機之動力。利用水蒸氣體積與彈力之作用（用熱力發生發生水蒸氣以成動力化氣以後汽之體積大於水之體積一千六百倍其彈力甚大若密閉之能將容器破壞）其裝置有鍋。以通汽筒，推動活塞前進。以牽動引擎上下。使飛輪旋轉。附屬之機件。亦均隨之以動。論其動力。則由熱力發生蒸汽之故。夫腎間丹田之眞火磅礴。氣化食物。猶汽鍋中水。爰爐中之燃燒而發生活力相同，下氣海在臍中。宗氣積焉。猶蓄氣之氣櫃。相似。呼吸出入。胸部起落。就引擎之往返。西人以胸廓之互爲縮張。與肋骨之牽動。以爲呼吸。是猶以引擎之高下。爲汽機之原動力矣。然欲深究爐中燃燒之何以發生熱力。則亦由空氣之氣化。至於論汽機飛輪旋轉不息。雖由爐中燃燒發生熱力爲之。然須各機鍵之互助。始克發生活力。人亦猶然也。

(呼吸診斷之研究)經曰。怒則氣上。喜則氣緩。悲則氣消。恐則氣下。寒則氣收。熱則氣泄。驚則氣亂。勞則氣耗。思則氣結。憂則氣沉。及五氣篇五氣所病。於望聞問切之間。實爲重要。所發生種種現象。如喘息。太息。微息。屏息。噯氣。呻吟。與爲嚏爲噫。爲欬嗽。呵欠噓唏等類。務須辨其因而審其原。情志之感觸。神經之失常。呼吸器之刺激。或他種之殃及。皆能使呼吸失其平衡。而呼吸之多寡遲速。於診斷之切脈。尤爲密切之關係者。普通人。每分鐘約呼吸十六次。或云平人每分鐘時間。約十八息呼吸。或云十九次二十次呼吸。各家所說不同。各然各有所據。比如年齡性質位置動作居養性情之異。確又不能遽爲斷定人呼吸之常。至於中醫準呼吸以切脈。可謂絕妙捷訣。醫人誠宜於此而消息之。尤以年齡體質位置動作性情爲尤當注意。蓋既有此等之差別。則肺量與呼吸。亦是不同。茲列一表於下。以備參考。

平日普通每分鐘之平均數呼吸

產生後未久之嬰兒	四四
一歲至五歲之小兒	二六
十五歲至二十歲之少年	二〇
二十至二十五歲之青年	一九

二十五歲至三十歲之壯年……一六
中年至老年……一八
成人｛臥時……一：
坐時……一九
立時……二三｝

（呼吸之衛生意義）茲論衛生。首重空氣。研究空氣壓力之關係。每在平方时之面上。大氣有十五磅之壓力。肺內氣壓。每时之面上。亦具十五磅之壓力。肺內之氣壓。隨外界氣壓而轉移。外界氣壓增高。則肺量亦可增加。外界氣壓減少。則肺量卽頓形萎縮。此時呼吸困難。肺必求保存素有原量。呼吸必隨之而加速。但結果終不外使之平均而已。當其收縮時。胸部擴大。肺亦擴大。充塞胸腔。欲測其運動之範圍大小。可以皮尺量之。然空氣不特與肺量攸關。卽世間之生物。不論動植間接直接。均不能脫離空氣生活。其所含各種重要物質。特寫於下。

吸入之空氣（未經化學作用之成分）養氣二一・七%淡氣七九・八%炭養氣。●。三%——。。四%有機物無水蒸氣變化

呼出之空氣（經化學變化後之成分）養氣一五・四%淡氣七九・二%炭養氣四・四%有機物微量水蒸氣飽和

空氣成分之作用

養氣。（卽酸素簡稱氧。）於生活上佔重要位置。人類均不能和他作短時間告別。可爲最有益之物質）淡氣。（卽窒素。如吸入純屬淡氣。人卽窒息而死）炭氣。（卽炭酸。有害人生。爲空氣中之毒質。）有機物（在人體內恆成此種廢物。一部分從肺排泄。呼吸中之特殊臭味。卽源於此種之腐敗動物質。人若反覆吸入同一之氣。攝取空氣化生炭氣氣與毒性之有機物。至爲危險）水蒸氣。（飽和此氣亦隨大氣中之濕量而變。不能確定其成之多寡。）除此數種成分以外。尙有少量阿母尼亞亞硝酸硝酸阿充過酸化水素塵埃細菌等類。

由空氣成分觀察。則炭養氣等。萬無減量之理。吾人呼吸空氣。起養化作用。養素減少。從身體代謝作用。體內老廢物炭酸水汽惡劣物質。及他種氣體加多。呼吸必受應響。如呼出氣體。復行吸入。一出一入。炭氣卽增至百倍以上。在室內空氣所含量。過千分之一。室內空氣中含量過萬分之五時。人體卽發生現毒症狀。在室外。雖覺呼養困難。室內起頭目昏眩之狀。如空氣中含炭酸含量過百分之七八。人便不能生存。必死無疑。或衰體積欠養氣。吸入炭氣。最易誘起肺病。與神經衰弱。倘神經機能器弱。則減少抵抗。所侵入之病菌。隨勢蔓延。入消化器部。卽成消化器部病。入呼吸器部。卽成呼吸器之炎症。肺炎。支氣管炎。喉炎。耳炎。鼻加答兒。格魯布性肺炎。及感冒之痲疹。傷風。猩紅熱。白喉氣喘等症。以盡由空氣促成之。茲附簡要之衛生於後。以使讀者討探擇之。

（簡要之呼吸衛生）唐孫思邈風藥論曰。口內出者是氣。鼻內播者是風。萬物因風而生。萬物因風而死。風爲氣流。卽空氣也。古人雖未明言，而簡奧之理。實爲盡致。卽今所謂人得養氣而生。人得炭氣而死之意。若合符節。故衛生主旨。亦惟以增進養氣。消去炭氣爲目的（多栽綠葉樹）自然界之風雨。亦有吸收塵埃清潔空氣之效用。大風括地。水潦之淫雨。則不惟無益。且有害矣。而綠葉樹葉之綠色細殼胞。能分解炭氣。與有遊離酸素作用。其受太陽熱度。變水與炭氣爲澱粉。當變成澱粉之時。有不需要之多量養氣吐出。復還于空氣之中。吸炭氣。呼出養氣。與動物適成一反比例。欲增加養氣。減少炭養氣含量。非多栽綠葉樹不可。

（避免燃燒性物質）燃燒性能產生汚物。使氣分減少。炭氣有機物加多。如煤炭燈燭煤油種種。生產物。尤能汚穢空氣。

（一致去除汚穢之積水）古井池沼。能發生炭氣。及有機物。尤以不良之溝渠蘊釀。使空氣含極危險之氣體化合物。及各種芽菌。由溝之表面成泡。而入空中。同時又爲產生瘧疾之地。

（解放呼吸部之自由）肺內應得三十立方时之吸氣。或肺部不能爲所應爲。雖有純良之空氣。亦不能充分儘量攝取。而桎梏胸部之自由。尤以衣服之壓迫爲多。爲最顯著。西婦之衣服。腰部過緊。形成帶溝狀。橫隔膜之起落。便不能充分盡其作用。我國婦人上衣過窄。胸廓壓迫頸肌卽不能前後擴大。肋肌卽不能左右動作。尤以時髦婦女小馬甲之胸衣。壓迫胸部爲甚。積久漸成習慣。肺藏呼吸不足。爲肺病肺結核之漸。

（深呼吸）卽空氣療法。在日光潔淨之空氣中。挺身直立。將肺中濁氣。從鼻孔盡量呼出。至此不能再呼。復將清淨之空氣從鼻孔盡力吸入。至不能再呼爲止。一次行完。繼續進行。以早間森林清鮮空氣之中行之。爲最合宜。但空氣寒溫過度。或突然變化之時。皆不適宜行之。而深呼吸之効用。不特使筋力強張擴及於吸力強增。且有使血液清新之功（完）

六 經來行房之經閉不行

（原因）經來行房而致經水閉止。

（病理）經來之時則子宮內血管破裂。瘢痕縱橫。新生組織未曾結合。假使誤犯房勞。震動太過。延成崩漏等症。所在皆是。惟更有敗精瘀濁凝滯子宮。不能排泄外出。於是經水與精液相搏裹結而不解。則經水斷絕。腹脹日大。

（症候）經水驟然停止。少腹刺痛不可忍。二便不通。腹脹日大。

（治法）須將瘀血敗精通導而下。則經水可望復行。若疑爲胎孕而用安胎之劑。則誤矣。

（處方）土牛膝 一兩　琥珀末冲服 三分　生草梢 八分

當門子冲服 五厘　細木通 一錢　茺蔚子 三錢　（加味虎杖散合加減導赤散）

右方水煎空心服

第六節 崩漏

崩者、忽然大下。如山岳之崩頹。漏者、淋漓無常。如屋中之漏水。或先崩而後漏。爲崩症之久延。或先漏而後崩。爲漏久之轉重。無論爲崩爲漏。總屬虛症。但有虛寒虛熱之不同。茲分別如下。

一 虛寒之崩漏

（原因）體素虛寒。腎陽不充。因房勞之太過。或鬱結之不舒。或用力勤勞。或感觸風冷。致成崩漏病症

月經病証治大全　四二

（病理）崩漏病症。雖有緩急之殊。却無輕重之別。蓋漏下則淋漓不斷。血脉空虛。津液乾涸。其所以有虛寒虛熱之不同者。實以體質爲主。譬如陰臟多寒之人。發現體中溫度減低。四肢清冷。下痢清穀。肚腹脹滿。飲食少納。脉微欲絕。漏下不止等症。其致病之機樞。不外腎陽不振。中氣衰陷之故耳

（診斷）脉沉細欲絕。苔色白而口中和。方爲有寒之的據。

（症候）惡寒肢冷。或兼吐瀉。口唇淡白。面無華色。上身冷汗自出。形脫氣微。神識昏沉。有欲脫之狀。五液注下。血崩不止。若漏則淋漓不斷。無休止時。勞動後則漏下更甚。或汗多神倦。亦有胸腹脹滿。下血雖多而腹仍作痛者。

（治法）溫經回陽。兼以止其崩漏

（處方）炮薑炭　錢半　山萸肉　三錢　煅龍骨　四錢　炒川芎　錢半
炙甘草　錢半　煅牡蠣　四錢　當歸身　三錢　炒白芍　三錢
炙黃耆　三錢　潞黨參　錢半　眞阿膠　三錢　蘄艾葉　二錢
右方水煎服。連服二劑。崩漏如仍未止。兼服十灰散。或冲服椶皮炭三錢。寒甚加猺桂五分。胸腹脹滿加枳殼一錢。鬱金錢半。砂仁七分。（加味聖愈膠艾合方）

二　虛熱之崩漏

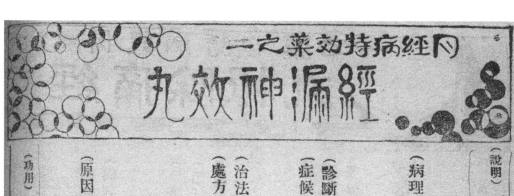

（原因）崩漏病症。屬寒者少。而屬熱者多。氣虛血熱者尤多。是殆因婦女體質。多有血熱肝熱之傾向。至古書言其原因。有謂肝不藏血者。有謂脾不攝血者。有謂元氣太

虛不能收斂其血者其實、熱在下焦。迫血妄行有以致之。

（病理）中醫以藏血者肝統血者脾而收斂其血者元氣爲之主使。故凡崩中漏下等症。皆謂爲肝脾之損、元氣之虛。其實崩症之所以成緣生產之後子宮內遺留胎兒組織之膜絡片等。經靜脉吸收。因其膜片過大不能溶解乃停滯于內。感受煩勞忿怒之傷、及寒熱之擾。皆足以促成子宮內血管破裂、以排泄此膜片外出。斯即崩症之成因。在診斷上辨別。雖寒熱皆有。惟婦女多肝熱血熱之體質。故熱症較多。其漏下。亦因熱在下焦。迫血妄行之故。

（診斷）脉弦細而數。舌赤、尖有硃點。爲陰虛內熱之象。

（症候）頭暈心悸。腰痠腹脹。或兩脇串痛。至暮發熱。五心煩躁。夜不成寐。漸至津液乾枯。精神萎頓。形體瘦削。漏下淋漓不止。若延至半載一年之久。其勢則危。（此言漏）血液注下勢如湧泉。必致厥脫。或噤口咬牙。沉沉若睡。或汗如雨下。身熱氣粗。亦有下血雖多。而腹仍作痛者。（此言崩）

（治法）急止其崩爲主。佐以育陰清熱。

（處方）（新訂清熱固經湯）

煆龍骨　五錢　大生地　四錢　炒白芍　三錢　生龜板　一具

煆牡蠣　五錢　炒山梔　二錢　青子芩　三錢　生鱉甲　四錢

眞阿膠　四錢　椶皮炭　三錢　地榆炭　三錢　血餘炭　二錢

右方水煎服、連服二劑。

月經病証治大全　四三

9

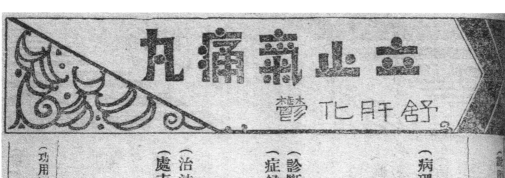

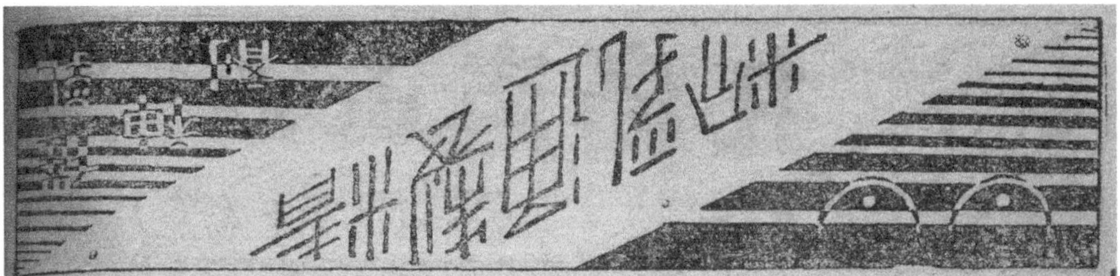

第七節　經前腹痛

經期疼痛我國女科學說多謂經來之痛、爲氣滯血凝、多屬實症。經後之痛、爲氣血虛弱、多屬虛症西醫學說經來之痛爲木質痛有梗阻性充血性神經性之分經後之痛爲脫膜痛乃黏膜之上皮脫落故耳中西學說有殊途同歸之妙茲將述之如次

一　氣滯血凝之經前痛

(原因)憂思鬱結多食生冷皆足令氣滯血凝而爲害月經者、雖爲紫血之破裂黏膜之分泌。而實賴氣血爲之推盪。使氣滯血凝則焉得而不痛哉

(病理)西醫學說有充血性之痛經謂子宮內膜之腫厚其黏膜於經期中大爲增殖肥厚乃生理上特殊之現象卵巢之分泌液變易其成分則黏膜內充滿凝結之物。滲出後壓迫子宮神經而致作痛。與我國女科醫家所謂氣滯血凝之病理意義相彷又云痛經病症皆子宮內靜脈異常充血所致凡房事過度。體力過勞或便祕久坐手淫等皆足以促成子宮內膜之充血而發經來疼痛之症

(診斷)脉弦滯苔厚膩此皆下焦瘀積之証據

(症候)每月經來少腹之內必發劇烈之疼痛而且拒按。或有爲痙攣性者。連及腰部或腿部歷數小時及數日之久其間略有間歇痛經之症多見於少婦且不易受孕。如能受孕而生產其痛經大抵自愈。

(治法)行滯氣化瘀血

鼠疫新論（續） 興平潘李德撰著

食後服。在于下部潰者。食前服。按毒核若到潰爛。日久不能收斂者。皆因氣血大虛。此方解毒之中。兼用歸耆。補血氣。調營衞。如氣血充足。肌肉漐滿。則易生肌收斂矣。

(鼠疫消毒膏梅)片二錢。蟾酥錢半。大黃三錢。黃連二錢。雄黃錢半浙貝母三錢。共爲細末。再用生蒲公英一兩。馬齒莧二兩。搗碎綫汁。調和前末。塗敷核上。卽效。

(鼠疫解毒收口膏)青黛珠砂元明粉腦片各八分。硼砂七分。黃連黃白石膏(煅)各一錢。共爲細末。調華士林膏塗貼瘡口。最有神效。其餘藥方。皆詳載在治法條中。勿庸重錄。

十病後調養法

此病須至熱平身凉。方爲無慮。故病後最宜調養。不然。再感重邪。熱必加甚。治法尤難。蓋初起之時。身體尤健。尙堪背城一戰。而病後體羸。何堪再患重邪。況又兵過齊貧損。豈可不愼哉。誠夫病後調養。更要小心於病前。切勿爲熱己退。而忽於調養。且恣嗜厚味。貪凉好色。以是反生巨禍。爲害之烈。奚可言宜。故特再錄其調養之法于後。俾病家知所遵守矣。

(一)疫病輕症。熱退邪解。脈靜身凉。宜服淸絡飮。(卽金銀花竹葉扁豆花西瓜皮絲瓜絡荷葉邊。)以淸餘熱。兼帶育陰。宜食綠豆粳米粥。二星期後。方可食乾飯。忌食辛熱油膩。幷一切不易消化食物。及戒房事二個月。

(二)疫病重症。熱退身凉。脈平。但口渴者。宜服淸燥湯(卽知母麥冬生地元參中黃丹皮)或增液白虎湯。(卽元參生地麥冬石膏知母甘草粳米)口不渴者。宜服甘露飮。大便燥結者。加瓜蔞仁火麻仁。微潤之。惟當調養一星期。方可漸止服藥。凡患疫病。胃液最傷。食物入胃。礙難消化。可先服藕粉茹粉冲湯。或用番茹煮爛。徐徐服之。不可貪饕無饜。惟少食以常。不可一次連食數盌。恐病後胃弱消化不及。變生食復。至二星期後。可進稀粳米粥。切忌肉類。又不宜久坐觀書。勞動行走。及憂愁思苦驚懼。防

。發生病復。禍之旋踵。愼哉愼哉。

△醫案

民國十三年大路頂李阿琴之女。於六月十六日。午後。陡發惡寒。渾身戰慄。至夜。卽轉大熱口渴。四肢痺痛。延劉醫生診治。與銀翹散。加赤芍丹皮無效。次日壯熱大熾。髈下發生二核。大如杯。熱腫刺痛。改與解毒活血湯。日投兩劑。大熱不減。更加舌黑譫語。大便閉結。邀余診視。與加減解毒活血湯。加犀角二錢。大黃八錢。石膏四兩。知母五錢。金汁水二兩。服二劑。大便連通二次。熱減其半。惟譫語不除。再用原方加紫雪丹二錢。諸恙霍然。但髈下之核腫大不消。用消毒膏敷之而愈。

民國十四年。五福廟街順記店東蔡姓者。於夜半忽惡寒發熱。身體倦怠。四肢厥痺。神色昏瞀。脈浮數。重按無力。余與加減解毒活血湯。去雄片。加鮮竹葉心八十條。鮮馬齒莧二兩。服一劑。大汗淋漓。次日而瘳。

平潭觀音澚陳姓子。一日頸痛發熱。腋下生一核。疑是寒邪結核。與仙人活命飮冲酒服。服後大熱燥甚。心神狂亂。舌黑口渴。四肢痺痛。延余診治。投與加減解毒活血湯。加白虎淸宮。二日計服五劑。其病若失。

民國十六年。平潭任厝邊。任耳聾之妻。患疫症。服解毒活血湯。加承氣白虎。服三四劑。熱勢不減。髈下之核刺痛難堪。延余診治。卽與加減解毒活血湯。加大黃八錢。樸硝三錢。乳香三錢。皂刺三錢。石膏四兩。外核用銀針鑿數小孔。再用加波力酸冲滾湯。用棉花侵貼。其核遂漸轉靑色。痛亦稍止。繼因津液損傷。大便燥結。投以六成湯而收功。

有翁姓者。因房後感染鼠疫。初起發熱體怠。神識不淸。髈下叢生數核。刺痛難堪。自疑爲房後風寒。直中少陰。其核認爲寒邪聚結。投以桂枝湯加附子白朮。服後大熱增劇。鼻衄咳嗽。舌黑如煤。狂言亂語

。頭部極熱。四肢厥冷。延余診治。按脉沉數有力。是熱毒伏於肺胃。誤服辛熱。鼓動血分。逼血上行所致。熱已極矣。幸臟腑未敗。毒氣尤堪用藥制止。遂與加減解毒活血湯。加大黃一兩。石膏六兩。朴硝三錢。黃連二錢。犀角二錢。羚羊角一錢。服一劑。無效。再投一劑。大便連下三次。熱退身涼。再將原方減大黃羚犀石膏。連服二劑。而收功。然此症之劇。苟非膽略卓識。未免錯悞。乃世人不明病原。屢以房後有病。爲少陰。投與熱藥。誤死甚夥。余以是重且憂也。

福清縣嶺美村。林某。年十二歲。於蒲夏二十六日。午後陡見寒慄。發熱。口渴。肢痺。服西藥阿司必林餅一粒。大汗出。而熱盡退。少頃復熱。又服又退。至二十八早。熱反幾甚。神昏譫語。投以銀翹白虎無效。余因岳父病痢。特往審治。林某之嫂。係家岳之侄女。知余到。卽爲介紹延診。見其病勢險惡。脉象模糊。舌質白滑。四肢痺痛。斷爲鼠疫重症。毒竄血管。散蔓心肺。急與加減解毒活血湯。加犀角二錢。大黃五錢。石膏六兩。連進二劑。其熱不退。卽令病家。將病人全身浸於冷水。露出首臉。頭部另用手巾二條。醮水掩搭。互相接換。以抽熱氣。閱數分鐘之久。卽挾之而出。再照原方加減。日夜進服。至六月初一日。神色清爽。熱退大半。減大黃再服二劑。而愈。共三日。計服七劑。繼用加減甘露飲。養液清熱。而收功。

鄙人原籍泉州晉江。於民國十二年。回籍祭祖。適遇鼠疫盛行。有族長昭謙。夜半大熱熾甚。腿核刺痛。神昏譫語。卽投加減解毒活血湯。加白虎。日夜連服四劑。熱退神清。繼與清絡飲。淸其餘熱。其子孝芬。亦中毒而發熱。亦服此藥而愈。查此時敝鄉老幼人等。患此症者。有二十餘人。死者四人。是由誤治所致。其餘皆無恙矣。

△方案

「平潭街劉某年二十八歲」

一診（病至第二日請診）

毒菌早已潛伏於血管。復感暑熱。毒菌受暑熱爲引線。遂發高熱。熱氣由血管而入心包絡。故神昏譫語。舌爲心苗。熱毒上薰。封奪津液。津液枯涸。外現於舌。故舌質紫絳。口渴不止。宜用解毒殺菌。兼瀉心包伏火。

京赤芍三錢　浙貝母三錢　小生地五錢　連翹殼三錢　桃仁泥八錢

紫草皮二錢　正腦片八分　雄黃精一錢　川紅花五錢　板藍根二錢

明銀花三錢　荊芥穗三錢　粉甘草錢半　蓮子心二錢　川黃連二錢

肥知母三錢　安宮牛黃丸一粒冲化

二診（服二劑後第四日復診）

神色頗清。譫語稍定。四肢疼痛。腐體大熱。是心包之熱已除。而轉內結於裏。裏氣內實。陽明受之。陽明爲胃家實之症。胃實則大便難。胃熱內蒸。迫汗。故大汗濈濈。宜瀉胃火。清毒邪。如胃火平。而血管之毒邪可除矣。

京赤芍三錢　浙貝母三錢　小生地五錢　香連翹三錢　光桃仁八錢

紫草皮二錢　正腦片八分　雄黃精一錢　川紅花五錢　知母　五錢

板藍根二錢　蜜銀花三錢　粉甘草錢半　錦大黃五錢　生石膏三兩

元明粉三錢　此方日夜計服三劑

三診（第五日復診）

大便連下四次。胃熱已平。胯下之核。猶刺痛不休。舌質帶絳。脉象疾數。是血管之毒未離。肝火尙熾。胃熱尤甚。照原方日夜再服二劑。以觀動靜。加紫雪丹一錢冲服

四診（第七日復診）

熱邪全退。核亦漸消。脉象和平。舌質紅潤。口渴唇燥。是津液虧傷。血氣未復。宜養液滋陰。以培木氣。活血柔筋。以調金臍。

大元參一兩　小生地八錢　貢麥冬八錢　生石膏二兩　肥知母五錢

生甘草二錢　金釵斛三錢　天葵草二錢

「平潭大路頂李某年十八歲」

診（病至第二日延診）

房勞傷腎。熱毒亂肺。腎屬少陰。肺爲太陰。邪伏二陰。故無大熱。[illegible]

梔子甘草豉湯方

梔子十四箇擘　甘草二兩炙　香豉四合綿裹

右三味。以水四升。先煮梔子甘草。取二升半。內豉。煮取一升半。去滓。分二服。温進一服。得吐者止後服。

少氣乃急迫證狀之現於外者。故加甘草以緩之。松川世德治驗云。伴藏之妻。產後血下過多。忽脣舌色白。氣陷不醒。脈若有若無。殆將死矣。乃以蓍膜苦酒。作豉子甘草豉湯與之。半時許。盡五六貼。忽如大夢之寤。案蓍膜卽芎藭。苦酒卽醋。謂於梔子甘豉草湯加芎藭。以水醋共煮也。

梔子生薑豉湯方

梔子十四箇擘　生薑五兩　香豉四合綿裹

右三味。以水四升。先煮梔子生薑。取二升半。內豉。煮取一升半。去滓。分二服。温進一服。得吐者止後服。

心煩懊憹。故用梔子豉。嘔故加生薑。松川世德治驗云。松川村兵藏。便血數月。服藥雖漸愈。而面上及兩脚浮腫。心中煩悸。頭微痛。時時嘔。寸口脈微。乃與梔子生薑豉而愈。

發汗若下之。而煩熱。胸中窒者。梔子豉湯主之。

丹波元堅云。煩熱卽虛煩不得眠之互詞。致煩。本熱悶之義。故三陽皆有煩者。又假爲苦惱難忍之貌。如疼煩。煩疼之煩是已。如少陰厥陰之煩亦是也。方有執云。窒者邪熱壅滯而窒塞。未至於痛。而比痛較輕也。案胸中窒卽西醫所謂食管狹窄病。以嚥下困難爲特徵。蓋因食管粘膜乾燥。食物通過時不能滑利之故。陽明篇云。陽明病。下之。其外有熱。手足溫。不結胸。心中懊憹。飢不能食。但頭汗出者。梔子豉湯主之。飢不能食。卽因食管狹窄。嚥下困難之故。

傷寒五六日。大下之後。身熱不去。心中結痛者。未欲解也。梔子豉湯主之。

心中結痛者。支結疼痛。心臟局部所自覺證也。柯氏云。心中結痛。雖輕於結胸。而甚於懊憹矣。結胸是水結胸脇。用陷胸湯。水鬱則折之也。此乃熱結心中。用梔豉湯。火鬱則之發也。

傷寒下後。心煩腹滿。臥起不安者。梔子厚朴湯主之。

山田正珍云。此虛煩之兼腫滿者。故於梔子豉湯內。去香豉加厚朴枳實以主之。心煩卽虛煩。臥起不安卽不得眠也。其腹滿。則因下後內虛。氣濇不通之故。與厚朴生薑半夏甘草人參湯證同爲虛脹。是以雖滿而不堅實。此其所以不用大黃芒硝也。

梔子厚朴湯方

梔子十四箇擘　厚朴四兩炙去皮　枳實四枚水浸炙令黃

右三味。以水三升半。煮取一升半。去滓分二服。溫進一服。得吐者止後服。

吉益氏云。枳實主治結實之毒。旁治胸滿胸痺腹滿腹痛。湯本氏云。主治結實之毒者。謂治心下肋骨弓下（原注此部結實有似柴胡之胸脇苦滿而比彼尤甚）及直腹筋之結實也。其作用類於芍藥。惟芍藥主結實拘攣。枳實則結實較優。拘攣較劣。旁治胸滿腹滿。又似厚朴。惟枳實以結實爲主。脹滿爲客。厚朴以脹滿爲主。結實爲客。此二藥之別也。至於治食毒。或食兼水毒。則二者一而已矣。吉益氏方極云。梔子厚朴湯。治胸腹煩滿者。尾台氏類聚方廣義云。心煩腹滿。臥起不安者。世醫動以爲病不盡。猶用三承氣湯等誤治者有之。長沙氏所以有是等方去也。措治之間。最宜注意。

傷寒。醫以丸藥大下之。身熱不去。微煩者。梔子乾薑湯主之。

丸藥當是漢末俗醫習用之藥。今不可考。傷寒大法。有表證者。當先解其表。今以丸藥大下之。裏已虛寒。表仍不解。成上熱下寒之局。故身熱不去而微煩也。梔子豉湯之虛煩是熱。此條之微煩。是寒熱交錯。故以梔子治上熱。乾薑治下寒。與瀉心諸湯同意。

梔子乾薑湯方

梔子十四個擘　乾薑一兩

右二味。以水二升半。煮取一升半。去滓。分二服。溫進一服。得吐者止後服。

楊氏家藏方。二氣散。（卽本方用炒梔子）治陰陽痞結。咽膈噎塞。狀若梅核。妨礙飮食。久而不愈。卽成翻胃。案楊氏所云證候。確是食管狹窄病。蓋從八十一條胸中窒得治法。其用乾薑當有噁心嘔吐之證耳。

聖惠方乾姜散。（卽本方香豉入葱白七莖）治赤痢，無問日數老少。吉益南涯云。已未之秋。疫痢流行。其證多相似。大抵胸滿煩躁。身熱殊甚。頭汗如流。腹痛下痢。色如塵煤。行數無度。羣醫療之。皆入鬼簿。先生以桃仁承氣湯梔子乾薑湯互進。無不獲救者。

凡用梔子湯。病人舊微溏者。不可與服之。

此條爲梔子豉諸湯之禁例。亦爲一切寒涼藥之禁例。舊微溏者。裏虛而下焦寒也。雖有心煩懊憹之梔豉證。不可與梔豉苦寒藥。仍當以溫藥先調裏。成氏引內經云。先泄而後生他病者。治其本。必且調之。後乃治其他病。是也。學者可與九十五條急當救裏參看。

以上六條。論梔豉諸湯之證治。陽明篇有枝豉二條。厥陰篇有枝豉證一條。當參看。

太陽病發汗。汗出不解。其人仍發熱。心下悸。頭眩。身瞤動。振振欲擗（原注一作僻）地者。眞武湯主之。

擗地。脈經作仆地。仆。倒也。丹波氏云。擗字與躄通。倒也。見唐慧琳藏經音義。

山田正珍云。此條言太陽病以麻黃青龍輩大發其汗。其人充實者。自當汗出而復常。若其人虛弱者。汗表證雖罷。病仍不解。發熱。心下悸。頭眩。身瞤動。欲仆地。此以汗出多。亡陽故也。此雖發熱。非表不解之發熱。乃虛火炎上之發熱。後世所謂眞寒假熱者也。心下悸者。胃陽虛而水飮停蓄也。頭眩者。頭中陽虛。靈樞衞氣篇所謂上虛。卽眩是也。身瞤欲仆地者。經中陽虛。苓桂朮甘湯條所謂發汗則動經。身爲振振瞤是也。表裏上下俱具虛候。故與眞武湯。以復其陽。以行其水。丹波元堅云。眞武湯證。或自桂枝證汗之如水流離。或自桂枝證誤用麻黃。或自麻黃證誤用青龍。諸般過汗。皆能變此。湯本氏。其人云仍發熱。此非表證發熱。乃少陰發熱也。心悸頭眩。身搖欲仆。由於陽虛無論矣。而與水毒之侵。襲大有關係。是爲表裏俱虛。既陷少陰之候。故主以眞武。眞武與苓桂朮甘證相以。而有陰實陽虛之別。不可誤也。

案以上三日人之說。皆切當可從。不須贅辯。眞武湯方係苓芍薑朮附五味。方解詳少陰篇中。

（未完）

▲中醫時逸人著▼

中醫新建設

（贈送樣本函索附郵票十五分立卽寄奉）

內容共分生理。病理。診斷。藥物。處方。古醫學之精義。傷寒金匱精義。症治概要。內科。傳染病。時感病。肺病。腸胃病。及婦科。產科。幼科。痘疹。種痘科。瘍科。皮膚科。傷科。花柳科。喉科。眼科等。共廿種。分訂廿册。都六百萬言。整理舊學。輸進新知。以組成有統系之學說。而謀中國醫藥上革新之建設。刻先將各科講義編訂之大概。印成四開大本共一百餘頁。函索者。請附郵花十五分。寄至下列各代售處。立卽將該書樣本奉贈一册。

（代售處）

上海 浙江路五馬路口衛生報發行所
上海 山東路A字一號上海中醫書局
上海 西門內石皮弄中醫學會發行部
上海 南京路大慶里東二弄張汝偉醫室
杭州 上華光巷五十四號沈仲圭醫室
如皋 南門東城根陳愛棠醫寓
揚州 古旗亭江都縣中醫協會
山西 新民街中醫改進研究會

內科專家程門雪醫士

精治傷寒溫病內傷雜症婦人經產小兒痙厥一切疑難雜症

診例 門診一元二角（上午十時至下午三時）
出診五元六角路遠遞加（下午三時以後）

診所 法界太平橋白爾路寶安坊一號

腎病專家張志堅醫士

專治 酒色過度 少年早洩 夢遺滑精 色癆陽痿
腎囊腫痛 五淋白濁 下疳橫痃 梅毒瘋癱 等症

診例 門診 一元二角（上午九時至下午三時）
出診 五元六角路遠遞加（下午三時以後）

診所 英界浙江路神州大旅社南首槐蔭里口

本醫室附售

壯腎固精丸 專治腎虧滑精。陽痿早洩。耳鳴盜汗。健忘心悸。腰酸背痛等症。 每盒實售大洋一元。（病深者十盒全愈）

八寶下疳散 專治一切下疳潰爛。不論新久軟硬。搽之無不立效。 每盒實售大洋二元。

橫痃退消膏 專治色慾過度及氣血虧損已成未成之橫痃。功能退腫止痛。清血消毒。已成者。貼之卽潰。未成者立消。 每張實售大洋一元。

花柳搜毒丸 專治男婦花柳結毒。淹纏年月。或殘廢絕嗣。貽誤青年。新法注射。不無功效。然毒氣未清。難免後患。此丸能搜骨髓蘊毒。服之毒氣自清。誠花柳病之救星也。 每盒實售大洋二元

注意 ◉外埠函購寄費加一 ◉郵票代洋九五計算◉

瘰癧概論

◎急性瘰癧發之暴而易潰

◎慢性瘰癧發之緩而難消

△痰癧起於多痰而兼有外感或忿鬱

△濕癧起於暑濕凝滯經絡致生腫脹

△氣癧起於過怒傷肝血液滯而結核

（緒言）是症分急性慢性兩種。急性者發之暴。易生而易潰。故易治。慢性者。發之緩。既生之後。堅硬難消。故不易治也。其生於頸部或腋下者。以其部肌肉柔軟。淋巴腺最多。血熱痰毒。凝滯於內。易生腫脹故也。或多粒集合。細如葡萄。或大塊凝結。巨如刀柄。故古時稱爲馬刀俠癭者。初起之時。間有作痛。但多數不覺痛苦。故不甚注意。冀其自愈。及至經過時間既久。其形腫大。其數亦增。後或化膿潰爛。或竟變爲危險重症。本品集合中西醫學之結晶。而爲專治瘰癧之特效藥。特設明其原理如此。

痰癧

（原因）痰涎壅滯。平素濕重多痰。肺胃之氣。不能清肅。或因感受外邪。或精神上受忿怒之戟刺。氣血鬱而不行。致淋巴腺脹大。則成痰癧。

（病狀）痰癧病狀。初起項間。生一小核或數核。在皮裏膜外。不覺痛癢。皮色亦不變異。日久漸大。傍附小粒不一。久則成膿潰爛。又有謂之失榮者。生於背之上。耳之後。初起腫核。日漸腫大。堅硬如石。推之不移。按之不痛。半載一年。方覺隱痛。久亦潰爛。

（治法）痰癧之病。治之最易。以本品瘰癧金丹。每服二粒至四粒。以仿單所載之服法。按法服之。一星期後。即能全愈。惟失榮之症。最爲難治。但用本方瘰癧金丹治之。亦能防止其腫大。消化其毒液。使其日漸軟化。實急救之良法也。至中國通用之方藥。如犀黃醒消丸等。遠不及此藥功效之速且確也。

濕癧

（原因）天氣充熱。感受暑濕之邪。搏結血絡。凝滯於淋巴腺內。發爲濕癧。

（病狀）此症因痰涎流聚成塊。不紅不腫。不硬不痛。推動滑軟。多生頸項肩背。腰股亦有生者。癧形如梅李。甚則遍及全身。久則紅腫潰破。此由飲食寒熱不調。飢飽喜怒不節。脾氣不能傳運。所致。法尚豁痰氣。

（治法）大抵生於上半身者。多兼風熱。下半身者。多兼濕熱。其或生咽喉結核腫痛。頸項不得回轉。兩腋下有塊如石者。宜消解散。風痰鬱結而生核者。宜消風化痰湯。生於耳後連及項下。三五成簇者。宜合化丹。項後痃瘡。赤硬腫痛者。宜山藥膏。但藥方既多。配合非易。反覺煩而無當。不如用瘰癧金丹。最爲效而功速。

氣癧

（原因）憂思恚怒。肝家鬱火。因遏不舒。血液循環上發生障礙。凝結於淋巴腺內。發生結核。

（病狀）頸腋之內。初如豆粒。後如梅李。累累如貫珠。推之移動無根。易治。可用針灸敷貼壓蝕之法。推之不移動。有根難治。不用針灸敷貼壓蝕之法。誤用則破潰難於收斂故也。凡男子患此。惡寒壯熱。咽痛項強。而部青筋暴露。潮熱咳嗽。自汗盜汗等症。婦人眼有紅絲。經閉骨蒸。五心煩熱。白帶頻仍。少腹脹痛等症。久則必變瘡勞。而成絕症。

（治法）普通治瘰癧之法。如內消瘰癧丸。瘰癧仙方等類。其用蠑螈山甲巴豆牽牛者。實屬不知病情。無知妄作。其用消痰化滯驅寒清熱。軟堅行血之劑。亦不能收其全功。蓋斯症之發生。必因身中血分質之變化。用西法無機碘質。又不宜常服。多服則有中毒之虞。用中藥昆布海藻等藥。內雖含有機碘質。惟雜有他質。不經製煉。不克純全。惟本品係中國昆布海藻及其他藥品。經名醫手定。用化學方法。製煉而成。專治一切瘰癧病症。無不投劑立效。功用神奇。不可盡述。

第一卷　第八十七號

HYGIENIC WEEKLY

衛生報

主編
丁濟萬
趙公尚

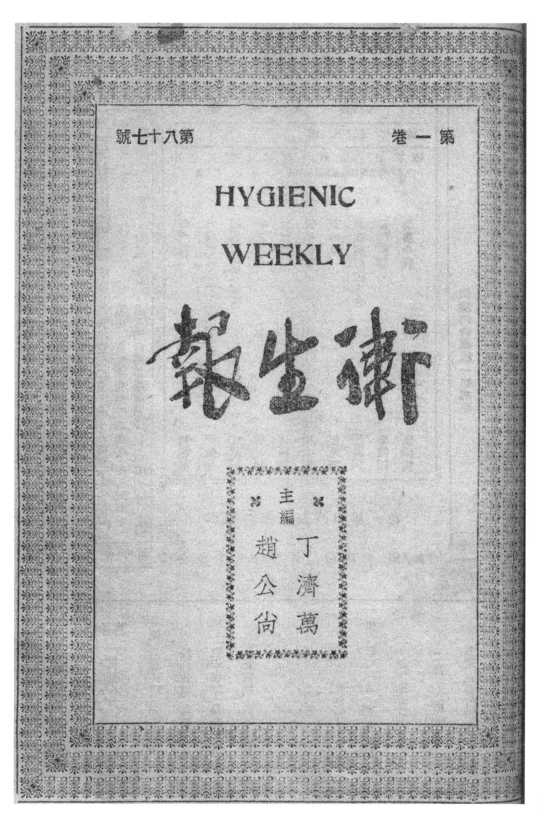

衛生報

第一卷　第八十七號

中華民國十六年十一月廿六日出版

發行所（上海浙江路五馬路口清和坊對過）

本期要目

本報每逢星期六出版一册

全年五十期連郵費二圓四角（國外加半）

部位亦與命門之部位相聯合。西說之腎門。其殆中說之命門歟。

▣命門卽是腎之部位
▣三焦膜油發源之所
▣人之所以康強葆健
▣全賴於先天之命門

命門者。生命之門也。卽元氣之所在。吾人得以生存。競爭於此世界中。肌骨之能運動。腦筋之有知覺。心脈之循環。胸肺之呼吸。脾胃之消化。二便之排洩。毛竅之張縮。津液之分泌。罔非受此扶搖磅礴之元氣所驅使。氣盛則體強。氣衰則體弱。氣熄則體僵。大矣哉。元氣也。危矣哉。亦元氣也。然自昔對於命門之爲物。言人人殊。數千年醫籍中。幾不知命門之所以爲命門也。秦越人云。左腎爲腎。右腎爲命門。唐宗海云。命門卽腎系。爲三焦膜油發源之所。陳修園曰。命門不是右腎。亦非兩腎中間。更非督脈十四椎下命門之兪穴。考之內經太陽根於至陰。結於命門。命門者目也。又曰凡人受生之初。先天精氣。聚於臍下。當關元氣海之間。其在女者可以手捫而得。俗名產門。其在男者。於泄精時。自有關闌知覺。由前之說。（指秦越人）乃懷疑於五臟各一。腎獨有兩之一點。卽以右腎爲命門。而不知肺亦有兩葉。肝亦有兩葉。設有問者。又將何以名右肝右肺耶。由後之說（指陳修園）亦不過臆度之談。至以產門爲命門。猶爲可笑。凡人身神經分布之處。無不有知覺。又豈獨一產門哉。惟唐容川之說。最爲精當。故後世新舊醫學家。舉不能出其樊囿。蓋人之胚胎。先生兩腎。而載此兩腎者。厥爲腎系。腎系之於兩腎。猶瓜之蒂木之根也。木之能繁榮滋茂。瓜之能碩大成長。全繫於根與蒂之穩固。亦猶人之能康強葆健。實賴於先天之腎系也。准是而論。以腎系爲元氣之策源地。以腎系爲元氣之儲藏室。固其宜也。心之包絡。脾之散膏。肝之膽囊。猶之腎之命門也。包絡之附於心上。散膏之附於脾側。膽囊之繫於肝下。猶之命門之生於腎系也。又查西說無命門。而有腎門。其稱腎門之功

產後乳汁不下之原因及治療法

王映和

▲產後去血過多
▲瘀血凝滯不暢
▲肝氣鬱遏不舒
▲平素氣血虛弱

乳者。係血所變也。血者。係液所化也。液者。係後天穀食所生也。今婦人產後乳汁不下。吾得而論之。有因臨產去血過多者。有因瘀凝氣滯者。有因氣鬱不舒者。有因氣血虛弱者。以上數項。皆能絕其化源。非止一端。各有主因。不可一概而論之。然無論何種病因。大抵以四物湯爲主要。如去血過多。可加阿膠麥冬花粉之屬。瘀血停滯可加桃仁紅花醋炒大黃之屬。氣鬱不舒。可加木香香附青陳之屬。氣血虛弱。可加參耆朮草之屬。四診審明。然後用藥。方能有效。非然者。一見乳汁不行。卽用通竅下乳之藥。如王不留行山甲漏蘆等。在體壯血盛之人。用之原無不可。若體弱血衰之輩。用之不但不能下乳。抑且反傷正氣。可不慮哉。

酒與生育之關係

李健頤

▲酒爲興奮麻醉劑
▲能殺滅吾人精蟲

酒能入筋脉。穿骨骼。調血液。提精神。兼麻醉神經之功。西醫謂酒有興奮作用。余謂酒之能力。非只此耳。然其性最強。有殺精蟲。滅卵子之害。精蟲與卵子。爲生殖人種之要素。嗜酒之人。其精與其卵。常被酒之麻醉而死。所以不能生育。世人不知生育與酒有絕大之關係。反謂祖墳不吉。及婦人命帶白鶴埋兒。有關係于生育者。等等迷信。謊謬惑衆。嗚呼。於酒之爲害。不加研求也。鄙人深知酒之大害。

本欲明白發表。以告世人。緣因診務匆匆。未獲盡心研究。心甚慊焉。今秋診事稍暇。乘此機會。且家藏有米酒半罈。即傾一半於玻璃杯中。復取人之精蟲少許。放入酒中。用五百倍顯微鏡照視。見其精蟲。受酒之麻醉。遂漸漸僵斃。以此試驗。可知酒有殺精蟲之確證矣。雖然。心尤疑焉。後再考查世上之嗜酒者。一百人中有九十人。患無子。其餘十人。是因嗜酒而無過量。以及精蟲強健故也。否則。諒皆與九十人同患伯道之憂。嗟矣。素問上古天眞論云。『以酒爲漿。以妄爲常。醉以入房。以欲竭其精。以耗散其眞。』誠夫酒有竭精耗眞之害。夫精眞既竭。有何望能生育哉。故酒者。只可少吃。不宜過飲。少吃卽有調血液。提精神之功。過飲卽有竭精耗眞之害。望世人切勿沉溺杯中。以酒爲樂。亟早悔悟。則將來中國之人種。可增至八萬萬矣。

笑之利益

蔣光裕

▲袪憂解鬱
▲陶養性情

笑爲天賦吾人獨有之特確。其功用之宏。善用之。不僅能袪憂鬱愈癲狂。又能陶養性情。開拓神志。西諺稱笑。爲最廉之養身物者。以此。今述其利益如下。

(一)能使肺葉膨脹。呼吸因之加速。

(二)能使精神活潑。消化力因之增加。

(三)能使腦力鼓動。血液因之通暢。

(四)能解憂愁鬱結。心志因之舒展。

有此四種特效。均能助康健。減痛苦。增樂趣愈癲狂。笑之利益豈不大哉。

睡眠零話

郁家驥

養生家曰。先睡心後睡目。空言擬議耳。案有操縱二法。操者如凝神實則。[illegible]遊思於杳渺無朕之區。亦可漸入朦朧之境。最忌者。心欲求寐而寐愈難。就寢卽滅燈。目不外眩。則神守其舍。自能熟睡。頭爲諸陽之首。攝生要論曰。臥不覆首。徵之現今衛生學說正同。古人夜臥時。有常以兩手揩摩身體。以活筋絡。名曰乾浴。此似現今之按摩術也。

日長精神疲倦坐而假寐。任其自然。醒時彌覺神清氣爽。不可言喻。較之就枕而臥。更爲受益。樂天詩云，不作午時眠。日長安可度。可知晝眠。乃春夏日長時。所不可無也。時間以二三十分鐘。爲最適衛生之道。惟少壯時期。晝臥可不必。強爲之。反令目昏頭眩。此實意之經驗談也。

臥宜樓房。能杜濕氣。韓偓詩曰。寢樓西畔坐書堂。現今衛生家。亦以臥室在樓爲宜。

陽光益人。且能發鬆諸物。褥被久臥則實。故宜向陽處晒之。不特棉絮加鬆。終霄亦有餘暖。并藉此日光。可殺滅微生物與蚤蝨。至黃梅時臥具。尤宜頻晒。方合衛生。

褥底舖氈。臥時熱氣下注。必有微濕。得氈以收之。

臥前宜嗽口。俾齒間殘粒不留。則不至隔夜製成腐敗也。

脉學摘要

楊宗濂

(一)脉搏之原理

血之能榮養肌膚百骸。盡人知之。然須恃於血管之傳達。全體方克得其灌溉。惟因血管傳達之故。斯乃脉搏之所由來也。蓋血者行於脉中。爲心之液。經云。中焦受氣。奉心化赤而爲血。然後由心之左心房。輸入大動脈幹。及於微絲血管。分布全身。以供諸組織之營養。是謂動血。其血既至諸組織中。收取無用之微細廢物。入於靜脈微絲管。匯於大靜脈幹。是謂靜脈。乃漸次歸於左心房。[illegible]

。調氣隆化之血相并。週而復始。循環不息。按其血之行也。全賴心房之弛張。心房一弛一張。脈管隨之一動再動。血卽如波之前進。然亦須恃氣之主宰。所謂無形能統有形者是矣。心房之門有倒瓣。脈管之內有栓塞。故血得直前而無倒退之虞。於是心房弛張不已。脈管卽搏動不已。而得載血直達於微絲血管。然則脈之搏動。卽爲運行血液之特徵。當有一定之範圍。在範圍之內者。論之平脈。出於範圍者。謂之病脈。切其脈象以消息病情。斯吾中醫重視於觸診者。良有以也。

(二)診脈法

(1)三部定位　手掌後高骨隆起者謂之關。上至魚際一寸。謂之寸。下至尺澤一尺。謂之尺。寸部候上爲陽。尺部候下爲陰。然醫者須視病人之長短。以定下指之疏密。而診脈取乎寸口者。以動脈大會朝宗之處也。

(2)臟腑定位　左手寸部爲心及小腸之位。輕按而得者是小腸。如六菽之重。至脈而得者是心。關部爲肝及膽之位。輕按而得者是膽。如十二菽之重。至筋而得者是肝。尺部爲腎及膀胱之位。輕按而得者是膀胱。如十五菽之重。至骨而得者是腎。左手寸部爲肺及大腸之位。輕按而得者是大腸。如三菽之重。至膚而得者是肺。關部爲脾及胃之位。輕按而得者是胃。如九菽之重。至肌而得者是脾。尺部爲命門及三焦之位。輕按而得者是三焦。如十五菽之重。至骨而得者是命門。(菽者。卽小豆也。)

(三)辨諸脈

甲、四綱脈

(1)浮沉脈　凡脈輕按而得者爲浮。重按而得者爲沉。浮以候表。沉以候裏。表爲陽。裏爲陰。浮爲陽脈。沉爲陰脈。所以應表。所以應裏。此則同氣相從之明證也。

(2)遲數脈　脈搏之原因。旣根據於心房之弛張。以及氣之主宰。則對於呼吸關係之密切。不言可知。故一呼脈必再至。一吸脈亦再至。則呼吸定息。脈當五至。是謂平脈。若感受寒邪之故。氣血凝滯。脈搏便因之遲慢。一息減爲三至者。謂之遲脈。若感受熱邪之故。氣血緊張。脈搏便因之疾速。一息增爲六至者。謂之數脈。或感受寒邪太甚。一息脈一至二至者。或感受熱邪太甚。一息脈八至九至者。則均爲危候矣。

按浮沉遲數。爲諸脈之提綱。浮屬表。沉屬裏。遲爲寒。數爲熱。此乃不移之定例。偶或表病反得沉脈。裏病反得浮脈。寒病反得數脈。寒病反得數脈。熱病反得遲脈者。此則病邪直達迷走神經之中樞。脈體反常之故。所以有從治者。卽指此類病症而言也。

乙、雜脈

(1)滑濇脈　來去流利。如珠走盤。是謂滑脈。往來澀濇。如刀括竹。是謂濇脈。滑爲食積。爲停痰。濇爲精衰。爲血枯。

(2)虛實脈　形雖豁大。按則無力。是謂虛脈。舉按幅幅。應指有力。是謂實脈。虛爲驚悸。爲衰弱。實爲有餘。爲鬱熱。

(3)洪細脈　大如浪湧。來盛去衰。是謂洪脈。微渺似絲。按不鼓指。是謂細脈。洪爲病進。爲脹痛。細爲寒濕。爲痿蹶。

(4)長短脈　過於本位。溢出魚尺。是謂長脈。不及本位。兩頭短縮。是謂短脈。長爲氣暢。短爲氣滯。

(5)緊緩脈　堅急不緩。形如轉索。是謂緊脈。不緊不急。往來和平。是謂緩脈。緊爲寒實。緩爲中風。

(6)弦芤脈　勁如弓弦。直如長竿。是謂弦脈。大而中空。如按葱管。是謂芤脈。弦爲痰飲。芤爲失血。

(7)動散脈　無往無來。動搖似豆。是謂動脈。浮得沉失。散漫無根。是謂散脈。動爲相搏。散爲虛劇。

(8)促結代　脈數時止。謂之促。脈遲時止。謂之結。中止不還。謂之代。促主陽盛。結主陰盛。代主臟絕。

丙、平脈

(1)五臟平脈　大而散者。爲心之脈。弦而軟者。爲肝之脈。緩而和者。爲脾之脈。浮而濇者。爲肺之脈。沉而滑者。爲腎之脈。

（2）四時平脈　春弦。夏洪。秋毛。冬沉。是謂四時之平脈。按須必不疾不徐。緩而和勻。方爲有胃氣不病之脈也。

丁、危脈

肝得肺脈。心得腎脈。脾得肝脈。肺得心脈。腎得脾脈。此乃五臟相尅之脈。得之者爲危。

戊、死脈

如屋之漏。如雀如啄。如魚之翔，如蝦之躍。硬若彈石。散若解索。動若轉豆。浮若蔥肥。此皆無胃氣之死脈也。

新本草

劉曜曜

△緒言

本草之初創是否爲神農也雖不可考。然其確具有陳舊之歷史者則明矣。厥後數事改訂。屢經增補。其裝帙之巨大。爲諸書冠。其著述之詳盡占醫林學。就其可考者言之。如開寶新詳定本草。開寶重訂本草。蜀重廣英公本草。吳氏本草。藥總訣。藥性論。藥對。食療本草。本草拾遺。四聲本草。刪繁本草。本草性事類。南海藥譜。食性本草。重訂經史證類大全本草。則其最古者也。而近之通行者。復有藥性賦。本草綱目。本草原始。本草從新。及本草備要等。此外如詳考之。其遭兵火之與失傳者。或年代已久紙朽不堪者。當合計之。不下百十種而上也。細閱各書雖均爲不朽之巨著。但其能免改頭換面之誚者鮮矣。而况年來科學之研究日盛。人文之進化着增。而猶一味拘泥。又豈能完神農之初志。專事守古。更何克繼雷公之後塵也耶。而况醫之治病。認症固爲首先之要務。而各藥之效否。亦不非生死之大關也。本草之藥効過泛。綱目之收羅偏多。遂致業醫者。半多盲從。而懸壺者心無成算矣。是故藥劑務期其大。品目各蕪其繁。有確効而不之知。無微功而亦入藥。甘草蕪見諸方。羚羊遂成錢樹。茲余不揣冒昧。本實驗而述本草。穢線才庸。按學理更著新編。將無用之草木。悉行刪去。就有効之

良藥。詳述專功。庶幾一藥百効之弊可以稍革。而醫者之用藥亦可以得其所矣。至於同品異名者。則以常用爲宗。炮製片末等。概依原品是賴。原夫名勿求多，多則易亂。効須核實。實乃可信云耳。

按再吾國舊例，各本草內均載有君臣佐使，寒熱溫平。以及上品中品下品等。然是與實際無補。故均省略之。

（人　參）吾國往昔認人參爲最有奇効。但就學理上研究時。非但無効而且爲一種筋肉毒，然而此特就其大量言之耳。但其少量。則具有心臟機能興奮作用。故當垂危時。或虛弱者用之每收奇効也。

（丁　香）含有「揮發油」「膠樹脂」「單甯」「蓚酸」等。消化不良及風寒時可以用之。

（大楓子）大楓子產於東印度一帶。屬於喬木之一。結實約橙菓大小。其實肉中有核甚多。即大楓子也。爲一具有稜角之不正橢圓物。能醫瘰癧。風癬。皮膚病及梅毒等。馬里切氏謂此爲癩病之良藥。軍司氏則謂用之於肺病及小兒瘰癧性疾病最有奇効。

古今方集有曰。治癩時大楓子及大黃二藥即可奏効。又曰。大楓子。大黃。枯礬。巴豆。之四味者。治癩之神方不可輕傳也。

（大　戟）爲一種之泄下劑

（大　黃）用其少量時（〇〇五——〇三瓦）能健胃。而尤以消化不良兼便秘時用之爲佳。並有止瀉作用。其大量時則能奏瀉下之功矣（〇三——〇五瓦）更大量時（一〇——五〇瓦）則具有强大之瀉下作用矣。

尤以病弱者。老人。及小兒等最宜。

再此藥久用之無害。故對於常習便秘者最適宜也。

（大　麻）（指印度大麻）

據美醫之研究。印度大麻。具有治頭痛之作用。即持續用其少量則能奏効也。

此外抽風。瘋犬咬傷。風濕。神經痛及喘息亦可用之。（未完

（處方）臍下逐瘀湯。 （見第五節第二條）

二 胞中積寒之經前痛

（原因）腎陽不充。胞中積寒。寒主收引。致經脈攣急而致疼痛。

（病理）西醫以經來腹痛謂之月經困難。又名月經性疝痛。其痛有劇烈者。有輕緩者。大概多因子宮頸狹窄所致。屬梗阻性。子宮內口、有先天性狹窄者。是屬特殊之體質。此種害經。無法可治。卽自有月經以來。每次必感受痛苦。是也。有後天性狹窄者。卽風寒之襲入、生冷之戕伐。致經脈攣急。子宮內口狹窄。礙及經血之流出。致積於子宮腔內、凝結成塊。其子宮內口痙攣作痛。蓋由此凝塊自內口逼出而起也。我國古說以經來腹痛皆謂之疝。殆指此症而言歟。

（診斷）脈多沉緊。苔多厚膩。

（症候）腹中陰陰作痛。綿綿不絕。經來之時則更甚。或有嘔吐、喘促、冷汗、泄瀉、等症。痛發之時。數小時乃至數日。其間或有間歇。其痛發甚者。不能操作。必須躺臥。

（治法）宜用溫經散寒之劑。

（處方）烏藥散方。 （見第四節第二條）

三 下焦瘀熱之經前痛

（原因）虛實寒熱。爲萬病之總綱。經痛一症。何獨不然。前言其爲寒者。茲乃言其熱。惟其所以蓄熱之理。當不外淫慾之太過。辛辣之雜投。助陽之過劑。烟酒之嗜好積時既久。熱邪留戀。子宮受其薰灼。遂致瘀熱作痛。

(病理)經行時子宮有生理之收縮。淚在健康之婦女不自覺察。苟熱邪留戀傳入下焦。則此淚形動較著。有似陣痛。乃屬於神經性之疼痛。西醫謂爲輕性神經痛是也其瘀熱較甚。子宮內膜有發炎之趨向。或有子宮頸腫瘍者。此皆下部積有瘀熱之徵也。

(診斷)因熱而致發炎。因發炎而致瘀積。治宜清熱消瘀爲首要。又疼痛者、多痛而緩綿綿不絕。得熱稍止。面青唇白。熱痛者多痛而暴。喜冷惡熱。得熱益甚。面赤唇燥。脈多弦數。苔多黏膩。而舌質鮮紅。

(症候)當經來之時。卽作腹痛。痛之部位。骨盤爲甚。不喜手按。有灼痛之感覺。口渴神煩。唇焦舌燥。或有尿意頻數者。至頑固便秘。又爲常有之症候。

(治法)擬清熱散瘀之法。

(處方) (清熱調經湯)

鮮生地 五錢 全當歸 錢半 川楝子 錢半 炒山梔 錢半

粉丹皮 錢半 炒白芍 三錢 條子芩 錢半 製香附 錢半

右方水煎服、連服三劑、

第八節 經後腹痛

(原因)經水既盡之後、以及將盡之時。每屆必發腹痛。我國古說以經後之痛。多屬氣血虛弱所致。西說包括於虛弱性痛經項下。其意實同。皆虛之故也

（病理）經後疼痛。中西醫家皆以虛弱立說。其旨相同。惟究其實際。乃扁平三角形之子宮腔內黏膜之脫落耳。究此種黏膜所以脫落之原理。或以纖維蛋白性子宮內膜炎之故。或以剝脫性子宮內膜炎者。其實子宮頸之黏膜組織因營養供給之不足。復受卵巢分泌液之異常激刺所起之反應。故變爲大小不一之碎塊而下。不知者且疑爲赤白帶。但以有疼痛爲辨。其疼痛於經裂時最爲顯著。其後則皮下組織漸次恢復。故其痛漸緩。必待下月經淨之後。則一如前狀。疼痛復生。

（診斷）凡病此者多屬氣血虛弱之體。或產後、及流產、體氣未曾復原之故。脉虛弱無力。舌剝無苔。虛象顯然。

（症候）主要之症狀。爲經行淨後及月經將淨之時、骨盤作痛。係子宮頸之黏膜新生嫩皮及上皮外層脫落之故。痛或甚劇。或微痛而感覺脹墜。視各人之感受性而異

（治法）擬培補子宮之劑。

（處方） （加味補腎膏）

眞阿膠 一兩　生熟地 各二兩　當歸身 二兩　白茯苓 二兩

紫河車 一具　懷山藥 二兩　杭白芍 一兩　炙甘草 三錢

右方共煎成濃汁、與紫河車另煎濃汁和勻。加阿膠烊化收膏。每服三錢、空心時開水送下。

第四章　結論

有健康之母體。而後有健康之嬰兒。此婦女衞生之所以首宜講求也。婦女以月經爲主體。苟月經方面發生病變。時則失其健康之常。而違乎衞生之道。余是以有月經病證治大全之編纂。求其月經行度合於生理之常。而免於疾病之災害。是區區之微意也

第一節　古說之流傳

史記載扁鵲過邯鄲。聞貴婦人。卽爲帶下醫。說者謂婦女病症。以月經爲主體。帶下指裙帶以下之病。非今之所謂帶下也。是卽硏究女科病症之嚆矢。世傳張仲景雜病方論三卷。婦女居其一。言月經病之治法甚詳。近代已不可得見。識者惜焉。千金方論婦科。以月經病爲首。諄諄然注重婦女之衞生。於斯可見。唐大中初年。昝殷之產寶集驗方。宋代李師聖之產論。郭稽中之產育寶慶集。以月經病之症治。載於產育諸方之首。於此可見古人之注重月經病也。陳自明婦科大全良方出。月經病之症治乃大備。惜迷信風冷方多溫燥。薛新甫氏改正其說。又以補脾胃和氣血爲主。古傳禁方之眞面。反致埋沒。王肯堂氏輯爲女科準繩。武叔卿氏輯爲濟陰綱目。不過於婦科大全良方中。依樣塗附而已。近世所通行者。傅靑主之女科。張景岳之婦人規。沈堯封之輯要。陳修園之要旨。竹林寺之女科。王隱君之指南。葉天士之指掌。凌嘉六之折衷。張山雷之箋疏。及周越銘之通俗婦科學等。其於月經病症。非不各有發明。但或以次序之紊亂。或以體例之繁雜。學者苦之。故欲發揮光大之者。必須仿科學例。從新編輯。

第二節　中西學說之比較

中醫婦科之學說。分列調經種子胎前產後四門。而以雜症附焉。西醫對於婦科之學說。列爲生殖系之炎症、贅生物之障礙、發育不全、子宮異位、生產所致之傷害。及分泌物之異常（經閉、經痛、崩漏）等症。若專究月經病之學說。則以中國醫書爲特詳。除經痛即西醫之月經困難、經閉即西醫之月經閉止、月經過多即西醫之月經過度外。他如經期超前。經期落後、經來過少。等皆西醫未經道及。而亦無治法者也。遑論其辨別原因而分條施治。故月經病之治法。當以中說爲經。西說爲緯。至論其子宮卵巢之解剖及生理等。則當以西說爲主。方足以觀其究境。中西學說互有得失。拘守一家之言。各就一偏之談。理。實非世界醫學大同之佳象也。

第三節　編輯之大意

婦女月經。爲胚胎之基礎。人類之本源。保持經期循行之常。則有健全之母體。而後有健全之嬰兒。有健全之卵子。而後有健全之胚胎。關係於人類之生殖。綦重若是。在昔日之婦女。密藏深閨。少通世故。故不知時勢。而多執拗。肝鬱之病良深。運動廢弛。皆是。近代婦女交際繁多。侈言解放。涉足市場。放縱之弊。益深。月經之病症益顯。或有貧苦之家。操勞動作之太過、或有家庭壓迫專制束縛之太深。游戲過度。則神馳於外。憂鬱過度。則氣滯於中。凡此種種。皆足以釀成月經之病症。苟不詢明分別施治。鮮不致誤。吾儕負整理舊學。輸進新知之責。爰舉管見所及。不敢藏拙。就一得之愚。說明其大概。匯通其學說。以資研究云爾。

己巳之秋八月下浣誌於滬上

鼠疫新篇（續）

閩平潭李健頤著

纔毒核刺痛。昏睡譫語。身體倦怠。皆是毒在血分。急宜解血分之毒。兼通脈壅。

光桃仁八錢　小生地五錢　板蘭根二錢　西紅花五錢　浙貝母三錢
香連翹三錢　金銀花三錢　肥知母五錢　赤芍藥二錢　正腦片八分
雄黃精一錢　粉甘草錢半　紫草皮二錢

二診（上方連日服四劑到第三日復診）

瘀血由大便而下。熱已漸退。神色略清。是毒氣已解。餘熱未除。防其餘毒復熾。照原方加錦紋大黃各五錢。以除留毒。

平潭石營村陳姓者年三十歲

一診（初起一日請診）

右脈偏動。皮膚熱甚。舌質白滑。四肢痺痛。顯係毒中於肝。肝屬於左。故左半身癱瘓不仁。少陽之脈循兩脇。貫兩耳。故脇痛耳聾。宜用加減解毒活血湯。加柴胡。青蒿。以治少陽伏邪。

桃紅泥八錢　小生地五錢　板蘭根二錢　西紅花五錢　浙貝母三錢
連翹殼三錢　金銀花三錢　肥知母五錢　赤芍藥三錢　荊芥穗三錢
正腦片八分　雄黃精一錢　紫草皮二錢　軟柴胡一錢　青蒿三錢
生甘草錢半

二診（第三日復診）

初服二劑。大汗淋淋。是毒已由汗以外泄矣。再宜清絡脉之伏邪。瀉肝臟之餘毒。

照原方去紫胡青蒿　加絲瓜絡二錢　扁豆花二錢　川大黃四錢

平潭觀音澳鄉鄭某年四十八歲

一診（至第二日請診）

唇燋齒枯。舌黑如漿。身熱似烘。有時詀語。有時清爽。是毒菌蔓延遍身。熱甚津傷。肝主筋。筋傷則四肢攣急。心屬血。血熱則胸脇刺痛。心肝兩傷毒。勢猖獗。急宜急治。稍遲恐難挽救。瀉毒火。以平心藥。育陰液。以柔肝木。

荊芥穗三錢　川紅花五錢　紫草皮二錢　光桃仁八錢　小生地五錢
浙貝母三錢　雄黃精一錢　赤芍藥三錢　香連翹三錢　板蘭根二錢
正腦片八分　粉甘草二錢　金銀花三錢　肥知母五錢　川大黃一兩
生石膏四兩　黑犀角錢半　洋瀉葉五錢　此方連追三劑

二診（至六日復診）

毒除火平。神色俱清。餘熱尚留爲祟。津液致未恢復原狀。用加減甘露飲。

二門冬各三錢　生地黃五錢　枇杷葉二錢　棉茵陳二錢　山梔子二錢　枯黃芩二錢　金釵斛二錢　肥知母三錢　蘇玉竹三錢

結論

鼠疫發生至今。死者不知恆河沙數。其症爲方書所不載。其毒爲斯世所駭聞。無藏蔑有。爲禍之烈。爲患久矣。西醫研究於茲。尚無特效良藥。前賢羅汝蘭先生。深知此疫是毒在血管。用解毒散瘀之法。然其配方雖善。惜無通絡殺菌之藥。故不能盡歸效果。鄙人以是重加考覈。新著鼠疫新篇一書。分門別類。條分縷析。雖未敢稱其完善。實具有獨得之秘。編輯已竣。聊誌數語。願與同學共勉之。

虎文名藥

（汪志均）

下列謎面十二則每則打藥名一位

(1)請問其月
(2)孟子宿晝
(3)日暮窮途
(4)長風破浪
(5)後至之誅
(6)老馬知途
(7)逢潤三月
(8)五月十五
(9)中國老者
(10)草際牧童
(11)失路之人
(12)銀絲老子

傷寒今釋（續）

陸淵雷

又案此條亦是誤汗之逆。疑當次於苓桂朮甘湯後。編次者或因下文諸條出禁汗之例。故厠於此歟。

咽喉乾燥者不可發汗。

咽喉乾燥者。咽喉部津液缺少也。如肺結核病續發之喉頭結核咽頭結核。常苦咽喉乾燥。以其上焦液少。故在禁汗之例。

淋家不可發汗。發汗必便血。

淋家者。患膀胱病尿道病之人也。便血即尿血。以其下焦津乾。故在禁汗之例。傷寒補亡論常器之云。宜猪苓湯。案猪苓湯可以治淋病尿血。然非解表之劑。

瘡家。雖身疼痛。不可發汗。汗出則痓

瘡家有二義。一者。刀劍所傷。亡血過多。二者。癰瘍之病。流膿已久。此皆亡失其血液組織液者。身疼痛雖似麻黃湯證。然因軀殼血虧。故在禁汗之例。誤汗之。則益虛其體液。肌肉失於榮養。以致項背強直而為痙矣。(痓字當作痙。詳金匱今釋。)

衄家不可發汗。汗出必額上陷。脈急緊。直視不能眴。(原注音喚又胡絹切下同一作瞬)不得眠。

素患衄血之人。與五十七條傷寒不發汗致衄者不同。以其血燥於上。故在禁汁之例。額上限者。前額部組織失於榮養而萎縮也。脈急緊者。血管收縮。以維持血壓也。眴。目轉動也。直視不能眴者。動眼神經失於榮養而麻痺也。不得眠者。陰虛生煩燥也。此皆亡失血液體液之故。禁汗七條中。誤汗之變。此條最重。法在不治。常器之擬犀角地黃湯。則是治衄之普通劑。非救逆之方也

亡血家不可發汗。發汗則寒慄而振。

血亡於內。而虛隨於外。故在禁汗之例。亡血者陰虛。寒慄而振者陽虛。陰陽互根。故陰虛而誤汗。則陽亦隨亡。六十二條下後復發汗。振寒脈微細。與此同一機轉。張志聰云。此言吐血便血。及婦人崩淋亡血者。

汗家重發汗。必恍惚心亂。小便已陰疼。與禹餘糧丸。(原注方本闕)

汗家液竭於表。故在禁汗之例。恍惚心亂。亦陰虛陽越之象。小便已陰疼者。小便之後。尿道口作痛。氣弱不利故也。伊澤信恬云。此條。考前後諸條。亦係禁汗之例。不須自主一方。與禹餘糧丸數字。蓋衍文也。

病人有寒。復發汗。胃中冷。必吐蚘。(原注一作逆)

有寒謂平素裏寒也、若外寒則是麻黃湯證。豈可以不汗乎。裏寒之人。復感外寒。當於發汗藥中加乾薑治之。否則外寒雖除。裏寒轉盛。胃中冷而嘔吐作矣。吐蚘依或本作吐逆為是。蚘係消化器官之寄生蟲。健康人不當有之。舊註以為胃冷不能化穀。蚘不得養。因上從口出。非也。吐蚘詳厥陰篇。

以上七條。論禁汗之例。

本發汗。而復下之。此為逆也。若先發汗。治不為逆。本先下之。而反汗之。為逆。若先下之。治不為逆。

本當發汗之病。而反下之。此為逆也。若先發其汗。表解之後。有裏證而下之。即不為逆矣。本當先下之病。而反汗之。亦為逆。若先

下之。裏證既除。而表猶未解。然後汗之。卽不爲逆矣。汪氏云。大約治傷寒之法。表證急者卽宜汗。裏證急者卽宜下。不可拘拘於先汗而後下也。汗下得宜。治不爲逆。

傷寒。醫下之。續得下利。清穀不止。身疼痛者。急當救裏。後身疼痛。清便自調者。急當救表。救裏宜四逆湯。救表宜桂枝湯。

病有表裏證者。當權其輕重。知所緩急。此條示治病之大法。學者最宜究心焉。傷寒誤下之後 。下劑之藥力雖盡。其人仍下利不止。且所下者是完穀。無臭惡之氣。則知腸胃虛寒。消化機能全失。斯時雖有身疼痛之表證。急當用溫藥救裏。不可先解其表也。學者須知治病之原則。不過利用人體自然療能。草根樹皮。非能直接消除病毒。無非視自然療能驅病之趨向。從而輔翼匡贊之爾。陽證之機能亢盛。自然療能驅病之現象也。太陽證之亢盛於肌表。自然療能驅病之趨向也。醫者因勢利導。助自然療能驅防病毒於肌表。則有發汗解肌之法。腸胃者。後天水穀之本。腸胃虛寒。自然療能內顧且不暇。夫何能驅病於外。當此之時。與解表之藥。則與自然療能相左。違反治病之原則。一方面病毒因無自然療能之抵抗。勢且內陷而益猖獗。以是當急救裏也。至清便自調。則腸胃之機能已復。設仍有身疼痛之表證。則知自然療能仍欲驅病於肌表。自當急救其表矣。此條示表裏緩急之大法。四逆桂枝。不過聊舉一例。非一成不變之方也。

病發熱頭痛。脈反沉。若不差。身體疼痛。當救其裏。宜四逆湯。

此條若不差上。當有闕文。身體疼痛。亦未見是四逆湯證。以理推之。當云。病發熱頭痛。脈反沈。可與麻黃附子細辛湯・若不差。身體疼痛。下利清穀者。當救其裏。宜四逆湯。蓋發熱頭痛是太陽證。脈沉是少陰脈。此卽內經所謂兩感之病。故宜兼用發表溫裏。則麻附細辛爲對證之方也。以文勢論。亦必有可與一句。然後若不差句有所承接。僅身體疼痛。則不必是四逆證。必下痢清穀。然後合於救裏之義。可與四逆湯矣。麻附細辛湯詳少陰篇。

太陽病。先下而不愈。因復發汗。以此表裏俱虛。其人因致冒。冒家汗出自愈。所以然者。汗出表和故也。裏未和。然後復下之。

病有表裏證者・或先汗。或先下。當視自然療能之趨勢而定。若脈浮者。知自然療能欲驅病於表。雖有裏證。仍當先汗。五十三條五十四條之不可發汗是也。患熱病者。消化力必減損。故太陽病初起時。病前所食。往往停滯而爲食積。然病屬太陽。固當解表。若先下其食積。則與自然療能相逆。病必增劇。西醫不知此理。遇熱病。輒先下之。故傷寒經西醫治療者。多發腸穿孔而死。西醫書言傷寒。莫不兢兢以腸穿孔爲懼。然中醫之治療經過中。罕有見腸穿孔者。章太炎先生謂腸穿孔是西醫所造成。實有至理。此條云。太陽病先下而不愈。觀其語氣。知病亦有裏證。醫者誤以裏證爲急而先下之。旣與自然療能相逆。其病當然不愈。惟爲逆不甚。下後見表證仍在。因復發其汗。治太陽病而發汗。本不致於虛。今因先下而虛其裏。裏虛而復發汗。則虛其表。表裏俱虛。其人因致眩冒。蓋與桂枝甘草湯證近似。冒家若得汗出。則太陽病去而表和。故自愈。斯時若見裏未和。然後復下之。或疑先已下迄。何致裏未和。則因未可下而下。徒虛其裏。不能去食積故也。金鑑云。復下之。宜調胃承氣湯和之。

太陽病未解。脈陰陽俱停。(原注一作微)必先振慄。汗出而解。但陽脈微者。先汗出而解。但陰脈微(原注一作尺脈實)者。下之而解。若欲下之。宜調胃承氣湯。(原注一云用大柴胡湯)

徐氏傷寒類方云。脈法無停字。疑似沉滯不起。卽下微字之義。寸爲陽。尺爲陰。微字卽上停字之意。與微弱不同。微弱則不當復汗下也。丹波氏云。停脈。素靈難經及本經中他無所見。必是訛誤。

(未完)

女科醫士趙公尚鑒定

精製通乳粉

（說明）乳爲小兒天然食品。以母乳最爲合宜。蓋能隨小兒年齡增長成分之需要而變其性質。惟婦女氣血。易於不足。故乳汁缺少者多。市人用牛乳或乳娘等代替之。但牛乳中含雜質。乳娘體質恐有不潔。鄙人研究此種原理。取中藥參耆歸朮二冬麥精山藥等。佐以通利乳腺之品。製成精細粉末。救濟一切乳少之患。

（功用）用多數補藥。以科學方法精製之。使增加乳液之功效。超過通草鯽魚山甲王不留行諸方。不啻在百倍以上。或疑產後瘀血未盡。服補劑必致留邪爲害。不知參耆等藥之原質。對於瘀血痰濁諸症。誠不可妄服。本品係注重在通利乳腺之劑。使補氣養血諸藥。完全增加乳汁。決不助邪。功效準確。用敢保證。

（服法）每日服三次。每次服一大茶匙。冷開水調成糊狀。糖開水和服。乳少甚者。每日可服五次。忌飲濃茶。

（價目）每瓶大洋二元。外埠函購。寄費加一。

（總發行處）上海英租界東新橋北首浙江路中公尚醫藥室

內科專家程門雪醫士

精治傷寒溫病內傷雜症婦人經產小兒痙厥一切疑難雜症

診例　門診　一元二角（上午十時至下午三時）

出診　五元六角路遠遞加（下午三時以後）

診所　法界太平橋白爾路寶安坊一號

腎病專家張志堅醫士

專治　酒色過度　少年早洩　夢遺滑精　色癆陽痿

腎囊腫痛　五淋白濁　下疳橫痃　梅毒瘋癱等症

診例　門診　一元二角（上午九時至下午三時）

出診　五元六角路遠遞加（下午三時以後）

診所　英界浙江路神州大旅社南首槐蔭里口

本醫室附售

壯腎固精丸　專治腎虧滑精。陽痿早洩。耳鳴盜汗。健忘心悸。腰酸背痛等症。（病深者十盒全愈）每盒實售大洋一元

八寶下疳散　專治一切下疳潰爛。不論新久輕硬。搽之無不立效。每盒實售大洋二元

橫痃退消膏　專治色慾過度及氣血虧損已成未成之橫痃。功能退腫止痛。活血消毒。已成者貼之即潰。未成者立消。每張實售大洋一元

花柳搜毒丸　專治男婦花柳結毒。淹纏年月。或殘廢絕嗣。貽誤青年。新法注射。不無功效。然毒氣未清。難免後患。此丸能搜骨髓蘊毒。服之毒氣自清。誠花柳病之救星也。每盒實售大洋二元

注意　◉外埠函購寄費加一　◉郵票代洋九五計算◉

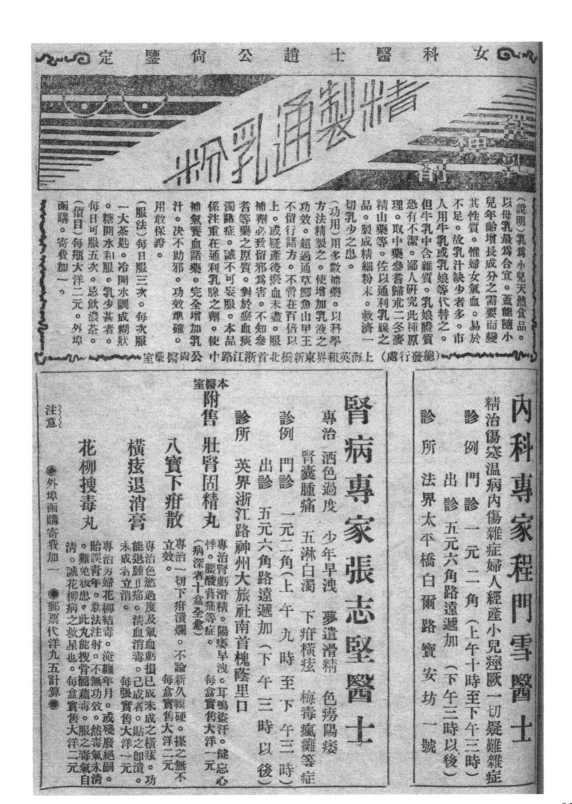

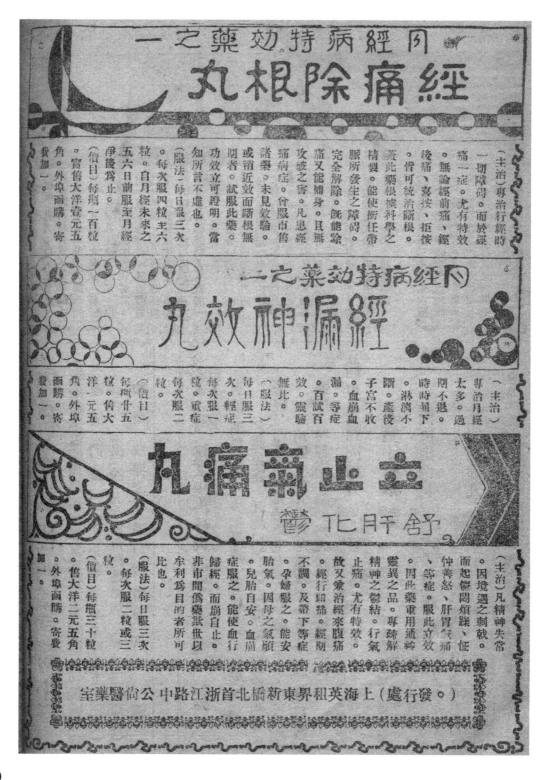

第一卷　　第八十八號

HYGIENIC WEEKLY

衛生報

主編
丁濟萬
趙公尚

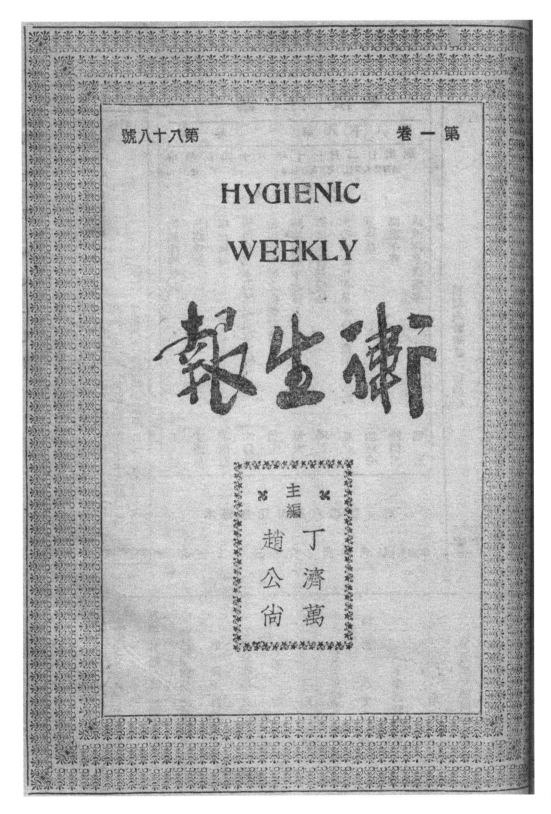

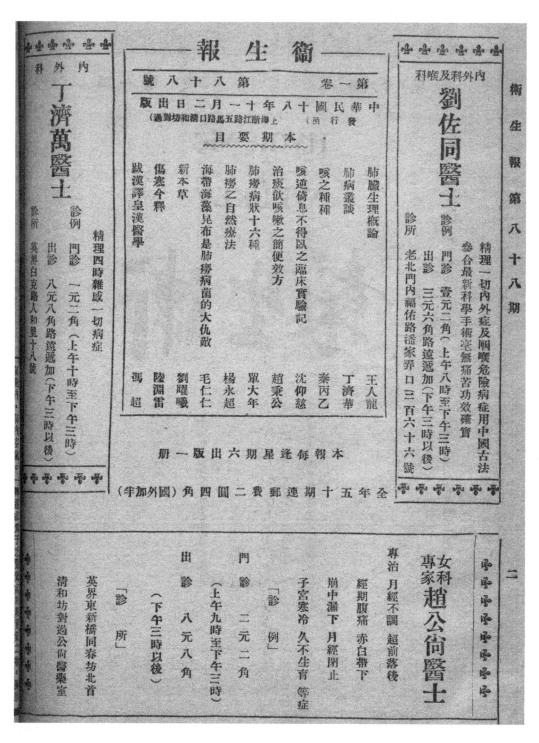

衞生報

第一卷　第八十八號

中華民國十八年十一月二日出版

發行所（上海浙江路五馬路口清和坊對過）

本期要目

本報每逢星期六出版一册

全年五十期連郵費二圓四角（國外加半）

肺臟生理槪論

王人龍

肺爲占胸腔大部分之海綿狀氣官。頗富於彈力。在大人則呈暗灰色。由左肺翼及右肺翼而成。各以左右之氣管支扶持之。依左右氣管支最初分歧之配合。右肺翼分爲上中下三葉。左肺翼則分上下兩葉。心臟則位於此兩翼之間。以肺動脉及肺靜脉二大血管。互相連結之。由心臟之左心房而出之大動脉之清潔血液。則分布於全身。新陳代謝之結果。則成爲不潔之靜脉血集於大靜脉。流回左心房。再爲肺動脉。由右心房出。而至於肺臟。漸次分爲小脉管。遂成爲毛細管。而纏於氣管支末之盲囊。於是因呼吸而吸氣中之養氣。與毛細血管內之炭養之交換起。暗紅色之不潔血液。復變爲鮮紅色之淸潔血液。毛細管再集合爲四條之靜脉。去心臟而流回右心房。肺之實質。爲氣管支及盲囊部。盲囊部稱肺漏斗。肺漏斗之皮突出之部分。曰肺氣胞。肺氣胞爲氣體交換之處。其皮極薄。由大小二種細胞而成之一層與極薄結締織層而成。結締織層中。以含有彈力纖維。呼吸之際。能自由張縮。以毛細血管纏之。無異一球。肺臟全體。左右均作圓錐形。其下面則坐於橫膈膜上。向上之尖端。則出於胸腔之外。達於左右之鎖骨上部。凸面附着於胸壁。凹面則包圍心臟。其所以能密着於外面之胸壁者。以有薇胸壁內面之膜與薇肺之表面之肋膜。互相密接。且能使其面圓滑。故呼吸之際。能隨胸廓張縮。而心臟亦附着於此。毫無摩擦之虞。

肺臟富於彈力。且以肋膜密着於無氣孔之胸壁。故能隨胸廓張縮。胸廓擴大。則肺臟亦擴大。以其中空氣稀薄。外氣則欲從而充滿之。卽自然進入肺臟。所謂吸氣是也。吸氣富於養氣。而乏於炭養氣肺氣胞外壁之毛細管則反之。富於炭養氣。而乏於養氣。於是通肺氣胞壁。行氣體之交換。養氣入血液中。炭養氣則入氣胞內。肺內空氣。一轉遂成爲乏養氣富於炭養氣之氣。肺臟縮小。則肺臟亦依自己之彈力收縮。卽自然排出於體外之呼氣是也。平常靜行呼吸之時。空氣出入之量。約五百分行最深呼吸之時。能呼吸三千分內外之空氣。此謂之肺活量。肺活量可以肺活量表測定之。學堂査驗體格時。試驗肺力，卽用此物也。肺活量視身體之大小年歲男女及職業而異。漸長漸加。至三十五歲。達於極度。及年老復漸減少。女子則常少於男子。

肺病叢談

丁濟華

（一）緒言　（二）肺咳　（三）肺飲
（四）肺萎　（五）肺癰　（六）肺失血

（緒言）肺主一身之氣。爲呼吸之中樞。五臟之華蓋。職任之大。無與倫比。最好是不病。肺有病。則無不弱其身體而減其壽命者。故東西各國對於肺病。極爲重視。以爲弱國弱民之最大病症。莫如肺病。於是想出種種豫防法。撲滅法。而爲衛生上之設備。一一實行。以冀絕跡。故年來各國患肺病者。勢已大減。其有患者。大抵老年衰弱之人。年壯者頗鮮。我國則不然。年齡未老。血氣方剛。而患肺病者。在在皆是。咳嗽也。吐血也。肺萎也。肺癰也。皆日常所習見。爰述種種肺病。或由於七情而出。或由於六淫而來。或由飲食起居而來。分其輕重。辨其症狀。拉雜書之。以餉讀者。俾未病者有所預防。已病者可以處治耳。

（肺咳）咳嗽一症。範圍至廣。內經謂五臟六腑。皆令人咳。非獨於肺。是也。然五臟六腑雖能令人咳嗽。而其主要。莫不由於肺。肺受他臟之侵掠。而作咳嗽。不過間接之咳嗽。玆段所言。就肺言肺。其他間接之咳嗽概略不言。故名之曰肺咳。肺咳之來源。可分爲二。一由於感冒外邪。一由肺部內體發熱。人之呼吸。自有常序。若呼吸急促。呼吸紊亂。肺氣不順。則逆而上咳。肺濁。若風寒外束。鬱於皮毛。皮毛閉塞。不能呼吸。則一身之氣蘊擁於肺。肺氣壅塞。呼吸急促。則彭彭而咳矣。其治法。須祛其外邪。重則如麻黃湯。輕則如香蘇飲。至於內臟發熱之咳嗽。多因呼吸不潔。飲食雜進。以致熱蘊於肺。肺有熱。則不能四佈津液。津液受灼而爲痰。熱痰留戀肺絡。則肺管發痒作咳矣。其法法須清其熱。輕則爲如瀉白散。重則如清肺飲。隨症施治。莫不痊愈。

(肺飲)凝濁者謂之痰。清稀者謂之飲。痰也。飲也。其來源莫不由於飲食。蓋飲食入胃。則化爲乳糜。下注小腸。小腸壁收攝精微。入於肝臟。化而爲血。其一小半。則入脾化爲津液。脾氣散精。上輸於肺。肺則四佈津液。以供一身之榮養。若肺有鬱熱。灼津液而爲痰濁。凝於肺衣。久而久之。不去理治。則肺衣壁釀成窠囊。窠囊先起於肺葉下垂處。盈科而進。則窠囊漫佈全肺。而冷痰清飲。則日積日聚。以致飲邪滿貯肺中。夜不能臥。臥則飲邪上冒而咳。一有勞動。則氣急欲脫。此種苦楚。難於囊述。夫治痰飲之法。曰導曰滌曰化曰理氣曰降火。如此等等。可爲詳矣。然祇能治未成窠囊之飲病。已成窠囊之飲病。猶蜂子之穴於蜂房。蓮子之嵌於蓬內。生長則易。剝落甚難。一切導滌化等法。皆無濟於事。徒傷他臟耳。故治肺飲一症。一見壞象。卽宜急速處治。如有鬱熱。卽宜蔞貝清之。有痰濁。卽宜二陳化之。有寒痰。卽宜苓桂導之。施治得宜。未嘗不愈也。

(肺萎)樹葉至秋而黃落。因乎天也。天地肅降。萬物收藏。樹根不能輸送液汁於四末。則葉枯黃。肺萎一症亦由如此。肺爲輸佈津液之中樞。然不能生產津液。必賴脾腎供給。若脾胃薄弱。不能盡量供給。則肺失其養。久而久之。肺衣轉枯轉燥。肺中小氣管日窒。胸中脂膜日乾。漸漸咳嗽不揚。咯痰難爽。行動數步。氣卽喘鳴。衝激數聲。痰始一出。甚則半身不遂。或手足萎軟。臟與皮毛。有密切之關係。肺能呼濁吸清。不知皮毛亦能吸清呼

其困苦較肺飲尤爲難當。此病之來源。大致先天不足。後天失養。或環境惡劣。勞心過度之人。金匱甘草乾姜湯。爲肺萎之特要藥。亦不濟於事。總之。一見肺萎。卽宜處治。或理其脾胃。或順其氣。猶可着手。及大錯鑄成。雖欲挽回。亦已難矣。

(肺癰)癰者壅也。感受外邪。未經發越。停留肺中。蘊發爲熱。或挾濕熱痰涎。蒸淫肺竅。固結肺衣。能致氣血流行凝滯。結爲病疽。先起於肺葉。繼至於肺根。金匱云。始萌可救。膿成則死。非虛言也。其症象。咳嗽氣急。時時吐涎。腥臭異常。不能平臥。此病之來源。大致勞苦之人爲多。蓋披冒風露。飢飽不一。內應於肺。最易使肺葉腐敗。其治法須大劑千金葦莖湯。金匱葶藶大棗瀉肺湯。瀉其濕熱。理其痰濁。猶可回春。若因循從事。一如肺萎不治。

(肺失血)肺病之最重者。莫如失血。西國醫者。謂肺病失血。已入第三時期。其語良是。蓋熱蘊於肺。衝激肺管。肺管受傷。則血外溢。久而久之。血管不合。肺中清虛之所。變成血瘀之鄉。積年累月。焉有不減其壽命者乎。新起吐血咯血。痰內帶紅。而無癇疾者。猶可救。如肺虛有熱。用補肺阿膠湯。肺實有熱。用瀉白散。蔞貝養榮湯。吐血不止者。用金匱側柏葉湯。然患者亦要息心靜氣。使醫生調理處治。補其血管。清其肺熱。方能有效。若有癇疾。如久咳嗽痰飲肺萎肺癰而見失血。猶如火上添油。總難處治。

止咯血易。愈咯血難。止者不使由管之破處流出。愈者永使在管之破處補牢。故止血後之安靜療養。至少半年。

咳之種種

秦丙乙

六淫之欬

(風欬)風欬者。感風而欬也。其證惡風自汗。惜寒發熱。口乾身重。喉癢煩躁。或頭痛腦脹。連欬不已。苔薄膩。脈浮緩或弦。宜防風。桑葉。前胡。貝母。欵冬。杏仁。之類以治之。

(寒欬)寒欬者。感寒而欬也。其證惡寒發熱。無汗不渴。鼻塞胸滿。甚至頭痛項強。音啞煩躁。舌苔白膩。脈浮而緊。宜用半夏。香豉。蘇梗。陳皮。白芥子。牛蒡。杏仁。象貝。重者用麻黃。細辛。干姜。厚朴等。

(暑欬)暑欬者。感暑而欬也。其證煩躁不甯。口乾引飲。咽喉哽疼。痰稠不爽。咳嗽不暢。苔絳。脈數大。治宜瀉火。桑白皮。黃芩。玉竹。知母。五味。薄荷。桔梗。杏仁。枇杷葉等藥主之。但此症極少。實爲罕覯。

(溼欬)溼欬者。感溼而欬也。其證咳聲重濁。痰多稠粘。身重骨楚。小便不利。半夏。陳皮。橘紅。蒼梗。佩蘭。象貝母。光杏仁。茯苓。澤瀉。通艸。薏苡仁主之。

(燥欬)燥欬者。感燥而欬也。其證欬甚而少涎沫。喉哽咽乾。口渴引飲。大便秘結。苔白。脈滑數。治宜用桑皮。天冬。玉竹。紫菀。桔梗。款冬。杏仁。貝母。萊菔子之品。

(火咳)火咳者。感火而欬也。其證口鼻烘熱。煩渴引飲。一與暑證之欬同。故其治法。亦無大異。重症宜竹葉石膏湯。

五臟之咳

(心欬)心欬之狀。欬而心痛。喉中介介如哽狀。甚者咽痛喉痛。咳時面赤汗流。宜桔梗。牛蒡。製姜蠶。貝母。射干。茯苓。甘艸。或黑山梔。連翹。黃芩。竹葉。

(肝欬)肝欬之狀。欬而兩脇下痛。甚則不可轉側。嗽時眼中淚出。宜用半夏。旋復花。香附。蘇子。白芥子。橘紅。烏梅。甚者阿膠馬兜鈴。新絳。葱白之類。皆可加入

(脾欬)脾欬之狀。咳而右脇下滿。痛引肩背。甚則不可以動。動則咳劇。頻頻泛噁。不思納食。治宜用蒼白朮。半夏。茯苓。陳皮。枳殼。桔梗。貝母。杏仁。紫菀。甘草。蔻仁。

(肺欬)肺欬之狀。欬而喘息有音。甚則吐血。喉中哽哽，麻黃。桑葉。桑皮。萎蕤。紫菀。五味。括蔞根皮。兜鈴。貝母。桔梗等味主之。

(腎咳)腎欬之狀。而腰背引痛。連欬數十聲。涕淚時出。宜用阿膠。馬兜鈴。天麥冬。五味。半夏。蘇子。杏仁。知母等等。

六腑之欬

(胃欬)胃欬之狀。咳而嘔逆。頻吐酸水。甚或吐蚘。烏梅。黃連。干姜。細辛。馬兜鈴。半夏。杏仁。貝母諸味主之。

(膽欬)膽欬之狀。欬而嘔出綠水。連咳不已。多見於肝欬之後。肝膽固相爲表裏也。柴胡。黃芩。半夏。生姜。杏仁之類主之。

(小腸欬)小腸欬之狀。咳而失氣。由於心欬不已。移熱小腸地宜半夏。陳皮。白芍。黃芩舌更。枳實。竹茹。

(大腸欬)大腸欬之狀。欬而遺矢。由於肺欬不已。因傳大腸。柴胡。半夏。陳皮。桔梗。赤石脂。禹餘糧主之。

(膀胱欬)膀胱欬之狀。欬甚遺尿。由於腎欬不已。而傳之膀胱。宜茯苓。桑葉皮。前胡。半夏。蘇葉。桔梗。陳皮。杏仁。枳殼。甘草。

(三焦欬)三焦欬之狀。咳而腹滿。不知飲食。凡久咳不已。皆必

傳之三焦。而為三焦咳。白朮。半夏。陳皮。茯苓。甘草。厚朴。枳實。竹茹。杏仁。貝母。桔更主之。

四時之欬

(春欬)嗽之作於春季者。其證身熱頭痛。聲重鼻塞。旋覆花。桑葉。荊芥。防風。前胡。牛蒡。貝母。杏仁。白芥子主之。或逢春即發。經年如是者。宜加天冬。麥冬。白朮。陳皮。萎蕤。二母之類。

(夏咳)嗽之作於夏暑者。其證面赤氣粗。煩躁不甯。脈象洪大。宜桑皮。桔梗。梔子。連翹。石膏。黃連。竹葉。川貝之類。

(秋欬)嗽之作於秋令者。其證洒淅惡寒發熱。宜紫菀。麻黃。桔梗。桑皮。半夏。杏仁。枇杷葉。

(冬咳)嗽之作於冬日者。其證惡寒發熱。宜麻黃。防風。桑葉。蘇梗。香豉。細辛。干姜。厚朴。杏仁。半夏。白芥子。

欬逆倚息不得臥之臨床實驗記

沈仰慈

民國七年冬。余從兄叔謙之室張氏。小產。患血崩症。血止後。忽起欬嗽。其欬也。連嗆數十聲。出痰涎少許。頃之又大欬。日夜不能臥。臥則欬愈劇。以被擁坐。欬稍稀。自謂欬劇時。聞得臭穢之氣。似腐肉。又似敗蛋。殊難堪。以為臟腑腐敗矣。歷延諸醫。或謂感冒風寒。或謂肺氣燥逆。或主疏散。或主潤肺。其尤淺陋者。以二陳加杏貝為普通治欬之方。余細為考慮。此等方治。皆未愜意。張仲景治欬逆倚息不得臥者。小青龍湯。葶藶大棗湯兩方。一治外感寒邪。故以麻桂解表。一治水飲冲肺。故以葶藶行水。唐容川謂失血症。淤血挾痰阻滯肺氣。亦致欬逆倚息不得臥。以逐瘀為主。余思嫂氏之病。頭不甚痛。發熱亦微。非外感可知。痰涎極少。非水飲又可知。先患血崩。是失血症也。然崩是血由下脫。非吐血可此。何致淤積於肺。且鼻聞臭穢。抑又何歟。余謂此欬非肺臟自有之病。連欬數十聲。乃出白沫少許。此實肺之津液。亦非痰欬也。此種嗆欬。最易傷肺。若復投以化痰之劑。誠所謂誅伐無過矣。夫血藏於肝。肝血充盈。其氣冲和。斯無痰患。婦人之血。由肝而通於太衝脈。由太衝而達於胞宮。下為月經。孕則養胎。小產血崩是病在胞宮。而涉及於肝。因其血之來源出於肝也。肝血空虛。則衝脈逆。氣直冲而上。肺在上焦。適當其衝。肺葉翕張。遂發嗆欬。其氣上冲一陣。則嗆欬一陣。欬透其氣。略為舒適。頃之氣又上升。嗆欬復作。倚被而坐。則肺葉下垂。欬自稍稀。臥則肺張。氣易冲動。故欬愈甚。穢氣出於下焦。隨衝脈之氣透於肝而犯於肺。肺開竅於鼻。故鼻聞穢氣也。豈臟腑腐敗哉。病原如此。普通治欬之方。皆非對症之劑。宜補肝以治其本。降衝以治其標。補肝之方。有滑氏補肝散。降衝之方。有金匱麥冬湯。合而用之。當可奏效。叔謙學校教員也。聞余言極首肯。嫂亦明理。謂深合病情。立索方。余即書方與之。時在臘月二十九日下午。及晚。藥煎甚濃。服一劑頗適。俗忌元旦服藥。除夕連進兩劑。竟能安臥不欬。新正初二日。竟起床。曝日廊下。調養至燈節。操家政行走如常。茲將當時方案補錄如次。

病由小產崩漏。肝血大損。左脅痠疼。衝氣上逆。犯肺作欬。倚坐而不得臥。欬劇時。下焦濁氣。隨衝氣而上。亦由肝血虛損之故。所聞臭氣。非肺痰腐敗。乃腸胃濁氣也。擬補肝降衝為治。

大熟地四錢　炒黨參三錢　山萸肉三錢　姜半夏三錢　當歸身三錢　生白朮三錢　酸棗仁三錢　肥麥冬二錢　正川芎一錢　淮山藥三錢　陳木瓜一錢　炙紫菀一錢　清阿膠二錢（化冲）　炙甘草一錢　桑寄生二錢　五味子六分

中国近现代中医药期刊续编·第一辑

右即滑氏柑肝散合金匱麥冬湯之複方也

治痰飲咳嗽之簡便效方

趙秉公

家嚴患痰飲欬嗽。已有年餘。喉中痰聲漉漉。一勞動卽氣急不舒。服藥無數。終不見效。後於親戚處得一奇方。法以生西瓜子三錢。白氷糖一錢。搗爛。用開水冲服。如杏飲酪湯然。連飲一月餘。病覺若失。常州朱鑑夫先生。患痰飲欬嗽已十七年。鄙人告以服之三月。病已去其七。奇效如此。不敢自秘。以告同病者。藥性平和而價廉。盍一試之。

肺癆病狀十六種

單大年

(一)咳嗽 (二)吐痰
(三)痰中帶血 (四)顏貌枯黃
(五)胃口不開不思飲食(六)身體漸漸失重
(七)做事容易疲乏 (八)下半天發熱兩腮發紅身體疲倦
(九)夜間出汗失眠 (十)一用力就發喘
(十一)糖尿遺精 (十二)胸膛疼痛若有壓力
(十三)咯血 (十四)腰酸骨痛
(十五)胸膛凹陷 (十六)喉啞氣促

以上十六種皆爲肺癆病狀。視病勢之輕重。而現病狀之多少。病情人各不同。故所現病狀。亦各異樣。有僅咳嗽發熱而不吐痰。胸膛也不疼痛者。有僅發熱身瘦。而並不咳嗽吐痰者。有僅痰中帶血而不發熱者。有病情甚重。而胃口甚佳者。奇形怪狀。不一而足。總之凡具以上十六種病情中之一二種病情者。必屬肺癆無疑。初起之時。能卽行服藥調治。痊愈易如反掌。若任其遷延。候症象一多。則病勢漸重。收效較爲費力矣。

肺癆之自然療法

楊永道

▲日光浴非治癆萬能
▲不慣浴日不宜強行

癆病爲人類之大敵。其起也漸。其入人身也深。又且有特別抵抗力。無論何種消毒品。用至於人身僅可禁受之最大量。尚不足消滅癆菌。且其爲害無一定部位。人身之任何一器官。皆能受癆病之傳染。故近來有內癆外癆之分。屬於內科者。爲內癆。如肺癆是也。屬於外科者。爲外癆。如骨癆關節癆腹膜腺癆等。皆屬於外科者也。癆病之頑強。旣如上所述。故研究醫學者。日求治癆之善法。近年來利用日光療治外癆者。所在皆有。非曰日光神效。卽曰日光爲治癆惟一之妙術。擯棄以前一切治法不用。而惟日光之力是賴。所期勗於日光者太多。故日光常失其效力。吾人可認日光爲治外癆之一法。而不可迷信其爲唯一之妙術。且此術亦殊不易施行。或地勢不相宜。或氣候不相宜。一曝十寒，更無效驗之可言矣。

若言地勢以高山爲最宜。距地面旣遠。光線之強度。不稍受損失。甚則射於病體之上。功效自然易見。若在地面上。地上之蒸氣。不特折光甚力。并有一定光線。被吸收化爲無有。光線強度旣減。其消毒之力亦隨之俱減。故高山氣候。與地上不同。久住山上。則全身材料變換活潑。材料變換活潑。則食量加增。血內之紅血球。亦較平時大增。就上所述。則高氣候。縱無日光之力。已叫病軀有如許益處。况再加毫未折減之光線。則其易於奏功。自不待言。世上養癆最著之地。首推瑞士。考其著名之由。亦非純恃天氣多晴朗。蓋亦以彼處多山故也。陰雨多處。不能施日光療術。如上濟天氣。非陰卽雨。一年之內。晴天時寥寥可數。療序旣時時間斷。尚何功效之足言。况陰雨多處。空氣潮濕。尤於日光療術有莫大之障碍。故利用日光者。須擇天晴最多之處。若能近水更佳。蓋如此則空氣鮮潔。塵埃絕少。身既適而病亦易瘥矣。

既有明山秀水。又雨澤稀少。此爲意想中最上施日光療術之地。但殊不易得。即幸而能得。尙有一最要之點。不可忽視者。即充分之資養料是也。

癆症之起。大抵由於人身抵抗力薄弱。抵抗力愈小。則癆菌之生殖日益繁。勢力亦即日張。逮人身抵抗力遠遜於菌力時。而病已不可施救矣。抵抗力薄弱之由來。因勞動過度者十之一二。因資養不足者十之六七。若兩項兼而有之。則其致病更易。故癆病多起於貧苦之家。蓋既不得其養。又須終日勞動也。富有之家。衣食豐足。抵抗力較大。故患癆者亦較少。是以欲施日光療術。須先擇相宜之地。既得相宜之地。又須有充分之資養料。但此等食品貧苦家力不能逮。非有資本家慈善家出而維持之。不易辦也。

施治之時。以堦形平地爲宜。但須在避風之處。免北風直吹病人之身。又又不宜靠近高壁。則日光自晨至夕。無間斷時。病者臥蓆上。令患處直與日光接觸。餘處用衣遮蓋。如係瘻管或創傷等。尤須置鐵絲網架於患處。上蒙以細布。以防蒼蠅之沾染。至於施光時間。須漸漸加增。初時僅一二小時。漸漸增至全天。地點於最初施治時。僅限於體面的六分之一。一二星期後。可擴充至全身。惟頭部不宜直受日光之激刺。須時時遮蓋。而兩眼尤須格外加意。以上所述之程序。不過大概。至於斟酌增減。常以病人之體勢與其習慣爲轉移。如不慣受日光者。強施以日光則爲害滋大。此點當注意。

肺病人痰中常帶有無數癆菌。嚥下入腸。則成腸癆不救。故有痰務須吐出。

海帶 — 海藻 — 昆布 — 是

肺癆病菌的大仇敵

毛仁仁

鄉下地方有句土話。肺癆病是破家病。這句話的意思。是說得了這病的人。非但不能工作生利。並且拖上幾年。經濟上直接間接的損失。可以把家產破敗一光。這話在事實上是很不錯的。人的一生能工作生利的年紀。大概是從十五歲至四十多歲。有肺癆病的人。大概都在這個年紀的時候。假使死了。非但一家損失。社會上還失掉一個工作的人。外國人對於這病非常注意。也是這個緣故。現在外國人對於這病治療的方法。雖尙幼稚。但是預防的非常起勁。所以英美等文明國患肺癆病的。現在已逐漸減少。據北平前年警察廳試辦公共衛生事務所編制的死亡統計表。推算我國人因肺癆病而死的。比世界各文明國多出一倍。人稱我國爲東亞病夫國。這話很有點實在。我們聽到。頗有點難爲情。

肺癆病是有一種病菌。所以可傳染。並且傳染的機會很多。病人痰唾內所含病菌。化作氣體。都可憑着空氣做媒介傳到別人身上。開闢新大陸。凡文明種族成年人。大約有百分之九十以上。都被這個肺癆病菌傳染過的。這句話不是臆造瞎說。是世界許多病理學家。用精密的法子考査出來的。是世界學者所公認的。聽到這句話。人類的生命。多麼可怕。但是不要怕。這裏面有一種奇妙的所在。因爲我們身體上有天然抵抗力。在這百分之九十以上數目中。雖屬人人被傳染。不一定人人就會得肺癆病。有許多得了肺癆病的。還能夠不知不覺的好起來。斷了根。這是人體抵抗力強盛的緣故。其餘因傳染成病而死的。在這個數目當中。大約有

[illegible]病菌的潛伏力。固屬很大。我們的身體抵抗力。亦不算小。

中國醫學的好處。是利用人體有自護的抵抗力去治病。凡治療上所奏的功效。都是根據這一點出發的。對於肺癆病。也用這種方法醫治。可是外國人醫病十有九要殺菌。對於肺癆病菌。現在竟還沒有殺他的方法。所以想出種種預防。並設起療養院來。成效固屬很大。需費却亦很多。所在他們社會經濟力充裕的國家。是容易辦到。我國情勢不同。社會經濟力太薄弱。多半窮得要死。政府的眼光力量。也無暇及此。所以萬談不到這個預防療養等問題。我們對於肺癆病。祇好仍用祖傳下來的本領去醫治罷了。但是祖傳下來的本領果眞不錯。那末肺癆病應該逐漸減少。與外國一樣了。何以如上面所說我國人因肺癆病而死的。比世界各文明國多出一倍呢。這句疑問。當然要發生的。可是我有說法。

中國的醫學。不是像新發財的人家。件件東西都要向外採辦的。中醫是像個很久遠很偉大的舊世家。無所不有。無所不備。我們當初進去看的時候。就像劉老老進大觀園。一時眼目都要昏花起來。不過這種遺產。現在要用一點科學的法則。去做一番整理的苦工。並利用一點科學的發明。來幫助一手。換句話說。就是要販運一點洋貨。別種洋貨。要根本謀抵制。這種洋貨要設法去利用。這是很要緊的一樁事。不好坐井觀天。夜郎自大的。上面不是說中醫治療肺癆病。即利用人體自然抵抗力所奏的功效麼。要利用這自然抵抗力。就要配方服藥維持這抵抗力。或增進這抵抗力。凡化痰健胃滋補養陰等方劑。都要隨症採用。這種方劑。載在各種醫書。醫家都知道常用的。但是這遺產裏面還有一種極好的東西。向來束之高閣。為人們所不注意。瞧不起的。就是本草所載「海帶」「海藻」「昆布」這種海菜。是治療肺癆病的必需品。應該依照內經上所說「以飲食消息之」這句話。將這類海菜作

[illegible]功用。本草上說得明明白白。這也是祖傳下來一種本領。現在經過外國人一說。就更加明白。更加值錢了。只是我們平日疏忽。在這副舊家私裏面。沒有仔細檢點。用的時甚少。任聽肺癆病菌這樣猖獗。說起來很是十二分的追悔。

中國本草上說　海帶　海藻　昆布　等的功用。可以消瘰癧。結核。消腳氣。水腫　治癭瘤。化頑痰。並謂多服能令人瘦削。今外國人伊傅恩博士。也是這樣說法。並謂中醫從前有這種發明。實在是由眞確的觀察得來的。這種食物。是肺癆病菌的「新仇敵」。中國海岸線很長。這種海菜很多。採用便利。取價必廉。實為幸事。伊氏這番話。敘在長篇的論文裏面。很有許多可以移作我們本草的新註腳。

要知道這類海菜。怎麼可以治療肺癆病。第一層。要明白含有若干原素。及其成分。第二層。要明白所含原素。對於人體生理上有若何功用。在五十多年以前。外國化學家化驗所得。祇知道這類海菜。含有多量的「碘」質。因此發現了現代商業上「碘」質的大來源。伊傅恩的論文發表。謂關於海藻類植物分析的結果。除「碘」質外。還有不少的「鈣」「砒」「鐵」等質。這類原質。在治療上很可引起我們的注意。或者各種海藻所含原質。各有不同的成分。因此而有不等的治療價值。茲將中國幾種海草分析表列左。

海藻類	各項物質 按百分之幾算 水分	鈣	硫酸鹽	砒（百萬分之）	碘	鐵
海帶	二、七	二、二五	一、八九	二五、〇	一、一六八	——
海藻	四一、五	七、七	二、〇七	五、〇	〇、三三九	〇、〇九二
昆布	二七、三	二、三八	一、九三	二六、〇	一、二三四	——

並將最近分析得幾種普通食物的石灰質。與鐵質成分。列表如下。以備參考。

食物名稱	石灰質（百分之）	鐵質（百分之）
紅蘿蔔	〇、〇九六	〇、〇〇八〇
柿餅	〇、二二四	〇、〇〇三四
荳腐	〇、一一二	〇、〇〇四九
山查	〇、四〇〇	〇、〇三一〇
麥粉	〇、七四二	〇、〇〇一五

食物名稱	石灰（百分之）	鐵質（百分之）
黃荳	〇、二三〇	極微
波菜	——	〇、〇一八二
蘋菓	〇、〇一三	〇、〇〇三〇
牛肉	〇、〇一一	〇、〇〇三八
雞蛋	〇、〇九三	〇、〇〇三〇

碘——中國海藻類所含碘量。比開姆輪發表的動植物中所含碘量較高。普通的「海帶」含碘百分之一、一六八。「海藻」含碘百分之〇三三九。「昆布」含碘百分之一、二三四。化學家利亨脫謂比普通「碘化鉀」的碘量。還要高強百倍。並證明吃過這種海藻以後。人體「甲狀腺」內的碘量。就增加不少。這是因爲這類碘重。比較的容易被脂肪及膠質所吸收的緣故。普通人體。每日平均需要碘質〇。〇三八克。依生理學家甘獨的研究。我們平常只要每一月或二月吃海菜一次。就足以供給體內每日所需的碘質。這是因爲「甲狀腺」內能儲藏碘質的緣故。近時伊維司在美國醫學會報上發表一文。也注意到中國這類海菜。並提議充作平常佐膳食物。照這樣看來。中國這類海菜。確是一種有價值的東西。我國有了這樣出產。眞可說是一樁幸事了。伊氏還說。這種碘質。除醫治瘰癧等病外。還可以治療「甲狀腺」腫。氣管支炎。水腫等病。這類說法。是不是與我國本草所載的意思大同少異。閱者一看就可明白。可是說到這裏。說話將要多起來了。如何能消瘰癧。消結核。如何能治氣管枝病。消水腫。化頑痰。都應詳詳細細。有一個交代。恐怕說得太長。閱者厭煩。只好將「碘」與「甲狀腺」的關係。說個明白。其餘就不必嚕囌了。

喉」與「甲狀腺」的關係[illegible]「甲狀腺」位於[illegible]的前面。分兩外葉。在附近氣管的上部。由中部使兩葉相連。這相連處名曰「甲狀腺峽。」兩葉寬約一英寸又四分之一。沿喉向上約二英寸。這個腺質。係閉合的泡及囊所組成。裏面爲上皮細胞。並含一種濃厚的半液體質。(類膠質)有許多毛細管圍繞於周圍。動脈有四。所以得血很多。有纖維若干。維持這腺的位置。附着於喉的兩旁。並氣管後面的筋膜。這腺的內分泌。可以激起心臟的活動。增加血壓。且能免去肥胖病。於身體的滋養。有重要關係。這就是甲狀腺內能夠儲藏多量碘質的緣故。中國本草上說。多食昆布。能令人瘦削。其實就是肥胖人食之能瘦削耳。與這裏所說能免肥胖病。道理是一樣的。「若甲狀腺」的內分泌缺乏「碘」素。在兒童的時候。就可的阻礙身心發育。在成人的時侯。就可以阻礙新陳代謝。低落心靈能力。所以甲狀腺不可發腫。不可變性。凡病腫或變性。就是缺乏「碘」質的緣故。要治療這個病。就非有含碘的食物不可。若碘素供給充分。甲狀腺卽可不病。甲狀腺不病。心臟的活動。就不至弱衰。血壓的常度。就不至減退。新陳代謝如常。心靈能力如常。就是抗病的能力。也不至於不如常。甲狀腺關係於身體健康。如此重要。邪末碘質在甲狀腺的內分泌裏面。是個主要原素。於健康。有重要的功用。就更明白了。

鐵——海藻內鐵質的成分。爲百分之〇、〇九二三參觀上列二表。就知道海藻含鐵成分。比普通食物爲多。鐵質在人體內。需用甚重要。這是人人知道的。凡運載養氣。以供全身各部的需用。統是鐵質的功效。我們能夠將這種含鐵質的海藻。加入平常膳食。作爲蔬菜。必可供給人體所需的鐵質。但是說到這裏。還要附帶聲明幾句話。人體需要的鐵質。一定要從有機物裏面來的。並非無機鐵素。若是無機鐵素。祇有興奮作用。如市上所售韋廉士紅色補丸。裏面所混合的。是硫酸鐵百分之十三。這是無機鐵素。雖能興奮一時的精神。並非有機的鐵質。是[illegible]各人不要上他的當。我們將來對於這類丸藥。另有專論刊登。現在惟恐閱者誤會。所以預先附帶聲明幾句。

鈣——海帶含鈣百分之二、二五。海藻含鈣百分之七。二七。昆布含鈣百分之二、三八。參觀上列二表。就可知道海菜含的鈣成分。較普通食物高出多倍。並且平常食物內的鈣質。只有極少部分。能被人體吸收。海菜內的鈣質。比較上面是很容易吸收致用的。可以輔助血液的凝結。調節心臟的動作。凡成年人需要量很多。於健康上有重要關係。

砒——平常食物內。含砒的很少。海帶含百萬分之二五。海藻含百萬分之五。昆布含百萬分之二六。能刺戟人體內新陳代謝的作用。伊氏謂海菜治療肺癆病的功效。是含「砒」與「鈣」的關係居多。以上說的。是這類海菜所含的原素及其成分。並各原素對於人體生理上的功用。寫了一半天。說得天花亂墜。却還沒有談到怎麼可以治療肺癆病。我們知道閱者必定不耐煩。不顧意往下面再看了。可是上面不是說過中醫治療肺癆病。就是利用人體自然抵抗力所奏的功效麼。因被肺癆病菌傳染以後。人體抵抗力不足。或因肺癆病菌傳染過多。人體抵抗力薄弱。病菌得到這樣好的新大陸。就生子傳孫。興旺起來。病人就不知不覺的。咳嗽咧。吐痰咧。胃口不開咧。精神疲倦咧。咯血咧。發熱咧。肌肉日瘦咧。夜不安眠咧。種種應有的症狀。陸續發現出來。成功了肺癆病。可是根本上不外乎心臟日衰。血壓無力。新陳代謝阻滯。心靈能力低落。若於險象未露時期。根據我們祖傳下來的老本領。用適當方劑。對症治療。並用這類海菜爲佐膳食品。有砒。有鈣。有鐵。有碘。一可激起心臟的本能。二可增高血壓的力量。三可促進新陳代謝的作用。四可恢復心靈能力的常度。身體健康既日進。抵抗能力必日強。抵抗能力既日強。肺癆病菌。就不適於生存。不生存。卽死滅。肺癆病就可痊愈。就可斷根。這就謂之肺癆病菌的新仇敵。照這樣看來。仍是間接的力量。好比君子道長。小人道消。這是用王道致太平。不是用武力戡禍亂。我們販運一點洋貨。寫滿這張紙頭。像煞中醫西洋化。擱筆一笑。

新本草（續）

劉曜曦

(大茴香)含有揮發油。固油。樹脂。象膠。蘋果酸。石灰。糖分。單甯等。爲一種之興奮。驅風劑。故小兒之風氣及腸胃病時可用之。

(山　藥)爲滋養強壯藥之一。

(山　查)消化不良時可以用之。

(山豆根)爲解毒藥之一。咽喉腫毒時可以用之。

(山　椒)爲解毒殺蟲藥之一。

(小豆蔻)乃東印度天然產薑科植物之果也。爲長卵圓形。三房性且有鈍稜。各房內有不正形帶有橫紋之類赤色種子五六個不等。其主要用途。則加入於他藥內而爲一種之芳香矯味藥。

其外。尙具有消化及驅風作用。而尤以夏期下利時。取二三個去殼。咀嚼嚥下之。甚有效。

(土木香根)往時用之爲發汗。利尿。祛痰。通經等用。再慢性皮膚病時亦有外用之者。(此時用爲溫罨劑。)但其作用殊甚微弱。其主要之成分。則頗有防腐之效。近時多賞用之。

(川　芎)川芎之原植物。乃屬放繖形科之一種也。據酒井氏之報告。則謂川芎之作用。均在其揮發油內存在之。具有興奮延髓內之血管運動中樞。呼吸中樞。及脊髓內之反射中樞。並且有麻痺大腦等諸作用。如用大量時能麻醉大腦及腦幹並各中樞等。然此川芎如用適量時。則具有蘇生作用。

(川山甲)痲疹。痘瘡。疥癬等時用之。亦有用之爲催乳劑者。

(三　稜)有鎭痙作用。

(牛　胆)屬苦味劑之一。消化不良時可以用之。

(牛　膝)能治骨節疼痛。淋疾等。

(牛　黃)小兒驚風時用之。印度人則用之爲解毒藥之一。

(牛蒡根)其主要成分爲少量之糖質。鞣質等。與他藥配合之。以治慢性皮膚病疥癬。風濕及梅毒等。乃一種利尿發汗藥也。

(天門冬)能滋養身體兼有祛痰之用。

(天南星)有鎭痙祛痰。健胃諸效，此外尙能發汗驅蟲。

(天　麻)爲鎭痙藥之一。

(天竺黃)其主要成分爲珪酸(七〇%中)風及神經痛時可以用之。

(木　香)有健胃。發汗。收斂諸效。又能除蠹。故嘗爲薰衣之用。

(木　通)爲利水藥之一。

(木鼈子)木鼈子或稱木蟹。主要成分爲脂肪油。用之爲治瘡藥。但亦能利大腸。

(木　瓜)霍亂。中暑。吐瀉。轉筋。脚氣等時可用之。

(水　仙)根能消腫。花則用之爲婦人通經之用。

(水　銀)諸種皮膚病。又殺蟲及驅梅時用之。

(五加皮)疝氣腸疼時用之。爲強壯藥之一。

(五味子)有祛痰。滋補。收斂諸效。

(五倍子)其主要成分爲單寧酸(六〇—七七%)故有止血收斂。保護。制瀉等用。

（未完）

傷寒今釋（續）

陸淵雷

據下文陰脈微陽脈微推之宋版注一作微者。極爲允當。且本條文意。與他條不同。諸注亦未明切。汪氏云。脈微二字當活看。此非微弱之微。乃邪滯而脈道細伏之義。邪滯於經。則表氣不得條達。故陽脈微。邪滯於府。則裏氣不能通暢。故陰脈微。先汗出而解。仲景無方。千金云宜桂枝湯。湯本氏云。此條以脈法辨汗下異治。系喫緊要語。學者不可不謹記。案振慄而汗。卽後世所謂戰汗也。其證候甚險惡。經驗少者。每致驚惶失措。今輒舉諸書所論戰汗證數則。以爲臨床之助。

傷寒證治明條云。凡傷寒疫病戰汗者。病人忽身寒鼓戰慄。急與薑米湯熱飲，以助其陽。須臾戰定。當發熱汗出而解。或有病人惡熱。盡去衣被。逆閉其汗。不得出者。當以生薑豆豉紫蘇等發之。有正氣虛。不能勝邪。作戰而無汗者。此爲難治。若過半日。或至夜而有汗。又爲愈也。如仍無汗。而神昏。脈漸脫者。急以人參薑棗煎服以救之。又有老人虛人。發戰而汗不行。隨卽昏悶。不知人事。此正氣脫而不復甦矣。又云。余見疫病有五六次戰汗者。不爲害也。蓋爲邪氣深。不得發透故耳。又有二三次復舉者。亦當二三次作戰汗出而愈。

醫林繩墨云。應汗而脈虛弱者。汗之必難。戰不得汗。不可強助。無汗卽死。當戰不得用藥。用藥有禍無功。要助其汗。多用薑湯。

續醫說引王止仲文集云。一人病傷寒期月。體兢兢而振。齒相擊不能成語，仲賓以羊肉斤許熟之。取中大臠。別以水煮良久。取汁一升。與病人服。須臾戰止。汗大出而愈。

溫疫論云。應下失下。氣消血耗。卽下亦作戰汗。但戰而不汗者危。以中氣虧微。但能降陷。不能升發也。次日當期復戰。厥囘汗出者生。厥不囘汗不出者死。以正氣脫。不勝其邪也。戰而厥囘無汗者。眞陽尚在。表氣枯涸也。可使漸愈。凡戰而不復。忽痙者。必死。痙者。身如尸。牙關緊。目上視。凡戰。不可擾動。但可溫覆。擾動則戰而中止。次日當期復戰。又云。狂汗者。伏邪中潰。欲作汗解因其人稟賦充盛。陽氣冲擊。不能頓開。故忽然坐臥不安。且狂且燥。少頃。大汗淋漓。狂燥頓止。脈靜身涼。霍然而愈。

證治要訣云。六七日侯至。寒熱作汗之頃。反大燥擾。復得汗而解。蓋緣候至之時。汗已成而未徹。或者當其燥擾誤用冷劑。爲害非輕。不可不審也。

鐵樵先生云。戰汗一證。傷寒疫病皆有之。其證象最爲險惡。戰而得汗。固可以霍然而解。若不得汗。便有生命之虞。且何故戰汗。昔人亦未明言。卽疫病亦非定須戰汗者。惟不明其故。事先不能預知。臨戰不能辨別。其重者與痙厥極相似。誤用開竅藥或瀉肝藥。輒變病而成不治之證。時醫莫名其妙。不自知用藥誤而殺人也。凡虛體冒邪。其來暴。其入深者。必戰汗。戰汗之病。雖初病亦從少陰起。其有見太陽證者。多半必兼見少陰。所以然之故。實則太陽。虛則少陰也。不過由太陽傳變。經過汗下等治法者。例以但頭汗出耳聾倦臥脈沉細爲少陰。若初起卽見少陰者。少陰證恆不全。或太陽證頭項強痛之外。（未完）

跋漢譯皇漢醫學

馮超

超嘗讀陸師淵雷所譯日人湯本右門衛皇漢醫學之一章。深佩日人于學業之深造。藝術之精進。未嘗不歎息國人對于中國學術之暴棄。反爲鄰邦人士所整理而研精。湯本宗我國醫聖張仲景之學說。得東洞丹波和田啓十郎之薪傳。廣采羣籍。以科學原理解釋先輩之說。融會中西。成皇漢醫學。博大精深。洵屬難能可貴。非學術深造。識見精卓。曷克臻此。超心儀其人。恨未得窺全豹。曾上書陸師。以遂譯全部爲請。師因事叢脞。著述未遑。今夏。劉先生泗橋從事迻譯。聞之。不禁距躍三百。復得讀其書。先生以犀利之筆。雄健之文。直譯刊行。嚴侯官所標信達雅三義。兼而有之。蓋醫學之難譯。較他科學尤甚。必須于醫學有深切之研究。方能勝任而愉快。反之。則紕繆百出。貽誤後學。甚且流毒蒼生。是書殺青之日。醉心歐化之新醫。可以一醒其迷夢矣。總理曰。欲復興中國必須復興中國文化自信力始。今者天日重光。我師及劉先生迻譯是書。其亦復興中國文化自信力之先聲與。劉先生者。我師之摯友。共負改進中醫之使命。創國醫學院者也。

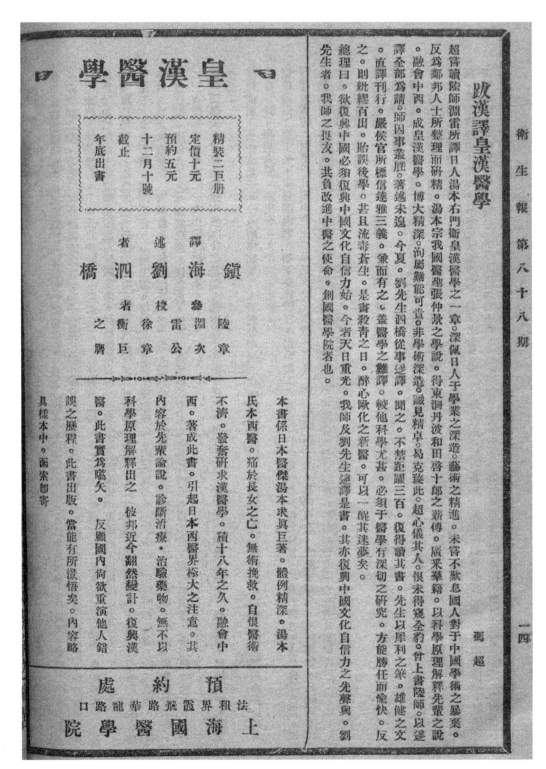

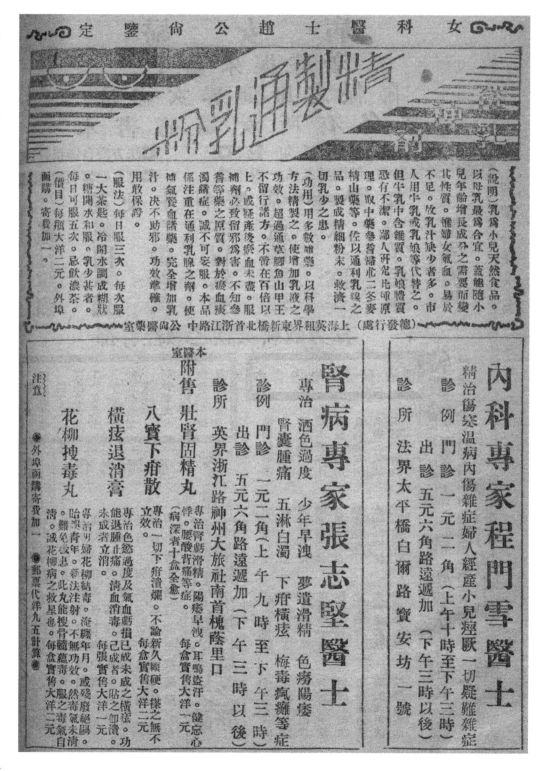

第一卷　第八十九號

HYGIENIC WEEKLY

衛生報

主編
丁濟萬
趙公尚

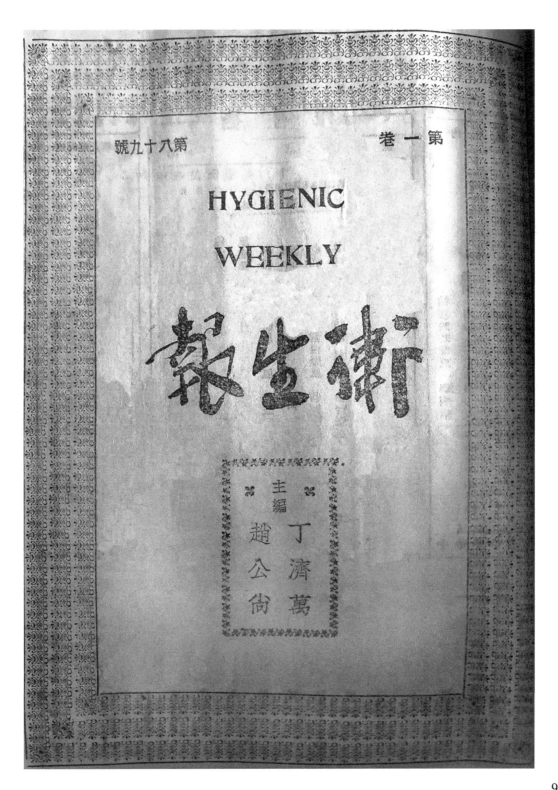

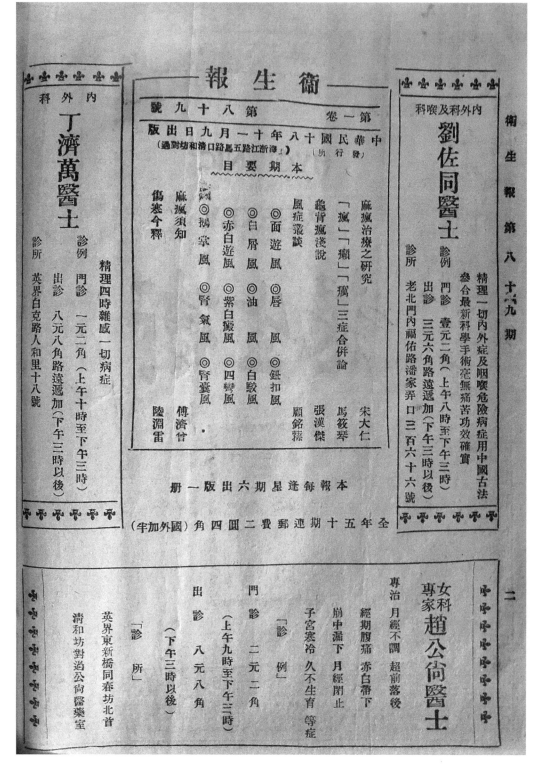

衛生報
第一卷 第八十九號
中華民國十八年十一月九日出版
（發行所）上海浙江路五馬路口清和坊對過

本期要目

本報每逢星期六出版一册

全年五十期連郵費二圓四角（國外加半）

癩瘋治療之研究

宋大仁

癩瘋救濟會副會長伍連德博士嘗曰。中國爲世界癩瘋患者最多之國。全國計一百萬人。而接受醫藥救濟之少。亦爲世界冠。蓋一百萬人中。經醫生救治者。祇有五千人。國人現已開始注意。廣州福州。均已建有隔離病院。但規模狹小。殊不濟事。在二十萬之癩瘋病人中。祇有二千人現在診治中云云。可知癩瘋病者之衆。及治療之不得特效藥。誠爲憾事。此吾人應當努力研究者也。近見廣東普寧白馬南方醫院院長陳希伯先生發表治癩瘋經驗靈方。極有研究價值。茲特錄之。并附鄙人與陳君商榷書於後。以便讀者之討論及試驗。如蒙指正。盼甚幸甚。

◎陳伯希君原文

（上略）中國的舊見解。以爲癩瘋是從誤食毒物。受了地上的濕氣。和不規則的性交。種種傳染的。對於治療癩瘋的老式法子。也是多得不奈煩。寫出來。治療的藥物。像用泥龜、日乾黃皮猫、日乾田雞、壁虎、草根、樹皮、甲蟲、蛇、虱、種種。但也是大多數像「望梅止渴」「畫餅充飢」同樣。徒使病人多受活地獄之痛苦耳。沒有什麼濟事的。

近世科學昌明的時代。中國舊學說乍在淘汰中。經許多醫學家的潛心研究。始知癩瘋的發生。是由一種癩瘋特桿菌所傳染的。更經許多研究。再登明許多治療特效良藥。使痛苦沒告終身絕望的許多患病百姓。得出死入生。再見光明世界。我想凡抱病的。一定要歡喜得發狂呀。

但如今既有這麼多治療藥物。爲什麼中國的癩瘋毛病還是這樣多。這是怎麼講呢。唉。說起來傷心。有很多因經濟和環境的壓迫。有很多不會堅持其治療的恆心。爲這兩種大原因便生出上面的傷心事情。這是多麼可惜呢。

數年來。癩瘋人向本院就治的。凡四十餘例。統計用西藥治愈的佔十分之二。用漢藥治愈的佔十分之四。治療中止的佔十分之三。治療至數年不能完全醫治的佔十分之一。從此可知道是病治療之艱難了。

本院宗旨在救濟抱病者。故不分中西藥物均都採用。乃以能達治愈爲目的。並不分彼此的。故西藥如咳逆蘇根、鈉司丁、鈉臭油磷、砒、安獺露等。曾經臨床實驗。雖有效果。總不像漢藥的美滿。雖漢藥西藥同要經長時間的治療。而西藥尚要經種種施藥手術。漢藥則否。（讀者諸君不要誤會。這是本院從臨床上所得的經驗。並非排斥西藥的意思。）至於治療中止的頂大原因。便是怕施手術的種種痛苦。和沒有許多金錢。便使這癩瘋惡魔不能肅清。綜上種種原因。本院對於是病便專一採用漢藥治療。漢藥處方。乃用許多漢藥製成藥片內服。法子簡單。不像用西藥這樣麻煩。這藥片服後也並沒有什麼劇烈的反應作用。按本院治療的經驗。凡普通麻瘋不過費二十幾元錢。便可和病魔脫離關係。這是多麼快活和便宜的事呢。不過這方對於醫治神經性癩瘋的效力比較稍遜耳。本院雖經研究。尚沒有想出法子可以補救。這實在是一個缺憾呀。今把該方刊于癩瘋季刊。願抱病和讀者諸君作切實的試驗。（下略）

癩瘋處方

川連 三錢　防風 五錢　木瓜 二錢　鱉甲 三錢
桂枝 五錢　白蚋 五錢　黃柏 二錢　荊芥 四錢
白菊 二錢　胡麻 三錢　合油 三錢　蘄蛇 三錢
連翹 二兩　羌活 四兩　白附 五錢　牛七 二錢
硃砂 三錢　靈仙 二錢　牛艮 四錢（即馬前）海馬
三錢大風子油 一兩　（該藥本爲大風子本院代用大風子油效力更佳此藥可於藥房中購得）枝子 二錢　獨活 四錢

天麻　三錢　龜板　三錢　全蝎　五錢　梅片　三錢

（說明）有錢者可加元麝數分至數錢。無力者可以免去不用。無甚緊要。

上面藥料可至普通藥舖選購新鮮藥料。當晒乾研至極細。與飯粒和藥搗爛製成藥片。雄精米在太陽晒乾之。每服約一錢。每天三次。飯前以飯湯送下。服後如胃不安。可以減服至數分。由少漸增至以上所定的分量。若病人受藥無阻。則大風子油可酌加至二三兩。如遇病人服藥後身體過於辛苦者。可用下方服之。

銀花　一兩　皂莿　二錢　土茯苓　一兩　用水煎成。代茶飲服。一天服完。

結論

（一）此方積數十年之經驗而成。統計經此方治愈者約三百七十餘人之多。

（二）此方服後約一二月。患部當高凸而變紅色。至三四月暫淡而脫屑。雖不脫屑而病亦將消沒無形矣。然亦當繼續再服數月或一二年以防復發。

（三）服上方後至六個月皮膚必有麻木而轉知覺且皮膚必見油潤。力量漸漸復原。

（四）服用上方當由少漸增。以免嘔吐及阻礙消化之反應。

（五）服上方一二月之後。患部反變高。色淡而隱。更轉紅色。病者見此每大失所望。然此爲好現象。病者幸勿誤會。

（六）此藥價值除元麝稍昂外。全料不過數元。雖極貧者亦能辦到。而效力非常之大。故要救濟患病者非此方莫屬也。

◎與陳君論痲瘋症治法書

（上略）前月偶於上海新聞報見載治癩用中藥之效驗消息云。濟南痲瘋病醫院院長海貝博士。將痲瘋季刊二卷四期所載中藥方試驗。結果甚佳。驚嘆中藥之靈效云云。後於圖書館中得覽該刊。藉知先生憫是患者之傷心慘目。潛心研究救治之法。佛說入地獄救衆生。不過如是。復將臨床實驗公開發表。一洗舊醫祕不示人。傳子不傳女之惡習。先生目光遠大。學識卓絕。羨佩羨佩。閱方內有白蚲合油二味。本草一時檢查不著。未悉白蚲是否白蠟。合油是否蘇合香油之別稱。請示知爲幸。先生說明中有云。「不過是方對醫治神經性痲瘋的效力。比較稍遜。雖經研究尙沒有想出法子。可以補救。這實在是一個缺憾呀」鄙人對於中西醫學。亦學習有年。竊思彌逢此缺。故敢冒昧以一知半解。爲先生陳之。痲痺癩。侵害神經。故又名神經癩。因細菌侵入肌實質間之結締織內。而起細胞浸潤。遂致細胞肥厚。肌實質被其壓迫。而終萎縮消失。始則限於數小部。漸次增大。遂及全身。痛覺溫覺。全然消失。以神經纖維鞘亦致肥厚。神經所以肥厚者。不外乎炎症。而炎症之病理現象。又不外乎血管系統之障礙。與局部組織之營養障礙。況桿菌又能直接侵入血管中動脈壁。則起增性動脈炎。於是內腔狹窄。亦能致循環障礙者。夫西醫之所謂炎症。卽中醫名之痰瘀內阻。先生經驗之方。與千金（唐孫思邈著）治神經實質病之藥相合。若因營養神經受病。肌肉失於營養而壞死者。故用此方治之有效。若循環障礙。神經發炎。而痲痺者。則治宜消炎去瘀。徒治神經無益。治病必求其本。與其謂爲神經性。無甯謂之炎性。或瘀性也。考癩病雖有結節性。痲痺性之分。然以混合性者爲多。日人湯本求眞氏。本畢業於金澤醫大。因其長女歿於疫痢。知西法治療學。未遵完善。奮而研究中醫。嘗論癩病曰。斑紋癩及結節癩者。可以驅瘀血煎丸散。及瀉血法治之。神經癩可用附子劑。驅瘀血丸。生牛乳主治之。茲舉先哲之治驗二三節。以資參考。

（一）一婦人三十歲。患癩症三年。眉毛脫落。鼻梁腫赤斑如雲。手足痲痺。月經不通。余作抵當丸飲之日三錢服後三十日。

下血數升後。一百日全愈（古方便覽）（按抵當丸爲蝱虫二十個水蛭卅個大黃三兩桃仁三十個）

（二）一婦人面色紫黑。全身肉脹。余刺委中（膝膕窩）放出血與折衝飲（桂枝茯苓丸之類）服之而愈。（生生堂醫談）

（三）淡州人某。患惡疾一身不知痛癢。兩便失度。其面微腫。有光。眉毛脫落。先生與桂枝加朮附湯（桂枝加茯苓朮附湯去茯苓兼用應鐘散。川芎大黃等分爲末）及七寶丸服之。數月疾自若不差。更用伯州散三錢。服五日。小便悉血二日叉吐沫臭不可近。後瘳復常。（續健珠錄）

（四）一男子全身乾燥。觸之如柿漆紙。眉毛脫落。余治此症。一日與化毒丸。即生生乳加味方。（生生乳方、爲水銀九錢、砒石三錢、硝石十六錢、明礬十二錢、綠礬十八錢、雲母十五錢、食鹽十五錢、青鹽三錢五分、八味搗篩爲末、按次調合之，內甕中密封之、蓄積凡十旬以上、而取出燒之但燒石藥末二十錢許、如胡麻子大、辰砂爲衣、以砂糖湯下二丸（見黴毒祕錄）一日與龍門丸。如次者月餘。後與浮萍加大黃湯乃愈。（生生堂醫談）

由此觀之。治癩宜消炎去瘀。已無疑義矣。鄙人家藏癩病靈驗方一本。能治所謂「癱爛敗絕」之症。茲錄於後。以便研究。

（一）■東華玉髓■尹蓬頭眞人傳。以壬子油爲君。（即大楓子）壬子生東夷島。故以此名。

（效　能）治大風紫黑痿痺。癱瘓、攣屈。喎邪、臭爛、危篤者。不過一料全愈。

（藥品用量及製法）大楓子依法取油四兩　沒藥、滴乳香、血竭各二錢　牛黃五錢　麝香五分　阿膠一錢　琥珀珍珠各二錢　雄黃五錢　地龍火炙去土七錢　冰片三錢　芒硝八分

右研末、隔湯化油藥攪勻。如夏署油不肯凍。不能成膏。以苡米炒熟。研末加入。爲丸服亦可。

（用　法）每服一錢。內熱者柿餅湯下。內寒者花椒湯下。平常者溫酒下。附加減法如左。

（紫雲風）去牛黃芒硝。加血竭一錢、乳沒各四分。

（雲顏或形不退腫起）以艾作小炷四圍團圓灸。每灸五七圍。泄其氣即愈。

（蛇皮風魚鱗風）加白花蛇末一錢、冰片二分。有細瘡乖癘同治。

（漏蹄白癜風）加牛黃三分。

（臭）加水飛雄黃末三分五釐。

（冷癱瘓）加羌活、獨活、歸尾、各五分。

（瘦弱者）去芒硝加人參五分。地骨皮、柴胡各三錢

（內熱者）加川芎、白芍、黃芩、山梔、各二錢。歸尾一錢五分

（爛　瘡）用枯礬四兩、硫黃、信石（煅），各一錢。花椒三兩。生礬五錢。蛇牀二兩。共爲末。用猪油調敷。

（手腿大爛不收斂）用黃蠟一兩。東丹五錢。膩粉二錢。乳香、沒藥、車米、各三錢。研細乾摻。

（風　癬）用蛇牀子、雄黃、砒、等分爲末。醋調。青布包之。重重頻擦。

（癢瘰塊）用車米、硫黃各一錢。大風子一兩。樟、冰、雄黃、各二錢。爲末。以生芝麻二合。炒黑。研和如泥。如牛布包擦瘰上。四五日愈。爛者不用。其破者皆屬脾經毒已從擦處出。內服追毒則自愈。

（起泡者）用蛤粉、車米、石羔、乳香、等分研末敷之。

（眉落者）用荆芥、防風、白芷、蟬殼、天麻、首烏、羌獨活。各五錢。壬子肉四兩。牛蒡子、大黃、各六錢。

（赤　眼）加菊花五錢。

（兩眼痛）去大風子二兩。加全蝎七錢，蜜丸桐子大。臨臥以方中

止去大風子。將各藥剉劑煎之。送下五七十丸。

(生　眉)用牙皂炒。加麝香少許。鷄蛋油調。牛絹包擦眉稜上。二十日可出。

(黑　斑)用牙皂、鹿角屑、白附子、等分爲末。姜汁調塗。

(手足處發腫成瘡)卽將蓖麻子、巴豆、玉子、打成膏。貼之。其臭水倘出滋涎。敗惡不可聞。以菖蒲草根炒末。罨上卽乾癟。如臭水流盡則愈。急服補氣血藥。三年方保全生

(二)■調榮丸■

(效　能)治大痲瘋麻。癱曳喎風。癲風。諸癩。

(藥品用量及製法)川芎　蘇木　丹皮　蒲黃　沒藥　乳香　草烏　血竭　烏藥　菖蒲　黃芩各一兩　益母草　生地　敗龜板　熟地　夏枯草　枸杞　當歸各四兩　阿膠　苦參　蓯蓉各二兩　知母地骨皮　人參各一兩五錢　瑣陽五錢牛膝　銀柴胡　藁本　升麻各三兩　桃仁　芍藥　柴胡　紅花各一兩五錢

右藥共研細末。蜜丸桐子大。

(用　法)卯午酉時各服百丸。乳酪湯下。

(三)■附雄散■

(藥品用量及製法)歪附子一只生搗。雄黃　白附子樟冰　各二兩　白芷　杏仁　草烏　南星　半夏　牙皂　蛇牀子各五錢　白芨　白蘝　川椒各一兩　川烏　車米　山茨菰　五倍子各七錢　蝎尾　殭蠶各一兩二錢　蟾酥三錢　右藥爲末。

(用　法)以姜蘸擦斑剝腫塊上。須於密室內擦、如見風觸之。則病反凶。如手指足趾皮肉痲木。用藥末一兩、白芨一兩。和勻。先以秦椒透骨草煎湯。傘洗痲處。再用柏葉薰蒸。用火酒調藥燉爲膏子搽上。漸平復。

(四)■八將驅邪散■卽八將驅追魂丹。又名三聲散。

(效　能)大風癱爛敗症。

(藥品用量及製法)麝香三分　以山甲炙一兩　蜈蚣炙去頭足三錢　土狗炙　地龍去土炙　番木鱉酥炙　金鼎砒　雄黃各五錢

右藥爲末。

(用法)每服三釐。温酒下。服七日停七日。服退藥一月。又服之。不然。如人素弱三服。三日就服退藥。五日服補藥。三日再服之。使人牙齒浮爛。昏潰疲敗。飲食不進。幾於無救矣。附退藥補藥如下

(退藥)乳香、沒藥、血竭、硃砂、當歸、元參、延胡索、桑寄生、牛黃。沉香、各等分爲末。蜜丸服。

(補藥)桑螵蛸、晚蠶蛾、銀柴胡、仙靈脾、牛膝、防已、紅花、破故紙、柏子仁、天冬、右爲末。蜜丸桐子大。每服九十丸。酒下。日進二次。

(五)■神仙換骨丹■

(效能)治鼓搥軟癱乾風瘤癘痲木。委困倦敗等症。

(藥品用量及製法)大黃　白芷　槐花　川芎　防已各一兩　乳香　沒藥　木香　沉香各三錢　蒼朮二兩　細辛　苦參各一兩五錢　紫萍三兩　麝香五分　草烏五錢　炒三錢　生三錢炒黑共一兩一錢

右爲末用去節麻黃半斤煎膏加蜜丸彈子大約重二錢硃砂爲衣

(用　法)每服一丸。臨臥葱酒磨服避風。

(備　考)又一方去蒼麝。加當歸、防風、花蛇、木鱉子。

(六)■白龍丸■又名輸龍丹

(效　能)治風濕腰膀以上肩背大痛。肘膊彌軟。趾筋難舉。傴僂脊高。

(藥品用量及製法)乳香、沒藥、川烏、草烏、地龍、南星、各等分爲末。酒糊丸。

(用　法)每服四十丸。或酒、或荊芥湯下。服至四兩除根。外以石

補煎湯洗沃。

（七）◘鉛汞膏◘

（效　能）治風癩血枯。手足彄攣。身內乾憔。骨瘦如柴者。

（藥品用量及製法）蘇木十斤。碎研以水三四桶煎。試滴水不散。去渣。加紫草二斤。當歸、紅花、各一斤。剉碎入內。再煉去渣。再加乳香、沒藥、血竭、沉香、檀香、香蛇、人參、麝香、各等分爲末。白蜜二斤。同煎煉成膏

（用　法）酌量服之。

（八）◘香珠散◘

（效　能）治大痲風足底穿爛者。

（藥品用量及製法）木香、硃砂、車粉、赤石脂（煅）、東丹。加沒藥、乳香。各等分研細末

（用　法）先以茶葉、川椒、煎湯洗淨。摻上。外用棉紙。用麵糊貼上七八層。不數日內長平。

（九）◘生眉方◘

（效　能）治落眉。

（藥品用量及製法）皂角（煅）、鹿角（煅灰）。等分爲末。

（用　法）用生姜搗勻。頻擦眉稜骨上。則漸生眉。

（十）◘舒攣湯◘

（效　能）治手指攣曲者。

（藥品用量及製法）薜荔枝葉梗各一斤。川椒三兩。側柏葉四兩。

（用　法）煎濃汁。久洗。自然伸直。

按右列經驗諸方治法。皆以活血去風。消炎散瘀爲主（藥旁有圈者皆是）。對於癩病確爲良劑。鄙意以爲以先生經驗之方。合東華玉髓。複方施治。更臻完善。想不難奏效於神經性者。請先生於貴院中一試之。效能若何。尚盼見示。以便研究。未悉尊意以爲然否。（下略）

癘癩瘋三症合併論

瘋　此證古名癘風。癘風者。有毒之風也。經云。脈風成爲癘。又云。癘者。有榮氣熱胕。其氣不清。故使其鼻柱壞而色敗。皮膚潰瘍。毒風客於脈而不去。名曰癘風。今人呼爲大痲風。一因風土所生。中國少有此證。惟烟瘴地面多有之。一因傳染。或遇生痲風之人。或父母夫妻。家人遞相傳染。或在外不謹。或糞坑房屋牀舖衣被不潔。一因自不調攝。洗浴乘涼。希圖快意。或露臥當風。睡眠溼地。毒風襲入血脈。其因名雖有三。總屬天地癘氣。感受不覺。未經發泄。積久而發。遍身痲木。次起白屑紅斑。蔓延如癜。形若蛇皮。脫落成片。始發之時。自上而下者順。自下而上者逆。漸來可治。頓發難醫。風毒入裏。化生爲蟲。蟲蝕五臟。則形有五損。肺受病。先落眉毛。肝受病。先起紫皰。腎受病。脚底先穿。脾受病。遍身如癬。心受病。先損其目。此爲險證。又有五死證。如痲木不仁者。爲皮死。割切不痛者。爲肉死。潰爛無膿者。爲血死。手足脫落者。爲筋死。鼻梁崩塌。眼弦斷裂。唇翻聲啞者。爲骨死。若五死見一。卽爲敗惡不治之候。此證初覺。卽服萬靈丹汗之。次宜神應消風散追風散。磨風丸。次第服之。牙齦出血。用黃連貫衆等分煎湯漱之。外搽類聚祛風散。兼用地骨皮荆芥苦參細辛各二兩。河水煎湯。浸浴薰洗。若遇損敗之證。在上部。則服醉仙散。在下部。則服通天再造散。若鼻梁塌壞。用換肌散服之。患者稍露虛象。卽以補氣瀉榮湯服之。兼用何首烏酒飲之。若能淸心寡慾。戒口早治。或有可生。若口味不能淸淡。色慾不能斷絕。卽愈後。仍不免再發。終於不救。

「按」風氣與太陽俱入行諸脈俞。散於分肉之間。與衛氣相干。其道不利。故使肌肉憤䐜而有瘍。衛氣有所凝而不行。故其肉有

不仁也。癘者有榮氣熱胕。其氣不清。故使其鼻柱壞而色敗。皮膚瘍潰。潮寒客於脈而不去。名曰癘風。或名曰寒熱。脈風成爲癘。惡疾大風有多種不同。初得雖遍體無異。而眉鬚已落。有遍體已壞。而眉鬚儼然。有諸處不異好人。而四肢腹背有頑處。重者手足十指。已有墮落。有患大寒而重衣不煖。有尋常患熱。不能暫涼。有身體枯稿者。有津汗常不止者。有身體乾癢徹骨。搔之白皮如麩。手下作瘡者。有瘡痍荼毒。重疊而生。晝夜苦痛不已者。有直置頑鈍。不知痛癢者。其色亦有多種。有青、黃、赤、白、黑。光明枯暗。此類狀貌。全不相同。

癩 即內經癘風。受天地間肅殺風氣。酷烈暴悍。最爲可畏。(一)因風毒。或汗出解衣入水。或酒後當風。(二)因溼毒。或坐臥溼地。或冒雨露。(三)因傳染。然未必皆由外也。內傷飲食。熱毒過甚。大寒大熱。房勞穢汚。以致火動血熱。更加外感風寒冷溼而發。初起身上虛癢。或起白屑紫雲。如癜風然。或發紫泡疙瘩流膿。上先見者。氣分受病。上體必多。下先見者。血分受病。下體必多。上下俱見者。氣血俱病。從上而下者。爲順風。從下而上者爲逆風。但從上從下。以漸來者可治。頓發者難愈。治失其法。以致皮死麻木不仁。脈死血潰成膿。肉死割切不痛。筋死手足緩從。骨死鼻梁崩塌。與夫眉落眼昏。唇翻聲啞。甚則蝕傷眼目。腐爛玉莖。攣拳肢體。病至於此。天刑難解。

「按」此證多由勞傷。氣血腠理不密。或醉後房勞沐浴。或登山涉水。外邪所乘。衛氣相搏。溼熱相火。血隨火化而致。故淮揚嶺南閩越間多患之。治當辨本證、兼證、變證、類證。陰陽虛實而治焉。若妄投燥熱之類。膿水淋漓。則肝血愈燥。風熱愈熾。腎水愈傷。相火愈旺。反致敗證矣。

癘 即大風也。又謂之癩風。俗又名爲大麻風。此病雖名爲風。而非外感之風。實以天地間陰厲濁惡之邪。或受風木之化。而風化熱蟲。或受溼毒於皮毛而後及營衛。或犯不潔。或因傳染。皆得生蟲。蓋蟲者厥陰主之。厥陰爲風木。。主生五蟲也。蟲之生也。初不爲意。而漸久漸多。遂致不可解救。誠最惡最危最醜證也。又千金云。自作不仁。極惡之業也。所以最爲難治。非得出奇秘方。鮮能取效。故余逢此證。不敢強以爲知。而妄施治療。亦不敢強言治法。以惑後人。至若古人論治之法。亦甚詳悉，用之得宜。雖病根未必可拔。而延保餘年。夭枉亦自可免。

「按」患斯疾者。多由嗜慾不講所致。治斯疾者。速當斷戒葷腥鹽醬一切厚味。只宜清心寡慾。絕色忘慮。幽隱林泉。屏棄世務。早早救療。庶幾可活。稍不守禁。每愈而復作。反致危劇。莫能再救矣。

龜背瘋淺說

張漢傑

內經謂腎痺者善脹。尻以代踵。脊以代頭。又云風寒濕三氣雜至。合而爲痺。又以風勝、寒勝、濕勝。爲風痺痛痺着痺。夫中者閉也。以閉塞不通。則痛着一處之謂也。痺痛多在筋骨。所稱腎痺、心痺、脾痺、諸分類者。以各臟所屬而定。如腸痺者。數飲而出不得。中氣喘爭。時發飧泄。此義謂有痺痛而兼以上大腸病見證者。謂之腸痺。若腎痺者。以其多腰痛。腰屬腎。故名之也。在腰痛時。余可名之曰腎痺第一期。至善脹尻以代踵。脊以代頭。爲腎痺第二期。乾欬、盜汗、納少、氣促、諸脫象。爲腎痺第三期。不可救藥。一二月即死。

余於此症。知之獨詳者。因世業瘋科。此症余認爲即龜背瘋也。前驅症爲腰痛。甚則徹夜不休。繼即背曲。同時兩足不能行走。合之內經。尻以代踵。脊以代頭相符合。西醫名曰佝僂病。謂脊中缺少石灰質。治療多不効。中醫初起第一期。服滋腎通經絡藥一二十劑可愈。第二期祗能保其不加重。脊曲者不能使復直。惟兩足可使能行。治療同第一期。及至第三期。實難保命矣。

此症余以爲頗可研究。生平見之極多。患者多爲幼童。大概一歲至十五歲。都由先天不足。重感風寒濕而成。

爰將研究所得。拉雜記之。更略分數項以清閱者眉目。

(甲)一般治療之錯誤　腎痺即龜背瘋。蓋以形名病也。此症第一期都不甚覺察。因患者多幼孩。雖微有腰痛。亦不識。且不告父母。即告父母。以視之無形。外無寒熱。內無泄瀉等症狀。胃口略減。亦有時愈時甚者。故每不注意及之。輕則懶於遊玩或行動。劇則號哭不休。不久脊背高凸。當晝夜激痛之際。或疑鬼神作祟。求神拜佛者有之。終至逼成第二期症狀。此後病勢反爲安當。惟間有欬嗽。兩足必不能行矣。父母偶察之。背則已隆起。形若癰疽。外科醫士每謂爲龜背流痰。最愚劣之外科醫士竟用手術。卒乃無膿可覩。既屬虛症。又受刀傷。人工與疾病相逼。遂入第三期症狀而死。查龜背流痰。凡寒濕重而積久成膿者。可稱曰龜背流疫。未成者曰龜背瘋。如鶴膝瘋症。外科醫士遇之。亦多認爲縮脚流痰。要知瘋是瘋。流痰是流痰。界劃攸分。不容或混者也。其辨別之點。在有膿無膿耳。膿之有無。外科醫士是有鑑別之法。更有遇此症而求之傷科醫士者。竟不知明辨。妄施其挾板之治療法。以挾之使直。因而斃命者有之。噫。可悲也夫。

(乙)病理之分斷　經云。邪之所湊。其氣必虛。蓋無論何病。必因其身形之虛而後客之。否則邪何得而侵乎。龜背瘋症合之內經。明爲腎痺。則其重感風寒濕三氣而成可知。得此則治邪之方劑可憑。惟虛因何虛。所虛何物。尙難明審。姑以余所知者言之。中說則先天不足。西說則脊中缺少石灰質。得此則治虛之方劑有權。惟何以前驅症有腰痛。依中說則不通則痛之理也。依西說則刺激神經過度之理也。[illegible]虛邪入。風寒濕三氣阻滯經絡。故痛也。或即刺激神經過度而痛也。何以第二期症狀脊背曲凸。同時兩足不能行。內經云。腎主蟄。封藏之本。精之處也。其華在髮。其充在骨。又云腎脈貫脊。可知腎與骨有密切之關係。考脊柱內含有脊髓。西醫謂脊中缺少石灰質。蓋即腎精不充之意乎。腎精不充。脊中缺少石灰質。同歸虛症耳。風寒濕三氣。盤住脊間。筋骨受極強之刺激。邪正相爭。正不敵邪。經一度之劇痛而脊椎以凸。邪仍潛伏其間。積久蒸釀成膿。所謂龜背流痰者。此其是矣。或爲虧極難支之理。如老年人多見駝背是也。同時因槓杆之作用。兩足起不能行走。一若我人之傴背。必屈兩膝者也。及第三期症狀。實因病久元損。正氣消亡殆盡故也。

(丙)治療方劑　配藥的當。果能愈病。然配藥豈易事哉。姑依病理所述。求其切合者筆之。

第一期處方。龜板。鱉甲。杜仲。續斷。陳皮。茯苓。白芍。獨活。秦艽。萆薢。牛膝。

第二期處方。獨活寄生湯。加龜板鱉甲。食脹加查肉生熟穀芽。

第三期處方。勉盡人事而已。人參茯苓白朮龜板鱉甲牛膝蛤粉川貝龍骨牡蠣天麥冬。

治療方劑。粗具擬就。用藥之根據。完全依乃條治虛治邪處着眼。深苦中藥祇有氣味的配合。不知化學之成分爲恨。余深望吾醫界速謀補此缺陷耳。

憶某西醫雜誌中云。水中介類含石灰質最豐富。又瓊斯博士 Dr. Ereeec joues『云活力素D。食物中缺了這種活力素。就會釀軟骨病。這個症的特殊的徵候。就是關節伸長軟化。

後來就會變成傴僂軟骨。可以用鰵魚肝油來防止或醫治。因爲鰵魚肝油含活力素力很豐富。』此方中龜版鱉甲。有時用至一兩或一兩五錢。其治愈之功。或亦在於斯乎。中醫得化學之分析而其功益顯。其理益透。當此科學昌明時代。而說理含混。欲樹一幟於世界。竊自知其不能也。

風症叢談

顧銘蓀

(1)面游風

此證生於面上。初發面目浮腫。痒若蟲行。肌膚乾燥。時起白屑。次後極癢。抓破。熱濕盛者津黃水。風燥盛者津血。痛楚難堪。由平素血燥。過食辛辣厚味。以致陽明胃經。濕熱受風而成。

(2)唇　風

此證多生下唇。由陽明胃經風火凝結而成。初起發癢。色紅作腫。日久破裂流水。疼如火燎。又似無皮。如風盛則唇不時瞤動。

(3)鈕扣風

此證生於頸下天突穴之間。因汗出之後。邪風襲於皮裏。起如粟米。搔癢無度。抓破津水。誤用水洗。浸淫成片。

(4)白屑風

此證初生髮內。延及面目耳項。燥癢日久。飛起白屑。脫去又生。由肌熱當風。風邪浸入毛孔。鬱久燥血。肌膚失養。化成燥證也。

(5)油　風

此證毛髮乾焦。成片脫落。皮紅光亮。癢如蟲行。俗名鬼剃頭。由毛孔開張。邪風乘虛襲入。以致風盛。燥血不能榮養毛髮之故。

(6)白駁風

此證自面及頸項。肉色忽然變白。狀類斑點。並不癢痛。由風邪相搏於皮膚。致令氣血失和。施治宜早。若因循日久。甚者延及遍身。

(7)赤白游風

此證發於肌膚。遊走無定。起如雲片。浮腫焮熱。痛癢相兼。高纍如粟。由脾肺燥熱而兼表虛。腠理不密。風邪襲入。怫鬱日久。與熱相搏。則化熱益盛而成。滯於血分者。則發赤色。滯於氣分者。則發白色。故名赤白遊風也。

(8)紫白癜風

白因氣滯。總由熱體。風邪濕氣。浸入毛孔。與氣血凝滯。毛竅閉塞而成。多生面項。斑點遊走。延蔓成片。初無痛癢。久之微癢。紫癜風者。由皮膚生紫點。搔之皮起。而不癢痛者是也。此皆風濕邪氣。客於腠理與氣血相搏。致榮衛濇滯。風冷在於肌肉之間。故令色紫。白癜風者。因肺有壅熱。又風氣外傷於肌肉。熱與風交並。邪毒之氣。伏留於腠理。與衛氣相搏。不能消散。令皮膚皴起。生白斑點。故名白癜風也。

(9)四彎風

此證生在兩腿彎腳彎。每月一發。形如風癬。屬風邪襲入腠理而成。其癢無度。搔破津水。形如濕癬。

(10)鵝掌風

此證生於掌心。由生楊梅餘毒未盡。又兼血燥復受風毒凝滯而成。初起紫白斑點。疊起白皮。堅硬且厚。乾枯燥裂。延及遍手。

(11)腎氣遊風

此證多生於腎虛之人。腿肚紅腫。形如雲片。遊走不定。痛如火烘。由腎火內蘊。外受風邪。膀胱氣滯而成也。

(12)腎囊風

此證一名繡毬風。係腎囊作癢。由肝經濕熱。風邪外襲皮裏而成浸淫脂水。皮熱痛如火燎者。此屬濕熱。

麻瘋須知

傅濟曾

■麻瘋的原因

問 麻瘋的原因是什麼？

答 麻瘋的原因在於一個微細的桿菌。這個桿菌一入人的體內，尤其是在皮膚和腦筋二處，就能生長起來。

問 一個人怎麼會生麻瘋呢？

答 因爲和帶傳染性的麻瘋人有密切的接觸。

問 怎麼叫做『密切的接觸』呢？

答 與麻瘋人住在一個房子裏，已是危險，與麻瘋人同住或同工作在一個房間內更是危險，若與麻瘋人同睡一床或同穿一件衣服，同用一塊毛巾，或用同樣器具飲食，那是尤其危險。這就叫做『密切的接觸。』

問 人類在何年齡，最易傳染麻瘋？

答 人類無論在何年齡，都可傳染麻瘋，不過小孩子最易傳染，且大概由於父母親戚或僕役傳染的。

問 一個人得了麻瘋之後，等到多少時候方才顯露出來？

答 或許幾個月，或許好幾年，全視人的身體如何。人的身體譬如地土，桿菌譬如種子，倘地土不好，種子是不易長大的。故人的身體愈強，抵抗力愈大，麻菌雖入體內，也不容易發長。

問 一個麻瘋人是否有傳染性，吾們能夠常常知道的麼？

答 不，吾們不容易知道的。有許多人表面上看起來似乎沒有什麼毛病，但或許在他的鼻子內，或衣裳內的潰瘡，時有麻瘋的桿菌，故與這些人接觸，無論在於家庭，或在公共的地方

問 麻瘋乞丐是危險的麼？

答 非若吾們所想那樣的危險。大半麻瘋乞丐體內所有的桿菌早已死了，所剩的祇殘廢的軀殼而已。他們的瘡疤，雖然難看而使人討厭，然而並無危險性，因爲其中已無麻瘋的桿菌了。不但如此。人民與這些乞丐絕少接觸，故更無傳染的機會。

■麻瘋的現象

問 當麻瘋初起的時候，呈何現象，使我們得而認識之？

答 最普通的一個記號，就是在皮膚上首先發現的一個圓形的小塊。其色或白或紅，或塊的中心，呈粉紅色，而緣以紅邊。牠也不痛，也不癢，若你用羽毛輕輕觸牠，牠的知覺沒有像身體他部的靈敏。還有一個記號，就是皮膚下的筋絡，頓然變厚，且四肢一受接觸，隱然覺痛。

問 倘有人疑心自已得了麻瘋，他應當怎樣做？

答 他應當馬上去見一位可靠的醫生。倘然查出不是麻瘋，那是沒有害處的，如其是麻瘋，則立刻可以診治，比較一味延宕，其收效之易難，及診治時間之長短，就不可同日而語了。

■麻瘋的補救

問 當一麻瘋人正在診治的時候，他應當保守甚麼規則？

答 一．他應當當心自己的身體，不使再生其他的疾病，如寒熱，便結，蟲類等；因爲這些毛病能使他的身體儒弱，減少對於麻瘋的抵抗力。

二．他應當有適當的食物及運動，使他的大便常常流通。如在必要時，當用瀉藥。

三．他應當有充足的運動，如跑路，游戲，體操等，使他的身體強壯，能夠與他的勁敵——麻瘋——奮鬥。

四・他對於飲食，睡眠，沐浴，運動等事，應當有一定的習慣。他應當住在清潔的空氣和溫暖的太陽裏面；他的房子和四周，應當使其清潔和光亮。

五・他應當吃新鮮富有滋養料的食物，不應當吃陳舊或烹得過熱的食物。純潔的牛奶，新鮮的菜果，和全麥的麵包，於病人最有益處。魚肉若是新鮮的，不妨少吃一點；尤其是倘病人住在天氣嚴寒的地方。凡甜食吃得愈少愈好；酒類，蔚椒，及一切富於刺激性的食物，應當絕對免除。

問 病人受醫生的診治，應當到何時爲止？

答 等到各種徵象完全不見之後，方可停止；至於一定的時候，應當由醫生決定之。

問 麻瘋究能醫治麼？

答 初期的麻瘋，幾乎常常可以醫治的。那就是說：所有外面的病徵統統可以去除的；但體中的麻瘋，桿菌，究竟有否完全殺死，頗不易說；因病人的身體倘因甚何緣故變爲衰弱時，麻瘋或能作死灰的復燃。然而苟病人能常保其體的健康，則病魔退避三舍，決不再來擾他。

天下尚無神藥，可以馬上醫好麻瘋，診治的時間，或許要數月，或許要數年，病人必須帮助醫生忍耐地聽他的吩咐；此病於無知識，無忍耐，無希望的人，雖有良醫，亦難見效。

問 一人得了初期的麻瘋，是否有停止工作及隔離他人的必要？

答 倘他馬上能得良醫的診治，外面的病象大概易於去除的；則他不妨住在家裏，繼續工作，同時得醫生的診治。於麻瘋人最不利的一件事情，就是：一旦失了工作，他就怕見朋友，終日閒坐。作無聊的思想。

□麻瘋的預防

問 一個健全的人，應當怎樣做，始可避免麻瘋？

答 一・他應當保守以上所說的原則，并記着麻瘋桿菌在於不適宜身體的地土內，是不爲生長的。

二・他須避免與有傳染性的麻瘋人的接觸；如偶一接觸了，他須立刻用藥水肥皂洗手，以免傳染。

三・對於有傳染性的麻瘋人，應當設法將他隔離；屋中應當另闢一室，與他居住，爲他另備衣服，被褥，及食器。如其不能辦到，祇好送他到麻瘋醫院裏去。

問 麻瘋人可以娶妻育子嗎？

答 麻瘋雖然不會遺傳，可是許多病症，由於帶傳染性的父母，親戚，或傭僕抱養孩童而來。

倘有一個帶傳染性的母親，產了小孩之後，應當將這小孩馬上與她分離，足有一半以上的小孩，因不與他們富於這個傳染性的母親分離，後來也得了麻瘋。

還有生產往往使麻瘋的病情加重，所以爲病人本身計，爲避免小孩的吃苦計，病人所有的徵象雖微，還是不結親爲是。

藥名文虎

(汪志均)

八十七期謎底揭曉

(1)請問其目 (防巳) (7)逢潤三月 (長春)
(2)孟子宿晝 (王不留行) (8)五月十五 (半夏)
(3)日暮窮途 (當歸) (9)中國老者 (黃耆)
(4)長風破浪 (遠志) (10)草際牧童 (牽牛)
(5)後至之誅 (防風) (11)失路之人 (生地)
(6)老馬知途 (熟地) (12)銀絲老子 (白頭翁)

中国近现代中医药期刊续编·第一辑

體痛嘔逆。肢寒脈沉。諸證雜見。其熱反不壯。而神色則不清。且恆兼小腹痛。如此多半須防其戰汗。因其病狀與太陽證迥然不同。可以初起即有鄭聲神志不清諸證。是之謂寒邪深入。寒邪薄於太陽。則體溫集表以事抵抗。故恆見高熱。寒邪深入陰分。體溫不復集表以爲抵抗。故熱反不高。而脈亦不浮。故凡初起即陰陽互見者。可以謂之病毒乘虛直搗深處。凡病毒乘虛直搗深處者。則必戰汗。何以故。以病人不遽死故。假使病毒中人而即殺人。則人之死可以無病狀。此在崇禎末年之大疫有如此者。然通常熱病。例無著邪即死者。不死斯有反應。凡吾人所謂病。其實皆體工救護之作用。傷風之欬嗽。破損之出血。與熱病之發熱。皆同一理。皆可謂之反應。故病毒侵襲人體淺者。反應亦淺。深者反應亦深。徐者反應亦徐。暴者反應亦暴。是故病毒襲軀體之外層。是其淺者。體脈奔集表層以爲救護。而爲太陽病。亦病之淺者。若病毒直至少陰則深矣。病毒由太陽次第深入。無論逆傳順傳。爲勢皆徐。故體工之救護以次遞變。其勢亦徐。若開始病毒即直搗少陰。則暴矣。惟其從深處起反應而爲勢復暴。故常戰。明乎此。則審察病情。事前可以預知。臨事可以應付。不致茫無頭緒。張皇僨事矣。

以上五條。論病兼表裏證之治法。

太陽病。發熱汗出者。此爲榮弱衛強。故使汗出。欲救邪風者。宜桂枝湯。

此條。玉函脈經千金翼俱次於太陽上篇桂枝湯本方後，傷寒論次於此者，錯簡也。榮弱謂汗出而血漿損也。衛強謂發熱而體溫高也。衛之所以強。古人以爲邪風所傷。故名桂枝證爲中風。桂枝湯能愈發熱自汗之病。熱退則衛不強。汗止則榮不弱。故名桂枝湯爲調和榮衛之劑。

傷寒五六日中風。往來寒熱。胸脇苦滿。嘿嘿不欲飲食。心煩喜嘔。或胸中煩而不嘔。或渴。或腹中痛。或脅下痞鞕。或心下悸。小便不利。或不渴。身有微熱。或欬者。小柴胡湯主之。

自此以下。論柴胡湯一類治。柴胡湯爲少陽專藥。少陽之定義。詳於少陰篇。今所當知者。太陽病是官能性疾患。無病竈可見。少陽病則胸膜肋膜。或胸腹二腔間之臟器組織。有炎症病竈者也。太陽之病勢。集中於肌肉表面。故曰表證。陽明府病之病勢。集中於消化管中。故曰裏證。少陽則病勢集中於胸腹二腔間之臟器組織。故曰半表表裏之證。病在表者。汗之則愈。病在裏者。下之則愈。其在裏之上部者。吐之則愈。病在裏者。下之則愈。其在裏之上部者。吐之則愈。少陽既不在表。又不在裏。故汗吐下皆在所禁。獨取和解之法。小柴胡湯是也。

傷寒五六日中風。係倒句法。謂傷寒或中風。經五六日也。病起五六日。爲太陽傳入少陽之期。揭五六日。明下文之證爲少陽證也。往來寒熱與惡寒發熱不同。惡寒發熱者。惡寒之自覺證與發熱之他覺證同時俱見。往來寒熱則惡寒時不發熱。發熱時不惡寒。寒與熱間代而見也。胸脇苦滿。謂肋骨弓下有困悶之自覺證也。滿與懣通。懣之音義俱同悶。此因肝脾膵三臟腫大。致該部之淋巴腺腫脹結轉故也。淋巴系即古書所謂三焦。三焦之經爲手少陰。此胸脇苦滿之所以爲少陽證歟。嘿嘿即默默。嘿嘿不欲飲食。因病毒鬱滯於胸腹二腔之間。精神煩懣。故不欲言語飲食也。心煩兼精神及心臟部而言。因熱毒鬱於心胸所致。喜嘔猶言屢嘔。因熱毒激動水毒所致。自往來寒熱至心煩喜嘔。爲小柴胡之主要證。以下爲小柴胡之或然證。則於方中隨證加減以治之。胸中煩而不嘔者。熱毒較輕。其煩局限於心臟部。且不致激動水毒也。水毒下降則渴。上迫則不渴。水毒熱毒侵及腸胃神經。則腹中痛。迫及呼吸器則欬。胸脇部之腫脹物增大。則脅下痞鞕。熱毒上乘於心臟則心下悸。下迫於腎臟則小便不利。其不作往來寒熱。但身有微熱者。亦是熱毒輕緩之故。

小柴胡湯方

柴胡半斤　黃芩三兩　人參三兩　半夏半斤洗　甘草炙三兩　生薑三兩切　大棗十二枚擘

右七味。以水一斗二升。煮取六升。去滓。再煎取三升。溫服一升。日三服。若胸中煩而不嘔者。去半夏人參。加括蔞實一枚。若渴。去半夏。加人參。合前成四兩半。括蔞根四兩。若腹中痛者。去黃芩。加芍藥三兩。若脅下痞鞕，去大棗。加牡蠣四兩。若心下悸。小便不利者。去黃芩。加茯苓四兩。若不渴。外有微熱者。去人參。加桂枝三兩。溫覆微汗愈。若欬者。去人參大棗生薑。加五味子半升、乾薑二兩。

藥徵云。柴胡主治胸脇苦滿。旁治寒熱往來。腹中痛。脇下痞鞕。歷觀仲景諸方。柴胡主治胸脇苦滿也。其他治往來寒熱。或腹中痛。或嘔吐。或小便不利。此一方之所主治而非一味之所主治也。傷寒論中。寒熱腹痛嘔吐小便不利。而不用柴胡者多矣。胸脅苦滿而有前證。則柴胡主焉。此可以見柴胡之所主治也。本草綱目柴胡部中。往往以往來寒熱爲其主治。夫世所謂瘧疾。其寒熱往來也劇矣。而有用柴胡而治也者。亦有不治也者。於是質之仲景氏之書。其用柴胡也無不有胸脇苦滿之證、今乃施諸胸脇苦滿而寒熱往來者。其應猶嚮之於聲。非真瘧也。百疾皆然。無胸脇苦滿證者。則用之無效焉。然則柴胡之所主治。不在彼而在此。又云。黃芩主治心下痞。旁治胸脇滿。嘔吐。下利。又云。人參主治心下痞堅。痞鞕。支結。旁治不食。嘔吐。喜唾。心痛。腹痛。煩悸。案。黃芩主治之心下痞。因充血或炎性機轉而起。人參主治之心下痞堅痞鞕支結。則因胃陽虛弱。新陳代謝機能衰減而起。故黃芩爲寒藥攻藥。人參爲溫藥補藥。小柴胡湯參芩同用者。因胸腹二腔間之臟器組織有充血症狀。或炎性機轉。而胃之消化力則虛弱故也。又、人參是胃藥。其用法標準。爲機能衰弱而心下痞鞕。時醫以爲大補諸虛。能復元氣。於無何有之鄉者亦誤。

（未完）

中國空前巨著

當代數十位藥學家心血的結晶

中藥大辭典

預約發售

● 每部定價三元 ●

● 預約祇收半價 ●

四大優點

材料豐富 編制新穎 檢査便利 校勘[illegible]

本書搜羅中日參考典籍凡數百種。採取藥物六千餘品。歷時三年。始克告成。

用科學方式。每藥之下。分名稱、產地、形態、入藥部分、性味、辨僞、功用、主治、用量、有效成分、配合、處方、著名方劑、療效原理、泡製、禁忌、等。文筆淺顯。綱張目舉。一目了然。

藥品以筆畫多少爲先後。列檢查一表於書首。附以號數。一檢即得。

藥物一字。生死系之。故此書由主編趙公尙先生親自校勘。復經各位編輯覆校。絕無魯

本書內容一斑

請看第「九十」「九十一」「九十二」三期衛

報中每期所登『中藥大辭典內容一斑』之一

上海衛生報館出版

（館址 浙江路五馬路口清和坊對過）

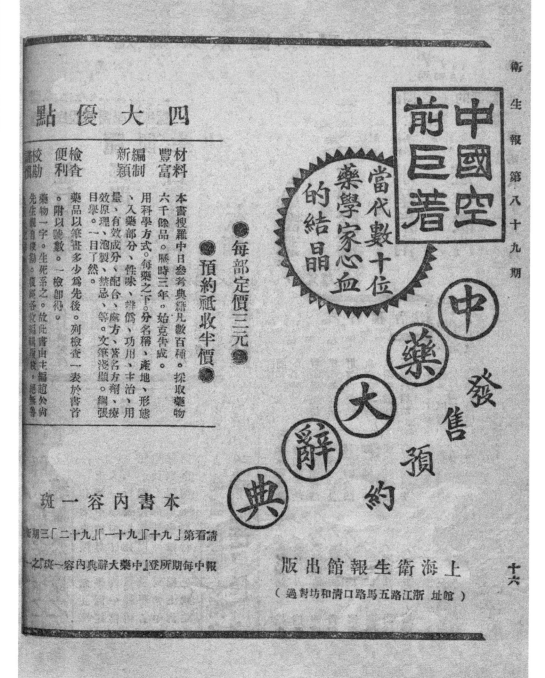

第一卷　第九十號

HYGIENIC WEEKLY

衛生報

主編
丁濟萬
趙公尚

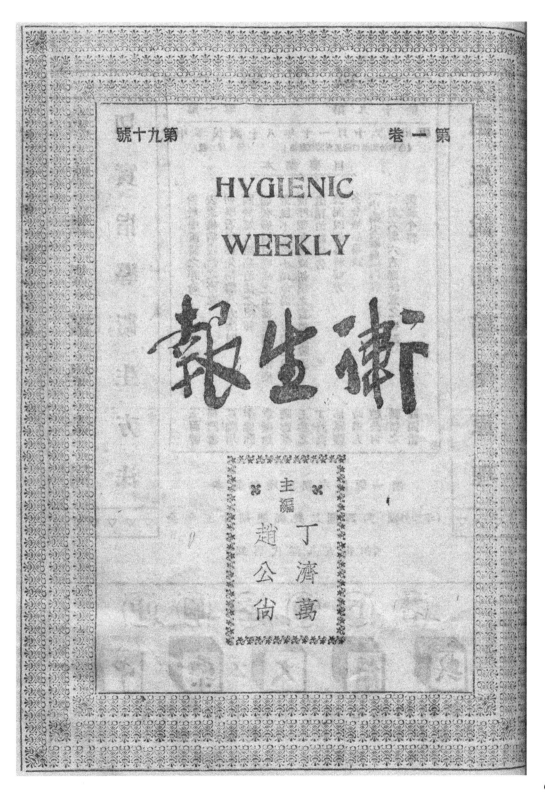

鼓吹世界醫學大同
切實指導衛生方法

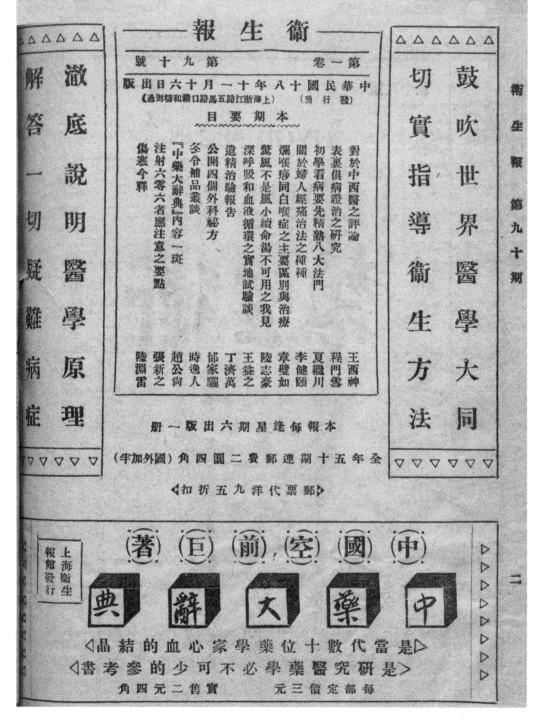

衛生報

第一卷 第九十號
中華民國十八年十一月十六日出版
發行所（上海浙江路五馬路口裕和坊對過）

本期要目

本報每逢星期六出版一冊
全年五十期連郵費二圓四角（國外加半）
郵票代洋九五折扣

澈底說明醫學原理
解答一切疑難病症

對於中西醫學之評論

王西神

◎各有特長　◎不可偏廢

西醫偏於科學。中醫偏於神理。偏於科學者按圖索驥。如響斯應。起危症於頃刻之間。而於傷寒內病。徒事寒者熱之。熱者寒之。無益也。主於神理者。攷證虛實。精析毫芒。窺元機以妙造自然。而於急症外科。有若探囊取物。剖蚌得珠。無能爲役也。故兩者各有特長。不可偏廢。豈第偏廢之不可。且有相維相繫。合則兩美。離則兩傷之懼焉。譬之行路者。南適楚。北往燕。或駕飈輪。或乘汽舟。出發之點各異。而殊途同歸。自臻於目的之地則一。醫者所以治病。第求愈病而已。如謂西醫效廣。中醫效寡。是猶駕飈輪者。謂汽舟必不可乘可乎哉。近來日本醫學界。咸唱恢復漢醫之說。而吾國雷允上所出之六神丸。年銷於東瀛三島者。金以十餘萬計。六神丸之秘方。合麝香等六味爲之。特雷允上所製。選材精審。效驗較著。爲治血熱內壅之特效藥。東人勤而好勞。視是藥爲普通用品。亦猶之仁丹等類。好神其說者。乃謂此丸有胎兒云云。是眞捫燭扣槃。高談日影者類耳。

表裏俱病證治之研究

程門雪

緒言 表裏俱病有三說。一表有邪而裏虛。或裏有邪而表虛。爲表裏俱病。當虛邪同治。二由裏虛而病表。或由表病而及裏。爲表裏同病。當標本同治。三表傷於邪。而裏亦傷於邪。爲表裏同病。當表裏同治。惟病有標本。治有先後。時有緩急。則立方製劑。在乎醫者之權衡矣。

表裏俱寒 表裏俱寒者。治宜溫中以散寒。裏氣壯而外邪可退矣。仲景於身體疼痛。下利清穀。先溫其裏。後攻其表者。是指示大法如此。其實表裏兩感於寒。溫裏發表可以一時幷用。正不必分先後而治。如傷寒麻黃附子細辛之例。卽是表裏一時幷進者。惟當看其緩急。若表寒重。當以疎表爲先。裏寒重。則以溫裏爲急。表裏幷重。則表裏之劑幷進。究竟凡病先表後裏者居多數。惟病俱屬寒。溫裏之品。鼓助陽氣。亦能逐邪作汗。不發汗而表邪自退者。但此僅能爲屬寒者言耳。

表裏俱熱 表裏俱熱者。治宜甘寒。佐以辛涼。甘寒清裏。辛涼解表也。葉香巖治溫熱。每用此法。戴北山廣溫熱論亦言之。如六神通解三消飲之類。均是表裏幷治之方。熱病本宜先解表邪。後治裏病。以表症不去。便攻其裏。裏邪未去。表邪先陷。必有神昏譫語之危。但此亦爲裏熱未結者說法耳。若裏熱結燥。不攻其裏。徒清其表。表未去而裏已燔。救亦無及。每有陽明腑實之症。屢表而汗終不出。身熱亢甚。皮膚乾澁。更先以苦寒鹹寒攻下之。大便得通。而汗自出者。卽此意也。大概表裏同氣者重在裏。同寒者不溫其裏。同熱者不清其裏。尤慮內外合邪。必致燎原而莫救。若表裏異氣者。則又不同矣。有表熱裏寒者。當分新舊而治之。如其人素屬中寒。而新感風熱。治宜專解表邪可已。以寒爲素體。熱爲新邪。痼疾難移。新邪易去。宜先治新邪。後商痼疾。但注意藥劑宜輕。方不礙裏。如其人內傷生冷。外傷風熱。表裏俱屬新邪。則治宜辛涼疎表之中。佐以芳香理氣溫中行滯之品。以化內寒表寒。內熱者。如其熱是因表邪閉遏。腠理不通所致。但解表則已。如其熱是溫邪蘊結。而表又新感風寒。輕者疎其裏熱。而表寒自祛。重者寒力足蔽其熱。治宜辛香輕悍。急通其表。免致表邪久束。裏熱愈深。潰入經絡。沾滯血分。便難措手。昔吳鞠通氏。以桂枝湯列入溫熱首方。論者譏之。實則吳氏之意。非謂此方為溫熱要首。蓋以溫邪初起。必有表寒引動。輕者進桑菊銀翹則已。重者非桂枝不除。表寒不達。內熱便無出路。其意甚合。劑中宜兼佐涼滋。甘棗生姜。不必照原方取用。若表寒內熱同重。原有大青龍。麻杏石甘。陽旦湯。諸法可遵。大抵表裏異氣者。重在表。所謂先攻其異也。若先攻裏。不但表邪內陷。尤恐裏邪未去。而表邪已墜矣。此治法之大體也。

表邪入裏　若由表邪而及裏。裏病而表未清者。仍須開其表。而撐其裏。使邪仍從原路而出。表已清則純從裏治矣。古人所謂少陰之邪。仍以太陽為出路。太陰之邪。仍以陽明為出路。厥陰之邪。仍以少陽為出路。雖言傷寒雜病。亦不離此旨。若內病及表者。又分數法。如六淫之邪。久蘊於裏。忽顯表證。是裏邪外達之機。最為佳兆。即宜順其勢而疎達之。萬不可抑之使內。若內病應表而顯表症。則宜專治其內。以為反本窮源之治。內病不去。表症不除。徒攻其表。必致虛虛實實。例如傷食發熱者。作表症治。則熱益增。攻其滯則熱淡。陰虛發熱者。用疎散藥。則熱更甚。養其陰則熱自和。餘若內傷諸症。痰飲瘀血。榮衛不和。肝鬱不達者。每有寒熱如表症者。均當治裏。不可治表。雜病中此種症候最多。宜細心體驗也。

表實裏虛　若表有邪而裏虛者。不扶正氣。裏氣不旺。則不能鼓邪外出。疎邪之中。必佐補虛。小柴胡之用參棗。玉屏風之用芪朮。均立此意。裏虛甚者。可以全用補虛。亦可卻邪。惟用藥必兼升散之性。方有此效。補中益氣。黃芪建中。其用方之大例也。此法明賢最為提倡。若立齋養葵景岳諸家。所論十九如此。立齋尤甚。平心論之。用之得當。效固如響。用之不當。禍亦甚厲。必辨其虛多邪少。虛症有據。或投表藥益甚者。方可施用。否則恐致留邪為害。更當知此一類藥。當取甘溫、辛溫、濕熱、益氣、助陽之品。方有扶正達邪之功。若養陰補血塡精之性屬陰柔者。均無此效。如用參芪而用歸地則悖矣。

總論　若裏有邪而表虛者。當分邪之新舊。如新傷食滯。而素昔表虛者。宜先攻食滯。後補表虛。如素有痞積。而表氣不固者。不得遺其虛而用攻。亦不能去其實而專補。如痞積已久。攻固不能一時即去。而表氣不免重傷。表虛雖甚。痞積終屬實邪。恐其壅邪增害。宜表裏兼顧。虛實兼治。至其輕重多少。則在臨時之變化矣。此表裏俱病之大略治法也。

初學看病要先精熟八大法門

夏繼川

病有千變萬化。治病的法子只有八門。叫做「汗」。「和」。「吐」。「下」。「消」。「清」。「溫」。「補」。這八個字。做醫生的。能彀精熟。無論他內傷外感。寒症熱症。表裏陰陽。奇奇怪怪的病症。都不出這八個方法。

汗的治法

人身上的毛孔。都是血脈流行。迎合空氣往來。人才可無病。若偶受風寒外邪。把皮毛的孔竅閉塞。致竅內的血脈。不能流行迎合外面的空氣。就要生病。或是頭痛怕冷。或是鼻孔不通。聲音不爽。身體疼痛。這種毛病。必定要用汗的法子。把汗一出。病自然除了。但是這汗的法子。亦是不可亂用的。必認清他是三陽的病症。才可用汗法。三陰的病症。就不能用汗法。太陽症。用麻黃湯。少陽症。用柴胡湯。香蘇飲這類藥。陽明症。用柴葛解肌湯。兩感症。用九味羌活湯。若體質虛弱的。年紀老的。用汗法。又要帶點補氣血的藥同用方可。如參蘇飲。補中益氣湯。加表藥。芎歸湯。加表藥。都是發汗的法子。又有那不可發汗的症候。做醫生的。更要留意。古人醫書上面說。少陰中寒。不可發汗。悞用汗法。就要厥逆。寸脉弱的人。不可發汗。悞用汗法。就要亡陽。尺脉弱的人。亦不可發汗。悞用汗法。就要亡陰。生瘡的人。不可發汗。失血的人。不可發汗。有淋症的人。不可發汗。

和的治法

汗的法子。是病在表分。下的法子。是病在裏分。吐的法子。是病在胸膈中間。至於病在半表半裏的地位。有什麼法子呢。若用汗法。這病卻進了一層。若用吐法下法。這病尚沒有到這個所在。且半表半裏。是胆的部位。胆爲清淨的府。沒有出入的路徑。只有這個和解的法子。最爲穩當。不傷表分。不犯裏分。把他的陰陽分理清楚。營衛調和明白。邪氣自然解散了。故柴胡湯。是病在半表半裏的主方。或寒或熱。或虛或實。都不外在這個方子內。加些藥味減些藥味醫治。

吐的治法

吐的法子。是去上焦的病。如胸膈中間。咽喉裏面。或有鬱痰。痞脹。食滯。各樣病症。當用吐法吐出。若纏喉風。鎖喉風。這些病症。都有風痰鬱火。壅塞裏面。用別的藥開通。沒有這麼快。用吐的法子。一吐就鬆了。又有那飲食停積。消化不及。致胸口脹滿。疼痛。氣急。或停痰留飲。阻住胸中。清氣不能上升。濁氣不能下降。腹脹心跳。吐酸水。屬虛熱。這些毛病。都宜用吐法。開通內中的各積病。才能漸漸好起來。

下的治法

下的法子。是通他的大便。病在上焦胸膈間。可用吐法。在表分可用汗法。在半表半裏。可用和法。至病在裏分。只有用下的法子。把他大便一通。病勢自然輕鬆。但這下的法子。亦有數種。仲景說。少陰病。兩三天口裏燥。喉嚨裏乾。當趕緊通大便。六七天肚裏滿。大便不通。當趕緊通大便。肚裏瀉。脉按着滑。並且帶數。又不要吃。心下用手按着。覺得硬些。這是有飲食停滯的原故。當趕快通大便。陽明病。口中說糊話。飲食不能進。這是胃中有燥屎的原故。可以通他的大便。病人發熱汗多。亦宜通大便。又說少陰病。大便瀉清水。顏色又是純青色。心下疼痛。口中乾燥。當快通大便。傷寒病了六七天。眼中不明白。又覺眼睛不大活動。外面無太陽症。大便又艱難。這亦當快用下法。若傷寒的病。還有太陽的表症。是病尚在陽分。還沒有到裏面。若下法用得太早了。邪氣即結在胸內。致胸間痞悶硬痛。這叫做結胸。又有那老年人。虛弱的人。血燥不能滋潤大腸。致大便日久不通。這要用養血潤腸的藥才可。若悞用下法。去攻他的裏。必定變症不測。總而言之。用下法。必要病人外面有實在見症。才可用得。若口燥咽乾。神氣昏。說糊話。胸下硬。大便難。舌胎黃糙。或乾黑。起芒刺。有裂破的紋。按病人的脈。又來得實大有力。才是合法。

消的治法

有一種積聚的毛病。壅塞經絡臟腑的內面。日子久了。變成硬塊。隨肚裏的氣。上下撐痛。這種病症。或因老痰結成。或是本人肝氣素旺。氣與血結成一塊。或是飲食被氣血裹著。或是風寒藏在血分。凝成不化。這個病初起的時候。不用消法消去。等到年深月久。根牢蒂固。就變成癥。（肚內有形。同懷胎一樣）。瘕。（因肚內的食物。或小兒誤吞銅鐵。被血裹著。日久成形。如血鱉石瘕諸病都是）。癖。（是結在隱僻地方。外面難見）。這個症候。到了這時候。雖用藥可以消去。也就不容易了。消的法子。有用破氣藥去消的。有用破血藥去消的。有先用補藥。後用消藥去消的。總而言之。因人用藥。病去了七八分。就可止了。不可過於攻伐。恐傷本人的元氣。最要緊。

清的治法

內經說。熱的病症。須用寒的藥去醫。這就是清的方法。凡人有病。除了中寒寒濕兩樣外。無論他什麼病。都要化了熱。才能出來。但這清的法子。有幾等用法。外感的實火。用涼藥去清他。內傷的虛火。却要不能用涼藥去清他。却要用補藥去清他。又有那體質虛弱的人。他的臟腑本寒。就有了熱病。亦不能重用涼藥。倘用涼藥太過。熱病到沒有醫好。他本來的寒病。又發作了。只要恰當就是。可知清的法子。不是一定。必要因病用藥。隨人的體質強弱用藥。陰分不足的人。用六味壯水以鎮陽光。眞火不足的人。用八味引火歸原。總而言之。用白虎湯。三黃湯。竹葉石羔湯。這些寒涼藥。固是清。就是那用人參。黃芪。附子。肉桂。這些大補大熱的藥。亦是清。用藥不同。辨證最要清楚。

溫的治法

內經又說。寒的病症。須用熱的藥去醫。這是用溫藥的法子。人受了寒病。必定要溫藥下去。才可表散。如天寒地凍。日光照著的地方。冰凍就解釋了。但這用溫的法子。也有幾樣用法。受病輕的。只要尋常那些杏蘇散。香蘇飲。參蘇飲。就可醫好。至於直中寒氣。肚痛。便瀉。口鼻氣冷。四肢綳緊。厥逆。無脈。這個病非用大溫藥不可。如附子理中湯。乾薑。肉桂。都是要藥。

補的治法

表病。裏病。實病。可用上面的汗法。下法。吐法。消法。溫法。還有那虛怯的病症。卻不能用上面的法子。這要用補的法子。才可起死回生。轉弱爲強。譬如年久舊屋。或牆垣坍塌。或木料霉爛。修補好了。仍就可住。人的虛病。亦是這樣。但這補的法子。又有補陰補陽不同。氣虛的人就可用四君。六君。補中益氣。這些湯頭去補。血虛的人。用四物。六味。歸脾。這些湯頭去補。那血氣全虛的人。用八珍。養榮。十全大補。這些湯頭去補。又有那體虛久病的人。外邪內陷。正氣虧極。要用表的藥。因他體質太虧。當不起這表。勢必要攻補同用。才可送他內陷的邪氣。從外面出來。這都是用補的法子。

關於婦人經痛治法之種種

李健頤

諸氣爲血之帥　兼有氣虛肝鬱
氣行則血調和　以及血虛脾積
經痛固屬瘀滯　治法當按病原

痛經一症。世人皆謂瘀血積痛。故多用通經去瘀之藥。然此藥恐未必均獲有效也。何哉。吾謂病者。如因瘀痛。用此藥。正是對症良方。否則適增其害。雖然。此病由於瘀積爲多。然除瘀積之外。更有因於氣虛肝鬱。及血虛脾積之不同。醫者宜分別施治。庶獲有效。不然。徒用通經去瘀之藥。亦非根本之治。故不能達於最良之結果也。蓋氣爲血之帥。氣行則血調和。而不滯瘀作痛。故治此症者。宜以調氣爲先。香附鬱金元胡降眞之屬。肝爲將軍。藏血之器。肝氣不鬱。血能收藏。即不積瘀。故病不作。治宜暢肝開鬱爲先。神麯、香附、鬱金、黑梔子、川芎、木香、丹參之屬。血屬陰。性好靜。血旺則經調。血虛則經不調。經不調。則阻滯而作痛。治宜補血養營。歸脾湯養榮湯之屬。脾主運動。統血之機。脾虛則血積不行。而痛經之症作焉。故脾虛經痛者。必兼見白帶等證。治法宜用金櫻、白果、芡實、蓮子、白朮、淮山藥、黨參、木香、砂仁之屬。審證用藥。自能獲效如神。豈僅通經去瘀之法。即能建功哉。鄙人研究此病十有餘年。歷症頗多。皆用以上各法治之。俱著奇效。診讀之餘。選作一篇。請同道者。共襄研究之。

爛喉痧同白喉症之主要區別與治療

章壁如

▲爛喉痧是疫毒流行。感觸而發。多屬實症。

▲白喉症是陰不潛陽。虛火上炎。多屬虛象。

傳染病之速者莫過於喉症。然有爛喉白喉之分別。使不細心審辨。而慨以普通之喉方治之。鮮有不受其害者矣。夫爛喉痧之初起也。惡寒發熱。面赤身痛。咽喉紅腫脹痛。身發紅痧者。由於疫毒流行。觸感而發。當用清涼解毒散以治之。或用刀針以刺之。白喉之初起也。惡寒發熱。骨節疼痛。喉內微硬。或痛或不痛。有隨發而白隨見者。有至二三日而始見白者。有白點白塊。甚至滿喉皆白者。由於陰不潛陽。虛火上炎。當用養陰清肺湯以治之。要之爛喉屬陽。白喉屬陰。爛喉多屬實證。白喉多屬虛象。爛喉由於外感。白喉由於內傷。爛喉紅而不白。腫而不硬。白喉白而不紅。硬而不腫。爛喉宜以逐邪爲先。白喉宜以補正爲本。爛喉切忌辛溫。白喉切忌辛散。此爛喉痧與白喉分別之大概也。總而言之。咽喉乃一綫之區。變端莫測。爲害最烈。無論爛喉痧與白喉症。表散之藥不可輕投。儘特辛升麻桂枝麻黃之不可用。即如姜蠶蟬退馬勃等爲尋常治喉家之要品。亦當謹慎而用之也。

驚風不是風

◎說明驚風不是風之理由

◎根據生理神經系爲憑証

◎項背末稍神經失於榮養

◎同腦膜炎症有區別之點

小續命湯不可用之我見

陸志豪

婦人產後。往往有口眼喎斜。口流涎沫。腰背反張。昏沉不省人事諸現象。俗名之曰產後驚風。因而驅風發表。奉小續命湯爲主方。一不奏効。束手待斃。不知驚風非風。此名詞先已不通。小續命湯中防風麻黃附子併用。古人謂背後夾脊兩行。俱屬太陽經。太陽之裏。即少陰經。脊裏一條是督脈。與少陰大有關係。寒入太陽。則經縮而短急。因而反張。若少陰虛。邪復乘虛而入。故附子以保坎中之陽。而麻黃散外感之寒。非麻黃不能散客寒。非附子不能保眞陽。云云。試問背屬太陽。固爲可通。然此症每有手足牽掣諸證。更迭而來。然手足非太陽。將何作解。古來治小兒之急驚。亦未聞有主續命湯之表散者。何以產後之此症。悉屬風寒。而熱病中之痙直瘈瘲者。（時病中熱甚傷陰者。亦時有痙直強硬。腰膂不可動之狀。）且麻黃防風竟用於氣血俱虛之候。豈不聞仲景有亡血虛家之禁耶。善夫丹溪之言曰。此病必須大補氣血。然後治痰。切不可作中風用小續命湯治風之藥。薛立齋云。產後腰背反張。肢體抽搐。因亡血過多。筋無所養使然。大補氣血。多保無虞。若發熱驅風。百不全一。近人張山雷氏亦云小續命湯爲殺人之利器。亦可以證吾言之不謬也。

驚風不是風。及小續命湯之不可用。旣略如上述。然此病究屬何因。鄙意此症之病理可以西說爲參考。玆略述如下。

自仲景以腰背反張爲痙。無汗者爲剛痙。主以葛根湯。有汗者爲柔痙。主以桂枝加葛根湯。後世遂有謂產後驚風之病。卽仲景之所謂痙病也。其原因原爲熱甚傷津液。項背末稍神經失於榮養。卽吾前文所謂「時病熱甚傷陰者」實於此病不同。求之古書。惟巢氏病源及千金所載之痙病差爲近是。玆故不具引。按痙病卽西醫所謂破傷風及鎖口風。其病原由外傷而染着痙桿菌。此種之細菌。多與鐵器有關係。故於彈傷之兵士。易有此症。在普通習慣。剪嬰兒臍帶。每忌用鐵器。卽欲免患臍風也。臍風者。卽此症也。乃因痙桿菌由臍而傳入之故。至其症狀則均因此菌之毒素作用而發生。蓋此菌留居於外傷部。而其毒素經血而入神經系統。所發症狀。悉爲神經系統之病症也。此症頗於腦膜炎相似。惟有數點之不同。一爲牙關緊閉。因腦膜炎症雖有四肢抽搐。頭向後角弓反張之現狀。而無牙關緊閉。又痙病概無熱度。而腦膜炎有熱度。此卽最大之辨別也。

深呼吸和血液循環之實地試驗談

王益之

血液是新陳代謝的媒介物。營養人身的必需品。一方面從消化器裏攝收了各種營養料。又一方面從肺臟裏攝收了養氣。然後將這些物質。運送人身全體各部。以供他們的消費。所以人身裏的血液循環。好像一個國家的交通機關。交通機關假使出了毛病。全國各處物品的供求。就要發生極大的影響。人類的血液循環。假使不良。人身各部分營養料的供求。也要受着極大的影響。因此我們要想身體健康。先應當謀血液的流通和清鮮。要血液的流通和清鮮。非行深呼吸不可。其作用也可分爲物理的和化學的兩種。這話怎麼講呢。因爲呼吸不深。養氣吸進肺臟裏不很充足。血液就不能十分清鮮。不清鮮的血液。在人身各部分循環着。一方面不能充分的供給各部分所需要的養氣。同時也不能充分的攝收消化器裏的營養料。以供給全身。一方面身體各部分無用的老廢物炭酸氣等。應當由血液帶到肺臟排出體外的。也因而不能排出。於是人身全體營養不足。老廢物停滯。各種疾病。就因之而生。這就是深呼吸對於血液循環的化學的作用。又當深呼吸的時候。腹壁一會兒緊張。一會兒寬弛。緊張時。腹腔裏的氣體。反壓胃、腸、肝、脾、膵、腎等機關的表面。使其中血管裏所停滯的血液。向四處流出。腹壁寬弛時。腹中各部空虛。血液又復流入。這就是深呼吸對於血液循環的物理的作用。這種作用。於血液流通上很有益處。

「按」養氣能夠清鮮血液這件事。讀者如有不相信的。可以用一個很明瞭的試驗以證明之。其法。就是從靜脈裏取出紫黑色的血液。放進一個盛着養氣的玻璃瓶裏。將瓶振盪幾次後。瓶裏的血液。就立刻變成鮮紅色了。

遺精治驗報告

丁濟萬

(病者)賈姓　男　年二十三歲　未婚

(病原)年方青春。正性慾衝動之時。由意淫而起手淫。由手淫而致遺精。

(病狀)每夜必遺精一次。幷無夢境。至醒時方覺。生殖器委弱。發育不全。平日作事。每覺疲乏無神。頭眩健忘。視物昏糊。聽覺失聰。延今一年有餘矣。

(診斷)語云。有動乎中。必搖其精。成年意淫。相火妄動。

鼓激精房。元神孚洩。陰精[illegible]。陽亦式微。不榮宗筋。則莖痿難長。不華於目。則視物昏糊。不充於耳。則聽覺失聰。不輸於腦。則事過健忘。皆由眞元不足。百髓失其灌溉也。且頭眩爲水虧木旺。肝陽上浮之明徵。而無夢滑洩。尤爲精不固攝之確據。

（治療經過）前醫疊進補腎益氣扶陽之劑。屢服不效。良由無情草木。不能補養有形血肉之質也。

（治　法）今以有形血肉爲君。如鹿茸龜板等。且借介類以助蟄藏。俾陰平陽秘。精關可固。本元足則枝葉自茂矣。

（處　方）鹿角膠（冲服）三錢　明天冬三錢　淮山藥三錢　龜板膠（牡蠣粉三錢炒）三錢　淡蓯蓉二錢　熟女貞三錢　大生熟地（砂仁末八分同炒）各三錢　枸杞子三錢　龍骨齒各三錢　炒滁菊三錢　水炙遠志一錢　金櫻子三錢　白蓮鬚二錢

（效　果）服三劑頭眩已止。遺精亦減。十劑後全愈。

公開四個外科秘方

邵家驪

夫癰疽二毒。由乎心生。心主血而行氣。氣血凝滯而發毒。患盤踰寸者。紅腫爲癰。白腫爲疽。癰發六腑。疽發五臟。若周圍不滿寸者。乃爲小癤。凡看癰疽大症。第一以日期爲標準。瘡形與日期是否相應。相應則多吉。不相應則多險。次看受病之源。發於何臟腑。出於何部位。再看身體上部位之險否。形色之順逆。精神之強弱。年齡之老壯。受毒之深淺。陰陽之大別。陽爲易治多生。陰爲難治多死。然後診脉之虛實。以決其順逆。未潰前。脉宜弦數。已潰後。又宜虛細。乃脉症相應。至其診斷膿之有無。按之陷而不起者。瘡頂雖溫而不甚熱。膿尚未成。按之隨指而起。頂已軟熱甚者。膿已滿足。治法大要。約而言之。無膿當消散。有膿當攻托。以上務要參明表裏。虛實逆順。方定治法。蓋外科一道。首在外治藥力。尤以實驗爲要。誠如俗云。古方雖多。一効難求。世之業醫者。每感此困難。雖有萬試萬驗之藥。如未經試用。不能遽然予人。又爲個人行道。因生活關係。貴重藥品。亦無力購辦。即使有力者。又須實地試用。是故一種特効藥。須經若干時之試驗。若干之修改。耗費無數之精神。無數之藥品。余家得有如此者。所類藥品充足。實驗衆多。研究經驗良藥計分八科。（1）喉科（2）齒科（3）眼科（4）耳科（5）瘍科（6）疔科（7）皮膚科（8）雜症科。余素抱學術公開之志。未敢自秘。惟限於篇幅。茲就瘍科一門。（即外科）擇其重要者。「消散」「攻頭」「提膿」「收口」四大法門。分別錄之。

（1）**外科消散藥**　主治癰疽發背對口。無名腫毒。流注痰核。乳癰腰疽。橫痃鶴膝。肚癰魚口便毒等症。以及一切外症。無論初起日久。腫痛不易消散者。將此藥摻於膏藥上貼之。數日後腫自消而痛自止矣。（附註疔瘡忌用）

砂砞一兩　製乳沒各二兩　明雄五錢　射香二錢　銀砞一兩　五錢　馬牙硝五錢　琥珀末三錢　犀牛黃一錢五分　桃丹一兩　礞石末三錢　金箔四十張　梅片二錢

右味先各研極細末。再行和勻。乳至無聲爲度。磁瓶收好

（2）**外科攻頭藥**　主治同上。凡外瘍有膿未潰。功能抓頭拔膿。及頭平不起。膿來不透。用之則瘡頭自潰。膿亦暢通矣。

金頭蜈蚣三條　蛇退三錢　硃砂一錢　當門子五分　斑毛三錢　蜂房三錢　白丁香二錢　大梅片五分　全蝎三錢　巴霜一錢　西牛黃一錢

右味先將五毒煆灰存性。各研極細末。再行和勻。乳至無聲。磁瓶裝貯。

(3)外料提膿藥　主治同上。凡初經潰頭。膿來未暢。腐未脫化。此藥功能提膿化腐。拔毒定痛。誠萬試萬驗之聖藥。陳降藥一錢　生黃蓍八錢　白芷八錢　陳紅升八錢　角針二錢　大梅片一錢

右味先將黃蓍角針白芷三味生晒研極細末。再加各藥。乳至無聲。磁瓶收裝。

(4)外科收口藥　主治同上。凡一切外瘍潰後。膿腐將盡。新肉未生。此藥功能生肌收口。其靈效筆難盡述。研究此道者。試用可也。方謂言之不謬。

製甘石六錢　煅龍骨三錢　白蝎六錢　犀牛黃一錢　熟石膏八錢　輕粉二錢　寒水石六錢　大濂珠一錢　漂東丹二錢　鉛粉二錢　陳紅升二錢　大梅片一錢

右味先各研極細末。再和勻。乳至無聲。磁瓶收好。

冬令補品叢談

時逸人

冬令進補。世之恆情。惟補品之性質。須合乎人之平日之體氣。方爲有利而無弊。爰記一斑。以爲進補者之選擇。

龍眼(俗稱桂圓)其性質。甘温補心氣。定志安神。益脾陰。滋營充液。果中神品。老弱宜之。以核小肉厚者良。然不易化。宜煎汁飲。外感未清。內有鬱火。飲停氣滯。脹滿不飢均忌之。

百合　甘平潤肺補胃。清心定魄。息驚。澤膚。通乳。祛風滌熱。化濕散癰。止嗽。殺蠱毒。療悲哀。辟諸邪。利二便。下平脚氣。上理咽喉。以肥大純白味甘而作檀香氣者良。或蒸或煮而淡食之。專治虛火勞嗽。入藥則以山中野生。瓣小而味甘者。風寒痰嗽。中寒便滑者不宜。

芡實(一名鷄頭米)甘平補氣。益腎固精。耐飢渴。治二便不禁。強腰膝。止崩淋濁帶。必蒸煑極熟。枚齒細咀。使津液流通。始爲得法。鮮者鹽水帶殼煎。而剝食亦良。乾者可爲粉作糕。煮粥代糧。亦入藥劑。惟能滯氣。多食難消。

藕實(卽蓮子之別名)鮮者甘平。清心養胃。治噤口痢。生熟皆宜。乾者甘温。可生可熟。安神補氣。鎮逆止嘔。固下焦。治崩帶遺精。厚腸胃。愈二便不禁。可磨以和粉作糕或同米煮爲粥飯。健脾益腎。頗著奇勛。但性澀滯氣。生食須細嚼。熟食須開水泡。剝衣挑心。煨極爛。凡外感前後瘧疸痛痔氣鬱痞脹。溺赤便閉。食不運化。及新產後皆忌之。

人乳　甘平。補血充液。塡精化氣。生肌。安神。益智。長筋骨。利機關。壯胃養脾。聰耳明目。惟大人飲乳。僅能得其滋陰養血助液濡枯之功。設脾弱氣虛。膏粱濕盛者。飲之反有滑瀉釀痰減餐痞悶之虞。且乳無定性。故哺小兒之乳母。須擇肌膚豐白。情性柔和。別無暗疾。不食葷濁厚味者。其乳汁必濃白甘香。否則淸稀腥濁。徒增兒病也。

牛乳　甘平。功同人乳。而無飲食之毒。七情之火。善治血枯便燥。反胃噎膈。老年火盛者宜之。

牛肉汁　牛肉之成分。爲水。蛋白。脂肪。筋纖維等。其中水與蛋白。含量尤豐。故滋養之力。罕與倫比。食之能強壯胃腸。並治婦人消渴。(製法)先將牛肉一磅。切成大塊。置於悶氣小瓦罐中。用紙封固(酒醬等均不可用)然後再置於大瓦罐中。隔湯煮之。下放炭球七八枚。上覆以布巾。使水氣不散。經三小時。牛肉已變成汁矣。

(未完)

中国近现代中医药期刊续编·第一辑

中藥大辭典內容一斑

趙公尙

『緣起』

語曰。深山大澤。實生龍蛇。我國地大物博。動植礦物蘊藏之富。有識者早已言之。而國產藥物。其功效往往駕泊來而上之。亦世所公認也。考古來藥物。紀載最詳者。莫如明李時珍之本草綱目。惜乎博而不純。編輯未善。以筆記體材直錄各家本草及稗官混集而成。自此以後。如備要求眞等。或互相抄襲。或附以泛說。直等鄶下。不足觀矣。是以偶欲檢查一藥。有費終日光陰而不可得。或雖得之而不能知其功能者。觸目皆是。世人往往因蓄疑附會。至妄服方藥。以生命犧牲於不知不覺中者。何可勝計。雖有養生好學之士。有疑必問。又安得博識藥學家有問必答哉。善夫。吳稚暉先生嘗云。一國之文化。常與辭書相比例。蓋辭書者。聚各種學說而理解之。用科學方法編輯之。爲學者必不可少之工具也。故予決意有藥物辭典之輯。整理固有文化。一以供研究藥物學者之參考。一以便病家之檢查。始則三四人。繼增十數人。搜羅中外日本典籍不下數百種。探取藥物六千餘品。歷時三載。始克竣事。現已付印。茲擇本辭典內容之一部刊列於左。幸讀者注意及之。

『甲』由二畫人部中擇出者。

【人血】人身脈管內所含之血液。【形態】不透明而濃厚之赤色液體。能凝結。內含赤白二種血球及血漿。〔性味〕鹹平。氣腥有毒。呈鹼性反應。【主治】羸病人皮肉乾枯。身起麩片。又狂犬咬。寒熱欲發者。並刺血熱飲之。〔驗方〕吐血不止。用綿棉蘸吐出之血。火焙存性。研末。開水沖服。或以瓦器盛吐出之血。候凝。入鍋炒黑。以紙盛放地上。出火毒。研細爲末。每服五分。麥門冬湯下。甚效。〔療效原理〕血焙成炭。研極細末。入胃化開後。所佔之面積必大。故能蓋滿全胃之粘膜。使血纖維凝結。此血之所以止也。但此專指胃出血而言。若爲勞瘵吐血。則血如泉湧。本元既傷。此藥決無治理。

【人參】山草類。〔別名〕神草・土精・黃參・血參・明參・野山參。〔產地〕長白山脈中。以吉林境內野生者爲最佳。古方所稱人參。皆今太行山脈中所產之黨參。至長白山脈中之參。金元以來始漸用之。以其力厚於黨參。故人參之名。遂移於此。〔形態〕多年生草。葉爲掌狀複葉。花小色白。結子如豆。嫩青熟紅。根長八九寸。多肉。或略似人形。附根生者爲蘆。橫生於蘆頭上者爲條。其細者爲鬚。〔入藥部分〕「根」其「葉」「子」「蘆」及「條」與「鬚」。亦均可入藥。另詳各本條。〔性味〕甘微溫。〔辨僞〕以體實有心而味甘微帶苦。煎之易爛而渣少者爲眞。假者多以沙參薺苨桔梗采根造作亂之。沙參體虛無心而味淡。薺苨體虛無心而味甘。桔梗體堅有心而味苦。可以辨之。〔功用〕補氣安神。止渴生津。增進血液。升高體溫。振起新陳代謝機能之衰減。〔主治〕男婦一切虛證。肺胃陽氣不足。惡心嘔吐。消化不良。滑瀉久痢。胃衰弱之心下痞鞕。心悸怔忡。多夢紛紜。冷氣上逆。小便頻數。脫血症。婦人血崩。及胎前產後諸病。〔有效成分〕含一種糖原質。爲增高血壓之要藥。〔配合〕得升麻則補上焦之氣。瀉肺中之火。得茯苓則補下焦之氣。瀉腎中之火。得麥門冬則生脈。得乾薑則溫氣。得黃耆甘草則除熱瀉火。得白朮則健脾。〔著名方劑〕（1）參附湯人參・附子各三錢。治陰陽氣血暴脫。（2）人參湯人參・白朮・乾薑・桂枝・炙甘草・各四錢。治中焦陽虛之胸痹。及虛多熱少之協熱而利。心下痞鞕。表裏不解。（3）生脈散人參・麥門冬・各三錢。五味子二錢。治熱傷元氣。氣短倦怠。口渴出汗。昏厥脈絕。（4）四君子湯人參・白朮・茯苓各三錢。甘草二錢。治脾胃虛弱。嘔吐泄瀉。食少肢困。脈象細輭。〔泡製〕生用。宜以竹刀切碎。熟用。宜隔紙焙之。或用醇酒潤透。切碎焙乾。不宜頻見風日。否則易蛀壞。〔禁忌〕陰虛火旺。咳嗽喘逆者。血壓高而脈有力者。心下痞鞕而非機能衰減之候者。及痧痘癰毒。欲出未出。但熱悶而不見點者。均不可用。忌鐵器。〔用量〕大量五錢至一兩。中量一錢五分至三錢。小量五分至一錢五分。〔代用品〕貧苦無力購參者。可以黃耆十分・附子二分。代之。

注射六零六者應注意之要點

張新之

（一）以現今科學之程度而論。則療治梅毒之唯一良藥。厥惟六零六。但六零六對於梅毒。欲其根本完全痊愈。究須療治幾年。究須注射幾針。此一問題。則以病者年有高下。症有輕重。體有強弱。人有肥瘦。未可執一而論。然則療治之期限究以何者爲標準乎。吾則曰。惟有驗血耳。

（二）凡患梅毒者。雖爲極重之症。然往往不出五六次六零六之注射。而外現症狀卽漸次消除。病者遂以爲梅毒業已全愈。此大誤也。必須經數年血液之檢查。乃始可謂根本痊愈。若僅憑一次之血液檢查。雖偶然視其無毒。決不可謂爲痊愈。

（三）六零六之注射。宜每八日注射一針。合四五針爲一組。而每組時間之相距。爲一月以至三月。但第一組之注射。因初次治療。未服藥性。故宜漸進。以增至七八針爲宜。卽第一針注射〇・一五克。第二針注射〇・三克。第三針注射〇・四五克。第四針可以仍舊注射〇・四五克。並不加重。第五針注射〇・六克。第六針仍舊注射〇・六克。亦不加重。第七針注射〇・七五克。第八針注射〇・七五或〇・九克。視病人體質以及病症深淺以爲區別。所以第一組之注射。非五六針。而爲七八針也。

（四）所以兩針之相距期間宜爲八日者。因如此則人體內之藥質。始克完全排出。否則前藥尚存。後藥又來。過於蘊積。殊於人體大不合宜也。

（五）凡於第一組開始注射時。其第一針之分量。以〇・一或〇・一五克爲宜。第二針之分量。宜較第一針倍加〇・〇五克。而第三針始可注射〇・三克。若遇不服六〇六藥性之人。則第三針之分量。尚須略少。不能爲〇・三克也。然究居少數耳。以後每次注射。逐漸加增。至最後一針。以加至〇・九克爲止。

（六）第一組之注射既已完畢。稍行休息一二星期。乃爲第二組之注射。此次之第一針分量。宜較上組最後一針之分量爲輕。（卽較〇・九克爲輕）卽此次之第一針。可用〇。四五或〇・六克。不必從〇・一五克入手。且亦不宜如此。但若此組與上組間之休息時期。已逾四星期。則第一針之注射。宜仍用輕量。如〇・一五克是。重行開始注射。以後各組。倣此施行。略加變通可也。

（七）凡病者欲注射六零六。須以空腹爲宜。既已注射後。卽須靜臥休息四五小時。而於此時期內。醫者須頻加注意。防其發生反應。若並無反應發生。則休息終止後。始可略進稀薄之粥。不可孟浪爲要。

（八）凡傳染梅毒後（在不潔之交媾三星期內）。若於其潛伏期內。不待下疳之發作。卽用六零六。早早開始注射。則較易痊愈。可無第一期症候之發現。若下疳既已發現。而能於十日或十五日之內。用六零六從速治療。則亦可易治。不至入於第二期梅毒。由此觀之。則梅毒之治療。以染病之久暫而分難易。染毒愈近則治易。染毒愈久則治難。此定律也。故一患梅毒。必須及早施治。不可遷延。且醫治梅毒不特須及早而已也。尚須用六零六爲按組之治療。蓋死灰甚易復燃。不可不斬草除根。去惡務盡。爲一勞永逸之謀。故如已患下疳三四星期而始求治者。吾將大聲疾呼。本吾良心上之天責。而警告之曰。欲求根本之治療。須行一二年有程序之注射。

（九）醫生之於病人。如於所用六零六距離期間既短而分量又亂。則危險殊大。蓋能使毒入內臟而終成重病也。

（十）若欲求一靈驗之藥品。僅恃一二針之注射。而卽能治愈凶猛之梅毒。竊恐以目下科學程度。尚未臻此極境。如或有之。苟非醫者之響言。當係病家之所思者本非梅毒耳。

傷寒今釋（續太陽篇小柴胡湯）

陸淵雷

湯本氏云小柴胡湯以胸脇苦滿為主證。令病人仰臥。醫以指頭自肋骨弓下。沿前胸壁裏面。向胸腔按壓之際。觸知一種抵抗物。同時病人覺厭痛。是即小柴胡湯之腹證。然即胸脇苦滿。當是肝脾膵三臟之腫脹鞕結。然肝脾膵三臟並無異狀。而肋骨弓下仍有抵抗物觸知者。臨床上所見甚多。是必有他種關係。其主要原因。無非該部淋巴腺之腫脹鞕結。何以言之。凡以肋骨弓下抵抗物為主證。用小柴胡湯。治腦病五管器病。咽喉氣管支肺臟肋膜心臟胃腸。以及肝脾膵腎子宮等病證。其病漸愈。則抵抗物亦隨而消縮。據經驗之事實而推其理。舍淋巴系統外。無可說明。蓋因上記諸臟器中。一臟乃至數臟之原發病變。其病毒由淋巴及淋巴管之媒介。達於橫膈膜之上下。則惹起該部淋巴腺之續發病變。使之腫脹鞕結也。仲師創立小柴胡湯。治續發的淋巴腺腫脹鞕結。而併治原發的病變。胸脇苦滿既是淋巴腺腫脹鞕結。究屬續發的病變。而仲師以此為小柴胡主證者。不過使人容易觸知耳。

醫方口訣集云。坂陽一室女。病瘧。熱多寒少。一醫用藥而嘔。更醫用藥而泄。乃請予診治。時瘧痢並作而嘔。脈之但弦。投以本方加芍藥。未五貼。諸症並瘳。湯本氏云。此是痲拉利亞兼胃腸加答兒也。以小柴胡加芍藥并治之。取效之速如此。若使西醫治之。例用規寗尼及重曹硝蒼劑。然決不能得如此捷效。以此知中西醫之短長也。

建珠錄云。山城淀藩士人山下平左兵衛門者。謁東洞曰。生男五歲。啞而癇。癇每日一發或再發。虛尫羸憊。旦夕待斃。悶苦之狀。日甚一日。父母之情。不忍坐視。願賴先生之術。冀其幸起。雖死無悔。東洞診之。心下痞。按之濡。乃作大黃黃連湯飲之百日所。痞去而癇不復發。然胸肋妨脹。脇下支滿。啞尚如故。又作小柴胡湯及三黃丸(即瀉心湯作丸劑)與之。時以大陷胸丸攻之。可半歲。一日。乳母擁兒倚於門。適有牽馬過者。兒忽呼曰。牟麻。父母喜甚。乃襁負俱來。告之東洞。東洞試拈糖果挑其呼。兒忽復呼曰。牟麻。(日人呼甘味曰牟麻。呼馬亦曰牟麻)。父母以為過願。踴躍不自勝。因服前方數月。言語卒如常兒。

又云。京師木屋街魚店。吉兵衛之子。年十四歲。通身洪腫。心胸煩滿。小便不利。脚殊濡弱。衆醫不效。東洞診之。胸脇苦滿。心中痞鞕。四肢微熱。作小柴胡湯飲之。盡三服。小便快利。腫脹隨減。未滿十服而全愈。

又云。凡患惡疾者(謂癩也)多由傳纖。而其身發之。詬辱及於祖先者也。江洲一賈人患之。謁東洞求診治。東洞診視之。面色紫潤。身體處處爛。按其腹。兩脇拘急。心下痞鞕。先用小柴胡湯和解胸腹。後作七寶丸飲之。半歲所。諸證全退。(七寶丸治療毒骨節疼痛等陳痼之毒輕粉牛膝土茯苓雞舌香)。

血弱氣盡。腠理開。邪氣因入。與正氣相搏。結於脇下。正邪分爭。往來寒熱。休作有時。嘿嘿不欲飲食。藏府相連。其痛必下。邪高痛下。故使嘔也。(原注云藏府相違其病必下脇膈中痛)小柴胡湯主之。

柯氏云，此仲景自注柴胡証。首五句釋胸脅苦滿之因。正邪三句。釋往來寒熱之義。此下多有闕文。故文理不連屬也。案此條從藏府相連以下。文字似甚順適。意義竟不可曉。柴胡証之病理。柴胡湯之用法。前條俱已釋迄。此條置之闕疑之例可也。

服柴胡湯已。渴者。屬陽明。以法治之。

金鑑引鄭重先云。少陽陽明之病機。在嘔渴中分。渴則轉屬陽明。嘔則仍屬少陽。如嘔多雖有陽明証不可攻之。因病未離少陽也。服柴胡湯。渴當止。若服柴胡湯已加渴者。是熱入胃府，耗津消水。此屬陽明胃病也。錢云。但云以法治之。而不言法者。蓋法無定法也。假令無形之熱邪在胃。爍其津液。則有白虎湯之法以解之。若津竭胃虛。又有白虎加人參之法以救之。若有形之實邪。則有小承氣及調胃承氣湯和胃之法。若大實滿而潮熱譫語。大便鞕者。則有大承氣攻下之法。若胃氣已實。而身熱未除者。則有大柴胡湯兩解之法。若此之類。當隨時應變。因証便宜耳。湯本氏云。此等証甚多。大抵宜小柴胡加石膏湯或大柴胡加石膏湯。後世派醫用小柴胡白虎合方。名柴白湯。不如小柴胡加石膏湯之簡捷也。

得病六七日。脈遲浮弱。惡風寒。手足溫。醫二三下之不能食。而脅下滿痛。面目及身黃。頸項強。小便難者。與柴胡湯。後必下重。本渴。飲水而嘔者。柴胡不中與也。食穀者噦。

胸脅苦滿為柴胡主証。此條言病在腸胃者。亦有脅下滿痛之證。既在腸胃。不在半表半裏，即非柴胡所主。脈浮弱。惡風寒。手足溫。頸項強。頗似太陽桂枝証。然脈遲而身不熱。則表裏虛寒。與桂枝解表且不可。而况二三下之乎。誤下至於二三。故胃氣大傷而不能食。且引起腸胃炎証也。胃炎。故脅下滿痛。飲水而嘔。食穀而噦。腸炎侵及十二指腸。故身面俱黃。小便難而下重也，此其病。悉在消化管中。非半表半裏之少陽。故柴胡不中與也。

傷寒四五日。身熱惡風。頸項強。脅下滿。手足溫而渴者。小柴胡湯主之。

此條示柴胡湯証與葛根湯證之鑑別法。身熱惡風。頸項強。有似葛根証。然脅下滿。手足溫而渴。則非葛根證。乃柴胡證也。傷寒雜病辨證云。身熱者大熱也。太陽上篇曰。身大熱。（案即十二條病人身大熱）乾薑附子湯曰。身無大熱。可以徵焉。其位屬陽明。與微熱相反。蓋微熱潛在裏者也。身熱顯發於表者也。大抵身字以表言之。身黃身疼身涼之類。可以見焉。註家或以為表熱。或以為裏熱。紛紛費解。或曰。身熱者。胸腹常熱。而熱在肌膚。使人身重微煩。此說得之。此條曰身熱惡風。則是三陽合病。而治取少陽者也。非謂往來寒熱之變態。

湯本氏云。以余之實驗。柴胡證之有頸項強。乃從肩胛關節部。沿鎖骨上窩之上緣。向顳顬骨乳嘴突起部。此一帶肌肉攣急。以此別於葛根湯證之項背強。是臨床上喫緊之點。不可忽略。脅下滿。卽胸脇苦滿。非謂自頸項至脇下強滿也。

張氏集註引陸氏云。手足溫者。手足熱也。乃病人自覺其熱。非按而得之也。不然。何以本論既云身熱而復云手足溫。有謂身發熱而手足溫和者。非也。凡靈素中言溫者。皆謂熱也。非謂不熱也。

案。合觀以上三家之說，知此條之傷寒四五日。惡風。是太陽證。身熱。及病人自覺手足溫而渴。是陽明證。頸項強，胸脇滿。是少陽柴胡證。故知此條是三陽合病。而治從少陽者也。又。惡風。頸項強。脅下滿。手足溫而渴。頗與前條之證同。此條與前條異者，一則身熱。二則身面不黃。三則飲水不嘔。四則食穀不噦。本條主柴胡。前條則當於太陰寒濕中求之。（未完）

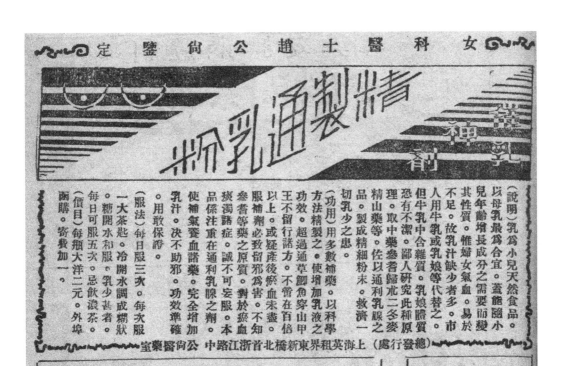

同經病特効藥之一

經痛除根丸

(主治)專治行經時一切障碍。而於經痛一症。尤有特效。無論經前痛、經後痛、喜按、拒按。皆可統治斷根。蓋此藥根據科學之精製。能使衝任帶脈所發生之障碍完全解除。既能除痛。又能補身。且無攻破之害。凡患經痛病症。曾服市售諸藥。未見效驗。或稍近效而斷根無期者。試服此藥。功效立可證明。當知所言不虛也。(服法)每日服三次。每次服四粒至六粒。自月經未來之五六日前服至月經淨後為止。(價目)每瓶一百粒。實售大洋壹元五角。外埠函購。寄費加一。

同經病特効藥之二

經漏神效丸

(主治)專治月經太多。過期不退。時時滴下。淋漓不斷。產後子宮不收。血崩血漏。等症。百試百效。靈驗無比。(服法)每日服三次。輕症每次服一粒。重症每次服二粒。(價目)每瓶廿五粒。售大洋一元五角。外埠函購。寄費加一。

立止氣痛丸

舒肝化鬱

(主治)凡精神失常。因境遇之刺戟。而起鬱悶煩躁、怔忡善怒、肝胃氣痛、等症。服此立效。因此藥重用通神靈異之品。專疏解精神之鬱結。行氣止痛。尤有特效。故又兼治經來腹痛。經行頭痛。經期不調。及帶下等症。孕婦服之。能安胎氣。因母之氣順。兒胎自安。血崩症服之。能使血行歸經。而崩自止。非市間僞藥欺世以牟利為目的者所可比也。(服法)每日服三次。每次服二粒或三粒。(價目)每瓶三十粒。售大洋二元五角。外埠函購。寄費加一。

(總發行處)上海英租界東新橋北首浙江路中公尚醫藥室

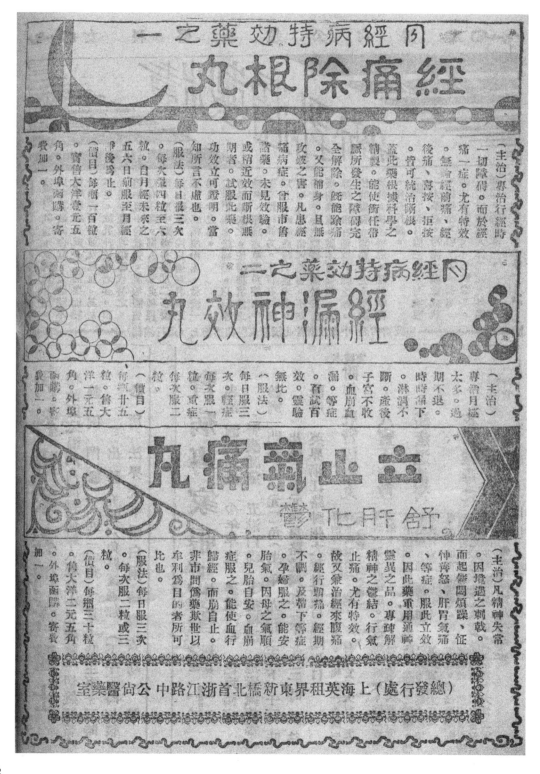

第一卷　第九十一號

HYGIENIC WEEKLY

衛生報

主編
丁濟萬
趙公尚

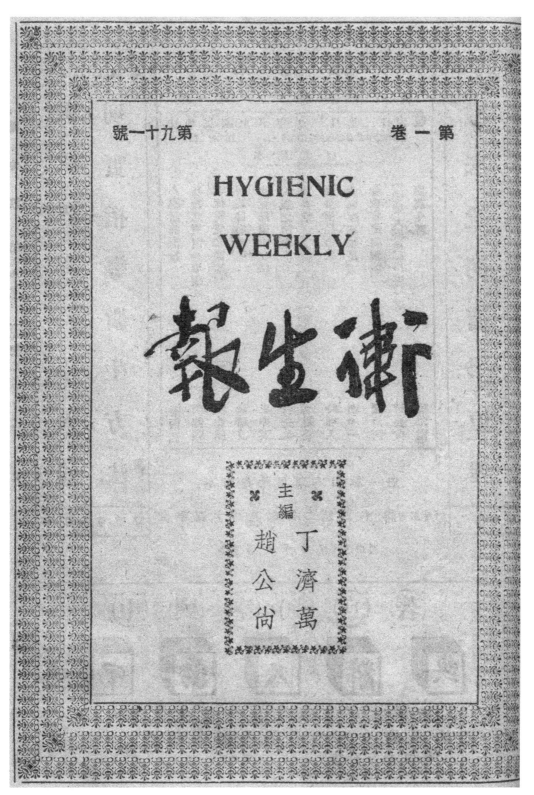

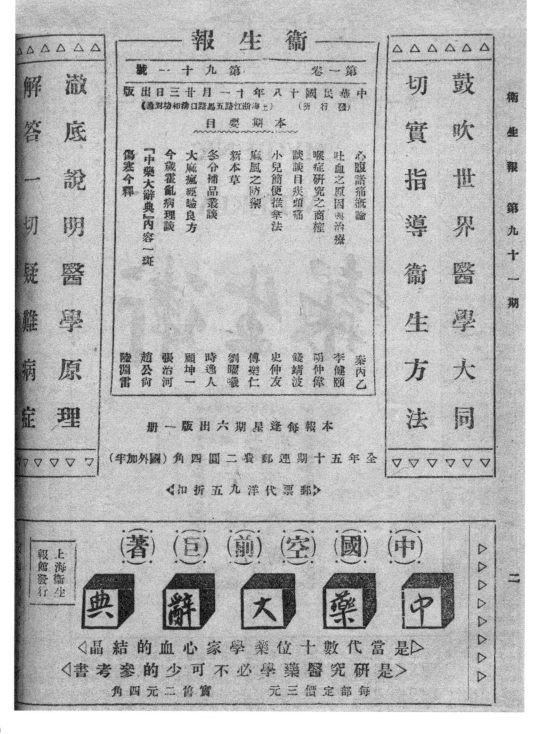

衛生報

第一卷 第九十一號
中華民國十八年十一月廿三日出版
發行所（上海浙江路五馬路口衛和坊對過）

本期要目

本報每逢星期六出版一冊
全年五十期連郵費二圓四角（國外加半）
郵票代洋九五折扣

心腹諸痛概論

秦丙乙

夫痛者。身有所苦楚而不能忍也。百病皆稱痛苦。而諸般痛苦之中。尤以心腹諸痛爲尤甚。杏心腹諸痛。乃概乎言之。若細爲分析。則舉凡痛之發生於腹中者。計有心痛。胃脘痛。肝氣痛。胸痺等等。今概以心腹諸痛稱之。下再逐項論述。俾濟眉目而免複雜。

（一） 屬於大腹部者

腹痛一症。其原因大率爲飲食不節。寒邪內侵。或過事操勞。中氣損傷。治宜分虛實寒熱四端。

『甲』虛（一）氣虛　此項腹痛。必呼吸無力。面色皖白。似饑非饑。脈息沉細。宜投以人參、白朮、茯苓、炙草、半夏、陳皮、肉蔻、木香之劑。（二）血虛　此項腹痛。宛如芒刺之掣引。時隱時現。面白無華。脈象細軟。當歸、川芎、白芍、木香、陳皮之類主之。

『乙』實（一）食積　此項腹痛。必拒按兼脹。吞酸噯腐。便祕脈滑。治宜用保和丸。（半夏神麯連翹伏苓山查麥芽）加厚朴。陳皮。大腹皮之屬。（二）氣滯　此項腹痛。必達及兩脇。每以身體垂下蜷曲爲快。宜治以順氣。青皮、木香、腹皮、朴花、蒼朮、枳殼、蔻仁、砂仁等味主之。（三）瘀血　此項腹痛。必有定處。堅硬一如有物。患者多屬婦女。蓋或因產後。或因經水之故也。治可用歸尾、玄胡索、桃仁、紅花、赤芍之類。若經年不愈。用蓬莪茂、五靈脂、穿山甲、蘇木、枳實之類。（四）痰滯　此項腹痛。必頭目暈眩。口流白涎。治宜用半夏、陳皮、茯苓、蒼朮、香附、川芎、枳實之屬。（五）蟲積　此項腹痛。必作輟無時。胸悶心煩。嘔吐涎。小兒多患之。治宜用使君子、烏梅、檳榔、雷丸、陳皮諸味。重者蕪荑、蓬莪茂、三稜亦主之。（六）水積　此項腹痛。必時吐清水。胸腹脹痛。脇下有水聲。甚因嗜飲太過。或酒後多飲茶水所致。治宜半夏、白朮、陳皮、澤瀉、猪苓、茯苓、若雜有酒積其間者。宜兼進乾葛、陳麯、麥蘗、黃連等。

『丙』寒（一）寒邪　此項腹痛。因感受寒邪而起。故其證象喜熱惡寒。熨以熱鹽。或掖以水袋。則痛勢稍平。綿綿無盡。寒天更甚。治宜溫散。用厚朴、陳皮、干姜、木香、草蔻、白芍、赤茯苓之品。重者附子、肉桂、桂枝、吳茱萸主之。（二）傷陰　此項腹痛。即俗所謂夾陰傷寒之痛是也。治詳下項少腹部。

『丁』熱（一）積熱　此項腹痛。實居少數。大凡腹痛屬寒屬實者多。熱積之痛。其證舌赤脈洪數。口乾溲赤。肛門發熱。腹中痛處。亦時覺有熱。黃連、山梔、赤白芍、金鈴子、元胡索、大黃、枳實、滑石、赤苓等主之。惟必須審證確切。而後出之。斷不可任意施用。（二）溼熱　此項腹通。小便短赤。引飲自汗。按之其痛愈甚。宜葛根、柴胡、黃芩、防風、陳皮、木通、車前、澤瀉、（三）暑熱　此項腹痛。必脹滿悶懣。宜用藿香、廣皮、白芍、扁荳皮、益智仁、白蔻仁、茯神、甘艸、滑石、佩蘭之品。

（二） 屬於心部者

心爲君主。深居中宮。諸邪無從而得侵。萬無致痛之理。迨心眞作痛。乃君火衰微。瘀血上衝之故。必痛極不能出聲。手足冰冷至節。面青汗注。朝發夕死。夕發朝死。症在不治。實所罕見。至於普通所謂心痛者。乃指心包絡而言也。其原因無非陰陽氣衰。諸邪上干包絡。遂震撼心臟而作痛。並無眞心痛之證象。但寢食不甯。坐立不安而已。玆分述於下。

（一）中寒　治此症宜白朮、草蔻、附子、桂心、吳萸、厚朴、陳皮、之類。不應則大建中湯主之。

（二）中熱　川楝子、延胡、連翹、山梔、枳實等藥主之。他若溼痰飲食之積滯。氣血虫蛀之結擾。皆足以醞釀成痛。治已詳於上條大腹部。茲不多贅。

（三） 屬於胸部者

胸爲上焦。喉下而腹上。痛分胸膈、胸膺、兩處。

『甲』胸膈疼。卽胸間阻塞而作痛也。原因陽氣不通。陰邪肆逆。證多喘息不成寐。痛徹心背。治以仲聖括蔞薤白半夏湯爲宗。緣括蔞開心結。薤白宣心陽。半夏可和胃氣。洵神劑也。

『乙』二乳之間爲胸膺。胸膺痛乃肝血內虛。衝任氣傷所致。宜治以調和氣血。用當歸、川芎、紅花、白芍、木香、續斷、烏藥。

（四） 屬於胃部者

考胃之所以作痛者。乃胃氣不和。因而寒熱之邪。與相搏擊也。其證狀與心痛殊無二致。惟胃痛必見悶脹之象。且吞酸吐水。肢飲面浮。胥爲必然之趨勢。治分寒邪與熱邪。治寒邪宜藿香、川朴、白朮、茱萸、干姜、砂仁、甚者理中湯。（人參甘草干姜白朮）加丁香、枳實、桂心、治熱邪宜川連、黃芩、玄參、白芍、丹皮、通艸、惟此項痛。尙屬少數。其他痰溼食滯。皆令攻痛。凡胃痛痊平以後。切忌驟恣納食。若然後必再發。須俟服藥調理三五日。身體復原後。始准照常。

（五） 屬於小腹部者

小腹屬腎屬肝。痛有虛實二種。治分溫通二法。症如屬實。內有積滯。輕者麻仁丸。（麻仁白芍厚朴大黃枳實杏仁）重症大承氣湯。（大黃芒硝枳實厚朴）症係虛證。宜桂心、吳萸、茴香、當歸、沉香、烏藥、生姜、半夏、凡婦人經行行房。男子忍精感寒等症。皆宜溫而不宜通也。

（六） 屬於脅部者

是項腹痛。左屬肝。右屬脾。肝宜香附、只壳、玉金、白芍、川芎、青皮、佛手、脾宜姜黃、木香、桂心、蘇梗、枳殼、白朮、諸味。

吐血之原因與治療

△調肝行瘀是根本之治

△三七桃仁係血症要藥

李健頤

吐血西醫謂胃出血。中醫謂血不循經。胃熱上騰。火甚迫血所致。可見二者。皆斷爲胃病。是所見略同。然其療法。尙無根本之治。時醫徒用止血之藥。而不知用調肝行瘀之法。以是不能除吐血之根蔕。誠爲可惜。不知血之運行由於心。血之收積藏於肝。肝氣暢達。血卽流利。血能流利。則不積瘀。肝臟既無積瘀。而心臟所來之血。方能通達以循行遍身焉。若然者病安從來。否則如外受警怒之刺戟。或撲跌之損傷。則肝臟失統機之能。脉絡之道路壅塞。因之舊積之血不除。而新鮮之血不能與肝絡互相接換。所積之血。遂釀爲瘀。瘀血菀結。肝絡窒塞。其所生之新血。乃不能入肝臟。而反溢於胃。復加胃火之熾。遂爲上湧。而吐血之症作焉。若欲療此症者。宜先通脉絡之道。除瘀血之塞。使新來之血。得入肝臟。肝脉通達。血不入胃。而病可瘳矣。鄙人研究十餘載。發明用三七、桃仁、通肝絡。兼除積瘀。赤芍、丹皮、紫草、涼血入肝。當歸爲引血之歸經。以當其位。再加生地炭、棕灰、止血。余初用此方時。病者皆疑爲吐血之人。虛憊之極。奚堪再用三七桃仁。獨不知肝臟血積不除。心臟新血何能引入肝臟。正如匪黨不除。天下不寧。三七桃仁。卽所以除匪黨。以平天下。去瘀血以引新血也。誠有曲突徙薪之妙。世人實所不知也。蓋三七之功。爲化瘀通脉之將軍。桃仁卽其副兵耳。鄙人特將三七研末。摻於結堅之豬血。血卽化爲水。再加以上各藥湯。同放於豬血中。細驗血質之變化。但見黑積之瘀血。能變成紅艷之鮮血。而其中之鮮紅血。獨不變耳。由此推之。三七一物。功能除瘀血。而於新鮮之血無有礙也。然此方不僅以此試驗。就爲確定。更有歷治多人。皆著奇功。引證於左。以資研究。

平潭張厝裏村。某者、患血症年餘。諸藥罔效。兩脇如刺痛。二三日後。即見吐血盈盂。面色青白。四體衰瘦。延余診治。與此方二劑。血即止。惟兩脇刺痛未除。再加元胡鬱金而愈。繼用歸脾湯調養。現經二年餘。未曾復發。

平潭后園鄉。某妓者。患吐血症三四載。每發之時。即服十灰散。而血即止。今春舊恙復發。比前較重。每日血吐碗餘。兩脇及胸前隱隱作痛。稍有勞動。其痛必劇。遷延月餘。血不能止。中西藥徧嘗殆盡。皆無獲效。延至二月初。病增危篤。急來邀余。投前力效如桴鼓。

余治此二症。用三七桃仁。時醫皆謂此二味。破血不堪用。病者亦不敢服。殆延至病機垂危。以爲死馬當作活馬醫。方肯將余方試用。竟獲奇效。乃知其藥之妙。唐容川氏爲治吐血之妙手。其先用止血。繼投破瘀。余即仿用其法也。可見中醫治病之法。用藥之妙。眞西醫所望塵莫及也。

喉症研究之商榷

明仲偉

盛秋之際。溫病易於流傳。瞬息萬變。醫者倘昧於治法。則患斯症者。延綿不愈。即難於弗死。死之一途。惟喉症最多。蓋喉症爲溫邪急變之一種。失之毫厘。謬以千里。其危險較他症爲難治。故醫者立論。各有所本。亦各有所效。鄙人演其所知。將治愈喉症數多。效驗之法所及。略述一二。以供研究。現在中醫進化。精益求精。一經有此大症發生。必須窮究古人之哲理。參考現代之科學。方得瞭辨受病之因。當揭示治病之名耳。如溫之一字。形象如傷寒。頗有相同。其氣化始終實各有異。要在醫者權定。會而通之。實指病源所在。形象如何。證之天時人事。而後全體大明。何謂溫。溫即蘊。蘊者、濕鬱之義也。水火對化。勝起而爲溫。水火不化。蓄極即爲結。水火者。即陰陽之義也。顧內經曰。一陰一陽結。謂之喉痹。一陰者。手少陰君火。心之脈氣也。一陽者。手少陽相火。三焦之脈氣也。蓋三焦之脈。絡於喉。循會厭。由內繞外。心之脈。亦絡於喉。繫舌本。由外繞內。此二經之氣。切不可遏。遏則化熱內結。肺竅難通。故病者。狀現喉痛、喉腫、喉脹。即世俗所謂喉癬、喉風、喉蛾、白喉、之類、等等。由此觀之。總不外君相之令不行。五志之火抑鬱。上燥而成氣痹。不得通徹。殞命者多矣。本鎭洋火廠。張君年甫三十。秋七月上旬。突患惡寒發熱。不欲飲食。邀余往治。窺其面部。乍赤乍白。口語不舒。涎唾頻頻。余問其故。曰、此喉痛甚矣。但診其脈。左部絃大。右部絃遲。舌苔黃白帶濁。二便不清。余曰。此症屬於君火內痹。相火伏鬱。寒濕化熱之氣。壅阻於肺。以致白喉症也。急擬輕苦、微辛、甘淡、宣通之品。一劑而喉痛減輕。發熱惡寒已愈。再劑而痛脹並除。不日全瘳。嗣後經江岸汪某、球廠方某、大智門陳某、如壽里王某、數患此症。大同而小異。究其根本。總不外一陰一陽結爲主體。其治法亦不外清芳潤透。清芳宣透爲準的。必也、喉症發行之際。大都由溫邪急發而來。權實無疑。治愈經驗之方。錄出於后。倘希同道君子。有所斧正焉。

〔處方一〕石菖蒲一錢五分川鬱金一錢淨射干一錢五分賴化紅一錢括蔞皮一錢五分白通草一錢五分嫩桔梗一錢五分叭杏霜二錢雲茯苓三錢戈半夏八分蘇苡米三錢漢防己一錢五分。以井水煎湯。初次一沸服之。二次煎二沸服之。切不可煎之太過。太過恐清輕之氣散矣。

〔處方二〕霜桑葉一錢五分淨二花一錢五分連翹殼三錢黑山梔三錢尖貝母一錢五分括蔞皮一錢五分叭杏霜一錢五分嫩桔梗一錢五分

戈半夏八分石菖蒲一錢五分川鬱金一錢枇杷葉一錢五分煎服同上。如喉有潰爛。加錫類散。每日點三次。

〔釋方〕菖蒲鬱金。開少陰之結。射干清宣之。化紅瓜蔞皮。開少陽之結。通草清潤之。桔梗杏仁。開提肺氣。茯苓清理之。戈夏意苡降逆勝濕。防已清滲以平之，次加霜桑葉連翹二芼梔仁象貝枇杷錫類散清輕之品。活潑加減。若兼他症。不作爲白喉。而在臨症審察。再定方法矣。

談談目疾頭痛

錢靖波

醫爲仁術。其目的在治好病人。若目不識丁。惟利是圖。草管人命。無形中劊子手也。但鄉民腦筋簡單。迷信日深。一旦不幸而疾病。非虔禱於土偶木偶之前。便假手於騙術庸醫。若此病本可不藥愈。而就治於彼。則偉名震而趨之者鶩。即爲僥治。亦委之於天命。噫、視生命何若是其輕耶。姑就目疾頭痛而論之。

目竅於肝。全賴陰水以涵之。若腎陰虧而肝陽亢。腠理疏而風邪襲。上竄空竅。輕者、睛珠赤。類淚而惡日羞明。重者、索連頭角痛。而瘍濕雜稠。此時治以祛風散熱之劑。或滋陰潛陽之品。未有不奏效如神。病魔自除者。但鄉民一經翳痛。必以鬼祟無疑。求仙方也。延巫醫也。在至誠之心。求至盲之途。最可笑者。所謂專治虎氣之先生也。求治者、必謂有陰虎在頭上食肉故痛。驅之則病自愈。爲之念咒語。則用吞符服丸。因循失治。歷至目珠崩竄。蟹珠尖生。猶委之於陰虎與汝有宿怨之語。鄉民不但不加處於誤入歧途。且自悔前生之作孽而遭殃也。嗚呼痛哉。

夫頭痛劇烈之際。正肝火炎熾之時。睛珠崩竄。神膏流盡也。蟹珠尖生者。神膏彼火迫衝出。驟遇外界之冷空氣。液結而成也。傅氏審視瑤函云。「神膏者。目內包涵之膏滲。膏液如破。則黑稠水出是也。此膏由膽中滲潤精汁。升發於上結而成者。方能涵養瞳神。此膏一衰。則瞳神有損於視矣。」是以神膏衝出。脣亡齒寒。不久即盲而成爲終身疾矣。但當神膏開始衝出之時。亡羊補牢。急起直追，投以大劑平肝潛陽。此釜底抽薪法。庶可救其萬一。豈可徒恃符咒。不盡藥力。而望其轉危爲安哉。此目之所以盲於不知不覺間耳。余非好攻訐。不過目擊心傷。就管見所及。作此篇忠告病者。

小兒簡便推拿法

史仲友

小兒初發熱。或爲風寒所閉。一時無表散之藥。可用推拿法以疏肌表。又或其兒素性怯弱。爲風寒所束。固不得不發。又恐表虛。用藥發表。有傷元氣。亦用推拿之法。又或其兒既服表藥。依然身無微汗。寒邪閉錮。其症不退。欲複用表散之劑。又恐過表以傷元氣。亦須用推拿之法。蓋發散之藥。多能耗氣。推拿之法。不過鬆肌發竅。運動筋骸。竅開則氣通。筋運則血行。氣血通暢而邪自出。故推拿之法。亦可爲醫家之一助。今述推拿法於後。

取溫水一碗。先用大指蘸水。於小兒兩鼻孔洗擦而上推者二十四下。謂之洗井灶。再於印堂用手指分開擦二十四下。謂之開天門。又於小兒兩手食指擦下三十六下。以瀉三關之火。又於中指擦下三十六下。以瀉心經與肝之邪。又將小指數擺。謂之烏龍擺尾。再於脈門擦下三十六。復擦上十二下。又於掌上順運八卦。週族擦一百二十下。然後於虎口及手足凡接骨之處。其穴有窩。於各穴窩間。用力俱捏一下。臍下丹田。各捏一下。背上兩飯匙骨下。及背脊每骨節間。各捏一下。任其啼哭。令汗出肌鬆。邪亦從而出矣。但推拿後。宜令小兒安睡發汗。不可見風。腠理既開。恐風邪之復入也，

麻瘋之防禦

傅樂仁

麻風的流行和傳染，各界議論紛紛。互相矛盾。有些人偶聽鄰近有患瘋風的。便覺驚惶。有些人和傳染力最高的麻風病人同居雜處。却毫不介意。可惜我們未能斷言麻風傳染的原因。其中的疑點有二。

（一）動物類中。祇有人類染着痲風。鼠類中，雖曾發見相似的病症。但痲風至今不能由人傳給鼠子。因此，不能用實驗方法。證明此症的傳染。

（二）潛伏期雖然有短的。但是也有延長至四十年之久的。因此，難於確實證明何時染着痲風。既不知道何時染着。那傳染的途徑。便也難以知道了。

我人雖不能明白說出痲風傳染的情形。但是有幾個要點。與痲風的傳染有密切的關係。這是我們所敢斷言的。

（一）傳病物的傳染力

病人體內所含痲風桿狀菌愈多。傳染力也愈大。桿菌愈近身體表面。傳病給別人也愈容易。

（甲）急性痲風

急性痲風。周身發疹。內含桿菌極多。極容易從常常脫去的鱗片。和上皮破面所流出之血清中查出。這種急性痲風。極其危險。因此項病症醫者一時不能診斷。所以更是危險了。如病人常期發熱。周身現出參差的。經手指緊壓而不退色的紅疹。大概可以斷定為痲風。但是最可靠的。莫如用顯微鏡照看痲風桿菌。

（乙）節結性痲風

患節結性痲風的。有多量桿菌伏在皮下。離表面甚近。此種桿菌。往往可從毛孔流出之皮脂中找得。當上皮腐爛處當潰爛時。有多數桿菌由瘡口流出。每個瘡口所流出的桿菌。不可勝數。這種潰瘍。必須和神經性痲風的營養瘡分別。營養瘡沒有桿菌。因為牠不和節結性痲風一般。前者由皮膚腐爛。滿載桿菌而成。後者不過因皮膚缺乏營養。知覺神經失却功用。以致患者不知冷熱。漠然傷及皮膚。而成營養瘡罷了。

（丙）有些痲風病人。外部不顯病徵。別人不知他是患痲風的。這類病之唯一或主要的患處。全在鼻內的粘膜上。所以當病人洟涕或噴嚏時。噴出無數桿菌。這類病人之多。實在遠出常人所能想像。社會不知他們有痲風。所以更容易受他們的傳染了。

（二）接觸之疏密

痲風雖然是傳染病。但不像一般傳染力極高的急性症。牠的傳染力和肺癆病差不多。但在傳染最利害的時期。見者莫不遠避。所以少有傳染的機會了。但接近和傳染極有關係。恰和肺癆病一般。若人民不講衛生。或羣居小屋中。或公用飲食器具衣服等。那末傳染的機會就多了。兒童由父母或保養人而染得痲風的。比成人染着別人的痲風較多。一則因為兒童皮膚嫩薄。容易被桿菌侵入。然而大概因為兒童和父母多接近的緣故。

（三）接觸期的長短

傳染不是出於一次的接觸。大概經過長時期的接觸。纔受傳染。

（四）被傳染者的健康

傳染的進行。因各人自身的抵抗力而分別。凡飲食不足。或營養料支配不勻。缺乏運動。工作過疲。或患別種急性症損他體內的抵抗力的人。都易受痲風傳染。潛伏在體內的痲風菌。有了上述的機會。便大大活動。發見病徵。

(五)免疫性

人體內或有天然免疫性。但住在傳染區域內。或常和患麻風者接觸。免疫性每隨之增加。有人稍受傳染。不發麻風。却增加免疫力。麻風傳入素無此病的島上或孤立的區域。往往流行極快。病狀也極凶。這便是因土人缺乏免疫性的原因了。

(六)普通衛生狀況

衛生愈講究。受傳染的危險愈少。

預防法

最好的預防方法。當然是禁止接觸。在菲列賓島上。曾用隔離法試行廣大的預防。要在短時期內撲滅此症。到底不得成功。—英國驅除麻風。由個人和團體同心協力。使患病者和康健者分離。國人都知麻風的流行性。所以預防易得功效。他如改良飲食。注意衛生。都很有益。但是若沒有有知識的輿論和公益心。便無效力了。貧苦的麻風病人。應當禁在麻風院中。但是在印度地方。雖常見貧苦的麻風病人露出瘡瘍。求人憐卹。然而比較的仍居少數。高級人民患麻風的。因面子的關係。往往多方掩飾。所以他們危害社會。較貧人更大得多了。我曾在麻風傳染區域裏看見有些患麻風的坐在學校裏讀書。甚且教授兒童。所以我人須用鼓吹的方法。製造有力的輿論。並與教育家合作。教授醫學。使人人深知麻風的病徵和危險。使他們憐恤患麻風的人。而厭惡麻風以及一切可以傳布麻風的事物纔好。

患麻風的須注意下列的預防法。

(一)他們須分室獨居。限用個人的飲食器具。衣服不可混雜。在未洗以前。放在開水中煮半小時。然後方可送出洗滌。

(二)禁止他們用公衆的車輛。有靠得住的醫生證明他們不在傳染期內的。不在此例。

(三)他們須知子女難免傳染。婚娶之事不可輕於嘗試。

(四)他們的生活習慣。須格外清潔。無論一舉一動。應當小心。不使病菌由己身傳到別人。

醫生及與病人接近者。須注意下列的預防法。

(一)勿觸病人和病人用過的器物。觸後須立刻洗手。

(二)看護病人。或替他裹傷的。須用橡皮手套。至少須用在傳染很高的時期。

(三)在麻風院中。傳染力最高的病人。須和傳染較輕的病人隔離。若日裏不能分開。晚上必得分室睡眠。因為夜間傳染的機會最多。不可不慎。

(四)與患麻風者接觸的人。須注意衛生。如通風、光線、運動、飲食等。

新本草（續八十八期）

劉曜曦

(五靈脂)胎前產後之血症時可用之。

(巴　豆)巴豆其主要成分為脂肪油。其外尚含有揮發油及樹脂等。故服用此藥時能引起吐瀉。腹痛。或胃腸焮腫也。只頑固之便秘時可用之。乃一種之峻下劑也。其外此藥對於鉛毒症其效力甚捷。且能防止其再發。是為其特色。再對於患瘋症之人。摻入飯內因其無味。(巴豆油更佳只一二滴即可)故亦頗占地位耳。

(丹　參)可用為通經強壯藥之一。

(白蘚皮)無化學之記載。但歐洲則用之為月經催進劑。而西比利亞且用其嫩葉乾燥之。以代茶。就近藤氏之研究言之。則謂此白癬皮。確具有一種解熱作用。不過其藥力較柴胡次之耳。

(白芥子)白芥子為屬於十字科植物之一。與山萮菜同含有一種之芥子油甚多其效力則與山萮菜同。

(白歛)瘡毒及腫瘍時可以用之。

(白芫)與蒼芫同

(白芷)爲鎮痙藥之一。

(白頭翁)月經閉止及熱性下痢時可以用之。

(石榴皮)石榴之根皮幹皮。及其枝皮均具有驅逐滌蟲之力。而且其頭亦能同時死滅。但此皮內含有單甯酸甚多。每易發生嘔吐。下利及腹痛等。用其大量時。有時引起眩暈。昏曚。視覺障碍。耳鳴痙攣。

(石斛)爲健胃強壯藥之一。

(石羔)爲一種之清涼解熱藥。

(甘草)其主要成分爲甘草糖。及象膠等。氣管枝時用之。能稍緩和。並有袪痰作用。歐洲各國之民間。則多賞用甘草羔。但單用甘草爲浸劑。或爲煎劑時甚少。其主要用途。爲加入於其他之粉劑。或丸劑內而用之。爲矯味及賦形也。

(未完)

冬令補品叢談（續）

時逸人

羊肉 甘溫煖中。補氣滋營。禦風寒。生肌健力。利胎產。愈疝止疼。肥大而嫩。易熟不羶者良。秋冬尤美。與海參蘆菔筍栗同煨皆益人。加胡桃煎則不羶。多食動氣生熱。不可同南瓜食。令人壅氣發病。時感前後瘧痢瘡疳疸。脹滿癲狂。哮嗽霍亂諸病。及痧痘瘡瘠初愈者均忌。新產後僅宜飲汁。勿遽食肉。

羊肉粥 壯陽滋陰。開胃健脾。生肌強力。治虛勞骨蒸。痿寒瘕久瀉。用羊肉四兩。切小塊。山藥末一合。粳米三合。同煮爲粥。加鹽少許。冬令常食。有轉弱爲強之功。凡瘡家痼疾。食羊肉有復發之虞。痼疾亦忌。亦不可用銅器煮。

海參 補腎陰。壯陽道。凡產後病後。服之咸宜。惟此物消化甚難。不可多食。

甲魚 此物含鐵質脂肪甚富。平血諸病服之。功在鐵劑之上。將甲魚剖洗潔淨。或蒸或煮。用以佐膳。味殊鮮美。（注意）「三足者」「赤色者」「獨目者」「頭足不縮者」「腹有王字者」「腹有蛇文者」皆有毒。不可食。即無毒甲魚亦不宜多食。多食滯脾。不宜久食。久食令人患發背。又忌與莧菜同食。

山藥 補脾腎。固精氣。中正和平。最宜於虛損之人。可以佐膳充飢。惟以淮產爲良。雖無近功。實有遠效也。食時不宜太多。但作隨常食品觀。

山藥粥 久瀉脾虛。不思納穀。或咳血勞損之人，顴紅頭暈。口舌時覺乾燥。服之能養液生津。運脾進食。(製法)用肥白之山藥烘乾。研末。粳米一碗。合山藥末半碗。水煮食。厚薄隨意。養胃生津之大妙品也。

於朮 補脾開胃。和中益氣。兼能理濕。可煮茶常服。宜於骨蒸潮熱泄瀉者。

參鬚 益氣生津。力較人參薄弱。宜於素患咳嗽吐血之人。惟降泄者忌之。

魚肝油 功用同牛肉汁。以清者爲良。

鷄蛋 性微寒清心補腎。白能益氣。黄能補血。治耳鳴哮喘咳嗽癲狂。頗效。惟不宜多食。痰黏肝鬱之人忌之。

燕窩 性質甘淡而平。功能益氣和中。潤肺開胃。化痰止嗽。補而能清。爲調理虛勞之妙品。冬令服之。尤爲咸宜。

白木耳 其形狀顆粒細小、摺皺緊密。入水後即能膨脹數倍。中含滋養料甚富。性質甘平。功能滋肺潤腸。清熱養陰。治虛勞咳嗽。以及津液不足之人。無不咸宜。

編者按 當今深秋已屆。冬令將來。世人進補。須加以選擇。其合於已體者取之。勿以爲凡百補品。皆可進服。致有害而無益也。愼之。

大麻瘋經驗良方

顧坤一

菊花　乳香　茄皮　羌活　腹皮　西箱女　紅花　細辛三兩　淫羊藿　黄芩　鐵皮斛　甘草三兩　苦蔘　烏藥　天仙子　青苓　石蟹　懷藥　元蔘　首烏　蔓荊　升麻三兩　山甲　荆芥　牛膝　白芍　大胡麻　赤芍　廣皮　决明　刺蒺　青皮　桂枝　烏蛇　豨薟　茯苓　千年健　當歸三兩　兒茶　製川烏　女貞子　秦艽　龍胆草　銀花　以上各半斤　益母草三十斤　小胡麻廿斤　蘇木十斤　苡米仁十二斤　大楓肉新廿斤

以上諸藥、除益母胡麻蘇木米仁四味煎膏外、悉數研爲細末、同大楓肉搗和爲丸、早晚吞服各四錢、不可間斷、一月外即可見有微效、至愈爲度、方中大楓一味、須揀新者、否則味穢難堪、此方浙紹楊氏秘方。專治大麻惡風。不論遠年近日。崴指潰爛。紫雲等瘋。以及首面腫脹。鬚眉脫落。四肢癱曲。服之無不靈驗。坤一懸壺翔淵。目睹楊君施治。每遇此種惡症，應手奏捷。「按」竊思此種惡症。歷來覓鮮對劑。且多患于貧窮之家。呼號求治。拯救無人。每遇江湖術士。口是藥非。遷延畢命。實深浩嘆。用特刊諸報端。廣爲宣傳。爲我醫界同志告之。　編者

今歲霍亂病理談

張治河

◎既非中醫所說之寒暑盤踞體內爲患◎

◎亦非西醫所說之細菌單獨肆虐◎

今歲霍亂流行。區域之廣。死亡之衆。爲從來所未有。考之古籍。皆認爲『天之六氣。盤踞臟腑爲患。『大要分爲屬寒屬暑。以『排泄之物。酸濁臭惡屬熱。澄澈清冷屬寒。目赤舌赤屬熱。目青舌白屬寒。口渴屬熱。不渴屬寒。屬熱者。曰陽霍亂。爲暑邪爲患。宜白虎苓連等方。屬寒者。曰陰霍亂。爲寒邪爲患。宜理中四逆等方。』余驗今歲之症。大多目青舌白。口不作渴。排泄之物。如米泔水樣。其他現狀。則或音啞目凹。或螺紋枯癟。或肢冷脈伏。或兩腿轉筋。或四肢拘急。或肚腹疼痛。亦皆古人所說之虛寒現象也。然理中四逆等方。入口即吐。苓連梔柏。服之反覺稍安。病重者數時即死。病輕者。數小時後。則覺胸中灼熱。口燥煩渴。有與西瓜冰水。恣意飲者。多皆得生。吾鄉之守舊派曰。『今年歲木太過。尅制脾土。所以民多霍亂。厥陰司天。中見少陽相火。所以先是寒症。轉瞬寒化爲熱。當用寒凉之劑。以瀉熱邪。』維新派曰。『今歲霍亂。眞霍亂也。眞者屬寒。故所現皆係唇青舌白。目眶黑陷。瀉如米汁。腹不作痛。脈伏肢冷。大汗不止。一派亡陽症狀。非用仲景四逆湯不可。』種種解釋。皆覺持之有故。言之成理。但是証之事實。每多矛盾。如先見寒象。後轉熱象者。守舊派解爲歲運關係。是矣。然而亦有半日斃命

之眞霍亂也。則仲景四逆湯。當吻合矣。而投之旋服旋吐。改進苓連。反覺稍安。又何故歟。余對兩說。皆不滿意(拙見詳後)余治此症。多以苦寒之劑收功。余對外感百病。素不相信。風寒暑濕。能透皮毛而入吾人之臟腑。余認爲天之六氣。僅能刺激皮膚。使皮膚排泄工作失職。引起內臟變化。至變化之充血貧血。與奮沉靜。則隨其人體質而異。如係充血體質者。(卽古說之火體)無論受寒受暑刺激。多起充血變化(卽古說火症)。貧血體質者(卽古說寒體)。無論寒受暑刺激。多起貧血變化(卽古說寒症)。故余之治病。見其發現充血變化者。無論其受寒受暑刺激。概予以淸涼之劑。以抑制燃燒。或予以通下之劑。以促速排泄。俾體溫低降。血液沉靜。見其發現貧血變化者。亦無論其受寒受暑刺激。概予以辛辣之品。以興奮其神經。强壯其心力。無不隨手奏效。蓋病理之變化。實爲空氣刺激生理之反應。並非空氣實質盤踞吾人之體中也。余對陶氏曾云。『六氣之於疾病。猶媒妁也。夫婦既成。媒妁無關系也。疾病既成。六氣無關系也。』所以只要整理其充血貧血之變化。則病自已。卽遇感其細菌爲患者。能使生理工作恢復。則彼微生之物。亦無立足之地矣。蓋細菌魔力。並非十分强悍。吾人體中。常有細菌侵入。西籍曾言。『霍亂盛行之時。雖無病者之糞中。亦有悍菌。』又普通病家。大多不知預防消毒。其用具食物。能保其不受汚染乎。然亦未見人人皆病。可想罹此病者。必其人先受寒暑食物之刺激。腸胃消化不良。復染細菌。一觸卽發。或先受細菌傳染。潛伏體中。復受寒暑食物之刺激。乘虛肆虐。亦可原無外來之菌。後因腸胃之積滯。醞釀而生。此所謂『物必先腐。而後虫生。』是也。大抵此症既成。糞中無不有菌。而菌之來源。則或受染於身體之外。或產生於病灶之中也。西醫迷信細菌。爲此症唯一之病原。謂與六氣

莫不隨氣化轉移。受四時支配。吾人日在氣交之中。受寒暑刺激。一旦發生疾病。豈可謂與天氣無關乎。余故認爲六氣七情之刺激。飲食起居之失調。實爲百病之起因。病灶之變化。細菌之產生。乃係百病之結果。前在醫學各刊。已屢言之。茲再將今歲霍亂之病理。縷陳於後。

(先現寒象)水分消失。起體血貧血現象。故唇青而白。目眶黑陷。心動衰弱。腦力失脫。故肢冷脈伏。大汗不止。

(後轉熱象)水分消失。粘膜發炎之故也。胃膜炎則胸中灼熱。煩渴作嘔。角膜炎則目中生眵。白睛發赤。

(不轉熱象)病輕者。毒隨吐瀉而去。數小時或一二日後。發炎之反應程度增加。則發現熱象。病重者。數小時已斃命。熱象不及發現。維新者見之。遂曰『此眞霍亂也。此寒症也。』殊不知乃病毒重也。病毒太重。糞中混有病菌及腸上皮腐蝕之細胞過多。故瀉如米汁。腸壁神經麻痺。故腹不作痛。腸麻痺而胃未麻痺。猶有懊憹煩悶之知覺者。胃肌較腸肌厚而抵抗力强也。

(四逆湯不受)霍亂病灶變化。爲腸胃粘膜發炎。四逆湯中之乾姜。十滴水中之樟腦。皆係辛辣刺激之品。所以旋服旋吐。附子味不過辣。則無此弊。余曾合苓連拌投。爲激腦强心之用。歷爲奇功。又合葛根防己木瓜等藥。治霍亂轉筋。及霍亂後四肢痲痺。亦收捷效。

(苓連獲效)苓連獲效。消炎力也。他如香連丸治痢疾。葛根苓連湯之治協熱下利。左金丸治吐酸。皆此理也。吾鄉有人用乳泡黃連塗眼。以治急性角膜炎。(俗說風火眼)。收效神速。又有人用青魚胆研細。和入點眼藥及吹喉藥中。皆有神效。大抵苦味之物。皆有消炎力也。

中藥大辭典內容一斑

趙公尙

『緣　起』

語曰。深山大澤。實生龍蛇。我國地大物博。動植礦物蘊藏之富。有識者早已言之。而國產藥物。其功效往往駕泊來而上之。亦世所公認也。考古來藥物。紀載最詳者。莫如明李時珍之本草綱目。惜乎博而不純。編輯未善。以筆記體材直錄各家本草及稗官混集而成。自此以後。如備要求眞等。或互相抄襲。或附以泛說。直等鄶下。不足觀矣。是以偶欲檢查一藥。有費終日光陰而不可得。或雖得之而不能知其功能者。觸目皆是。世人往往因蓄疑附會。至妄服方藥。以生命犧牲於不知不覺中者。何可勝計。雖有養生好學之士。有疑必問。又安得博識藥學家有問必答哉。善夫。吳稚暉先生嘗云。一國之文化。常與辭書相比例。蓋辭書者。聚各種學說而理解之。用科學方法編輯之。爲學者必不可少之工具也。故予決意有藥物辭典之輯。整理固有文化。一以供研究藥物學者之參考。一以便病家之檢查。始則三四人。繼增十數人。搜羅中外日本典籍不下數百種。採取藥物六千餘品。歷時三載。始克竣事。現已付印。茲擇本辭典內容之一部刊列於左。幸讀者注意及之。

『乙』由十一畫麻部及十二畫菊部中擇出者。

【麻黃】隰草類〔別名〕龍沙•狗骨•赤根•卑相•卑鹽。〔產地〕山西大同境內出者爲最佳。野生於蒙古地方者最多。〔形態〕麻黃科麻黃屬之小灌木。高二三尺。狀類木賊。莖甚細小。有節。節間生葉。如鱗片。葉腋生枝。雌雄異株。雌者莖上開黃花。結實如百合瓣而小。外皮紅。裏仁黑。根皮黃。〔入藥部分〕「莖」。其「根」與「節」亦可入藥。另詳各本條。〔性味〕苦溫。有收斂性之味。與麻醉性之香氣。〔辨僞〕山西大同產者多肥大。外青黃而內赤者眞。陝西出者較細。四川出者黃嫩。皆次之。關東出者細硬蘆多。不堪入藥。市肆有以蔗草僞充者。氣味既別。功用毫無。殊甚。〔功用〕解肌發汗。開肺利竅。鎮咳祛痰。利尿定喘。〔主治〕中風。傷寒頭痛。溫瘧。風水身腫。肺痿上氣。及因表邪不解而作之痰咳。〔用量〕三分至一錢。〔有效成分〕含一種植物鹽鹽基。名曰「愛夫得靈」。爲針狀之結晶。其藥學之構造。類似副腎素。其藥物之作用。亦甚相似。以此注射於靜脈內時。因末稍血管之收縮。起血壓之上升。故有發汗之用。又作用於氣管支筋腸管等時。由交感神經末稍之刺戟。及肌肉之麻痺。起弛緩散大。又以此點眼。能刺戟眼交感神經。而致瞳孔散大。〔配合〕配桂枝。散營分寒邪。配石膏。泄衛分風熱。〔著名方劑〕(1)麻黃湯。麻黃二錢。桂枝一錢半。甘草六分。杏仁十個。治外感病。頭項強痛。惡寒無汗而喘。(2)麻杏石甘湯。麻黃五錢。石膏三錢。甘草一錢半。杏仁七個。治外感病。肺有蘊熱。汗出而喘。(3)小青龍湯。麻黃•白芍•五味子•半夏各二錢。細辛•乾薑•甘草•桂枝各一錢半。治外感病。心下有水氣。乾嘔發熱而咳。〔泡製〕立秋後採收其莖。陰乾生用。或蜜水炒用。煎藥時宜後入。古法所云麻黃宜先煎去沫。乃懼其發泄太甚。今之麻黃嫩時卽採。其力甚薄。煎之亦無沫。故當後下。〔禁忌〕表陽虛者不可服。夏月勿用。

【麻黃根】〔性味〕甘平。〔功用〕止汗。〔主治〕盜汗。虛汗。能行周身肌表。引諸藥至衛分而固腠理。〔有效成分〕尚未確定。但試製麻黃根之浸液注於動物血管內時。能使血壓下降。其作用正與麻黃相反。

【菊】隰草類〔別名〕女節•女華•節華。〔產地〕杭州產者爲杭菊。滁州產者爲滁菊。〔形態〕多年生草。春由宿根生苗。夏至後分植。莖略帶木質。葉有缺刻。深秋開花。花冠周圍爲舌狀。中部爲管狀。列爲頭狀花序。種類至繁。以莖紫氣香而味甘者爲眞菊。有茶菊•野菊•金鈴菊•風藥菊•城頭菊等稱。〔入藥部分〕「根」「苗」「莖」「葉」「花」皆有功用。各詳本條。另參看甘菊條。

【菊花】〔性味〕苦甘平。〔功用〕散風泄肝。去翳明目。〔主治〕惡風•頭暈•目赤•淚出。〔用量〕二錢至四錢。〔處方〕同薄荷•牛蒡•桑葉•穞豆衣•丹皮•赤芍•黃連•龍膽草。治風火赤眼。同川芎•藁本•當歸•白芍•地黃•薄荷•桑葉。治肝陽頭暈。

傷寒陽脈濇。陰脈弦。法當腹中急痛。先與小建中湯。不差者。小柴胡湯主之。

汪氏云。此條乃少陽病兼挾裏虛之證。傷寒脈弦者。弦本少陽之脈。宜與小柴胡湯。茲但陰脈弦而陽脈則濇。此陰陽以浮沉言。脈浮取之則濇而不流利。沉取之亦弦而不和緩。濇主氣血虛少。弦又主痛。法當腹中急痛。與建中湯者。以溫中補虛。緩其痛而兼散其邪也。先溫補矣。而弦脈不除。痛猶未止者。爲不差。此爲少陽經有留邪也。後與小柴胡湯。去黃芩。加芍藥。以和解之。蓋腹中痛亦柴胡證中之一候也。

丹波元堅云。就汪註考之。此條不舉少陽證者。蓋省文也。因其人胃中虛燥有寒。得病更甚。裏寒爲少陽之邪所鼓動。故腹中急痛。治法先用小建中。亦猶先與四逆之意。而痛未止者。裏寒雖散。而邪氣犯胃所致。故換以小柴胡乎。

小建中湯方

桂枝三兩去皮　甘草二兩炙　大棗十二枚擘　芍藥六兩　生薑三兩切　膠飴一升

右六味。以水七升。煑取三升。去滓。內飴。更上微火消解。溫服一升。日三服。嘔家不可用建中湯。以甜故也。

湯本氏云。膠飴之作用。酷似甘草。其治急迫。二者殆相伯仲。所異者。甘草性平。表裏陰陽虛實各證皆可通用。本藥則性大濇。陰虛證可用。陽實陽虛及寒實證不可用。適於裏證。不適於表證也。又甘草殊無營養分。本藥則滋養分豐富。是亦其別也。

案古人稱脾胃爲中州。胃主消化。脾主吸收。消化吸收有阻碍。則榮養不足。神經拘急。故脈弦濇而腹中急痛。湯名建中者。建立脾胃之意。大建中湯(在金匱)藥力猛。此則和緩。故曰小也。此方君膠飴。取其富榮養分。且味甘。可以緩急迫也。其餘諸藥。即是桂枝加芍藥湯術。釋在太陰篇。

吉益氏云。小建中湯。治裏急。腹皮拘急。及急痛者。蘇沈良方云。此藥治腹痛如神。然腹痛按之便痛。重按却不甚痛。此止是氣痛。重按愈痛而堅者。當自有積也。氣痛不可下。下之愈甚。此虛寒證也。此藥偏治腹中虛寒。補血。尤止腹痛。本事方後集云。治腸風痔漏。赤芍藥。官桂去皮。甘草炙。已上等分。右㕮咀。每服二錢。生薑二片。白糖一塊。水一盞。同煎至七分。去滓。空心服。證治準繩云。治痢。不分赤白久新。但腹中大痛者。神效。其脈弦急。或濇浮大。按之空虛或舉按皆無力者。是也。

赤水玄珠云。張二尹近川翁。始以內傷外感。過服發散。消導之劑。致胃脘當心而痛。六脈皆弦而弱。此法當補而歛之也。白芍藥酒炒五錢。炙甘草三錢。桂枝一錢半。香附一錢。大棗三枚。飴糖一合。煎服。一帖而瘳。

建珠錄云京師四條街。賈人三井某家僕。三四郎。四肢時覺憊惰。心腹切痛。居常鬱鬱。氣志不樂。諸治無效。某醫以東洞有異能。勸令迎之。賈人曰。固聞東洞名。然古方家多用峻藥。以是懼而未敢請也。醫更論之。且保其無害。遂迎東洞診之。腹皮攣急。按之不弛。乃作建中湯飲之。其夜胸腹煩悶。吐下如傾。賈人大驚懼。召某醫責之。醫曰。東洞所用非峻劑。疾適自發動耳。賈人尚疑。又召東洞。問可再服否。東洞曰。予所處非吐下劑。而吐下如此其甚者。蓋彼病毒勢已敗。不能安伏。因自潰遁耳。不如益攻之。賈人服其言。東洞乃還。翌早。病者自謂曰。吐下之後。諸證脫然。頓如平日矣。

生生堂治驗云。一男子久患頭痛。立則暈倒。醫以為黴毒。與芎黃湯及輕粉巴豆之類攻之。數百日矣。中神琴溪診之。自心下至小腹拘攣。如繩之約。迺與小建中湯。百餘帖而愈。

傷寒中風。有柴胡證。但見一證便是。不必悉具。

用柴胡湯之主證。胸脇苦滿一也。往來寒熱二也。嘿嘿不欲飲食三也。心煩喜嘔四也。四證中但見一證。即可與柴胡湯。其他諸證。不必悉具。然此就傷寒中風言之耳。若諸黃腹痛而嘔。嘔而發熱。新產婦人大便堅。嘔而不能食。草蓐中四肢苦煩熱。頭痛。亦皆是柴胡證。詳金匱要略。諸證中最要者。乃胸脇苦滿。

凡柴胡湯病證而下之。若柴胡證不罷者。復與柴胡湯。必蒸蒸而振。却復發熱汗出而解。

錢氏云。蒸蒸者熱氣從內達外。如蒸炊之狀也。顧氏溯源集云翕翕者。熱在表也。蒸蒸者熱在裏也。繹蒸字之義。雖不言有汗。而義在其中矣。山田氏云。蒸蒸內熱貌。蒸蒸而振者。其內如蒸。外則振寒也。凡病人已經數日後。藥能中膏肓。則間有振寒發熱而解者。豈唯下後為然。亦豈唯柴胡湯為然哉。尾台氏云凡用大小柴胡湯。蒸蒸而振。却發熱汗出者。所謂戰汗也。傷寒累日。雖已經汗下之後。柴胡證仍在者。復用柴胡湯。必蒸蒸而戰慄。大汗淋漓。所患脫然而解。宜豫告諭病家。若發振寒。則重衾溫覆以取汗。勿令失期。

建殊錄云。越中二口善光寺主僧某。患痼疾。東洞治之。前證盡除。但覺胸脇苦滿。乃書小柴胡湯方與之。僧歸後。信而服之。雖有他證。不服他藥。一日。忽大惡寒。四肢戰慄。心中煩悶。不能氣息。弟子驚愕。延醫謀治。病者掩心徐言曰。寧死弗用他藥。乃復作小柴胡湯。連服數劑。少焉。蒸振煩熱。汗溢腹背。至是舊痾百患。一旦頓除。四體清快。大異往常。僧乃作書。走一介以謝東洞云。

傷寒二三日。心中悸而煩者。小建中湯主之。

錢氏云。心中心胸之間。非必心藏之中也。悸。虛病也。金鑑云。傷寒二三日。未經汗下。即心悸而煩。必其人中氣素虛。雖有表證。亦不可汗之。蓋心悸陽已微。心煩陰已弱。故以小建中湯先建其中。兼調營衞也。有持桂里云。傷寒裏虛時悸。邪擾時煩。故初起二三日有此證候。不可卽攻其邪。但與小建中湯溫養中氣。邪自解。即或不解。而發表攻裏之地。亦自此出矣。是仲景御變之法也。疝瘕有此證。可仿此治法。

太陽病。過經十餘日。反二三下之。後四五日。柴胡症仍在者。先與小柴胡。嘔不止。心下急。(原注一云。嘔止小安 鬱鬱微煩者。為未解也。與大柴胡湯下之則愈。

（未完）

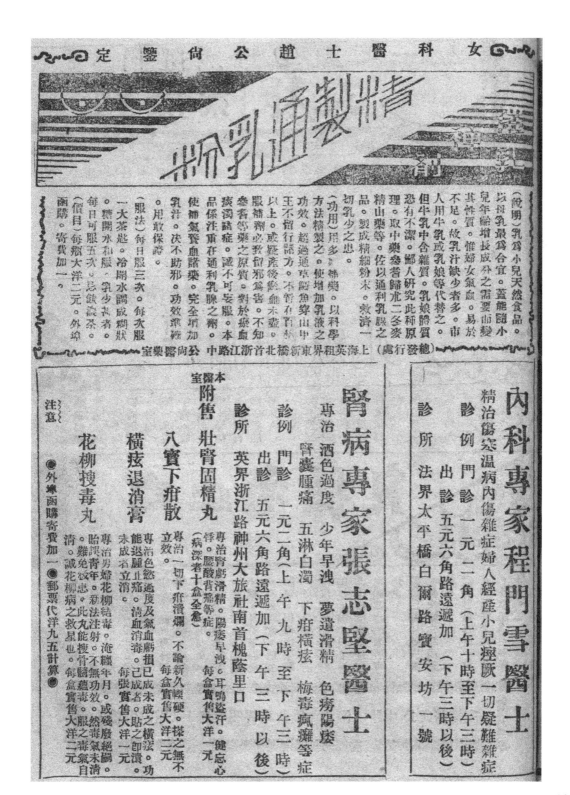

月經病特效藥之一

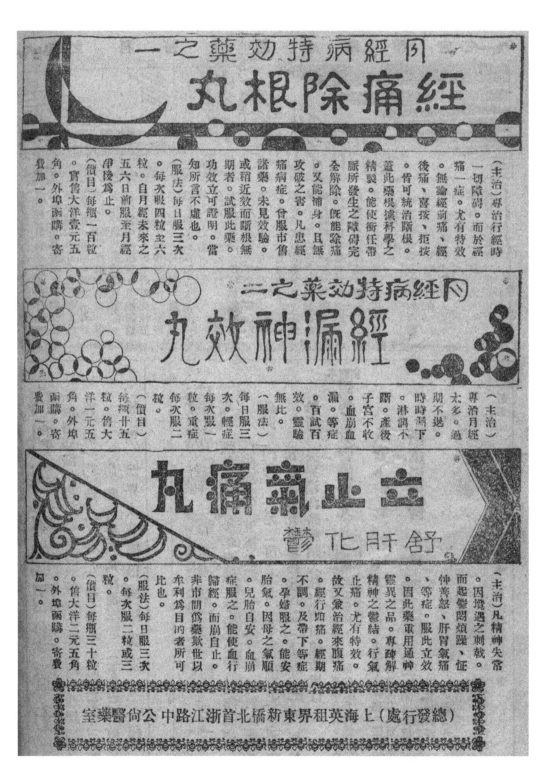

經痛除根丸

(主治)專治行經時一切障碍。而於經痛一症。尤有特效。無論經前痛、經後痛、喜按、拒按。皆可統治斷根。蓋此藥根據科學之精製。能使衝任帶脈所發生之障碍完全解除。既能除痛。又能補身。且無攻破之害。凡患經痛病症。曾服市售諸藥。未見效驗。或稍近效而斷根無期者。試服此藥。功效立可證明。當知所言不虛也。

(服法)每日服三次。每次服四粒至六粒。自月經未來之五六日前服至月經淨後爲止。

(價目)每瓶一百粒。實售大洋壹元五角。外埠函購。寄費加一。

月經病特效藥之二

經漏神效丸

(主治)專治月經太多。過期不退。時時漏下。淋漓不斷。產後子宮不收。血崩血漏。等症。百試百效。靈驗無比。

(服法)每日服三次。輕症每次服一粒。重症每次服二粒。

(價目)每瓶廿五粒。售大洋一元五角。外埠函購。寄費加一。

立止氣痛丸

舒肝化鬱

(主治)凡精神失常。因境遇之刺戟。而起鬱悶煩躁、怔忡善怒、肝胃氣痛、等症。服此立效。因此藥重用通神靈異之品。專疏解精神之鬱結。行氣止痛。尤有特效。故又兼治經來腹痛。經行跙痛。經期不調。及帶下等症。孕婦服之。能安胎氣。因母之氣順。兒胎自安。血崩症服之。能使血行歸經。而崩自止。非市間僞藥欺世以牟利爲目的者所可比也。

(服法)每日服三次。每次服二粒或三粒。

(價目)每瓶三十粒。售大洋二元五角。外埠函購。寄費加一。

(總發行處)上海英租界東新橋北首浙江路中公尚醫藥室

第一卷 第九十二號

HYGIENIC WEEKLY

衛生報

主編
丁濟萬
趙公尚

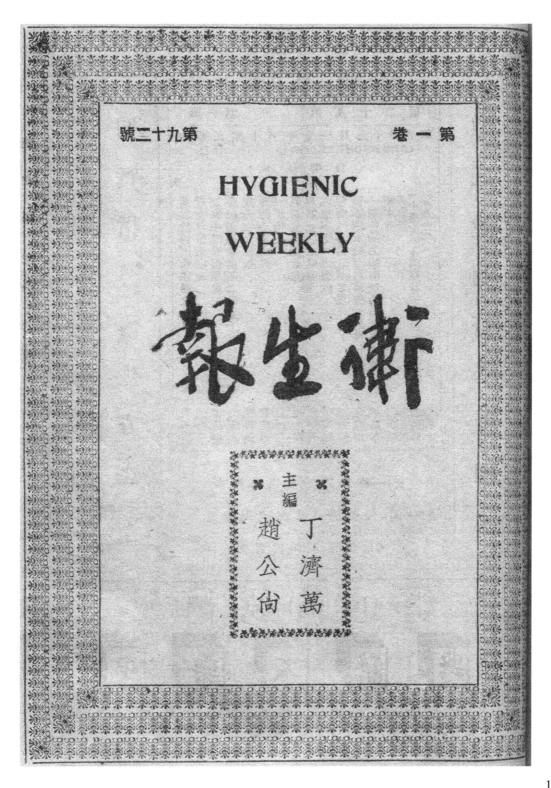

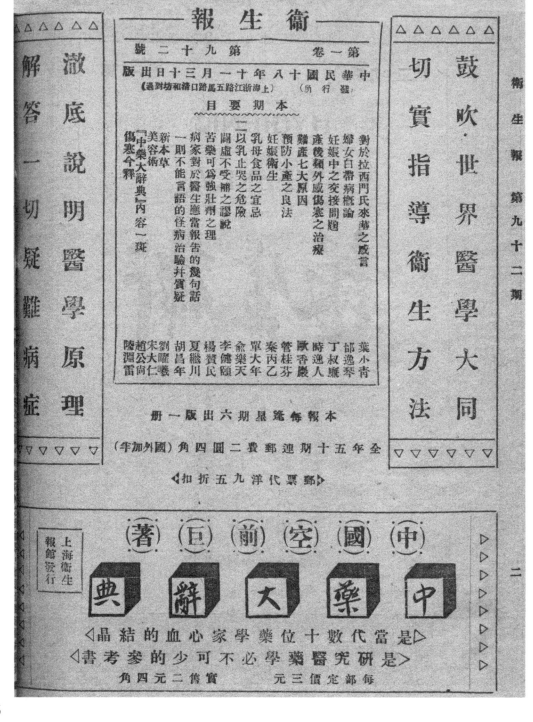

衛生報

第一卷 第九十二號
中華民國十八年十一月三十日出版
發行所（上海浙江路五馬路口清和坊對過）

本期要目

本報每逢星期六出版一冊
全年五十期連郵費二圓四角（國外加半）
郵票代洋九五折扣

對於拉西門氏來華之感言

葉小青

國際聯盟會衛生部部長醫學博士拉西門氏。已於本月九日來華。開其任務爲研究中國衛生狀況。以視察及研究所得。報告於國際聯盟會。國聯會對於中國之衛生設施。或有設法帮忙之處云云。夫我華自設立衛生部以來。幾將兩載。顧一致其實際工作。則以決議取締舊醫舊藥之案。最爲天動地驚。惟此案拉氏將怎樣孜察和研究。或竟將乞憐於國際聯會耶。拉氏云。我輩受命來華。以供中國政府之驅使。至於此後我輩之工作如何。惟中國衛生部之命令是聽。諒拉氏環遊世界。自必熟諳世情。恢廓宏願。決不爲少數自私自利者所拘迂也。西洋果然文明。東方未必蠻野。既曰國際。尤願勿忘遠東尚有四千餘年之古國在。古國雖古。未必一無可取之法。原國際聯盟會之目的。爲維持世界和平。及改善人類生活。我華人最好和平。早爲世人所洞鑒。而華人之生活。最爲優遊自得。拉氏如勿爲物質所蔽。能作深切之視察。和縝密之研究。則其所獲。甯有限量。對於拉氏本人得不少華人之好感。對於國聯會庶克盡厥職。不爲辱命。此乃眞所謂兩有禆益於中國衛生部與國聯衛生部矣。惟拉西門氏圖之。

婦女白帶病概論

邵逸琴

◉白帶是婦女慣常之病症◉

◉要在平日注意衛生方法◉

白帶者。卽各種稀薄及濃厚黏液由陰道口而流出也。此病較子宮脫出更爲普通。不問女子年齡之老少。莫不罹之。在病之輕者。流出之液如水。而在病之重者。流出之液如膠。其量無一定。色亦有種種之不同。或純白色。或帶黃色。或帶綠色。或帶淺紅色。其排出量極多之時。每沿內股而下流，致有於其部發生濕疹而糜爛者。又起月經之不順。月經以外之出血等。如是而能姙娠者實少。此病多由於子宮有病而起。其原因之顯著者。約有三端。其一爲女子過淫。合歡無度。色情太深。耗費精神。陰道過倦乏。子宮之變動遂續起。其二爲分娩後未及復元。卽行房事。其三爲直腸生痔而延及於陰道。因之而遂成白帶症。至於身體衰弱之女子。亦恆患之。其他如月經不調。冒寒。少運動。空氣不通。夜深閱刺戟感情之書。聽動情之話。精神抑鬱。惡習慣。早婚。晚婚。用刺戟性之飲食物。服興奮劑。多淫。沸水浴。分娩時之損傷。姙娠頻繁等。均爲最易誘起此病之原因。急性白帶。常有輕微之發熱。初時排出之液。少而稀薄。未幾卽漸增多而有色。且大抵有瘙癢。放尿困難。發熱。慢性白帶。常發於急性之後。獨自發起者亦有之。大抵由虛弱而起。分娩頻繁之女子。概易罹之。此病又屢與月經不調並發。慢性白帶。雖無大苦痛。且無刺戟。然永久不愈時。則排泄液漸多而濃厚。其病卽漸漸危險。蓋白帶流下。精神告倦。久則全不治。其症候爲便秘。腰痛。易怒。腹部苦悶。呼吸困難。心悸亢進。食物不消。食物減少。心氣衰弱等。遂至陰戶失其括約力。其始陰道苦痛。不克與男子交接。大概罹此病之女子。多在於子女生育後三四年之際。年四十歲以後漸少。又品行雖淸潔。然舉動失常。亦能起此病。凡有白帶症之女子。身體宜安靜。令溫暖其腰部。用稀石炭酸水或硝蒼水等。用水節注射陰部。自能漸愈。尤宜禁房事。富貴婦女起臥深閨。飫膏粱。飾羅綺。無不如其所欲。心望悉安。調養如意。故常無深患。至若蓬門之女。身出寒微。勞苦艱辛。口不足糟糠。身不蔽棉衣。方免飢寒之不暇。此卽使身軀衰弱。而白帶之原因也。此病之外部症候甚顯著。顏色蒼白。眼皮暗黑。瞼脹而腫。運動困難。貌帶悲苦。衰弱羸瘦。故此病如不卽治愈之。則不絕排泄。能損健康。而致虛弱。因此不能步行。不能起立。皮膚呈黃白色。氣息汚穢。筋肉軟弱。手足腫脹。胃成酸性。腸起疝痛。大便祕結。小便少量。且帶濃色。甚至患者。每願一死。以避一切慘苦。要之白帶症之由於體質不良而起者。則當盛全身之營養。而服用鐵劑。白帶之由於生殖器疾患而起者。則旣須治療其原病。又當淸潔其外陰部。而以藥液洗滌之。

妊娠中之交接問題

丁叔廉

女子而旣妊娠。切宜注意節制房事。於初受孕時爲尤然。要之交接之目的。在於妊娠。若旣已妊娠。似無庸再行交接。然欲全行斷絕交接。其勢實有所不能。故於其時而苟非有所妨害。則偶行一次之交接。亦無不可。至妊娠中之宜嚴禁交接者。約言之。則有五端。其一爲妊婦腹內之感覺有異常之時。其二爲女子嫌惡交接之時。其三爲行交接而女子有苦痛或不快之感覺之時。其四爲有流產之習慣。其五爲妊娠經過六月以後。以上所述。皆宜嚴禁交接者也。上等之婦女。其身體大率柔弱。有易於流產之原因。倘於妊娠時而不節房事。則流產之害因之而起。固不待論。卽如彼強健之妊婦。若爲過劇之暴動。亦可招此不幸。且交接之際。軀體被壓。胎兒屢次震動。最易於流產。並能引起種種病症。其爲害可知。世往往有婦女每胎皆流產。終不能獲一兒。後經醫生之告誡。於妊娠中禁一切交接。因得舉健兒。其例甚多。不特此也。妊娠後而不節慾。則乳汁變薄。小兒食之。不克強壯。由是觀之。妊娠中之交接。實不可不愼之。

孕婦衛生

孕婦宜使體部淸潔。最好每星期入浴二三次。食品宜取易於消化。富有滋養之質。

產後類外感傷寒之治療

時逸人

治外感症應用何法
治產後外感應用何法
治產後類外感症應用何法
解決上項三種問題
始可與研究產後病症之方法

產後七日。內外發熱。頭痛惡寒。類太陽症。潮熱出汗。大便不通。類陽明症。往來寒熱。口苦脅痛。類少陽症。皆由氣血兩虛。陰陽不和。類外感傷寒。治者愼勿輕產而重傷寒。以麻黃柴胡等湯治之也。蓋產婦血脫之後。而重發汗。虛虛之禍。不可勝言。仲景有云。亡血家不可發汗。丹溪云。產後切不可發表。古賢立說。皆具至理。卽使眞感傷寒。生化湯內。芎姜亦能散邪。且內經云。西北之氣。散而寒之。東南之氣。溫而收之。卽病同而治亦異。至於產後屬虛。無分南北。當於溫補中。少佐辛散可也。宜祛邪生化湯。

歸身三錢、川芎一錢五分、炙甘草四分、炮薑四分、羌活四分、桃仁十粒、(去皮尖、)防風四分，葱白七寸，如虛者。加人參五分，

□產後虛症類實

產後頭痛。口燥。咽乾而渴。類少陰症。腹滿液乾。大便實。類太陰症。汗出。譫語。便閉。痙厥。類厥陰症。多由勞倦傷脾。運化稽遲。氣血枯竭。腸腑燥涸。乃虛證類實。承氣諸湯。斷不可施。宜養正通幽湯。

難產七大原因

歐香巖

(一)安逸　盖婦人懷胎。血以養之。氣以護之。宜時常行動。令

。常見田家勞苦之婦，其產甚易。職是故也。

(二)奉養　胎之肥瘦。氣通於母。恣食厚味。以致胎肥難產。常見糟糠之婦。容易生產。卽此理也。

(三)淫慾　古者婦人有孕。卽居側室。不共夫寢。若有孕而犯之。三月以前。常致動胎小產。三月以後犯之。一則胎衣太厚而難產。再則子身多白濁物而不壽。三則子出胎卽多瘡毒。出痘多細密難起。以致殀亡。皆由父母慾火所結。至可悲也。

(四)憂疑　今人不講生產之理。或問禍福於鬼神。祈求於卜筮。或聞里中有產阨者。孕婦疑則懼。懼則氣怯。故易致難產。

(五)軟怯　如少婦初產。神氣怯弱。子宮未舒。便腰曲不伸。展轉傾側。兒不得出。又中年婦人生育既多。血氣虛損。產甚艱難。須胎前服補氣養血之藥。調理康健。則臨產無虞。婦人素弱者亦然。

(六)倉皇　將產之際。有等愚蠢穩婆。不審正產與轉胎。但見腹痛。遽令努力催生。產婦聽從。以致胎兒不順。橫生倒產。最爲危險。

(七)虛乏　臨產用力太早。及兒欲出。母力已乏。致胎停頓。服人參接力卽產。

預防小產之良法

管桂芬

何謂小產。卽胎兒未滿十月而產下也。何以小產。因孕婦不知衛生而促成也。或因操勞過度。運動劇烈。以致胎元振動。或因登高舉重。跌仆損傷。以致胎體損壞。或因驚恐恚怒。或因寒熱食

精神。使其七情不起。五志和平。則心氣舒暢。血氣調和。氣能攝胎。血能養胎。自無小產之患矣。尤宜節飲食。愼起居。如菸酒椒姜等辛熱之物。切宜禁忌。劇烈過度之事。必須避免。毋登高以眺遠。莫臨險而輕勸。庶幾胎體安然。何患小產之虞哉。如已見漏紅腹痛等症。急宜安心靜臥。勿再勞勸。如因體虛者。可用母鷄一隻。去肚內各物。放入黃芪四兩。糯米一撮。加水燉熟。飲服其湯。仍靜臥三五日。其胎自安。若夾雜他病。或漏紅太多者。則宜延請醫家診治。不可忽也。

妊娠衛生

秦丙乙

妊娠一事。生爲女子。殆無一能避免者。惟在此期內。貴宜攝養有方。否則稍有不愼。輒貽無窮隱憂。甚或終身幸福。悉付凡流。歷來婦人之枉死於此者。何可勝數。所以古時最重胎敎。非禮勿視。非禮勿聽。不特免產難之虞。且所生子女。亦可必其智體之健全。孟母仇氏。其尤著者也。今者潮流所趨。隨事變易。胎敎之說。已歸淘汰。產難非命。時有所聞。亦女子前途之大障碍也。爰就妊娠衛生之淺而易行者。摭拾若干則。公諸本報。想亦爲讀者諸君所樂聞也歟。

(一)節慾　婦女懷孕以後。卽宜分牀獨宿。房事不節。最易傷胎。卽所育子女。亦必有種種瘡惡毒疥之發生。曉近以來。年青婦女。特多流產一證。其以此歟。取快一時。後悔無及。甚非智者所取也。

(二)獨思　初次姙娠。心懷恐懼。若大難之將臨。汲汲不可以終日。每因氣餒而致百病叢生者。亦比比然也。須知生男育女。婦人之天職。乃自然之造化。初無藉乎人力。則瓜熟蒂落。將莫便於玆矣。餘如肝旺多怒。心鬱不抒。胥屬後患張本。其尤甚者。

莫如慾火內熾。當情動之時。強自抑制。不遂所願。蘊積既多。所生者非夭卽病。非弱卽愚。有可斷言者也。是宜安靜恬澹。常抱樂觀。以純正其思想也。

(一)愼起居　閥閱名媛。閨閣嬌養。一經娠娠。刻刻存心。結果多病難產。適得其反。而華門主賓。鄉壤婦孺。夙興夜寐。昕夕操勞。轉能易生易育。康彊無事。二者相反。何以一至於此耶。蓋懷孕期內。雖不可負重任勞。亦不宜過於閒逸。當常令運動。俾血脈流行無阻。氣血不致凝滯也。

(二)節飲食　懷孕至五六月。卽宜節其飲食。匪特煙酒薰炙厚肥。不可食飲。卽茶湯亦須減少。他如羊犬鼈蟹。種種怪異之物。更無論已。若恣意無忌。則盤腸難胞。怪胎奇生。將不一而足矣。

『按』以上四則。淺而易行。誠能恪守弗失。母子兩受其益矣。

乳母食品之宜忌

單大年

乳兒之營養。全仰給於乳母。故乳母之營養。卽間接爲小兒之食物。不可不愼也。略言之。則有數端如下。

一、宜食菜蔬　須取其清潔而含有滋養料者。

二、宜食豆汁　豆汁易於生乳。而色白味潔。最合乳兒之營養。

三、宜食鷄蛋牛乳　須取其鮮潔而曾經化驗者。

四、宜食魚肉　須取其煮熟而甘鹹適宜者。

五、宜食果實　須取其時新者而略嘗之。以合乎時令節氣也。上述不過大略。而又有必須禁忌者在。

一、禁忌辛辣酸苦之味　以其有能變乳味之害也。

二、禁忌脂肪過多之物　以脂肪所變之乳。易使小兒消化不良也。

三、禁忌分泌結塞　每日能大便一次最好。否則宜食草蔴油。以使其通暢。

四、禁忌心境鬱怒　心境與乳有密切關係。苟乳母多憂鬱或躁怒者。影響小兒體質不少。

五、禁忌衛生惡劣　西婦多五日沐浴一次。又一月中必連服蜜燐一星期。皆所以注重衛生也。

總之乳母營養。有關乳兒。不可不加愼也。乃我國乳母。無論其爲自身。爲雇傭。但求乳多而止。苟少乳。或停乳。亦祇以加增營養爲事。不問其合宜與否。於是乎忌者不知禁。宜者不知食。此大誤也。故不嫌其爲尋常事而縷陳之。

以乳止哭之危險

俞樂天

東鄰王某。四十無兒。前歲始納一妾。翌年產一男。家人皆歡喜莫名。特聘乳母哺養。今已牙牙學語矣。乃前日晨。予方散步階前。呼吸空氣。忽聞隱約哭聲。嗚咽入耳。佇立細辨。似卽由王某家傳出。心知有異。疾趨其家。至則合戶痛哭。觀者如堵。予從人叢中擦肩而前。則見一婦痴立於西廊。垂首下視。若有重憂者。其餘家人。咸羣抱一孩。哭呼乖乖不止。此孩非他。則王某之兒也。予當時頗爲疑慮。念此兒吾昨夕不曾親見於街頭乎。何一宵之隔。已奄然垂斃耶。時予旁有一識者。謂予曰。斯兒昨晚。尙頑笑如恆。不知夜間。如何乳母貪眠。及晨。兒一覺醒來。見乳母呼呼大作。卽哭聲隨起。愈哭愈厲。乳母矇矓間。摟兒懷中。以乳塞其口。意欲止住哭也。該兒呼吸頓息。想係一哭一食。閉塞氣機。彼木立於西廊者。卽乳母也。談至此。西醫入。王某告以上述詳情。醫頷首。隨令其家人將孩扶起。已則施以種種手術。未片刻。呱呱聲出。而孩甦矣。至是家人無不破涕爲笑。予今爲之記。以告世之有嬰孩者。無論爲乳母生母。均宜愼之。

闢虛不受補之謬說

李健頤

邪氣在於人體。變幻百出。其害最酷。故宜急以驅邪爲主。邪之所湊。其正必虛。又當補正。正氣强。則身體內之抗毒素亦强壯。可以抵抗病菌。自然無他變之患。此卽治病之大綱也、如邪氣未離。早投補藥。補藥有堅固腠理。使邪不出之弊。若邪氣受補藥固結。勢必內陷傳裏。邪陷於裏。遂蒸成熱。其禍之甚。不可盡述。故病者若有伏邪。卽不宜服補藥。世人以邪不受補。慢認爲虛不受補。以是虛弱之人。坐視而不敢服補。日虛一日。甚至肌肉痿弱。臟腑竊敗。遂發全身貧血之症而死。夫人之病。至於虛極。急宜投補。雖有伏邪。亦當補正而兼驅邪。不然。正氣不復。邪氣泛濫。爲禍之烈。已不堪言。然虛者之服補藥。更爲綦要。其所以不宜補者。是在邪氣當强。外熱猖獗之際。夫邪熱當盛。若服補藥。是助邪爲虐。抱薪救火。其害與虛不受補者等耳。爲醫者。須審症用藥。應補應攻。在乎診斷時主決而已矣。切勿迷信虛不受補之謬說。而坐視其害者也。

苦藥可爲强壯劑之理

楊贊氏

苦寒之藥。中醫謂能敗胃。西醫謂可健胃。二說相反。有若炭冰。然皆由實驗而來。非單憑理想之可比。究竟孰是而孰非乎。曰、皆是也。

中醫苦寒傷胃之論。諒爲閱者所知。茲不欲贅。惟西醫所謂健胃者。蓋以苦味有刺激腸胃之功。能增加胃液之分泌。而助消化耳。

夫消化不良之胃病。不外二端。

(一)胃液分泌過少　(二)胃液分泌過多

人體各部分泌宜均。過與不及。皆能爲害。不僅胃液然也。特胃司出納。關係至鉅。一有不適。小卽成病。大則傷身。故尤爲重要。

聞嘗爽考其故。以爲西醫所謂胃分泌缺少。卽中醫所謂胃虛。胃液枯燥之證。我國昔賢。亦知斯疾之不宜燥補。故有胃病不思食者。須用甘寒養胃之例。溫烈之藥。在所嚴禁。其主寒治均也。特甘苦不同耳。

雖然。苦寒健胃之法。古人非不用之。後人所以不知者。蓋古人憑其穎悟。孤心獨詣。竟與生理暗合。知其然而不知其所以然。無怪乎後人之昏若夢中也、茲略舉例於下。

古人治疳症。多用龍膽，蘆薈，芩連，等藥，亦不過謂退其肝火。或清其濕熱耳。殊不知疳者乾也。小兒以飲食不節。積熱內蘊。薰蒸臟腑。燥而成疳。彼疳兒每喜覆臥地而飲涼水。皆腹內分泌缺少。以致燥熱之證。以苦寒治之。退熱而健胃。正最妙之治也。（疳證之由於腸胃分泌液缺少者爲數固多、然屬他因者亦衆、非區區苦寒之法，所能概也、）

若夫首先高揭苦寒養胃之旨。厥惟嘉言喻氏。觀寓意草治陸平叔危症。純以苦寒奏功。其論曰：『……平叔之病。舉外邪而錮諸中土。則其土爲火燔之焦土。而非膏沐之沃土矣。其土爲灰砂打和之燥土。而非冲純之柔土矣。焦土燥金。全無生氣。而望其草木之生也得乎。吾乘一息生機。大用苦寒。引北方之水。以潤其枯槁。……必識此意。乃知吾之濫用苦寒。正所以培生氣也。……』其論苦寒養胃之理。透闢如此。殊不讓西人獨步。

以上爲中醫亦能利用苦寒以益胃之證。至於中土受濕熱之困。而起消化病者。亦有用苦寒以燥勝濕熱之一法。是亦可謂爲苦寒健胃者矣。

然則西說較中說優乎？曰：否，否！苦味之用。不過藉其刺激胃腑。而增加分泌。實則其所含成分。與胃之健康。全不相干涉。(指中藥苦味强壯劑、如黃連、大黃、龍膽、蘆薈之類)其健胃也。間接而非直接。且其用可暫而不可常。連用過久。則胃液分泌太多。反礙消化。（按此卽中醫所謂苦寒敗胃之理苦味藥又最能增加血液中之白血球。連連服用。則貧血症成矣）昔之所謂健胃者。今且一變而傷胃矣。西人騖於近功。知其利而忘其害。故有此不當之稱。其視中說之正確無弊者遠矣。

病家對於醫生應當報告的幾句話

夏繼川

■診脉不能了解一切病情

■病家要據實詳細的報告

醫道本有望聞問切四法。今人看病。都歡喜不說病情。試醫生的本事。有等醫生。亦故意迎合病家的意思。也不問病情。草草寫個方子。病人吃他的藥。偶然好了。却是他的本事。倘然吃不好。也不歸咎醫生的藥錯不錯。只說這個先生本事是很高明的。要曉得古人看病。必定要望聞問切四個法子。病才辨認得眞。這切字。就是診脉。在望聞問三法的落後。今人專把切脉試醫生。豈不可笑。這問的法子。就要病家詳細的報告。這是什麼原故呢。報告病人的寒熱。可以辨病在裏在表。報告病人的發汗沒有。可以曉得用過表法。沒有用過表法。若已發過汗。熱仍不退。這個病不是藥力不彀。就是表法用得不合。報告病人的飲食。可以辨內傷外感的原故。因內傷的病多惡食。外感的病却不惡食。只是不能吃。報告病人的二便通不通。二便不通。知內裏邪氣結實。當與通解。二便照常。知他內中無病。病倘在表分。報告病人的胸間開爽不開爽。若開爽是病倘在上焦。是虛邪。胸間不開爽。是病已在中焦。是實邪。口渴是熱。或是傷食。這都是病家應該報告的幾句話。若婦人女子。更要報告他月經來不來。若月經不來。六脉又無病象。這便是身孕。不可作病醫。此外都同男子的病一樣看法。

一則不能言語的怪病治驗並質疑

胡昌年

▲請同道者共襄討論研究之

余以攖病而不欲人知。乃潛心治醫以自療。經年。始得窺斯道門徑。自後並參西說。蓋取他山之攻錯也。迄今二載。余之醫術雖未見孟晉。要亦可以愈病矣。除治愈自己疾病外。並於親友之間。時相周旋。最近忽治一不語怪病。雖經治愈。而余不敏。莫悉其理。特錄而出之。以就教於有道焉。

本埠虹口莊源大蛋行夥黃某。與余之表親萬君。有葭莩親。黃某因患迎風流淚眼病。自購江湖郎中眼藥吞服。詎愈日卽不能言。其他了無兼證。飲食起居。一如常人。遍延中西醫診治。咸不知其故。雖經處方。終不見愈。余本未行醫。因萬君之介。姑往診焉。至則見病人氣色殊佳。色澤紅潤。一無苦狀。惟不能言。詢之耳倘聰。而不能置答。因目不識丁。筆談又不可。診其脉。和緩有神。不類病脉。是於望聞問切四診。一無着落。詢其同伴。咸云第知渠購服走方郎中之眼藥。其他未詳。問眼藥倘有餘否。曰。無。余大奇。不知措手。乃以寡學辭。而病者開言。拱手求治。萬君及他人。亦固請不已。而余則踟躕愈甚。以是症一無綱領。何從着手。無已。姑閉目靜思。所讀醫書中有否同類者。奈苦思力索。終不可得。此時私忖黃某因服眼藥致不能語。必爲藥誤無疑矣。如謂中藥毒。則何以飲食起居。一似常人。是則處解毒之方又不切當。不得已。姑從風治。爲立清肝滋腎之方。（方見後）與之曰。設藥投後。如有效驗。可再報余。不效則另請高明。余識陋寡聞。此等怪病。殊見棘手也。乃辭而出。越日萬君過余寓。謂昨服藥後。已能發聲。但不成言。請再診之。倘獲痊愈。嘗非快事。余思昨方何以竟有效驗。爲好奇心所慫慂。又往診之。則脉證與昨無異。惟聲呀呀如學語狀。然仍百思不解其故。仍與前方。倍其分量。囑其服藥後。如無異狀。可接連服之。至能言爲止。閱麥復。萬君謂余曰。此方先後共服十劑。初日服二劑。繼服一劑。聲調漸清。今已復舊矣。余曰。倖哉。余處此方。實胆大妄試。今雖獲瘳。而不明其理。余將以質之海上醫報有研究性質者。君曰然。余乃將是案始末情形。拉雜抄就。（文之工拙。初未計及。）思衛生報頗俱研究精神。想必有以慰我望。乃樂而郵寄云云。

（處方）大生地四錢　滁菊炭二錢半　蔓荆子一錢
柏子仁二錢　黑脂蔴二錢　粉丹皮一錢
穭豆衣二錢　生芍藥二錢　生决明五錢

新本草（續）

劉曜曦

（半　夏）據江馬氏之研究。謂半夏有鎮吐之作用。凡由脚氣。慢性腎炎。肝臟膿瘍。慢性胃炎所發生之頑固之嘔吐。及由胃潰瘍所引起之嘔吐。均有良效。

（地　黃）無化學上之記載。近據藤氏之研究。此地黃無解熱作用。（氏就有無解熱作用而研究之）其他則不詳矣。

（地　龍）古時嘗用蚯蚓爲解熱藥。頗奏奇效。故近年關於蚯蚓之研究亦屢見不鮮。據溝口氏之研究。則謂地龍內確含有一種之解熱成分。其後田中及額田氏並由地龍中抽出一種解熱物質。而並特付一名稱焉。再據村山及青山二氏之研究。則亦謂地龍內之酒精可溶性物質。依動物試驗之成績言時。亦確具有解熱作用。

（地　丁）具有健胃。利尿。緩下諸作用。但不甚強。

（地骨皮）爲一種之清凉解熱劑。

（肉豆蔻）肉豆蔻之普通量則能醫治消化不良。以及風氣脹病等。如用其大量時則人卽發生痲酸症狀。某氏曾將其粉末八瓦。投與病人。於一時間以內其人卽發生嗜眠。而陷於深睡狀態。逾六時後。其病人仍覺頭痛。而且呈酩酊狀態。

（血　竭）麒麟血樹之果實。或由其樹幹所發出之紅汁之乾燥品也。具有收歛止血之功。再下痢或衰弱性盜汗時亦可用之。圓形或長圓形榛子或桃大小者爲佳。今將其各種列之於次。

（1）淚痕血竭（2）桿狀血竭（3）餅狀血竭（4）板狀血竭等是也。

（杏　仁）杏仁有鎮痙及鎮痛作用。故凡氣管支病。痠咳。肺癆。肺炎。胃痛及神經性心悸亢進時可試用之。

（牡丹皮）長井氏由牡丹皮內製出一新化合物。能治月經不順及痔疾等。

（牡　蠣）乃蠣之貝壳也。其主要成分爲石灰質。用之爲制酸或健胃或有小效。

（防　風）感冒及痛風時可用之。

（防　已）有利尿之功。故水腫及淋病時用之。

（貝　母）有祛痰。鎮靜之効。

（車　前）其葉及其種子均有利水之作用。

（沒　藥）能增進消化。兼有防腐止血等用。而尤以用之於口內諸症及子宮病時。其効力爲尤著。再此藥尙有多少之興奮作用。其成分爲樹脂。象膠。揮發油等。

（芍　藥）據長井氏等之研究芍藥內含有安息香酸。能止腹痛兼治痢疾。

（皂　莢）莢能殺蟲。再中風。偏頭痛。痲痺時用之。此外尙有除痰之効。其刺與羨殆同。且能醫治諸種瘡症。其實亦然。

(何首烏)爲強壯藥之一。

(赤小豆)具有利水及消腫作用。但甚微。 (未完)

美容術

宋大仁

▢顏面之脂漏

顏面及頭部最易呈汚穢之形狀者。脂漏是也。此種發於顏面及頭部之脂漏症。約分四種。油性。乾性。體乾性。脂性。是也。玆分詳於後。

(一)油性(同義名稱)。油膩性多汗症。單純皮脂溢出。單純脂溢。

(定義。)面部及髮呈油膩性。因皮脂腺分泌過多所致。

(發見。)此症爲常見之病。男女皆有患者。

(原因。)可由接觸而得。於臨診時。往往見面上時呈油膩狀者。此病多發生十五至五十歲之間。若幼年老年均罕見也。若時常摩擦面部。則油膩能暫增加。因激勵皮脂腺之故。

(症狀。)面部未受患以前。額與鼻之皮先顯油亮。然此狀亦非常有。再或於頭皮及髮油膩過多。細擦之。則見其毛空開張。擠之有白色粉絲狀之微體遁出。或有時頭皮間有頗多之皮屑。而無油性。邇時則油甚多。而皮屑全無。時或毛髮略行脫落。亦常有之。此症常伴發多汗症。

(診斷)但據頭皮之油膩性。及毛空爲皮脂絲阻塞。可斷之。在他種之脂漏病。則常有痂或鱗積聚。亦當不致悞。或以薄紙平壓於面部。若是油性者。則必有油質之斑紋點。現於紙上。

(療法。)宜注意全身之健康。禁止摩擦。以免激起皮脂腺多生油質。頭皮宜常以肥皂及水洗之。最佳用綠肥皂醇劑或硫磺洗擦。

(備考。)若依此治療。非但不愈而反加重者。此因皮脂腺被激。而白色粉絲爲所溶化。致油質更溢出。可用白芷摩於患處。以後慎重刷去。此可除去油質。並除去之。而不致開張毛空。

(二)乾性(同義名稱)乾性皮脂溢出。頭皮屑。單純頭皮糠疹。

(定義)爲頭皮角層。無油膩性之糠粃樣剝脫病。

(發見)本病爲開化人民之普通病。小兒患此者。大都由己患此病者所傳染。

(原因)非爲自然之先天遺傳病。乃後天所得。或傳染所得。且男子易與本病之傳染物相接觸。例如梳刷或理髮店或旅行等皆是。故男子多於女子。

(症狀)患處往往乾燥。並有多或少之乾鱗遮蓋。此鱗易於刷去。頭皮亦爲該鱗所蔽。然皮屑不發炎。毛髮略有脫落。或發痒甚劇。

(診斷)依其無炎性之症狀。可診斷之。亦可以薄紙平壓於面部。亦得知其痕跡。或顏面上有帶黃或黃褐色之附襍物。

(療治)可以橄欖油等塗敷。隔日以肥皂及熱水洗之即去。倘一次不盡可連治之。

(三)體乾性(同義名稱)體糠疹。面糠疹。白糠疹。

(定義)爲輕性之乾性脂漏。發生不甚多之斑點狀糠粃鱗。

(發見)此症不甚常見。

(原因)或說與乾性脂漏略同。但無實據。惟確非錢癬耳。

(症狀)起時爲最輕之炎性斑向四圍蔓延。其中央則大抵漸愈。其邊爲鱗狀。白色或灰色。略發癢。

（診斷）較花斑癬爲小。因該癬係繼脂皮癬而發生。故與面錢癬亦異。

（治療）用硫磺及柳酸每約一錢。凡士林一兩調合。當可治愈之。

（四）脂性（同義名稱）油膩性皮脂溢。皮脂溢樣濕疹。

（定義）爲頭皮之炎性病。發生黃或油膩性之鱗或痂。

（發見）此症常見。但不若前之多。

（原因）白色葡萄球菌。及瓶形桿菌。爲致此病之原因。多患於年二十至三十歲之間。

（症狀）頭面幾全被黃色油膩性鱗所蓋。間有數處較他處尤烈。

（診斷）可取一髮。用顯微鏡視之。有無微菌。即可與錢癬再別。

（治療）初起用油膏敷之。其效速。或用硫磺柳酸及雷瑣辛等。其效較緩。

■痤瘡

此症分特殊性慢性兩種茲分詳於後。

（甲）慢性（定義）此痤瘡爲一種皮脂腺慢性炎病。

（發見）此爲皮膚病最常見之症。

（原因）此病男女均能患之。其原因爲多油之皮膚。此大約在發身期發見。因此時皮脂腺之功用增加也。如消化力不強。大便祕結。身體抵抗力薄弱。或婦人之萎黃病。月經不調。皆可致生此病。

（症狀）此症常患於面部。面部最易受累者。爲額顴頰頦等處。劇者全面部皆累之。初起必爲一粉刺。大小不等。迨後有黑點圍繞粉刺頭。患處深淺不等。

（診斷）因其爲慢性。患處一定且有黑頭粉刺。

（治療）大便應通暢。勤沐浴以助皮膚之康健。飲食宜清淡。而不宜油膩。糖果及猪肉麵食鹹酸菜類均宜禁止。此外宜常用肥皂及熱水洗擦。以其去油膩性。體患處愈乾愈妙。

（乙）特殊性此症分急性尋常痤瘡。點狀痤瘡。近疹性痤瘡。膿皰性痤瘡。硬性痤瘡。萎縮性痤瘡。肥大性痤瘡。惡病質痤瘡。八爲痤瘡。九種。

（一）急性尋常痤瘡。

此病雖論述頗少。然確有此病。此種痤瘡。確先有黑頭粉刺存在。迨發顯丘疹。及膿皰時。患者往往誤爲新生。治療三法。擠去粉刺。以硫磺油膏塗之。能於短時間內治愈。

（二）點狀痤瘡。

爲痤瘡中之輕者。有粉刺及少若大丘疹發見。此症多見於女子。因所顯之粉刺較小。

（三）丘疹性痤瘡。

爲丘疹式之痤瘡。但亦有少若膿皰。

（四）膿皰性痤瘡。

此症最爲常見。爲淺膿皰式之痤瘡。

（五）硬性痤瘡。

膿皰頗深。逐漸達於表面。排出膿液。後自行消散。或復充其膿。

（六）萎縮性痤瘡。

顯小凹形之瘢。係丘疹或膿皰消散後所遺留者。

（七）肥大性痤瘡。

顯瘢痕組織過多之形。因此與瘢痕疙瘩相似。然甚罕見。

（八）惡病質痤瘡。

深在性之小膿腫。鮮有達於表面之趨勢。

（未完）

『中藥大辭典』內容一斑

趙公尙

『丙』由十四畫「蓖」「遠」及十七畫「薏」部中擇出者

【蓖麻】（亦作萞麻）毒草類。（產地）印度爲最多。（形態）一年生草。莖高六七尺。中空如竹。葉甚大。掌狀深裂。有長柄。秋開單性花。爲圓錐花序。雌花在上。色淡紅。雄花在下。色淡黃。實熟則裂開。子有黑斑。可以榨油。（入藥部分）「子」「葉」及「油」各詳本條。

【蓖麻子】（性味）甘辛平微毒。（功用）通經絡。開諸竅。消腫止痛。追膿拔毒。出有形滯物。（主治）耳聾鼻塞。喉痹舌脹。偏風不遂。口眼喎斜。研敷瘡痍疥癩。丹瘤毒腫。（用量）一錢五分至三錢。（有效成分）爲一種有機酸。有辣性。能激勵大小腸之蠕動。雖擦於皮上。亦可利大便。因此酸之瀉力。能由皮吸收。乳婦服之。其酸能由乳排出。而致嬰兒腹瀉。（處方）同當歸•赤白芍•黃芩•銀花•蒼朮•花白頭翁•秦皮•木香•黃連。治腸垢熱積之赤白痢。（泡製）鹽水煮半日。去皮。取子研用。（禁忌）煎煮勿用鐵器。食後忌食炒豆。犯之必脹。（外用良方）（1）蓖麻子丸（古方）蓖麻子仁•松脂•黃蠟•杏仁霜各五錢。乳香•食鹽•巴豆（炒）各二錢五分。搗研捻丸。如棗核大。以黃蠟薄捲。大鍼刺二三眼孔。兩頭使透。每用一丸。塞入耳中。治耳聾。（2）蓖麻子膏。蓖麻子仁五兩。松脂十兩。杏仁霜二兩。銀硃•廣丹•擂盆各二兩（飛）茶油二兩。搗研打勻成膏。治一切癰疽瘡癤。未潰拔頭。已潰提膿。（3）聖烟筒。以蓖麻子研爛。紙卷作筒。燒烟熏吸。治急喉痹。牙關緊急不通。

【遠志】山草類。（別名）小草•細草•棘菀。（產地）陝西之綏德。河南之開封產生最多。（形態）常綠草。莖高七八寸。甚細。葉橢圓。夏開蝶形花。色紫。（入藥部分）「根」其「葉」亦有功用。另詳葉條。（性味）苦辛溫。（功用）袪痰利竅。除熱行氣。安神溫腎。（主治）欬逆傷中。驚悸健忘。迷惑不寐。瘰癧疽毒癤。（用量）一錢至三錢。（有效成分）辛依精及遠志精。能刺激氣道。增加黏液之分泌。（處分）同膽星•石菖蒲•天竺黃•竹瀝•半夏。則開痰滌竅。同抱茯神•夜交籐•酸棗仁。治心悸少寐。（泡製）甘草湯泡去心。曝乾生用。或蜜炙用。（禁忌）陰虛火旺者勿用。（外用良方）遠志膏。遠志肉二兩。酒煮。搗爛如泥。敷癰毒初起甚效。

【薏苡仁】（別名）苡仁•芑實•回回米•解蠡•薏珠子•贛米。（性味）甘淡微寒。（功用）健脾利濕。補肺。清熱。爲最易消化最富滋養之食品。（主治）水腫。溼痺。脚氣。疝氣。肺痿。肺癰。泄痢。熱淋。風熱拘攣。小便不利。（用量）三錢至一兩。（有效成分）含有多量蛋白質。（處方）同五加皮•牛膝•石斛•生地黃•甘草。治筋脈拘攣。同蘆根•桔梗•防己•桃仁•貝母•栝蔞•杏仁•甘草。治肺癰。（泡製）同糯米炒熟。去糯米用。或生用亦可。（禁忌）津枯便祕者勿用。

△讀者注意▽

本辭典之內容。已於最近本報三期擇錄刊出。諸君可見一斑。緣本書之編纂。旨在供研究藥學者參考。便病家之檢查。故取材格外審慎。搜羅東西典籍數百種。歷時三載。始克告成。非草率從事者可比。解釋藥效。掃除陰陽五行之理想。以科學化學爲圭臬。統計發現藥品特效功能。爲古人所夢想不到者。十居四五。所載處方。皆醫工大師。經驗心得。又非徒抄湯頭歌訣所可同日而語。至編制新穎。檢查便利。校勘謹慎。猶其餘事耳。讀者諸君。如認本辭典爲滿意。請速預約。每部定價大洋叁元。凡在陽歷十八年十二月底以前預約者。祇收半價大洋壹元五角。（外埠寄費加二）。茲爲優待本報老定戶起見。凡在本書預約期內。續定第一百零一期至一百五十期本報者。祇收全年報費洋二元四角。一概贈送中藥大辭典一部。如逾期定報者。仍照舊例贈送百病醫方大全。特此聲明。

中国近现代中医药期刊续编·第一辑

傷寒今釋（續）

陸淵雷

丹波氏云。過經。成注各條。其解不同。注本條云。日數過多。累經攻下。注調胃氣湯條云。再傳經盡。謂之過經。注陽明篇汗出。譫語條云。過太陽經無表證。攷之原文。曰。太陽病過經十餘日。又曰。傷寒十三日。過經譫語者。又曰。須下者。過經乃可下之。凡曰過經者。與此總四條。並言過太陽經無表證明矣。其他二說。不可從也。

丹波元堅云。心下急。急字無明解。柯氏曰。急者滿也。猶不了。攷急是緩之對。蓋謂有物窘迫之勢。非拘急之謂。李氏脾胃論曰。裏急者。腹中不寬快是也。蓋所謂不寬快者。以釋裏急。則未爲當。而於心下急。則其義甚襯。桃核承氣條。少腹急結之急。亦同義也。

太陽病十餘日。雖已過經而尙在少陽。則當用小柴胡和解。今反二三下之。於治爲逆。又後四五日。論日期。已入陽明。然柴胡證仍在者。仍當先與小柴胡。蓋用藥憑證。不憑日期也。嘔本是柴胡證。服柴胡湯嘔當止。今乃不止。且加心下急鬱鬱微煩。則知少陽未解。胃家漸實。故宜與大柴胡湯主之。心下是胃及橫結腸之部位。病毒積集於此部。故心下急而鬱鬱微煩。蓋視小柴胡證之嘿嘿不欲飲食。已更進一步。特未至大承氣證之大實痛耳。病在少陽。固不可下。少陽而兼裏實。則當下矣。大柴胡證。最所常見。不必誤之後有之。細玩此條。可見傳變之次第。又可見大小柴胡與承氣證之區別。

大柴胡湯方

柴胡半斤　黃芩三兩　芍藥三兩　半夏半升洗　生薑五兩切　枳實四枚炙　大棗十二枚擘

右七味。以水一斗二升。煮取六升。去滓再煎。溫服一升。日三服。一方。加大黃二兩。若不加。恐下爲大柴胡湯。

再煎下。玉函外臺有取三升三字。一方加大黃以下。肘後千金千金翼外臺俱載之。本事方云。大柴胡湯。一方無大黃。一方有大黃。此方用大黃者。以大黃有蕩滌蘊熱之功。爲傷寒中要藥。王叔和云。若不用大黃。恐不名大柴胡湯。且經文明言下之則愈。若無大黃。將何以下心下之急乎。案大柴胡湯當有大黃。此方卽小柴胡去參草。加芍藥枳實大黃。而生薑用五兩。視小柴胡多二兩。則二方之證。大同小異。柴胡證之嘔。本因水毒上迫所致。小柴胡因裏不實。故禁攻下之藥。大柴胡則裏實而心下急。裏旣實。水毒愈不得下降。故嘔不止而鬱鬱微煩。於是去參草之助陽戀胃。加芍藥枳實大黃。以下其裏實。除其滿痛。加生薑以治嘔。

吉益氏云。大柴胡湯。治小柴胡湯證。而腹滿拘攣。嘔劇。當下者。湯本氏云。大柴胡之胸脇苦滿。視小柴胡證尤甚。常從肋骨弓下左右相合而連及心下。所謂心下急也。其餘波左右分岐。沿直腹筋至下腹部。所謂直腹筋之結實拘攣也。方中柴胡治胸脇苦滿。黃芩枳實大黃副之。枳實芍藥治心下急。大棗大黃佐之。直腹筋之結實拘攣。則枳實芍藥大棗所治也。故精究此等藥能。卽爲會意腹診之捷徑。

續建珠錄云。島內人周藏者。患腹痛。時或憂慘憤憤。如此數年矣。來謁求診。東洞診之。疾在胸脇。且心下有物。如將成塊者。按之痛。身體羸瘦。面如菜色。大便鞕。飲食減半。東洞與大柴胡湯。服歲餘。病稍退。以故停藥。居半歲。病復發。彼心下之毒果成塊。其大如瓜。鞕且滿。病者苦甚。喜怒如狂。他醫治之不效。復迎東洞。因又服前方兼用當歸芍藥散。服可三月。大下臭穢。而病全愈。湯本氏云。此症於初病事。用大柴胡湯當歸芍藥散合方。可短縮其經過。

又云。一男子。卒患腹中痛而渴。時時嘔。不大便數日。小便快利。短氣息迫。頭汗不止。舌上黑胎。心下鞕滿。按之痛。不欲近手。四肢微冷。脈沉結。乃與大柴胡湯服之。大得治驗。湯本氏云。此症頗似陰證。以腹脈舌証斷為陽証。故與本方也。

成蹟錄云、灘之橫田某者。恆怵惕怯悸。凡目之所觸。雖書畫器物。悉如梟首。或如鬼怪。以故不欲見物。然客或訪之。則一見如親故。其人歸去。則戀戀悲哀。瞻望不止。如此數月。百事咸廢。於是求治於東洞。東洞診之。胸腹動。心下鞕滿大便不通。劇則胸間如怒濤。其勢延及胸脅。築築然現於皮外。乃與大柴胡加茯苓牡蠣湯。服數劑。屢下穢物。病減十之七八。既而頻起頭眩。更與苓桂朮甘湯。不日而舊痾如洗。又云。攝州住吉之廟祝某。所患粗同前證。但見諸物。以為人首。始遇人。則必畏怖。稍相識卽不然。其人去。則反悲哀。以是家人雖欲出去而不得。如外出移時，則眷慕不堪。遂乃暈絕。東洞診之。胸腹動之高。得未曾見。胸骨隨動有聲。乃與大柴胡加茯苓牡蠣湯。大下穢物而愈。湯本氏云。此二症皆因下穢物而獲治。是知雖係精神病。亦自家中毒之一分症也。

傷寒十三日不解。胸滿而嘔。日晡所發潮熱。已而微利。此本柴胡證。下之以不得利。今反利者。知醫以丸藥下之。此非其治也。潮熱者實也。宜先服小柴胡湯以解外。後以柴胡加芒硝湯主之。

吉益南涯云。潮熱者實熱也。古今釋潮熱者。皆曰。熱以時而來。有如潮信。若然則日晡所發熱。亦以時而來。何以分其熱狀。古人命名甚密。若以時命之。何不日夕熱。以此知其非潮信之義也。猶按。夫潮熱者。取之充實之義。海水滿則海隅江曲穴中岩間。水無所不充滿。潮熱發。則身體手足胸腹中。熱無所不充滿。故曰潮熱者實也。潮熱者。水外走而作身重。作腹滿作短氣。不能發熱。遂至潮熱。故汗出則其熱不潮。水未實也。其水未實。則必發熱。調胃承氣證是也。其所舉潮熱者。小柴胡湯大陷胸湯大承氣湯。方中皆有逐水藥。觀者察諸。丸藥蓋如千金紫圓備急圓等。用巴豆者也。湯本氏云。凡熱性病用下劑。為欲得便通而驅逐熱毒也。故當用富有消炎性刺激性之寒藥。如大黃芒硝配合之湯劑。最為合宜。若用熱藥。如巴豆等配合之丸劑。極不相宜。

傷寒十三日不解。其證為胸脇滿而嘔。日晡所發潮熱，並不下利。此本柴胡湯證也。已而微利者。必因不得利而下之之故。下劑雖所以通其大便。不當微利不止。今反利者。知醫以丸藥下之。下法不合故也。下法不合。則熱毒自在。故仍有潮熱之實證。是宜先服小柴胡以解外。(外指少陽對潮熱是裏實而言)後以柴胡加芒硝湯并治裏實必須先用小柴胡者，因有嘔證。不可卽下。陽明篇云。傷寒嘔多者。雖有陽明證。不可攻之。故先用小柴胡者。意在鎮嘔。

柴胡加芒消湯方

柴胡二兩十六銖　黃芩一兩　人參一兩　甘草一兩炙　生薑一兩切　半夏二十銖本云五枚洗　大棗四枚擘　芒硝二兩

瘰癧特效藥

瘰癧金丹

▼專治一切瘰癧。能以一種靈丹。統治三種病症▼

（一）痰癧——痰涎壅滯。名爲痰癧。

（二）濕癧——外受風邪。惡寒發熱。內停濕滯。經絡腫脹。患處宜腫微熱。皮色如常。此名濕癧。

（三）氣癧——憂思恚怒。肝火鬱結。血液停滯。淋巴腺腫脹。頸腋之內。發生結核。或累累如貫珠。甚者骨蒸潮熱盜汗。是名氣癧。

瘰癧概論

（緒言）是症分急性慢性兩種。急性者發之暴。易生而易潰。故易治。慢性者。發之緩。既生之後。堅硬難消。故不易治也。其生於頸部或腋下者。以其部肌肉柔軟。淋巴腺最多。血熱痰毒。凝滯於內。易生腫脹故也。或多粒集合。細如葡萄。或大塊凝結。巨如刀柄。故古時稱爲馬刀俠癭者。初起之時。間有作痛。但多數不覺痛苦。故不甚注意。冀其自愈。及至經過時間既久。其形腫大。其數亦增。後或化膿潰爛。或竟變爲危險重症。本品集合中西醫學之結晶。而爲專治瘰癧之特效藥。特說明其原理如此。

痰癧

（原因）痰涎壅滯。或有平素濕重多痰。肺胃之氣不能清肅之素因。感受外邪。或精神上受忿怒之戟刺。氣血鬱而不行。致淋巴腺脹大。則成痰癧。（病狀）痰癧病狀。初起項間。生一小核。或數核。在皮裏腠外。不覺痛癢。皮色亦不變異。日久漸大。傍附小粒。久則成膿瘍爛。又有謂之失榮者。生於肩之上。耳之後。初起腫核・日漸腫大。堅硬如石。推之不移。按之不痛。半載一年。方覺隱痛。久亦潰爛。（治法）痰癧之病。治之最易。以本品瘰癧金丹。每服二粒至四粒。以仿單所載之服法。按法服之。一星期後。即能獲效。半月之後。即能全愈。惟失榮之症。最爲難治。但用本方瘰癧金丹治之。亦能防止其脹大。消化其毒液。使其日漸軟化。實急救之良法也・至中國通用之方藥。犀黃醒消丸。消瘰丸等。遠不及此藥功效之速且確也。

濕癧

（原因）天氣亢熱。感受暑濕之邪。搏結血絡。凝滯於淋巴腺內。發爲瘰癧。（病狀）此症因痰涎流聚成塊。不紅不腫。不硬不痛・推動滑軟。多生頸項。亦有生肩背腰股者。癧形如梅李。甚則遍及全身。久則紅腫潰破。此由飲食寒熱不調。飢飽喜怒不節，脾氣不能傳運所致。法當豁痰行氣。（治法）大抵生於上半身者。多兼風熱。下半身者。多兼濕熱。其或生咽喉結核腫痛。頸項不得回轉。兩腋下有塊如石者。宜消解散。風痰鬱結而生核者。宜消風化痰湯。生於耳後連及項下。三五成簇者。宜含化丹。項後疙瘩。赤硬腫痛者。宜山藥膏。但藥方既多。配合非易。反覺煩而無當。不如用瘰癧金丹。最爲效穩而功速。

氣癧

（原因）憂思恚怒。肝家鬱火。困遏不舒。血液循環上發生隱礙。凝結於淋巴腺內。發生結核。（病狀）頸腋之內。初如豆粒。後如梅李。累累如貫珠。推之移動。無根。易治。可用針灸敷貼腐蝕之法。推之不移動。有根難治。不可用針灸敷貼腐蝕之法。誤用則破潰難於收斂故也。凡男子患此。憎寒壯熱。咽痛。項強。面部青筋暴露。潮熱咳嗽。自汗盜汗等症。婦人眼有紅絲。經閉骨蒸。五心煩熱。白帶頻仍。少腹脹痛等症。久則必變瘡勞。而成絕症。（治法）普通治癧之法。如內消瘰癧丸。瘰癧仙方等類。其用蜈蚣山甲巴豆牽牛者。實屬不知病情。無知妄作。其用消痰化滯。鹹寒清熱。軟堅行血之劑。亦不能收其全功。蓋斯症之發生。必因身中血分質之變化。用西法無機碘質。又不宜常服。多服則有中毒之虞。用中藥昆布海藻等藥。雖含有機碘質。惟雜有他質。不經製煉。不克純全。惟本品係中國昆布海藻及其他藥品。經名醫手定。用化學方法製煉而成。專治一切瘰癧病症。無不投劑立效。功用神奇。不可盡述。

瘰癧金丹

專治一切瘰癧。功能消痰解毒。去結散核。和血活絡。不論新起久患。已潰未潰。投以此藥。無不奏效如神。誠救世之金丹也。

※每瓶二十四粒※　※實售大洋二元※　※外埠郵購※　※寄費加一※　※初起兩瓶包好※　※久病十瓶痊愈※

上海浙江路五馬路口清和坊對過瘰癧金丹發行處謹啓

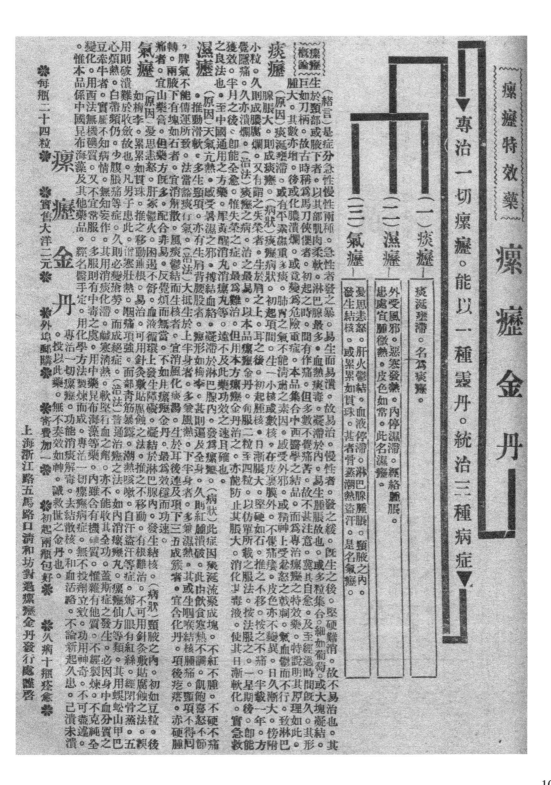

第一卷　第九十三號

HYGIENIC WEEKLY

衛生報

上海
衛生報館發行
館址
浙江路清和坊對過

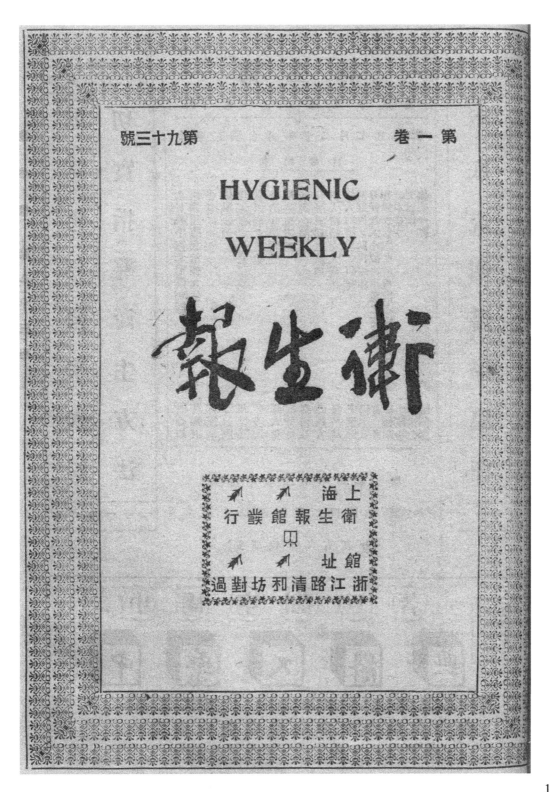

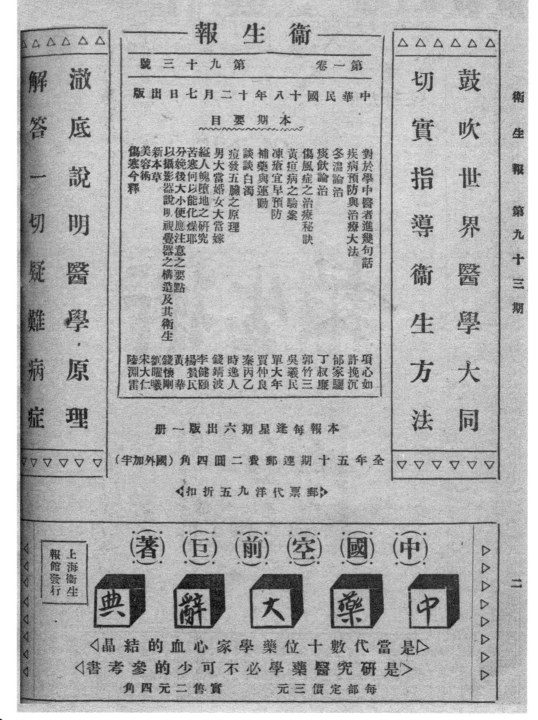

衛生報

第一卷 第九十三號

中華民國十八年十二月七日出版

本期要目

本報每逢星期六出版一册

全年五十期連郵費二圓四角（國外加半）

〈郵票代洋九五折扣〉

對於學中醫者進幾句話

吳心如

學術是千絲萬緒的，中醫學術尤其是千絲萬緒不易學的，我們要來研究千絲萬緒不易學的中醫，在這三四年過程中，要想逼精盡致，那是很難，還有他們不及三四年者，更不待言了。今日學中醫的人，多半爲的是麵包問題，所以志在求速，稍得一知半解，即欲藉此來解決麵包問題，要知道醫學是繁雜的，是人命攸關的，不能與其他學術略得一二即可應用者可以比擬，愈求速愈不能得其要旨。愈不能治病，麵包問題亦不能解決，不如養其根而待其實，加其膏而希其光。根茂的其實自遂，膏沃的其光自曄，遂曄以後，挪來應用，豈不好咧，所以第一步要『毋欲速，毋求小利，』致不達不成。

第二步是不可偏重經驗，置學理於不顧，大凡事實，都由理想中得來，無理想即無事實，諺所謂『理想爲事實之母』，這句話證之我們中醫學，何獨不然，我們中醫沒有學理，那裏還有實驗呢，學理不明，這些實驗還靠得住嗎，所以專靠着經驗是沒有用的，况且未整個的中醫學，正待我們後起者來整理，把陰陽五行一切空泛的話都要打倒，把西洋生理病理一切實用的科學，都採納來，補充我們中醫學，使未整個的學術，得以整個，西醫反對我們中醫，亦是反對中醫學理不合於科學，不是反對中醫的實驗，倘一旦政府以爲中醫學理不合於科學而廢除之，則實驗還能獨存嗎，還不受天然的淘汰嗎，照這樣看起來，經驗重還是學理重啊。

第三步是不可做時醫的習氣，專用輕薄平淡的藥，以敷衍病家，致平日所學的傷寒金匱，也不能用，時醫以名利爲主，故所用的藥，都是吃不死吃不活的東西，只怕用了重藥，吃死了人，失了自己的名譽，我們該當以救人爲主，麵包問題爲副，用藥也該當[illegible]過重病，非用經方不可，倘能如此，我們平日所讀的傷寒金匱，才算是不白讀，中醫界人才所以缺乏，無非是犯以上這三個毛病，倘能將三個毛病革除，則以後的人才，將漸漸增多起來，中醫的發達，也可計日而待了。

疾病預防與治療之大法

許挽沉

嬰疾者纏綿痛苦。失業廢時。大減一生之幸福。然此中多有易於防免者。何人能熟審衛生之律而謹守之。則肺癆、痛風、痺症、胃病。一切內外各症。以及虎疫等傳染病。皆可減免。科學進步。多病之原因。得以明曉而預防之。如種痘發明以來。天痘殺人之數大減。霍亂一症。勢仍兇猛。雖有專藥治之。但總有死於非命者。然究其原因。在街道不潔。溝渠污穢。及居人閭塞之故。苟嚴行清潔之法。亦可防患於未然。飲食過量。胃病以起。空氣不潔。肺病以生。苟知而避之。疾病可免矣。要之人體本可無病。而病之所由生。實基於身體維持法之誤謬。身體維持法之誤謬云云。易言之。實無預防疾病之常識耳。疾病於是乎生矣。

不知預防疾病。不幸患病。治疾之第一事。在順從安康之律。藥物之力。非能滅除疾病。祇能阻遏其體內錯亂之事。使病不加劇。而全身之自具力。漸能復其常度耳。此自具力。爲治病之要素。故良醫治疾。不專恃藥劑。注意衛生清潔之法。使身內之自具力。得乘機以修復損壞。安撫錯亂。且時以合宜之藥補助之而已。大抵疾之初起者易治。稍久則難治。尤久者不治。既求其治。而受其藥。則不可不從其令。令溫而涼。令寒而熱。令一錢而五分之。令一劑而二服之。是皆不從其令也。不從令者術無效。術無效則易治而難治。

市上所售丸散膏丹。自詡能治某症。苟不察己體之所宜。而貿貿然服之。爲害最大。切宜禁忌。苟需藥餌。必先就良醫診治。而後可服食也。

雖然。有疾而療之。不若無疾而致慎。計爲上策也。無疾致慎者。衛生之道。預防疾病之方也。

冬溫論治

邰家驪

冬時有非節之煖。此屬春時陽氣發於冬時。未至而至。卽爲冬時不正之氣。人感之而病者。名曰冬溫。冬溫雖發於冬時。治法與傷寒大異。蓋溫則氣泄。寒則氣收。二氣本相反也。其證必心煩嘔逆。咽痛身熱頭疼。或咳嗽自汗。或頭重面腫。但始先咽痛。後必下利。陽脈浮滑。陰脈濡弱。與風溫不異。但時令不同。治之不得不爲少異也。按羅謙甫云。冬溫一證。雖屬不正之氣。而實正氣虛。故邪得以入於少陰。其經上循喉。下入腹。故咽必痛或下利也。治宜用陽旦湯。加桔梗萎蕤。或問冬溫何以竟入於少陰。而前所治之方。亦非少陰之藥。其故何也。石頑曰。大凡四時冬有正令。冬月當寒而反不寒。則少陰之氣不藏。而不正之氣。得以入傷其經。原非腎藏受病。故但於桂枝湯中加黃芩一味。專主驅散風熱。不須更用他藥。此仲景陽旦湯所由立也。若有寒食停積。或誤用寒涼藥。食則寒邪外鬱溫邪中積。冷食內伏。更加入乾姜一味。兼黃芩以涼解其外。此仲景之陰旦。又所必需。若咽痛甚者。則合甘草湯。咳者合桔梗湯。下利合茯苓甘草湯。或陽旦加葛根茯苓。不應。則溫熱之氣併於陽明而蘊熱也。葛根黃芩黃連湯。若先受冬溫。更加嚴寒外遏。則外證雖見惡寒發熱煩燥。而仍提寒欲近衣者。陽旦加麻黃石羔以發之。有冬溫誤認傷寒而辛溫表藥。熱邪益甚。而胸腹滿悶。醫者不察。見其脹悶而屢用下藥。大下後。仍發熱無休止時。脈反數者。此陰血傷故也。朝用獨參湯。暮進六味丸。此陰陽俱虛。氣血俱弱。故熱不得止息。所以用六味必兼獨參湯。以資陽生陰長之功。若服後熱勢漸解。飲食漸進。神氣漸清。脈息漸和者。方可收功。今世遇冬溫之症。鮮能辨識。概以傷寒法混治。致變斑黃喉痺吐利膿血者。皆由誤治所致也。若誤用辛溫發汗。而發斑成溫毒者。當用犀角升麻甘草等分煎服。或升麻葛根湯。加犀角黑參。甚則犀角黑參湯之類選用。然冬溫爲病。亦自不一。當隨所見證治之。此冬溫之毒。大便泄瀉。而讝語脈虛小。手足冷者皆不治也。

痰飲論治

丁叔廉

痰飲爲肺病之一。常人患此十常七八也。且大都在中年以後而病之。蓋氣衰脾弱之時也。人惟食肉是尚。固以此能養其生。但多因斯而傷其身者。蓋膏粱炙煿。肥甘太過。致脾之消化力之不足。因發生退化焉。脾力既衰。則每日所飲所食之物。逗留於胃府之間。久久不消。必當變爲稠痰濁水。泛溢肺臟矣。昔賢謂脾爲生痰之源。肺乃貯痰之器者是也。加之烟酒諸物。本屬賊肺之品。嗜吃無忌。呼吸氣官直接蒙其害。於是氣粗咳嗽。惡寒胸滿。諸症作矣。此乃飲症之厥原也。然其療法。當宗金匱仲聖云。病痰飲者。當以溫和之。蓋溫藥能運能宣。且能增脾之消化力也。故金匱痰飲諸方。主用辛溫。其居大半。然猶宜稍加滌飲肅肺之品副之。方能蕩其根株。而去窠囊者也。

傷風症之自療秘訣

郭竹三

△不須吃藥

△履行五種法門

秋冬之季。傷風者甚多。若不善攝養。每成損症。茲聞醫大教務長某先生。述此症之現象。及防護之方法數則。以其皆可錄之讀傷風乃人生生理的適應機能。有防止溫熱消失。及增加溫熱之作用。吾人每至秋冬。以氣候寒冷。皮膚血管必收縮。故皮色每形蒼白。若遇驟冷。則立卽毛肌收縮。皮膚生粟。（若在動物則其毛直立）凡此所以防止溫熱消散之現象也。自外表收縮後。血液充聚內臟。促進運動。如過寒。則肌肉痙攣。凡此所以增加溫熱之作用也。可知傷風之初，乃生理的正當適應機能。而非病症也。惟吾人平日。養尊處優。保護太密。反失其天然作用。故血液充聚內臟後。不能抵抗。遂致呼吸器及消化器腫脹。內分泌增多。細胞膨化。於是傷風病菌。乘間繁殖。（人口鼻中固有細菌。發明者已有二十七八種。傷風病菌其一也）。此期乃完全爲病症矣。其在呼吸器之病。最初爲呼吸鬱悶。其次爲鼻炎。其次爲發熱咳嗽。其在消化器之病。爲口中無味。食欲不振。其後則腹痛或下痢。甚者延爲冬溫諸症。久咳則有肺病之虞。故傷風之第二時期。確是危險病症。不可不極力防止。其療法。第一宜常漱口。保持口腔清潔。以免細菌之繁殖。第二如鼻中分泌過多。可以絮或布礁硼酸水或稀釀酒拭之。第三少高聲言語。蓋喉頭振動。細菌每乘機入氣管中。則成咳嗽。危險滋多。蓋喉頭爲肺臟之第一門戶。傷風者不可不靜養之也。第四口中分泌增多。飲食無味。切不可再食有刺激之食物。第五消化不振。故當少食以保護胃腸。免致腹痛下痢。以上諸法。不過爲抵拒力弱者說法。究非上乘工夫。最好要使吾人抵拒力增加。爲天然之適應。則細菌不能爲虐矣。欲抵拒能力之增加。除平時鍛鍊體力外。無他法也。

黃疸病之驗案

吳義民

◉匯通中西學理

◉報告治驗經過

黃疸者。面目遍身均發黃色之病也。劍圃雖有五疸之名。然其發病之器官。實在於胆。其致病原因。實由於濕。蔣式玉曰。濕有寒熱。症有陰陽。陽黃之作。濕從火化。瘀熱在裏。胆熱液泄。與胃之濁氣共併。上不得越。下不得泄。薰蒸過鬱。侵於肝則身目俱黃。熱流膀胱。溺色爲之變赤。黃如橘子色。陽主明。治在胃。陰黃之作。濕從寒水。脾陽不能化熱。胆液爲濕所阻。漬於脾。浸淫肌肉。溢於皮膚。色如薰黃。陰主晦。治在脾。由是以觀。古人不但確知黃疸之病竈何在。而病機之變化。治療之法則。亦無不深中竅要。證以現代新理。愈足顯我國醫學之精微。何曾有背乎科學。

攷西人論黃疸病之原因。亦謂其病竈在胆。因排泄胆汁之路。發生障碍。而胆汁從肝之小胆管以迄肝小葉之毛細胆管。無不鬱滯。繼乃破管壁而入周圍之淋巴管內。遂自胸管混入血液。沉著於全身諸部。致全身組織。均染胆汁色素。而成黃疸。至胆汁排泄路所以狹窄閉塞之原因有種種。如十二指腸加答兒。（發炎也）致輸胆管開口部閉鎖。或胆石。胆囊腫瘍。肝之腫瘍。膵瘍。及因瘢痕壓迫而閉塞胆管。

據中西病理。大要略同。惟西人由解剖屍體。雖能發見病竈之形態若何。但對於生活現象之氣化。致病之原因。彼實懵然。緣彼不辨寒熱。不別陰陽。祇知用對症治療法而已。觀其治疸之藥。若硫酸鐵。（卽綠礬）瀉鹽。重曹之類。以之治陽熱發黃。倘不錯悞。倘用以治陰寒發黃。則病必殆。攷金匱治疸之方。有茵蔯蒿湯。枝子大黃湯。大黃硝石湯。三方藥味均有大黃。亦卽與西人之用瀉鹽重曹無異。又有硝石礬石湯。礬石卽是綠礬。爲中西醫家同知賞用之藥品。但仲聖不過用以治陽熱發黃。并非統治一切黃疸也。觀其辨證三十五條。出治一十二方。何者爲風寒外併。何者爲濕熱內發。何者因食穀不化而致。酗酒過度而致。女色勞傷而致。縷分細析。有條不紊。夫豈彼挾一病一藥者所可同日而語。

或曰。中醫百病。不離六氣。而於黃疸之原因。則曰「濕」。究竟濕爲何物。濕何由生。濕何以能製造黃疸。予特解之曰。凡食物入胃之後。胃中卽分泌其各種消化素。將食物變成可溶性之「食糜。」所有榮養成分。卽爲胃腸所吸收。其榨過廢物。卽排泄於外界。倘消化機能失職。則養分不能吸收。廢物不能排泄。淸濁不分。必起酵素之變化。於是濁氣薰蒸起來。卽中醫之所謂「濕」也。濕氣侵入胆管。則胆管起病理之變化而發炎閉塞。因之胆汁妄行。而黃疸作矣。再徵金匱之用茵蔯蒿湯。梔子大黃湯。大黃硝石湯。硝石礬石湯。以及西人之用瀉鹽。重曹。硫酸鐵。等藥。純係釜底抽薪法。瀉刦胃腸中之積垢濕熱。俾輸胆管之路不生障碍，不受薰蒸。則胆汁不致越軌而行矣。且又有進者。濕之範圍。尙不止此。凡西人所謂「血行鬱滯」。「排泄失職」。亦卽中醫濕病之類。觀黃疸病汗孔多閉。溺必短赤。亦一明證。蓋人體中新陳代謝之老廢物。(汗，尿)被濕障礙。不得排泄。或鬱於肌膚。成鬱於膀胱。遂與胆汁色素合併。受其薰染而變色。金匱桂枝加黃耆湯。是從裏面驅逐漫延之胆色素和濕。達於皮膚。隨汗而解。茵蔯五苓湯。是從裏面驅逐泛濫之胆色素和濕。達於膀胱。隨尿而出。故欲審黃之必發不發。在於小便之利與不利。而又在於汗孔之閉與不閉。以爲判決。至於小柴胡湯。所以疎泄肝臟血行之鬱滯。猪膏髮煎。治津枯血燥之陰黃。小建中湯。療虛勞不足之痿黃。雖同一症狀。而國醫療法。各有其別。豈彼挾一法而統治諸黃者所能企及。

▲黃疸病治驗案

義民嘗治一勞動界工人陳某。於仲夏間。初患頭眩。體倦。胸痞。胃呆。小便短赤。大便鬆軟。午後灑然微寒微熱。病逾數天。始來就診。予斷彼爲濕溫症。卽與溫病條辨中三仁湯。繼用胃苓湯之類。服數劑各恙已愈大半。因彼求愈太急。轉就他醫。越十餘天。復來就診曰。自易醫而病轉劇。奈何。現在小便滴瀝短赤如濃茶狀。從朝至暮溺尿不及一小盌。胃納艱進。午後依舊灑淅惡寒。(惡寒前已治愈)身體非常倦怠。予察其眼白皆變渾黃色。面部延及胸部。亦呈黃色。視其舌苔灰厚而黏。診其脈。浮按洪盛。較前約大一倍。重按則虛。幷詢知其自患病之後。雖暑熱炎蒸。亦無流汗。予告之曰。據汝脈體。中氣素虛。現在濕熱交蒸表裏。胃脾受困。肌膚閉鬱。兼之小便滴瀝短赤。濕熱遏抑。上不得越。下不得泄。黃色漸次漫延全身。疸症將成。今必令濕熱或從汗解。或隨溺去。病方得愈。遂用桂麻各半湯。桂枝加黃耆湯。以發之。而汗不出。改用茵蔯五苓湯。括蔞瞿麥湯。通關滋腎丸以利之。小便依然少通。予治至此。殊焦灼。再爲沉思。忽有所悟曰。溺之不利。雖由內濕之阻。亦因汗孔之閉。譬如瓶中貯水。上蓋緊閉。則下竅之水必難流通。今此症還須取得汗出爲首要。但前方已發表而汗不出奈何。無已。姑變爲外療法以汗之。遂教以熱艾煎沸水一鼎。傾入浴盆。四圍用帆布緊罩。保存熱氣勿散。置矮椅於浴盆中。人坐其上。薰蒸熱氣。俟少溫入浴。越日彼卽走告曰。昨晚依法舉行。果取得遍身汗出淋漓。浴後精神倍爽。各恙覺愈大半。是夜小便亦漸得利。今朝胃口亦漸知味。眞妙法也。隨用東垣升陽益胃湯原方。表裏雙解標本幷治之法。服數劑而小便清長。諸黃悉退。

凍瘡宜早預防

罩大年

◉沐浴與運動是預防唯一之良法◉

凍瘡非眞正之瘡。不過皮膚之一部。因受極酷寒冷之刺激。血液行經其處因而凝滯。久而久之。生活力停頓。遂致起瘡。多在手足各部。不特有礙作事。甚至有潰爛之虞。故宜早爲預防。預防之法。厥惟沐浴與運動兩途。絕非塗搽雪花膏雅霜及各種脂肪質油膩物所能奏効。蓋此不過爲治標之方法。而治本之方法則舍沐浴與運動兩途莫由。茲分述之如此次。

（一）沐浴　沐浴不特可以清潔皮膚。且可助血液之循環。流水不腐。血液循環一速。則凍瘡自可不生。最好在沐浴時施行摩擦方法。更爲有益。吾友某君。在昔卽患凍瘡。今則利用沐浴摩擦方法。而免去矣。

（二）運動　予以前亦患有凍瘡。每屆寒冬。凍瘡卽生。足不能行。手不能作。殊爲痛苦。後與同學合組足球隊。每日蹴球運動。其後不特凍瘡不生。卽身體亦日强焉。

以上兩法歷經多人。皆屢試不爽。不特凍瘡可免亦且儉而有益。較諸塗搽雪花膏雅霜等物之費而無益。何啻霄壤。有凍瘡之患者。曷不急速起而行之。

補藥與運動

賈仲良

友人周君。體質孱弱。每屆冬令。足軟頭昏。胃呆失眠等症。隨之俱起。歷經中西醫士調治。罔見效驗。凡市上出售之自來血百齡機等補藥。試服殆遍。亦無少效。月前邂逅於途中。見其面黃肌瘦。精神痿疲。握手寒喧。做然無懽。予詢所事。答言將赴藥舖定製補藥。索方視之。大抵人參於朮等貴重藥品。每料價銀十餘元。予詢服此見效否。周君曰。吾年年製服。功效亦不甚著。惟心理作用。以爲服藥治病耳。予曰。君誤矣。君病非時症。焉用藥石。此乃精神頹唐。體弱血虧。故致百病叢生。以我愚見。君病欲望速痊。祇須振作精神。鍊習體操。務使身軀强健。胃易消化。則諸病自能消滅。蓋吾人身體。皆有天然之抵抗素。以禦病魔。但此抵抗素。惟精神愉快。身體强健者。方能豐富充足。君若奮發精神。注重體育則身體漸强而抵抗素足。消除百病。至易且速。此根本療病法也。周君恍然。隨予回家。予贈以八段錦一小册。囑於晨晚二次。如法鍊習約廿分鐘。並勸清晨六時起身。開步廣場。作徒手體操及跑步拍毬等運動。日間勤儉工作。以活血脈。晚上洗足早睡。以防失眠。飲食清潔。求易消化。苟能如法實行。耐心不輟。半年之後。必見良效。周君依言行之。一月後。精神果漸振作。飯量亦增。頭昏脚軟。同時若失。喜而謝予曰。君殆不藥之醫士也。吾每年冬季。服補品數十元。從未見效有如此神速者。足見人之體質。均有禦病之本能。惜世人不知其法。徒知乞靈藥石。不知注重精神體育。實屬大謬。望君以我經驗。錄刊報端俾世人身弱如吾者。知所倣效。而不枉費金錢。得除痼疾也。

談談白濁

秦丙乙

白濁症。近世患者日多。病家爲掩飾計。醫家爲迎合計。而美其名曰濕熱下注。其實此病之釀成。眞由濕熱下注而致者。能有幾人。泰半皆縱情淫慾。如忍精不泄。取快一時。致敗精腐瘀也。昧者不察。投以利水滲溼之劑。而治之以治溼熱之法。終愈利而愈不治者。職是故也。茲篇之作。純乎從敗精瘀腐上着想。凡自問病原有合於茲說者。不妨依其治而按圖索驥焉。

（初期）龍膽草。粉萆薢。黃柏。石蓮肉。益智仁。石菖蒲。甘草梢。澤瀉。梗通。

（中期）生地。知母。甘杞子。沙苑蒺藜。茯苓。遠志。芡實。蓮鬚。

（末期）（此步爲最後一法。）山萸萸。菟絲子。桂心。鹿茸。黃耆。肉蓯蓉。螵蛸。附子。

附註　濁有赤白二種。無非屬於性病。惟白者居多。治法亦大同小異。無甚分別。故不具論。

痘發五臟之原理

時逸人

章虛谷曰。元陽旺者。蒸蒸發熱。而精神不疲。臟氣堅固。必待三日而毒外現。循序起發。爲順爲吉。若元氣不勝毒氣者。一經發熱。毒卽一擁而出。此五臟不固也。又如發熱輕微。而痘出不快。精神委頓者。此非毒輕。乃元陽不振。毒不外出。而賊欲內攻也。（此亦有因氣陰虛者）皆爲險象也。

「痘出於心」　心爲君火。火性上發。故痘形赤而尖圓。心主血脉。故痘根在血脉。心臟神明。毒氣初發。或多煩擾。然心爲一身主宰。一身氣血。供其所用。肝木相生相助。其毒易化易漿。然火盛毒盛。必清火解毒。此心肝二臟之痘。皆爲順症也。

「痘出於肝」　肝主筋而附骨。故痘粒堅而根深付骨。肝爲風木。故一痘二三頂。象木之分枝。肝主驚。故發時必先驚惕。肝主疎泄。毒易宣發。風木與相火爲體用。風火鼓激。其痘易長易漿。但肝藏血。毒與風火交熾。血受煎迫。須辛涼散風。火以疏毒。甘寒辛潤。益血和血。自易收功。

「痘出於脾」　脾爲濕土。陽弱不振。發熱不甚。毒難宣發。脾位在腹。初起多腹痛。脾主肌肉。故痘粒大而頂平。中軟不堅。根在肉中。初現皮色不甚變。氣弱。痘少光色。或肌肉漫腫。脾胃爲後天生化之源。毒氣困之。飲食不進。精神倦怠。若嘔而不瀉。或有咳嗽喉痛。毒從胃陽發越。兼由肺出猶爲吉象。若作瀉者。陽氣下泄。防毒內陷歸腎。痘塌色灰爲凶。（倘再誤用寒涼必死）。脾家之痘。始終以扶脾爲主。利氣和血。以導其毒。或毒盛火炎。腸胃積滯。毒壅難出者。暫通其腑。必當兼慮其臟。倘無積滯。而妄用苦寒攻瀉。則脾陽下泄。立變危殆矣。

「痘出於肺」　肺爲華蓋。其位至高。權衡一身之氣。毒乘之。則失制節之柄。一身氣爲之窒。故毒難化而難出。其出也。形多色白。根浮於皮中。虛多空殼。初起必咳嗽喉痛。肺爲辛金。性畏火而惡寒。故大涼大熱之藥。皆忌。若見喉痛投涼藥。反閉其毒。重用辛溫以發之。重傷其臟。肺臟少血。血少氣窒。故難成漿。須用甘溫培土以生金。辛涼芳散。利肺以疎毒。必使內氣充。而毒盡出。其喉不痛。飲食二便安調者。內無留毒。漿雖不足亦無妨。蓋血少不能斥漿。而肺氣鼓舞於外。抬爲空殼。雖無漿。而毒出皮毛矣。若內證未清。毒留難出。則多危殆。必助氣利氣。以托其毒。若脾肺二臟之痘。皆爲險症也。

「痘出於腎」　腎屬水。在至陰之地而主骨。如坎卦之一陽在二陰中也。元陽弱而毒盛者。伏在腎臟。蘊於骨間。不能升發。腎司閉藏。無宣發之能。陽旣不振。發熱亦微。精神委頓。腰痛如被杖。或便溺自遺。其身黑點。隱隱在肉內。此爲逆證難治。又如五臟不固。毒盛一擁而出。不分顆粒。元氣不勝毒氣。氣血不能週流。其毒團結不化。如蒙頭托腮鎖喉等等諸惡象。自古稱逆證。昔人論之詳矣。如察其內證。尙有可治之道。辨其爲何臟之痘。或兼數臟者。參合其理。而思善法以救之。如是而流源旣清。分五臟爲綱。列各證爲目。條貫縷析。則虛實吉凶之辨。可免混歧矣。

「按」治痘。當求其所觸犯之氣。以孜其源。分別五臟應病之診。以明其理。再詳究陰陽氣血表裏虛實之異。臨症自有把握矣。

男大當婚女大當嫁

錢靖波

打倒數千年相沿之舊式婚制！

喚醒舊家庭家長之正當覺悟！

減少無辜病魔！

增進男女幸福！

世俗俚言。有男大當婚。女大當嫁之說。按諸醫籍。確有至理。夫男子二八而天癸至。精氣溢瀉。精囊之精虫成熟。生殖器自有一種無形之感動。父母爲之完姻。庶慾念如願以償。而子嗣藉以健得。反是、則花街柳巷。遂爲棲身之所矣。而梅毒淋症。鑠精耗液。亦由是而萌也。

女子二七而天癸。任脈通。太衝脈盛。卵巢卵珠成熟之特徵。故有粘液之分泌。而爲月事。則其生殖器。當此之時。未有不如男子之勃然而動。卽肉體之情感。亦必縈繞於五中也。乘機越軌。時有發生。陰病鬼交。時聞痛亡。

當此靑天白日之時。自由戀愛之秋。舊式家庭專制。仍未推翻。据古制男子三十而娶。女子二十而嫁之說。成年之後。尙嚴督書房。深禁閨門。往往惑陰病鬼交而死者屢屢也。目覩此情。不勝歎感。推其所以致之之由。良以七情內鬱耳。蓋慾念內縈不息。則心火動。相火隨之而升。遂有遺精白帶等症叢生也。久久失治。慾念不休。遂致陰愈虧而火愈熾。火愈熾而陰愈虧。熱傳心胞。則神昏讝語。起坐如狂也。鄉愚以此病必有鬼祟無疑。延巫診治。不據醫理。屢至鼻及北面。尙不晰其致死之由。嗚呼可勝歎哉。（心病用心藥醫。初病間有爲之婚嫁者。其病旋愈）。

夫赫赫淸庭之專制政策。尙打倒而成爲共和民國。國尙變更。何相沿之舊俗。若是其迷信而牢不可破耶。况通都大邑。戀愛自由。自主之權。早已風行。則三十娶。二十嫁之舊例。當然淘汰。嚴督書房。深禁閨門之惡習。當然取消。都受新潮流之灌溉。故余曰。男及年而婚女及年而嫁。陰病鬼交之症。決不致發生也。質之世之爲父母者。其亦以爲然否。

縊人魄墮地之研究

李健頤

人身體內有養炭二氣。養氣卽外界新鮮之空氣。由肺臟之咽管吸入。以循環遍身。爲營養臟腑。及各器關。然臟腑各器關。亦[illegible]藉養氣之鼓動。方能得其循環消化之作用。故養氣之關係於我人之身體。最爲綦重。卽不可一刻與人身脫離。如人與養氣隔離。則立時斃命矣。夫養氣不特與人身脫離。有絕大障碍。苟其炭氣不得吐。則其害比養氣之不吸入爲尤甚焉。炭氣是身體血液中薰蒸所生之濁質。由肺管呼出。接換養氣吸入。以成呼吸之定息。卽所謂新陳代謝。如養氣不納。炭氣不出。積蓄體內。釀成大病。爲害最烈。故不可不排除於外。縊死之人。以繩推束頸項。咽喉窒塞不通。炭氣不得吐出。肺中之機能消失。行血障礙。人氣遂絕。且炭氣不得出。乃由肺中結聚以成一種濁質之結晶體者。復受肺臟之收縮力之壓迫。以追逐而入於大腸。而出於魄門。卽內經所謂魄是也。中國醫學大辭典云。「魄爲人身精神之一種。比靈魂則重濁。比肉體則簡單。」可見魄是肺中炭氣所結合以成也。顧魄專恃肺機之驅使。庶能收攝全身之濁氣。而復歸於肺。而又由肺管呼出。縊人肺臟之呼力不得上出。而反以下迫。其追逐之力極猛。遂將所積之魄。逐之於下。強迫以出。卽乘肺氣之力。以直攢入地裏數尺之深。如電氣力之活動者。如經過數分鐘。則不復再見活動矣。此肺中之壓迫力將盡故也。世人不知魄墮地之原理。反謂魄能變爲鬼怪害人。眞癡人之說夢也。

苦寒何以能化燥耶

楊贊氏

苦寒之藥。有增加胃液之效。然古人多謂苦藥久服。能化爲燥。卽胃陰乾枯之症。用苦寒者亦少。斯何故耶。此微旨所在。不可不辨也。燥症之生。多在乎肺。生氣通天論曰。秋傷于燥。上升而欬。喻嘉言曰。諸氣膹鬱之屬于肺者。屬于肺之燥也。諸痿喘嘔之屬于上者。亦屬于肺之燥也。苦寒之用。僅能使胃分泌增加。而治胃燥。其于肺也。祇有淸熱作用。非所以治肺燥也。故肺

燥之症。舍涼潤以外。別無他法（西人治肺臟燥熱各病亦多用甘潤之品）

至謂久服苦寒。反從火化爲燥。古人語焉不詳。此燥字指何部言耶。以余推之。必指肺無疑。間嘗論之。人身內外各部之分泌。皆有定量。果盈于彼。必虧于此。此生理上自然之作用也。凡人用下劑過量。常致口渴。所以然者。蓋腸胃受劇烈之刺激。運動亢進。分泌過多。分泌旣偏注于下部。則上部之分泌。自然減少。爲得不渴。其甚者則波及肺臟。津液乾槁。卒成損症。古人謂久下傷陰。（須知此陰字指肺液而言）多轉爲癆者。是卽此理。（本草從新謂久唾成肺病皮膚枯槁亦卽分泌此盈彼虧之理）倘常以苦寒滋胃。則胃之分泌液。非不增多。然肺之分泌液。必因之而減少矣。肺液減少。肺則燥矣。所謂久服苦寒。反從火化爲燥者此也。燥之爲病極廣。而肺爲嬌臟。患之尤易。古人治肺胃分泌之缺少。何以咸重甘涼。蓋肺燥而胃不燥者有之。未有胃燥而肺不燥者也。苟胃燥用苦寒。是凌肺以益胃。仁人治法。所不出于此也。

分娩後大小便應注意之要點

黃華

分娩後往往有一二日之便秘者。此由於分娩時之充分排泄與分娩後飲食物之不進故也。然時有自分娩前糞便停滯於腸內。至產褥中而秘結。腹部膨滿發痛。且體溫稍昇騰。恰如產褥熱初期之狀。故於便秘時。宜行灌腸法。或便秘較甚。宜延醫治療。又或非便秘而下痢。亦宜延醫治療。且分娩後之一晝夜。有屢屢起尿閉者。起尿閉之原因。約有四種。其一爲膀胱雖已充盈。而褥婦則以腹內壓之沉降。初不自覺其充盈。其二爲減少腹壁之刺戟。而膀胱之收縮。不起於適當之時期。其三爲褥婦以不慣仰臥之位置而排尿。故排出甚爲困難。此時欲其易於排尿。宜使其改爲平時之位置。其四爲胎兒爲頭位而產出。分娩之經過持久者。其尿道或膀胱往往被挫傷。而黏膜腫起。或發生創傷於尿道周圍。致排尿時感疼痛。要之於尿閉時。宜溫暖便器。且溫罨其下腹。試令排尿。不能見效。則用通尿管。若更覺困難。則宜延醫治療。此外又往往有不隨意排尿者。此因膀胱頸之收縮力弱而起。故頻頻不絕排泄少量之尿。放任之能自愈。然仍須屢洗滌其外陰部。以常保其清潔爲最要。至於尿之連續漏泄。是名尿瘻。此病因膀胱及尿道或陰道或子宮等生瘻孔。由是而成爲尿不絕漏泄之病。此病之最多者爲膀胱瘻。推其所以所發生之原因。則以其骨盤狹窄。分娩時被過甚之壓迫。致破壞其組織。褥婦之起始二三日。尿閉或排尿時甚覺疼痛。後作孔於組識之破壞處。尿遂不能自向尿道而排泄。往往不能向陰道而流出也。第旣已有尿瘻之發生。則由於尿之刺戟。而其陰部漸致糜爛。并發一種臭惡之氣。宜注意及之。

以攝影器說明視覺器之構造及其衛生

錢懷剛

視覺器之重要

視覺器的重要。我們可以不解而知。視覺器是司視覺的器官。視覺是一種感覺。這種感覺是由於物體的光線射入視覺器中。經視神經傳入大腦而發生的一種感覺。我們知道這種的感覺。全賴我們的視覺器。這視覺器是一切智識的來源處。是一切經驗的收集所。我們整天那有不用着眼睛底地方。我們一切東西的辨別。色彩的領受和智識的吸收。美景的欣賞。非用這雙眼睛。那裏能夠得到呢。那些瞎子們是多麼的苦啊。所以我們要來好好的保護這付眼睛。

眼球之構造

視覺器的造成是一粒眼球包在眼腔裏。眼球的後端有一條視神經通到腦袋裏去。眼球是由三層包膜蓋着。外層有鞏膜和角膜。鞏膜是白色而厚的膜。他的功用是使眼球是一定的形狀。角膜是一層薄膜。並且透明。使光線易於透入眼中。

中層是脈絡膜和虹彩。脈絡膜是一層黑色的膜。有血管和神經。能夠吸收過剩的光線。虹彩是有色素的薄膜。各國人眼球顏色的不同。也因爲這層裏色彩多少的不同。這個虹彩能夠縮小放大。調節眼球裏射入光線的分量。後面的孔就是瞳孔。內層是網膜。由視神經纖維蔓延而成。這就是感光的一層。這層上有二個斑。一個是黃斑。物體映入這一點上。感覺得最清明。因爲這一處的膜極薄的緣故。另一個是盲斑。凡物體的光射入這一點上。是不能感到的。所以叫做「盲」。這一處的膜因爲是缺一層感光上最重要的細胞層。眼球的內部究竟有些什麼東西呢。這三層胞的裏面是一個玻璃體。內面充滿玻璃體液。玻璃的前面近虹彩的地方嵌着一塊水晶體。這個水晶體是像洋葱一般一層一層的包裹上來的。這是一個重要的物體。他的功用是使光線屈折而入。

眼球與攝影器比較

我們知道攝影器是照眼球構成的。所以我們把他來比較一下。以求切實的顯明。這個比較。可以分做二段如下。

（1）相同之點

攝影器之有鏡頭。使光線屈折而入。正像眼球上的有水晶體。攝影器上又有黑色的皮腔。同眼球上的脈絡膜都是吸去過剩的光線。就是減去散光。攝影器上有收光器。可以調節光線射入的分量。正同眼球的有虹彩一樣。而鞏膜又同攝影器的匣殼相符。網膜相似感光板。都用作感光之用。所以我們可以想像攝影器的構造宛如一個眼球。

（2）相異之點

眼球內有網膜以供感光之用。攝影內亦有感光板以攝取物體的影像。但是網膜上的視神經能夠繼續感光。甚至一秒鐘內可以看數件東西。這是靠血液通流時行複雜的化學作用而成。但是一塊感光板只能供攝取一個像。攝影器的黑色皮腔。可以自由伸縮。前後進退。以供感受遠近不同的影像。眼球固定的不能動嗎。但是生命的奥妙未了。終究眼球上是有生命的。眼球的水晶體不像鏡頭的不能動。他能受旁近附帶的肌肉牽動而增加或減少他凸度。使感遠近不同的光線也不至於困難了。還有攝影器的收光器在鏡頭的後面。眼球的虹彩却在水晶體的前面。至於攝影器的沒有同角膜玻璃體相符的東西。和感光板上沒有盲斑和黃斑。也是一個小小的區別。

視覺器上之附帶物

視覺器上的附帶物。也很重要。眉毛可以防止汗流到眼裏。睫毛（眼瞼毛）可以防止虫類或塵埃侵入眼中。還可以遮避強光。眼瞼的功用是保護眼球。淚腺生在眼球外上方之皮膚中。也是皮膚腺的一種。開口在外眥的上部。裏面分泌的淚液。功用是潤濕眼球。洗滌眼中的塵埃。靠淚管排洩在鼻腔中。其他眼球上更附帶許多肌肉。使眼球運轉靈便。

視覺器之衛生

犯近視眼的很多。尤其學生犯此更多。所以我們要努力防止。現在我揀重要的幾條寫在下面。望諸位力行之。

（1）看書時每隔數分鐘須抬頭一次或閉眼一次。一小時必須有十餘分鐘休息。尤其在幼年時或閱細字之印刷物。更宜留意。

（2）眼距書本須有一尺左右。

（3）光綫宜足。燈光宜亮而不使其跳動。

（4）體正坐。勿屈背。頭勿俯。

（5）桌以斜面爲佳。書頂書底與眼之距相等。

（6）車船上或天色朦朧時。日光方落時。均切不可閱書。

（7）卽工作或書寫時。亦宜避去直射於目之光線。

（8）非害近視或遠時之眼疾。切不可妄帶眼鏡。

（9）一切屋室或學校以及公衆場所之光線。速宜設法改良。

（10）預防眼疾之傳染及作適當之運動和進適量之食物等。

視覺的病 砂眼起於一種細菌繁殖於眼瞼內之粘膜而起的。近視是由於水晶體太凸。宜戴凹玻璃眼鏡。遠視由於水晶體太凹。宜戴凸玻璃眼鏡。老視因水晶體不能充分彎曲。映像不能恰射出網膜上也是視的一種。但是以上四症均不可自己妄加治療或妄戴眼鏡。（因爲視力不同。戴眼鏡不可失之毫釐。）但也不可延長時間。否則要轉深轉劇的。宜速就醫診治。至於色盲（辨不出不同的色彩。最普通的看紅和綠如同灰色。）有的是先天的。至於後天的。也因爲眼疾或妄帶色彩眼鏡的緣故。所以沒有眼疾而帶戴眼鏡作爲漂亮的事。我們切不可學他啊。

附釋 平常人以爲眼球的水晶體既使物體屈成倒影。怎麼看出來的東西。未必是顚倒的。我們知道這個轉倒爲正的工作。是大腦的作用。所是看出來的仍舊是個正影。要知道起初經水晶體屈折後的影像。確然是個倒影啊。

新本草（續）

劉曜曦

（良　薑）爲健胃藥之一。

（阿　膠）乃黑驢皮所熬之膠也。爲滋養劑之一。故虛脫時可以用之。或外皮膚損傷皸裂火傷時亦可用之。

（阿　魏）乃波斯阿富汗所產之一種樹根。切傷後所滲出之汁也。其純品產量甚少。而價格又昂。故除其本土之富家。殆不能入手也。其成分爲象膠含硫性揮發油等。有鎮痙、祛痰、調經、驅虫、驅風諸效。

（莞　花）水腫時用之。再咳嗽亦可用之。

（虎　杖）能通經治淋。

（虎　骨）爲健骨藥之一。殊無大效。

（使君子）我國昔時卽用驅虫劑。據兀林氏之論印度殺虫藥說。亦認此藥具有一種殺虫力。其服用量。新良者四——五個卽可。（未完）

美容術（續）

宋大仁

（九）人爲痤瘡。

此因內服碘化物或溴化物。或外用松黑油所致。此類與通常痤瘡或極相似。

以上九種治療。與前法大同小異。

■顏色乾燥症

（定義）卽顏面異常乾燥之意。顏荒症是也。

（發見）此症常見之。男女患者皆有。

（原因）此症大抵起斑面性。有原發續發。原發之由。係脂肪分泌不足。續發之原。係顏面抗生活不適。例如屢屢洗面揩拭等。并欲達美顏之目的。濫用化粧品。則不問皮膚脂肪之多寡。其脂肪必因之減少。

（症狀）皮膚因脂肪減少。而遂呈乾燥之象。或發落屑。發癢。灼熱。緊張等狀。

（治療）暫時停止水及石鹼之使用。而以油劑代之。行之之時。漬油於脫脂紓。以拭顏面。或以煮沸之滾水。加硼砂入水洗面。

（備攷）感覺銳敏之皮膚。決不可摩擦。祇可微微拭乾之。此種人之皮膚。又不可任其濕潤。當令其乾燥。就皮膚之保護法而論。風雨霜露及其他障害等。均當避之。

■胼胝

（定義）爲皮膚限局之角層扁豆增厚。

（原因）因常受摩擦及壓力所致。

（未完）

傷寒今釋（續）

陸淵雷

右八味。以水四升。煑取二升。去滓。內芒消。更煑微沸。分溫再服。不解更作。（原注臣億等謹案金匱玉函方中無芒消別一方云以水七升下芒消二合大黃四兩桑螵蛸五枚煑取一升半服五合微下卽愈本云柴胡再服以解其外餘二升加芒消大黃桑螵蛸也）柯氏云。不加大黃者。以地道原通。不用大柴胡者。以中氣已虛也。後人有加大黃桑螵蛸者，大背仲景法矣。丹波元堅。此證本是少陽陽明併病。以用下失法。徒擾腸胃。而邪與實依然具存者。此證既是兼裏。乃似宜早從大柴胡雙解之法。而先用小柴胡者。蓋以丸藥誤下。不欲續以快藥。仍姑清和。以待胃安也。且其下利。故壅實輕於大柴胡證。而燥結則有甚。是以不藉大黃之破實。而殊取芒消之軟堅矣。

傷寒十三日。過經讝語者。以有熱也。當以湯下之。若小便利者。大便當鞕。而反下利。脈調和者。知醫以丸藥下之非其治也。若自下利者。脈當微厥。今反和者。此爲內實也。調胃承氣湯主之。

讝語爲裏熱之證。裏有實熱。當以湯藥下之。若用丸藥。則水毒雖去。熱毒仍在。非其治也。凡自下利者。脈當微厥。今下利而脈調和。知非自下利。乃內實之故。內實而熱。法當攻下。今因誤下之後。不宜峻劑。故用調胃承氣湯。瀉其實而兼調胃氣。脈厥者。不可下篇云。脈初來大。漸漸小。更來漸大。是其候也。

太陽病不解。熱結膀胱。其人如狂。血自下。下者愈。其外不解者。尙未可攻。當先解其外。外解已。但少腹急結者。乃可攻之。宜桃核承氣湯。（原注後云解外宜桂枝湯）

山田正珍云。下者愈三字。脈經作下之卽愈四字。宜從改。否則下文尙未可攻一句。無所照應矣。少腹之少。玉函及程應旋本作小。是也。素問藏氣法時論有明文可徵。（案藏氣法時論云大腹小腹痛淸厥是山田所據然甲乙經作大腸小腸）又考釋名云。自臍以下曰水腹。（原注今本作小腹非也格致鏡原引釋名作水腹）水濁所聚也。又曰。少腹之少。小也比臍以上爲小也。由是觀之。訛小爲少。其來久矣。又劉完素傷寒直格云。臍上爲腹。下爲小腹。小腹兩旁。謂之少腹。可謂鑿矣。熱結膀胱者。謂邪氣鬱結於下焦膀胱部分。下文所謂小腹急結。便其外候。非直指膀胱一腑言之也。抵當湯證所謂其人發狂。以熱在下焦。小腹當鞕滿。下血乃愈者。可以相徵。言太陽病數日不解。小腹急結。（原注卽鞕滿）其人如狂。血自下者。此爲邪氣結於下焦膀胱地位也。結乃鬱之甚者。邪氣鬱於頭中。則頭痛項痛而致衄血。鬱於胸中。則胸悶心煩。而致嘔吐。結於胃中。則大便不通。穢氣上乘於心。令人如狂。今邪結於下焦。而血氣不行。停而爲瘀。是以瘀氣上乘於心。令人如狂。雖則如狂。其血自下而小腹不急結者。不須藥而自愈。以血下則邪熱隨血而解也。如太陽病。發熱。身無汗。自衄者愈。及婦人傷寒。經水適來。讝語如見鬼者。無犯胃氣及上二焦必自愈。皆是也。今此證。其血雖自下。然急結不散。故非下之則不愈。猶如少陰篇所載。飲食入口則吐。心下溫溫欲吐。復不能吐者。非吐之不愈。自利淸水。色純青。心下必痛。口乾燥者。非下之則不愈。故下之則愈也。雖然。其人外證未解。猶有惡寒頭痛脈浮等候者。不可妄下。若然者。當先與桂枝湯以解其外。外解也。但熱結膀胱證不去者。乃始可攻之。若外未解而下之。必變作壞病。如結胸痞鞕挾熱利諸證是也。按此條。上文言熱結膀胱。不言小腹急結。下文言小腹急結。不言熱結膀胱。本論錯綜之妙如是。

湯本氏云。師曰熱結膀胱。又稱少腹急結。以余多年之經驗。此急結乃不在膀胱部位。而在下行結腸(案在少腹左邊)部位。以指頭沿下行結腸之橫徑。向腹底擦過而強按壓之。觸知堅結物。病者訴急痛。是卽少腹急結之正證也。急結之大小廣狹長短。種種無定。時或上迫於左季肋下及心下部。致上半身之疾。又或下降於左腸骨窩及膀胱部。致下半身之病。腹診之際。必須細意周到也。

桃核承氣湯方

桃仁五十箇去皮尖　大黃四兩　桂枝二兩去皮　甘草二兩炙　芒消二兩

右五味。以水七升。煑取二升半。去滓。內芒消。更上火微沸。下火。先食溫服五合。日三服。當微利。

此卽調胃承氣湯加桃仁桂枝也。續藥徵云。桃仁主治瘀血。少腹滿痛。故兼治腸癰及婦人經水不利。湯本氏云。據諸本草之說。知桃仁係消炎性驅瘀血的解凝藥。兼有鎮欬鎮痛緩下殺蟲殺菌作用。吉益氏云。桃核承氣湯。治小腹急結而上衝者。

諸書載桃核承氣湯之證治極多。今擇舉其尤要者。外臺引古今錄驗。疾往來寒熱。胸脇逆滿。(案當於腹診上辨其非柴胡證)總病論。治產後惡露不下喘脹欲死。(案當是肺血管拴塞)小青囊。治傷寒呃逆。舌強短者。又治瘧夜發者。又治臟毒下瘀血者。又治痘後失血證。乃餘毒熱邪迫於經。血妄行自大便出者。又治痘後狐惑證。其人好睡。不欲食。上唇有瘡。蟲食其府。下唇有瘡。虫食其藏。(案此說不可信)其聲啞嗄。上下無定。故名狐惑。此候最惡。痲疹後猶多。如大便不通者。以此下之。識病捷法。治噎嗝有積血者(湯本氏云瘀血性癌腫猶未衰脫者用本方甚佳)傳心尤易方。治淋血。心法附錄。吐血。胸中覺氣塞。上吐紫血者。桃仁承氣湯下之。柯氏方論。女子月事不調。先期作痛。經閉不行者。與桃仁承氣湯最佳。方機。治胞衣不下。氣急息迫者。又法產後小腹堅痛。惡露不盡。或不大便而煩躁。或譫語者。又治痢病小腹急痛者。

桃核承氣湯治驗亦多。摘其要如下。

諸證辨疑云。一婦長夏患痢疾。痛而急迫。其下黃黑色。諸醫以薷苓湯倍用枳殼黃連。其患愈劇。因請余治。診脈兩尺脈緊而濇。如寒傷榮也。細問之。婦答曰。行經時。飲冷水一椀。遂得此症。余方覺悟血被冷水所凝。瘀血歸於大腸。熱氣所以墜下。(案此說不足信然經中引冷足以致病則事實也)遂用桃仁承氣湯。內加馬鞭草玄胡索。一服。次早下黑血升許。痛止臟清。次用調脾活血之劑。其患遂痊。此後治痢。不可不察。不然。則誤人者多矣。

成績錄云。一男子。年六十五。喘息欬唾不得安臥。既數十年。頃者身熱或休或作。數日不愈。遂吐痰血。一日齒縫出血。連綿不止。其色黑而如絮。以手引之。或一二尺或三尺。劇則鼻耳悉出血。小便亦下黑血。如此三日三夜。絕穀好飲。精神如有如無。平日所患喘息頓止。得平臥而不能轉側。乃與桃仁承氣湯。不幾日而愈。

瘰癧特效藥

瘰癧金丹

▼專治一切瘰癧。能以一種靈丹。統治三種病症▼

（一）痰癧——痰涎壅滯。名為痰癧。

（二）濕癧——外受風邪。惡寒發熱。內停濕滯。經絡腫脹。患處宣腫微熱。皮色如常。此名濕癧。

（三）氣癧——憂思恚怒。肝火鬱結。血液停滯。淋巴腺腫脹。頸腋之內。發生結核。或累累如貫珠。甚者骨蒸潮熱盜汗。是名氣癧。

瘰癧概論

（緒言）是症分急性慢性兩種。急性者發之暴。易生而易潰。故易治。慢性者。發之緩。既生之後。堅硬難消。故不易治也。其生於頸部。或腋下者。以其部肌肉柔軟。淋巴腺最多。血熱痰毒。凝滯於內。易生腫脹故也。或多粒集合。細如葡萄。或大塊凝結。巨如刀柄。故古稱為馬刀俠癭者。初起之時。間有作痛。但多數不覺痛苦。故不甚注意。冀其自愈。及至經過時間既久。其形腫大。其數亦增。後或化膿潰爛。或竟變為危險重症。本品集合中西醫學之結品。而為專治瘰癧之特效藥。特說明其原理如此。

痰癧

（原因）痰涎壅滯。或有平素濕重。多痰。肺胃之氣不能清肅之素因。感受外邪。或精神上受忿怒之戟刺。氣血鬱而不行。致淋巴腺脹大。則成痰癧。

（病狀）痰癧病狀。初起項間。生一小核。或數核。在皮裹膜外。不覺痛癢。皮色亦不變異。日久漸大。傍附小粒。久則成膿腐爛。又有謂之失榮者。生於肩之上。耳之後。初起腫核。日漸脹大。堅硬如石。推之不移。核之不痛。半載一年。方覺隱痛。久亦潰爛。

（治法）痰癧之病。治之最易。以本品瘰癧金丹。旬服二粒至四粒。以仿單所載之服法。按法服之。一星期後。郎能獲效。半月之後。郎能全愈。惟失榮之症。最為難治。但用本方瘰癧金丹治之。亦能防止其脹大。消化其毒液。使其日漸軟化。實急救之良法也。至中國通用之方藥。犀黃醒消丸消瘰丸等。遠不及此藥功效之速且確也。

濕癧

（原因）天氣亢熱。感受暑濕之邪。搏結血絡。凝滯於淋巴腺內。發為瘰癧。

（病狀）此症因痰涎流聚成塊。不紅不腫。不硬不痛。推動滑軟。多生頸項。亦有生肩背腰股者。癧形如梅李。甚則遍及全身。久則紅腫潰破。此由飲食寒熱不調。飢飽喜怒不節，脾氣不能傳運所致。法當豁痰行氣。

（治法）大抵生於上半身者。多兼風熱。下半身者。多兼濕熱。其或生咽喉結核。腫痛。頸項不得回轉。兩腋下有塊如石者。宜消解散。風痰鬱結而生核者。宜消風化痰湯。生於耳後。連及項下。三五成簇者。宜含化丹。項後瘡瘰。赤硬腫痛者。宜山藥膏。但藥方既多。配合非易。反覺煩而無當。不如用瘰癧金丹。最為效穩而功速。

氣癧

（原因）憂思恚怒。肝家鬱火。困過不舒。血液循環上發生障礙。凝結於淋巴腺內。發生結核。

（病狀）頸腋之內。初如豆粒。後如梅李。累累如貫珠。推之移動無根。易治。可用針灸敷貼腐蝕之法。推之不移動。有根難治。不可用針灸敷貼腐蝕之法。誤用則破潰。難於收斂故也。凡男子患此。惡寒壯熱。咽痛項強。面部青筋暴露。潮熱咳嗽。自汗盜汗等症。婦人眼有紅絲。經閉骨蒸。五心煩熱。白帶頻仍。少腹脹痛等症。久則必變瘵勞。而成絕症。

（治法）普通治癧之法。如內消瘰癧丸。瘰癧仙方等類。其用蜈蚣山甲巴豆牽牛者。實屢不知病情。無知妄作。其用消痰化滯。鹹寒清熱。軟堅行血之劑。亦不能收其全功。蓋斯症之發生。必因身中血分質之變化。用西法無機礎質。又不宜常服。多服則有中毒之虜。用中藥昆布海藻等藥。內雖含有機礎質。惟雜有他質。不經製煉。不克純全。惟本品係中國昆布海藻及其他藥品。經名醫手定。用化學方法製煉而成。專治一切瘰癧病症。無不投劑立效。功用神奇。不可盡述。

瘰癧金丹

專治一切瘰癧。功能消痰解毒。去結散核。和血活絡。不論新起久患。已潰未潰。投以此藥。無不奏效如神。誠救世之金丹也。

❀每瓶二十四粒❀　❀實售大洋二元❀　❀外埠郵購❀　❀寄費加一❀　❀初起兩瓶包好❀　❀久病十瓶痊愈❀

上海浙江路五馬路口清和坊對過瘰癧金丹發行處謹啓

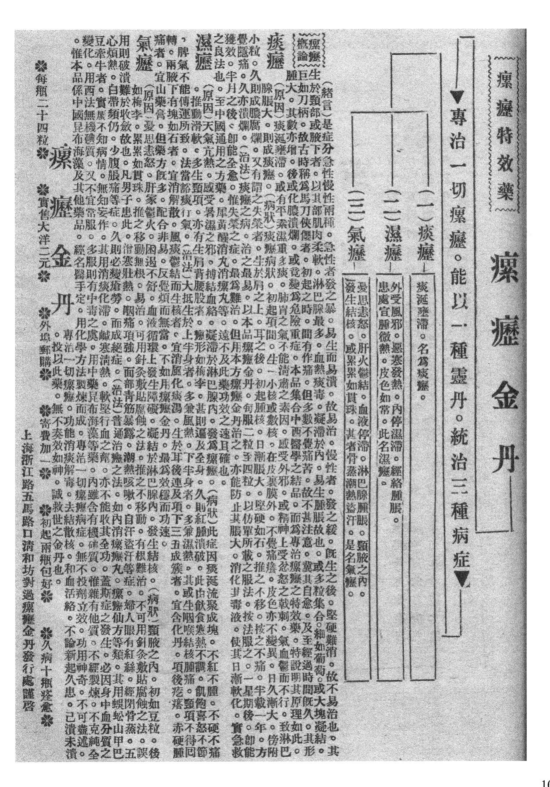

第一卷　第四十九號

HYGIENIC WEEKLY

衛生報

衛生報館發行

館址
上海浙江路
清和坊對過

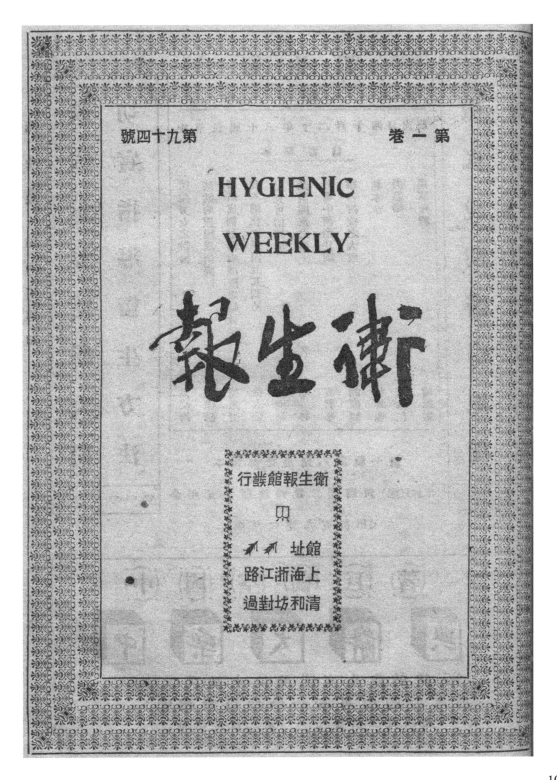

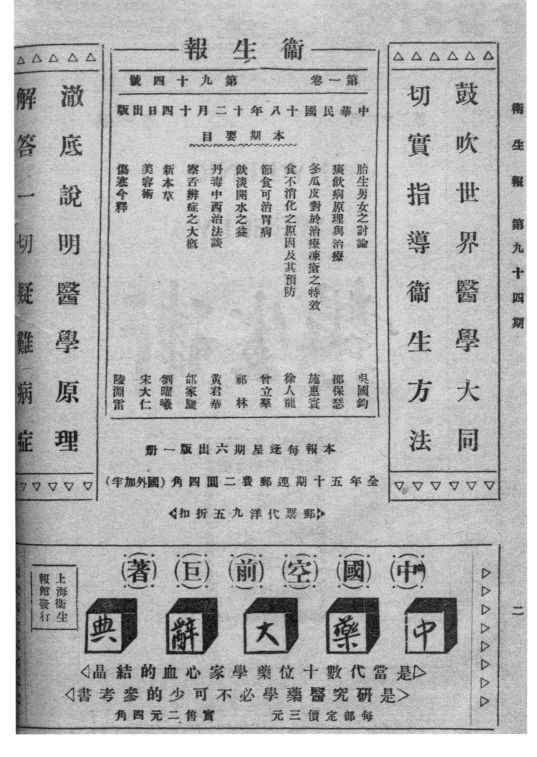

鼓吹世界醫學大同
切實指導衛生方法

衛生報

第一卷 第九十四號
中華民國十八年十二月十四日出版

本期要目

澈底說明醫學原理
解答一切疑難病症

本報每逢星期六出版一冊
全年五十期連郵費二圓四角（國外加半）
郵票代洋九五折扣

胎生男女之討論

吳國鈞

處今日科學昌明時代。物理化學之清晰。無微不顯。誠所謂應有盡知者也。惟對於胎兒所以成男女之理。始終未能明悉。余於理想中得一見解。爰錄之。以供博雅之研究。夫胎之始成。由於卵巢之卵珠得精。曰一二月中。男女未定。待三月後形體方全。男女始分。此乃由變化而來。精虫何得而分之。此說更屬無稽。何則。男女之別。早由精虫之素體而定。其在一二月時。形甚小。目之明尚不足察其爲男爲女。迨三月後。形漸大。始能察之。譬以水。一彈指之微。宛若纖維。何能辨其爲水。及其多焉。乃知爲水。然在彈指之時已爲水。何嘗至多而變爲水哉。譬之米麥。初萌芽時。烏能辨別穀禾麥苗。及其長焉。方識爲穀爲麥。然屬穀屬麥。在下種時已分之。豈有長大變易之理哉。是故水自爲水。穀自爲穀。麥自爲麥。雌自爲雌。雄自爲雄。惟其在細小之時。目之明未能辨識而已。及其大而多焉、始明識之。其所謂性別由變化而分者。其謬不言可知矣。一言以蔽之。此之謂不知本。何則。凡事之起與成。必先有因而後有果。斷無無其因而反得其果。此天理之常也。而胎兒之生化。豈獨能超出天常之道者乎。況乎胎兒內之不關母體之強弱。外之無特殊之接觸、依其所言。變由何來。詎有無因由。而猝然發生變化者乎。然其所謂三月後形始具而性別乃分者。是猶水與苗禾。在多與長而識其爲水爲穀爲麥者。其理一也。或曰胎兒男女之分。時令使然也、如冬產者爲男。夏產者爲女。更屬荒誕之談。毫無討論之價值。果爾以時令而分男女。則凡在冬令生產者。當皆爲男。夏令生產者。當皆爲女。然余等每見冬產者。未必皆男。夏產者。未必皆女。或曰此不過舉其大概言之。烏得執爲定例。如是既屬大概。而始終未能定奪。則謂之時令無關。又何不可。夫如是。則上述三因。所謂男女體力之強弱。三月後之變化而來。及時令之關係而分性別。俱不足恃。然則謂由精虫而變成。此盡人皆知者也。其經過歷史。西醫諸書。已有詳載。毋庸瑣喋。然其所以有男女之殊。每多含糊未詳。有以男女身體強弱而分。有說以三月後變化而定形。有說以時令而變易。余以爲皆非也。其所以分男女者。咸在精虫之雌雄。因精虫之體積甚微。頭關只有六千分寸之一。尾長只有六百分寸之一。在顯微鏡中觀之。只見隱隱細小之體。何能辨其雌雄哉。故西人各種科學。雖發達至極。於此獨未之明也。至謂由男女身體強弱而分者。表面觀之。似頗合理。實則非也。若以男女身體之強弱而分。則卵體亦有相當成胎之勢力。決不致反爲精虫所化。何以華人男子與西婦女交接而生之孩兒。其目黑。其髮烏。西男子與中女子所生之孩兒。其髮黃。其目碧。若卵體果有相當造成性別之勢力。則胎兒之目。當不黑不碧。而成褸色。髮亦當不黑不黃。而成褐色。乃非但無力變褐與褸。而反爲男之所化。美國有白婦人。與其夫交媾後。夫出。卽有一黑人強姦。致生一白胎嬰兒。一紫黑胎兒。凡獸亦然。如馬交後復與驢交。後生一馬一驢。由是知母體之卵蛋。不過供精虫之營養而已。若是則卵體變色。力尙不足。何暇有餘力以變其性別哉。此說之不足信也明甚。且小而至於猪犬。同一交接。而產生之小猪犬。雌雄間雜不等。同一時也。同一體也。安有或雌勝或雄勝之理。而產生或雄或雌者乎。以其雄勝。當然皆雄。以其雌勝。當然皆雌。決無雄雌夾雜之理。且夫其所以勝之者。由於身體之強弱。強弱之分。由來久矣。斷無在一體之內。一時中之。而起忽強忽弱之變者也。若是則知所以雌雄夾雜者。咸由於射出之精虫有雌雄不同之故耳。或素體之雌雄而定者。果何所據而云然。曰有西醫書云。當交接之時。男子所射出之精。約有數萬精虫。奮勇前進。攻入卵體。強者存。（變爲胎）弱者亡。以此則知進卵珠者。

必屬優秀強健份子。而強者之中。又有雌雄之殊。是以雄精虫強而攻入卵珠。則爲男。雌精虫強而攻入卵珠。則爲女。以雌雄精虫強弱無定。故胎生男女。亦無定也。是故雄者勝而爲男性。雌者勝而爲女性。此男女之所由分也。按此則謂男女之性別由精虫而分者。似乎較之三說爲確耳。此所以靦然不揣鄙陋。濡筆錄之。以供閱者之討論。若夫海內明哲。能匡我不逮。斥我之疵。加以斧正。幸甚。幸甚。

痰飲病原理與治療

邵保瑟

素患痰飲病、每遇冬令、病必叢生、
輕者祇現喘咳而已、
重者實足障碍全體運行之生理、

醫人治病。其學說不可斯須離者。生理病理而已。生理明。病理得。則診斷處方。自必精密周詳。反之雖醫籍嫺熟。有典有則。終不免於游移誤會。此自然之評判也。卽如痰飲一症。冗雜極矣。在金匱有痰飲、懸飲、溢飲、支飲、留飲、伏飲、之不同。在方書有清痰。食痰、驚痰、鬱痰、酒痰、虛痰、等之互異。歷來醫家銓釋是症。各抒心得。莫不詳且備。然而後之學者。往往因其病名多。原因雜。而漫無把握者。得毋生理病理。或有未盡明者歟。經云。飲入於胃。游溢精氣。上輸於脾。脾氣散精。上歸於肺。通調水道。下輸膀胱。水精四布。五經並行。又云。腎者水藏。主存津液。時賢謂腎者收吸精氣。以爲陽生之基。此論脾肺腎之生理。已極明瞭。蒙卽於此而得其病理焉。以爲痰飲之生。雖有種種不同之點。而論其大綱。總不外。曰肺。曰脾。曰腎。試略言之。

夫人處於空氣間得天之五氣。得地之五味。身內精血于以生。臟府生理于以行。[illegible]。[illegible]。卽流行三焦。滲灌谿谷之津液。亦常流通。所以然者。肺清肅。脾健運。腎吸納。而排泄與吸收之機能盡得也。設或外爲風暑燥濕之侵。內爲驚怒憂思之擾。與夫飲食勞倦。酒色無節。皆足致三藏失職。而爲痰飲患。然痰與飲似同而實不同。在脾爲飲。以脾主濕。濕動斯爲腫爲脹。至其變化。乃爲他病。卽溢飲支飲諸症。是在肺爲痰。以肺主燥。燥動斯爲濇爲閉。至其變化。乃爲他病。卽痰火肺癰諸症。是腎具水火爲濕脾之根蒂。病則多虛少實。一則火不制水。水反侵脾。一則火盛爍金。金水相殘。而其見證大都小水不暢。血液漸濁。心火或熾或衰。不僅游溢精氣。無以歸壑已也。夫痰飲一生。輕則止現輕度之咳嗽而已。劇則實足障礙全體運行之生理。而爲種種之重恙。玆分論風痰。老痰。風熱痰。虛勞痰四症。以就正當世。外受風寒諸邪。不卽透達。津鬱成痰。痰鬱生熱。此爲風痰見證。爲頭疼寒熱。爲胸窒肢楚。爲痰咳氣逆。甚至肺爲之痺。肝爲之動。現喘促悶亂。神昏肢掣。目泛背反諸危狀。治分辛溫辛涼二途。疏肺豁痰。宣展氣機。務使痰涎得從口鼻排泄。然以治肝風已動。治法當有轉機。投輕散劑後。氣逆必更甚。卽宜佐以降肺平肝。俾己化之痰。改從糞使排泄。夫如是則上下通陰陽和矣。其由情志鬱悒。肝脾不遂。每成老痰。氣滯生痰。痰滯生火。相因而至。凝結粘塊。停蓄於胸膈咽喉之間。久之火日熾而難清。痰日結而難消矣。世之患哮喘患噎膈患癲狂。病情纏綿。未能剷除者。大率有此老痰在內作祟也。治分急治緩治二意。如白金丸。王節齋化痰丸。緩治意也。如控涎丹。王隱君滾痰丸。急治意也。然是症或寒或熱。在上在下變動不居。是宜隨邪所在。採取何方。以意調之。非上數方可籠統治也。至於患外感之邪。鬱久化熱。醫者又復表散太過。或因驚因怒動肝。風木驟起。痰涎壅於肺胃。此爲風熱痰療治之法。以熄風治熱鬱痰。[illegible]一日[illegible]也。

冬瓜皮對於治療凍瘡之特效

施惠霙

（用法）凍瘡初起。僵木腫硬者。以皮煎湯洗患處。已破潰爛痛而不收口者。仍以皮煎膏塗患處。或加入陳久水龍骨。（卽老河船縫中之桐油泥。）百份之三。研細粉。入蔴油少許。搽之。無不效驗如神。

（說明）著藥物學者。貴求研其性味。而用藥物者。亦貴求研其性味。近傳冬瓜皮之治凍瘡。可以知矣。夫冬瓜。本經言其寒瀉熱甘益脾。同一物也。甘寒迭具。而用法懸殊。倘忽其甘益。但知其寒瀉。則冬瓜皮僅可用於夏秋間之熱瘡。而冬時之凍瘡。必不可用也。惟其甘能益脾。所以有適宜於冬時。蓋此時氣候嚴寒。入之皮肉。被寒氣所觸。以致血困運行。肌肉腫硬僵木。而成凍瘡。（肌肉屬脾）得冬瓜之甘益脾。脾益則血行。血行則瘡散。乃自然之理也。且以皮治皮。同氣相求。故靈效如此。用藥者。其可忽諸。

食不消化之原因及其預防

徐人龍

古諺云。「病從口入」。胃爲百病之根。可知矣。然胃本健甚。循軌司職。初無二致。致病之源。欲歸之於腦。何哉。蓋人缺乏消化器衛生之常識。亂食亂飲。不擇善惡。不問需否。必俟痛苦呼救。始惕然知所以欲衛生之理。養生之道。亡羊補牢。時已晚矣。嗟乎。快一時之慾壑。致畢生之莫贖。亦可懼也。

『甲』胃之本能　胃屬消化之器。居於腹上。處肌膈之下。其形如一彎囊。長約十至十二英寸。寬脹大小。隨食肌飽。上下有二孔。一端近接食管。名賁門。一端近接小腸。名幽門食下時由賁門入胃。卽有自然蠕動。兼以胃汁。同時消化。施佈全身。其作用略可分三項。

（1）能使寬張大小。適合食物之多寡。胃衣得與食物相體貼。以便略壓食物也。

（2）能便幽賁二門閉塞。禁食物出而便消化也。

（3）胃有胃汁分泌。使與食物調和。易於消化也。

『乙』不消化之原因　凡人一舉一動。飲食居起。勞力憂鬱。皆能阻滯消化。而尤以憂鬱爲最大之關鍵。試觀事大業居高堂者。往往着蹙眉。雖有良好之膳品。亦不足爲其歡。因而罹此症。誠屬不尠。其餘種種。列如次。

（1）食入過多。胃蠕動增加。胃酸充塞胃穴。而感痛苦煩悶。此種祇要節制飲食。卽可免避。

（2）煙酒辛辣。縱之過度。亦足爲其介媒。當其初起。糾正其嗜好。亦可避免。

（3）憂思苦慮。過則精神受傷。因而胃之蠕動力日減。或膳食時以家常瑣事相擾。由此患者。難以爲功。故尤須遷居。使離開其環境。休養其性情。厥疾其庶幾乎。

（4）身體過勞。此由全身各體互相維繫。體旣乏力。胃之改縮因而弛緩。不克盡其職。其結果亦爲不消化症。患此者。宜運動腹部。不常作勞。宜愼飲食。不必驚恐。若妄投藥品。非徒無益。而又害之。

『丙』不消化之症狀　輕者。覺腹不舒。頭痛脘塞。噁心嘔吐。舌苦膩垢。口苦口燥。腹痛或瀉。此稍有積滯。小孩最易患此。重則頭痛如裂。煩悶懊憹。飲食不納。大便乾結。口臭腹痛。食後更覺不舒。如有霸梗之狀。此停食阻結。宜早治療。否則傳變轉重。百病叢生矣。

『丁』胃之保養法　食時毋使太過。必須細嚼慢咀。食後宜散步。不作劇烈之運動。或因所需不足。致大腸失其暢行。則當食時略增於其所需可耳。嘗聞有規定之食例。玆照錄如下。

（1）心之所喜者食之。但毋使太過。

（2）不肌不食。不爲定時所拘。

（3）食時必從容整暇。

（4）食而甘之。是爲唯一有效之消化劑。

『戊』不消化症預防　人既患不消化之症。恨不能立愈。急急乎乞靈於藥。每見市有出售此等藥者。無不嘗試。終鮮見效。繼則求愼於飲食。又苦於綏。或時食燒鴨醬肉。意求食多。要之此等不但無益。而且加害。所謂自然療法者。仍宜飲食得其當耳。晨起飲清水少許。早餐宜適暢。餐時佐以新鮮果蔬之流液。又未去原料之穀品。亦爲主要品。其輔佐品。可隨意選用。則其見效。必百倍於舖張聲譽之藥石。又有食時感覺不歡。常覺脹滿。進以食物。則稍平息。或夜半亥子之時。胃液充溢。則胸膺間煩悶而覺醒。患者宜速治療。使不常發而後可。若因循失治。致遷延而成胃癌。雖非絕望之正。治之亦甚困難。故須防之於早也。茲將預防不消化症之要訣列下。

（1）進食烹調得宜。而食有益之品。食時細咀。牙須時使清潔無垢。

（2）食時從容。勿匆匆然急遽下嚥。

（3）煙酒等宜戒絕。因其不論多寡。悉含刺激性也。

（4）食時不宜談笑。不宜幻想。

（5）生冷之品不宜多服。毋使胃受奇苦。

（6）身體勞動。精神疲倦時。及劇烈運動後。皆不宜進食。

（7）攻瀉止痛。蕩滌消散。皆不宜亂投。

（8）食後宜廣步庭園。不作勞力之舉動。及用腦之事等。

節食可治胃病

曾立羣

常聞患胃病者常得胃痛。作於腹上部。卽左右肋骨人字形相交處之下。其痛發於食後飲食偶多。則痛更劇。播及後背。不能自制。如以手壓局部。則痛或益急。時作嘔吐。其味奇酸。糞便往往呈黑醬色。患者食慾銳減。精神頹唐。面色蒼白。形體瘦削。是最普通之胃病也。胃膜有傷。低窪成潰瘍。故名胃潰瘍。食物入胃。觸及傷處。則刺戟神經而起劇痛。傷近血管。破而血流。與食物混和。遂使糞便呈黑醬色。偶或飲食稍多。則胃部膨亨。胃膜堅張。潰瘍裂開。而痛乃益加。

既釋其理矣。乃從而推想之。飲食無節。胃無休養。則潰瘍莫能愈合。身且益弱。病且日深。反是。胃膜能保持其收縮之小面積。則潰瘍可不復更大。若無食物時時加之刺戟。則潰瘍愈合較易較速。是節食卽能治胃病之由來也。

輕者限製食量。僅進流質。卽足以自愈。重者非斷食不爲功。斯時之營養缺乏。可藉灌腸法以牛乳雞卵等輸入肛門而補充之。渴則稍飲水。足以潤喉可矣。待若干日後。痛已全靜。胃部舒適。乃進和水之牛乳。初僅一二小匙。逐漸加多加濃。繼進米湯肉汁糜粥蛋羹藕粉等。於不知不覺之中。漸復其胃應有之能力。誠善法也。

雖然。此法以治胃潰瘍則極效。以之治神經痛。或且加劇。是須先得醫生審愼之診斷。而後行之。庶幾有利無弊矣。

飲淡開水之益

郁林

茶雖解渴。久嗜成癖。實不適宜於衛生。蓋茶之成分中。含有丹甯酸約百分之十。揮發油百分之一。茶素百分之二。其茶素可以興發精神。大部分之丹甯酸。與蛋白質相同。成爲一種不解之沉澀品。凝固而礙於消化力。揮發油飲之過多。能起頭痛腦暈失眠等證。故久之精神不振。胃中濕阻。因此礙於血液營養。胃囊不易消化。吾人對於衛生上不可不注意也。

余數年前亦甚嗜茶。每至黃梅時節。胃弱濕阻。飲食頓減。非服藥品不得痊可。今春由友人勸余以淡開水代茶。改飲後不及半載。胃中濕阻。異於曩時。食量加增。體亦日強。但初飲淡開水時。頗嫌淡而無味。乃加菓子露少許。覺甘芳可口。大勝於茶味之苦澀。如能專飲淡開水。則尤爲經濟矣。

丹毒中西治法談

黃君羣

丹毒一名天火。肉中忽有赤色。如丹塗之狀。其大如掌。甚者遍身。有癢有痛。而無定處。丹名雖多。其理則一也。形如雞冠。名雞冠丹。若皮澀起。如麻豆粒者。名茱萸丹。亦有水丹。遍身起皰。遇水濕搏之。透露黃色。恍如有水在皮中。此雖小疾。能令人死。須當速治。不可忽也。色赤者。諸書謂之赤遊丹。色白者爲水丹。小兒多生之。但有乾濕癢痛之殊。有夾濕夾風夾寒之別。諸丹總屬心火三焦風邪而成。如色赤而乾。發熱作癢。形如雲片者。即名赤遊丹。屬血分有火而受風也。毒盛者。服藍葉散。毒輕者。宜導赤湯。加薄荷獨活服之。如初起白斑漸透黃色。光亮脹墜破流黃水。濕爛多痛者。名水丹。又名風丹。多生腿膝。屬脾肺有熱而夾濕也。宜防己散主之。亦有起白斑。無熱無痛。遊走不定者。由火毒未發。肌膚外受寒鬱。名爲冷膜。宜服烏藥順氣散。外用薑擦。凡丹形。初見即用牛羊精肉片貼之。甚則用砭法。令出紫血。色重不散者。以柏葉散敷之。又云。芸臺葉研末。靛青調敷。甚效。諸丹本於火邪。其勢暴速。自胸腹走於四肢者順。從四肢攻於胸腹者逆。此屬中醫從古相傳之治法。至若西醫之說。丹毒爲急性傳染性之皮膚炎。其特性爲病勢猛烈。蔓延迅速。但概不侵及深部。一旦病愈。皮膚即全復舊態。此因丹毒球菌。自皮膚之損傷部侵入故也。其潛伏期僅八九時。過此則忽發寒戰。體溫驟升至四十度內外。其時有頭痛倦怠。食慾不振。惡心嘔吐諸症狀。劇甚者且發譫語。皮膚之創傷部或表皮剝脫部之周圍。發生紅斑。自覺灼熱。疼痛緊張。該部稍稍隆起。以指按之。紅色消褪。現帶黃色。痛楚愈甚。此斑發現一二日。即可消褪。然多向周圍蔓延。故比鄰之皮膚。亦發相同之紅斑。侵襲皮膚之大部分。譬如發於頸項之丹毒斑。大纔一文錢。詎迅即延至周圍。至於翌日上已侵至全後頭部。下則延及背部之上半。而此頸項間一文錢之斑。紅色已褪幾復於健全之狀態。乃次日益復蔓延。上則達顱頂部。下則至背部之中央。而後頭與背部之上半紅色亦褪其一部。幾復於健全之狀態。其初發於頸項之斑則完全消滅。復於健全。依次續續進行。於約自六日。至十日之久。其所延及之部分。廣狹隨蔓延之速力而異。速力最大者。一日可進行六寸廣袤。小者不過三分。及其既愈。該速力乃減至零。其時局處之症狀亦一併消失。體溫下降。終於全治。惟熱候過高病人或爲幼年。或屬衰齡。及有合併症之虞者。必死不救。若在頭部。愈後輒略有禿髮症。此外常有變水疱者。謂之水疱性丹毒。有發大水疱者。謂之大疱水性丹毒。有成膿疱者。謂之膿疱性丹毒。有爲壞疽者。謂之壞疽性丹毒。有屢屢舉發者。謂之常習性丹毒。殊不一定。診斷之法。在檢察其寒戰體溫驟升。與皮膚發特異之紅斑。此病豫防之法。在皮膚有損傷者。務須依防腐法之規則處置之。若不幸表皮剝脫。雖微小亦不可疏忽局處之治療法。最妙莫如以依比知阿兒與華攝林等分調和塗敷患部。可速治愈。其於全身症狀。惟有用種種之退熱藥。如撒曹規尼涅安知必林等。此外則有用冰罨法。補局處療法之不足。或投酒精飲料。亦佳。

察舌辨症之大概

邰家驪

■部位

滿舌屬胃。　中心亦屬胃。　舌尖屬心。　舌根屬腎。
兩傍屬肝胆。　四畔屬脾。
舌尖屬上脘。　舌中屬中脘。　舌根屬下脘。

■形色

白胎肺經。　絳胎心經。　黃胎胃經。　鮮紅胆經。
黑胎脾經。　紫色腎經。　焦紫起刺肝經。　青滑肝經。

■診察

白胎肺經。　候衛分之表邪也。

肺主衛、主氣、主皮毛。風寒先入皮毛。內應乎肺。又太陽經。亦主一身之表。故肺家之邪。即可以候太陽之來。仲景麻黃湯。亦散肺分之邪也。

舌無胎而潤。或微白而薄者。風寒也。外症必惡風發熱。而口不渴。宜溫散之。

舌苔白而燥刺者。溫邪也。外感初必微寒。繼即發熱不已。此邪在乎太陰肺經。宜涼散之。忌足經辛溫藥。

舌白而粘膩者。濕邪在於氣分也。外證必發熱。頭重身痛。而口不渴。宜解肌去濕。如桂枝秦艽羌活紫蘇二陳二苓之類是也。

肺分雖兼太陽。惟寒邪可用足經辛溫藥。若風溫入肺。症見發熱口渴。咳嗽喉痛。舌胎白燥。或白兼紅邊。治宜輕清涼解肺經。如焦梔豆豉桑葉杏仁括蔞皮象貝前胡薄荷蘇子黃芩桔梗之類。

絳胎心經　候營分血分之溫熱也。

心主營主血。舌胎絳燥。邪已入營中。宜清絡中之熱。血分之火。忌用氣分藥。

凡溫邪從口鼻吸入。上焦心肺先受。如舌胎先白後紅者。邪先入氣分。後入營分也。　如初起舌即絳色者，邪不入氣分而入營分也。　宜清解營分之熱。如犀角鮮生地丹皮元參之類。

凡白胎邪在氣分。宜解表。忌清裏。絳胎邪在營分。宜清熱。忌發汗。

黃胎胃經　辨陽明裏症之熱邪也。

邪入手經。以舌之絳白分心營肺衛矣。邪入足經。又當以舌之黃白分表裏施治也。蓋白胎主表。黃胎主裏。太陽主表。陽明主裏。故黃胎專主陽明裏症。辨症之法。但看舌胎帶一分白。病亦帶一分表。必純黃無白。邪方離表而入裏。

如見舌胎白中帶黃。或微黃而薄。是邪初入陽明。猶帶表症。微兼惡寒。宜涼散之。

如黃而燥。外症不惡寒而惡熱。是傷寒外邪。初入陽明之裏。或溫熱內邪。欲出陽明之表。斯時胃家熱而未實。宜梔豉白虎之類。清之可也。如厚黃燥刺。或邊黃中心焦黑起刺。臍腹脹滿硬痛。乃陽明裏症也。承氣湯下之。

鮮紅膽經　候少陽內發之溫邪也。

少陽以木火為用。溫邪內發。必借少陽為出路。乃同氣之應也。

如淡紅嫩紅。白中帶紅。是溫邪之輕者。初起微寒。繼即發熱不已。口渴甚者是也。宜柴芩梔翹等清解之。

如純紅鮮紅起刺。此胆火熾而營分熱。急宜犀角翹丹等清解之。如不解。此溫邪伏於少陰而發於少陽之衣也。症非輕淺。[illegible]宜重加鮮生地麥冬元參之類。以滋少陰之水。而少陽之火自解矣。火忌風藥。

又風溫濕疫等症。如見舌胎鮮紅者。當從手少陰治。

黑胎脾經　辨太陰濕土之寒熱也。

太陰濕土所主。而水就濕。故脾家見症。每每舌現黑色。如舌胎灰黑而滑者。此寒水侮土。太陰中寒症也。外症腹痛吐利。手足指冷。六脈沉細。宜理中湯主之。甚者加附子。

如雜症而現黑滑胎者。必是濕飲傷脾。宜溫中和脾逐飲法治之。

如白胎而兼帶灰黑色。更兼粘膩浮滑者。此太陰在經之濕邪。是從雨霧中得之。宜解肌滲濕。如五苓散加羌防之類。

如白帶黑點。或兼黑紋而粘膩者。亦屬太陰氣分之濕。宜行濕和脾。

如黃中帶黑。而浮滑粘膩者。是足太陰濕熱內結。宜利濕清熱。

若黑而燥刺。是陽經注入太陰之熱邪。宜清火解毒。兼陽明治。如屢清不解。腹無痞滿硬痛之症者。不可妄投承氣。是胃中津液乾涸。少陰腎水不支。小甘露飲（生地石斛茵陳梔芩桔梗升麻甘草）主之。

如舌胎黑刺。大便秘結。臍腹硬滿耕痛。此燥矢爲患也。承氣湯下之。仍從陽明治。

若黑而堅斂焦刺。如荔子形者。乃陽亢陰竭。胃液腎陰俱涸也。不治。

若諸書但以黑胎爲腎氣凌心。水來尅火。百無一治。語尙未確。

紫色腎經　察少陰本臟之虛邪也。

六經惟腎無實症。故仲景於少陰症中。揭出脈微細但欲寐爲主病。示正氣之虛也。

如見舌形紫而乾濇。口渴唇燥。外見少陰症者。此腎陰不足。坎中水虧。宜壯水爲主。六味飲（熟地萸肉山藥丹皮澤瀉茯苓）一陰煎（生熟地白芍麥冬甘草牛膝丹參）之類。如兼譫語神昏。又當從手少陰治。微清痰火。如生地丹參茯苓川貝菖蒲鈎籐天竺黃之類。

如舌形胖嫩而色淡紅者。外症必見。躁擾不甯。六脈遲微。或動氣內發。腹寒畏冷。或初起吐利。手足逆冷。或格陽燥狂。六脈洪數無根。此腎氣大虧。炊中火衰。宜益火之原。人參八味湯（人參桂附合六味地黃）主之。如舌形紫燥。唇焦齒黑。二便俱祕。此爲陰中兼陽。可兼陽明以治。犀角地黃湯（犀角生地赤芍丹皮）甘露飲（生熟地天麥冬石斛茵陳黃芩甘草枳殼枇杷葉）之類。

凡舌形圓大胖嫩。皆屬足少陰虛症。

不拘傷寒雜病。如見舌色紫如猪肝。枯晦。絕無津液者。此腎液已涸。不治。痢疾見此胎。胃陰已竭。必死。

傷寒熱病更衣後。舌胎頓去。而見紫色如猪肝者。此元氣下泄。胃陰已絕。不治。如舌胎去而見淡紅有神者佳。

焦紫肝經　辨厥陰陽毒之危候也。

凡舌胎焦紫起刺如梅楊狀者。此陽邪熱毒。已及肝藏。險症也。大便祕者。急以更衣丸（蘆薈辰砂）下之。金汁人中黃之類。大清大解之。

凡舌胎兩傍。有紅紫點者。肝藏伏毒也。大凶之症。急用犀角尖人中黃透之解之。

青滑肝經　辨厥陰陰毒之危候也。

凡舌胎青滑。乃陰寒之象。急宜四逆吳萸湯溫之。外症若見面青唇紫。囊縮厥逆。筋急直視等症者。厥陰敗症也。不治凡舌胎紫焦如刺。厥陰熱毒難治。青滑厥陰寒邪。吳萸溫之卽愈。

（未完）

新本草（續）

劉曜曦

（阿山藥）其主要成分爲阿山藥單寧酸。乃一種止血收斂劑也。往時咽喉發赤。慢性下痢等時常用之。再齒齦潰瘍。壞血病。口內諸病亦有用之者。

（莞　青）乃吾國日本及歐洲各國所產之昆虫也。此虫之刺戟性甚强。故專用之爲皮膚刺戟藥。近時結核病而尤以猩瘡時。多試服之。

（芥　子）具有引赤及消化催進等作用。肺炎或氣管諸病時常外用之。而濟以芥子末用同量之水所含之泥之用途最廣。玆將芥子泥之用途列之於後。

凡昏倒、假死、霍亂厥冷期等時用之甚有效。蓋此泥刺戟皮膚之知覺神經。而呼吸中樞起反的興奮故也。此外局部充血而猶以頭部充血時（如所稱謂爲蚘蜒繙等）貼用芥子泥。則能引起廣大部位之充血。局部之血流因之而疎通。而該病卽因之而愈矣。此外內部機官之炎症。如肺炎、肋膜炎、心外膜炎、腹膜炎、腦膜炎、時亦以同理而收效。再如神經痛、風濕痛、以及諸般疼痛時用之均有效。此蓋因貼用此泥時。在病人所苦痛之部位外。另發生一部之疼痛。而令病人之注意轉換。因之而收效也。

（東雲草）卽蒜藜蘆也。屬於藜蘆科之一。由其形狀推之。頗與白藜蘆相同。其根能驅虫。或令人發嚏。故每混其末於飯內。或投入厠中。用以殺蠅滅蛆也。

（金銀花）能治瘡毒。兼醫癰瘍。

（[illegible]　礬）卽所稱爲加里明礬者。爲止血收斂藥之一。

（松　蘿）有祛痰利水之效。

（吳茱萸）據慶松氏之報告。則謂吳茱萸內含有一種之皮膚消毒藥。可作爲海碘酒之代用品。

（乳　香）乳香爲熱帶產植物之樹脂。含有揮發油。樹脂象膠等。於治療上殊無大效。只薰香或刺戟性膏藥內伍之。

（狗杞子）爲強壯劑之一。

（夜明砂）乃蝙蝠糞也。於治療上無價値之可言。

（芸　香）此芸香內含有揮發油。樹脂及芸香酸等。有鎮痙。驅風及通經諸效。

（依蘭苦）依蘭苦二分。酒精五分之水液。能止嘔吐。

（胡荽實）「卽胡荽子」產於地中海濱之胡荽之子實也。有驅風健胃。祛痰諸作用。故胃腸痛時可以用之。

（胡黃連）爲健胃殺虫藥之一。

（胡　桃）爲滋養強壯劑之一。

（胡　麻）亦爲滋養壯劑之一。

（胡　椒）俗用之爲香味料。此外則有健胃消化驅風等諸作用。再齒痛時亦可用之。

（苦　艾）昔時用之爲解熱兼驅蟲劑。就今日之研究言之。此藥用之於消化不良時。或稍有健胃之功耳。

（苦蘇花）產於非洲之高山之薔薇科植物也。取其雌花乾後用之。此花爲最有效之縧虫驅虫藥之一。無論何種縧虫用之均有效。如果用品良好時。其效力甚爲的確。但微有副作用。卽用其適量時。亦有時發生惡心。嘔吐者。其大量時有時能引起下痢及腹痛等。

（苦　參）苦參之主要成分爲健胃驅蟲劑之一。

（枳實枳殼）枳實乃鬼蓮之種子也。與枳殼均有祛痰利水發汗消食諸作用。

（枳椇）乃利尿藥之一。

（南瓜子）此子亦具有驅除滌虫之力。但稍緩耳。此藥之主要成分爲脂肪油、澱粉、及一種苦甘味之原質。

（南天）爲伏牛花科植物之一。其藥具有催吐作用。此外此南天。尙具有強筋。爽神。延壽及療風濕。下痢。遺精等諸作用。

（香附子）爲通經藥之一。含有揮發油一種。

（香茹）有發汗及利尿作用。

（秋海棠）爲屬於秋海棠科植物之一。開花於夏秋之交。莖含酸味。故兒童玩之每中毒也。秋海棠內確含有蓚酸甚多。

（未完）

美容術（續）

宋大仁

胼胝（續）

（症狀）常生於手掌及足底。但手指及身體之他部之受摩擦及壓力者。亦能發生。大小不一。其色灰白或淡紅。捫之堅硬如角。壓之則或甚痛。

（治療）在足者。穿適宜之鞋。可免此患。如疼痛。可用軟物。如氈作成一環墊於患處周圍。以免其被壓。可用柳酸油膏敷患處。使之變軟。

鷄眼

（定義）此係限局性之角質肥硬。其中央有深入皮膚之突起。壓迫其皮膚乳頭。俗稱魚目。

（原因）因常受摩擦及壓力而生。多係所穿之鞋不適。故宜注意鞋之適意。爲第一要義。

（症狀）鷄眼常生於足趾之近側關節處。其他關節附近亦可患之。鷄眼與胼胝之分別。在其面積之較小。其形圓錐。錐尖向下。尋常之鷄眼。堅硬如角。高起於皮面。力壓之能致痛。因其尖被壓向下也。

（治療）此症療法。大致與胼胝相同。

疣

此症有尋常疣及傳染性軟疣兩種。茲分詳於後。

（甲）尋常疣

（定義）尋常疣。係一種良性之贅疣。爲有限界之表皮肥厚。以角層爲最。乳頭層亦肥厚。

（原因）尋常疣傳染力甚小。且初於濾過性毒之故。

（發見）此症多發生於指及手之背面。或手掌顏面顱皮等處。

（症狀）（一）尋常疣爲自皮面凸起組織小塊。初起時如針頭。其面平滑。不久則增大。疣爲廣基或有蒂。（二）扁平疣。爲尋常之平疣。多患於小兒及青年之人。其皮色較普通常之皮膚略暗。其狀如扁之。而不覺痛。（三）線狀疣。疣之外形不齊。較扁平疣爲軟。往往有蒂。疣邊或有若干細刺布列。（四）尖銳濕疣。爲一種特異之蕈形疣。常生於生殖器。在肛門四圍或男子多在包皮下。女子多在陰部。並股內面近生殖器處。其面易糜爛而有稍臭之漿液膿排出。

（診斷）普通尙易。倘在龜頭上。皮瘤之底破。且浸潤其下之組織。其潰爛面於出血。而花柳疣細擦之。則見爲許多小贅疣結合而成。

（療法）尋常疣及扁平疣可用石灰水調飲。日三次。可或能於一星期後完全消滅。線狀疣。可用刮匙刮去之。其出血之面。或用烙鐵燒灼之。可使全愈。花柳疣可用柳酸一分與淡石粉三分配合。撒於其處。每日數次。

（備攷）疣消散後。應保持其淸潔。每日用撲粉撒之。花柳疣無論用何種治法。均有復發之趨勢。但能保持其淸潔及乾燥。則終可治愈。孕婦患者。胎前不易治療。因其陰部分泌物過多。且女陰充血。皆爲不易治之原因也。

(乙)傳染性軟疣

(定義)爲皮膚之一種良性瘤。係濾過性毒所致。

(原因)因有接觸傳染性。故推想其爲黴生物所致。

(症狀)爲小圓形之疣。大者如豆。小者如定針頭。廣基而無蒂。男女老幼。皆有患之。

(發見)患處不定。然多在面頭股前臂及生殖器等處。

(診斷)其狀特異。故不易混淆。疣頂之凹陷亦爲一重要之區別點。

(治療)最妙之法。在用尖利之小刀。將疣挑破至出血爲止。一二日後卽能全愈，或用銳匙刮去之。

血管擴張症

(定義)血管擴張症。俗名曰赤痣。有先天性後天性兩種。

(原因)爲單純性血管腫。與海綿性血管腫。

(發見)爲顏面及手等。常暴露之部位爲多。

(症狀)腫之大小不一。自帽針頭大而上以至極大者有之。

(治療)若治疣之電氣燒灼法。亦可應用。

酒渣

(定義)顏面新生多數之血管。且有赤色硬結節。是爲酒渣。

(原因)其原因與痤瘡相同。內部原因。以消化器。及婦女生殖器。障害爲多。

(發見)散佈於鼻頰頤部前額等處。

(症狀)患者之自覺症甚輕。時或起灼熱之感。本症之劇烈者。鼻形甚醜。因此而發生鼻瘤者有之。

(治療)治酒渣雖需先其原因。除其障害。其他用刀型電氣燒灼電氣分解等。或用依比知阿兒容液軟膏等。

多毛症

(定義)應生毛髮之部位而毛髮豐富。亦屬天然。若不應發生毛髮之部位。一旦發生毛髮便是醜形。此異狀之毛生在美容上。名曰多毛症。

(發見)此種多毛症。身體上不論何種之部位。均能發生。

(症狀)婦人之鬚髯。及手足等處。均不應生長毛髮。而竟發生毛髮。

(治療)用刈剃短毛。及剃毛。拔毛。此等施之恐反呈濃厚而毛髮復長。昔時有以赤熱胡桃殼之焦灼法代剃毛。或用浮石摩擦。亦能奏效。或貼松脂硬膏而拔毛。此施於二三粗大之毛則效。倘有熱梅脂捧封蠟之末端。貼着於毛髮而拔除之。

禿髮

(同義名稱)禿髮。脫髮。

(定義)此係尋常之脫髮。多累及顱皮之髮。但身體他處之毛髮。亦可累及。

(發見)此爲極常見之病。因其不但患全身性病。可致禿髮。而皮脂溢出性病。亦多可致之。

(原因)有按禿髮之原因。而分爲下述之種類。先天性禿髮。老年禿髮。早期禿髮。三種。而早年禿髮。又分特發有遺傳之素質者症狀性者兩種。而症狀性又分局部全身。局部包括皮脂溢。牛皮癬。丹毒。紅斑性狼瘡。梅毒皮病。毛囊炎。錢癬。黃禿瘡等。全身者又分慢性急性。急性包括腸熱病。天花。猩紅熱等。慢性包括梅毒。麻瘋。水腫。神經衰弱。慢性中毒。貧血。糖尿病。癌。痛瘋。癆病等。

(未完)

傷寒今釋（續）

陸淵雷

又云一男子年十五。頭痛發熱。翌日發譫語。其狀如狂。醫診之曰。此狗也。與藥數日。病益甚。南涯診之。脈洪數。舌上黑胎。身熱如灼。胸腹有急迫狀。無成形者。與以黃連解毒湯。翌夜。病勢益甚。再請南涯診之。眼中帶赤色。不能言語。飲食殆絕。熱勢鬱伏脈益洪數。頭汗出。手足不動。乃與桃仁承氣湯。至明日。盡五貼。遺尿一行。臭不可近。放屁五六次。言語尙不通。目閉不開，捩而視之。滿眼皆赤。頭面手足微冷。汗復不出。脣稍焦黑。神氣全昏。呼之不應。心胸下鞕。按之則蹙額。手足擗地。經二時許。復診之。心胸下仍有痛狀。再進前方。至明日。大便一行。四肢微冷。人事不知。南涯曰勿怖。所謂瞑眩也。益用前方。數日而愈。

又曰。京師繩手和泉屋某之母。年可四十。病疫經三日。舌胎既黑。獨語絕穀。醫與三消飲。下利十飲行。病婦不知其下劑。驚愕而更醫。醫診之。與人參養榮湯。下利卽止。而自汗出。煩渴引飲。病狀似尤危篤者。因又迎醫。醫與柴胡白虎合方。諸證稍差。食亦少進。病婦少安。以爲漸愈矣。亡幾日。險症復發。殆如不可救。又更醫診之。醫曰。此爲大虛。與眞武加人參湯。爾後下利黑血六七行。餘證自若。凡更醫十餘。無微效。後請南涯診之。腹微滿。舌尖赤。微帶腫。大便滑而渴。乃與桃仁承氣湯。服數貼。下燥屎如漆者數枚。經三日。諸證大差。但心下痞鞕。不欲飲食。因與人參湯。數日而復常。

續建珠錄云。一婦人。小產後胞衣不下。忽焉上攻。喘鳴促迫。正氣昏冒。不知人事。自汗如湧。衆醫以爲必死。因迎南涯診視之。心下石鞕而少腹濡。眼中如注藍。乃與桃紅承氣湯。須臾。胞衣忽得下。至明日爽快如常。湯本氏云。此卽腦及肺中有栓塞也。

傷寒八九日。下之。胸滿煩驚。小便不利。譫語。一身盡重。不可轉側者。柴胡加龍骨牡蠣湯主之。

丹波元堅云。此證亦是少陽病勢加進。兼裏實。與大柴胡柴胡加芒硝。證曰。此以誤下。邪陷於裏。加以諸證錯雜。此之柴胡加芒硝。蓋壞之甚者矣。一身盡重。與三陽合病身重難轉側。其機稍均。尤氏貫珠集云傷寒下後。其邪有併歸一處者。如結胸下利是也。有放漫一身者。如此條所云諸證是也

柴胡加龍骨牡蠣湯方

柴胡四兩　龍骨　黃芩　生姜切　鉛丹　人參　桂枝去皮　茯苓各一兩半　半夏二合半洗　大黃二兩　牡蠣一兩半熬　大棗六枚擘

右十二味。以水八升。煮去四升。內大黃。切如碁子。更煮兩沸。去滓。溫服一升。本云柴胡湯。今加龍骨等。

藥徵云。龍骨主治臍下動。旁治煩驚失精。牡蠣主治胸腹動。旁治驚狂煩躁。又云牡蠣黃連龍骨同治煩躁。而各有所治也。膻中黃連所主。臍下龍骨所主。其部位不定。胸腹煩躁者。牡蠣所主也。氣血水藥徵云。外行之血。下陷甚者。則作驚作躁。其不甚者。多寒而煩。未致驚躁。是血下陷之候也。下陷之血氣。胸心作動者。牡蠣主之。湯本氏云。鉛丹不外鉛之化合物。有收斂鎭靜鎭痙殺蟲殺菌作用。

吉益氏云。柴胡加龍骨牡蠣湯。治小柴胡湯證。而胸腹有動。煩躁驚狂。大便難。小便不利者。湯本氏云。如小柴胡湯證。而加心下部膨滿。故治之以桂枝茯苓大黃。胸腹動。故治之以龍牡苓桂。煩躁驚狂。故治之以龍牡鉛丹茯苓桂枝。大便難。故治之以大黃。小便不利。故治之以苓桂大黃。其證有譫語者。爲濕熱上攻於頭腦也。一身盡重。不可轉側者。裹水外行所致也。案。此方用鉛丹龍牡鎮墜之藥。說者多以爲可治癲狂癲癇。蓋仲景方統治萬病。方之所主。無一定之病。而有一定之證。癲狂癲癇。無非煩躁驚狂。若兼見胸脇滿痛。胸腹動悸之證者。用此方當然有效。錄治驗二則如左。

生生堂治驗云。一婦人。幼患癲癇。長而益劇。立輒暈倒。少時始甦。日一二發。如此者三十餘年。衆醫雜療不效。其主人偶聞琴溪之異術。乃來請治。往診之。脈緊數。心下硬滿。乳下悸動。自言心神惘惘。飲食須臾不得安。數十年如一日。視其顏色。愁容可憐。琴溪慰之曰。病可治也。病婦信之。乃服柴胡加龍骨牡蠣湯。精神頗旺。又調瓜蒂散五分。吐粘痰數升。臭氣衝鼻毒減過半。或五日或六日一發。凡期年而全愈。其間行吐劑約十六度。渠性忌雷。每聞雷聲隆隆。輒發前病。自用瓜蒂散以往。雖迅雷振動。舉家投伏蔽耳。渠獨自若。無所投。於是益懷琴溪之恩。終身不忘云。

又云。一婦人年五十。右身不仁。常惱於飲食。月事不定。每行必倍常人。琴溪以三聖散(案瓜蒂藜蘆防風也)一錢。吐冷痰粘者二三升。自是食大進。因切其腹。胸滿。自心下至少腹動悸如奔馬。與柴胡加龍骨牡蠣湯。數月而全愈。

以上十四條。論柴胡湯一類證治。其中百八條上承百五條而類列。百十一條之證與百一十條相似。因以對勘。惟百十二條桃核承氣湯。疑當厠於下文抵當湯之前。

傷寒腹滿讝語。寸口脈浮而緊。此肝乘脾也。名曰縱。刺期門。

成氏云。腹滿讝語。脾胃疾也。浮而緊者。肝脈也。脾病見肝脈。木行乘土也。經曰。水行乘火。木行乘土。名曰縱。此其類矣。期門者肝之募。刺之以瀉肝經盛氣。金鑑云。傷寒脈浮緊。太陽表寒證也。腹滿讝語。太陰陽明裏熱也。欲從太陽而發汗。則有太陰陽明之裏。欲從太陰陽明而下之。又有太陽之表。主治誠爲兩難。故不藥而用刺法也。雖然。太陰論中。太陽表不解。太陰腹滿痛。而用桂枝加大黃湯。亦可法也。此肝乘脾。名曰縱。盡期門。與上文義不屬。似有遺誤。案。期門。正當兩乳下。肋骨盡處。即第九肋骨附着輭骨之尖端。甲乙經云。在第二肋端。不容傍各一寸五分、上直兩乳。

傷寒發熱。嗇嗇惡寒。大渴欲飲水。其腹必滿。自汗出。小便利。其病欲解。此肝乘肺也。名曰橫。刺期門。

欲飲水。玉函脈經作欲飲酢漿。千金翼作欲飲截漿。成氏云。傷寒發熱、嗇嗇惡寒。肺病也。大渴欲飲水。肝氣勝也。玉函曰。作大渴欲飲酢漿。是知肝氣勝也。傷寒欲飲水者愈。若不愈而腹滿者。此肝行乘肺。水不得行也。經曰。木行乘金名橫。刺期門以瀉肝之盛氣。肝肺氣平。水散而津液得通。外作自汗出。內爲小便利而解也。金鑑云。傷寒發熱。嗇嗇惡寒。無汗之表也。大渴欲飲水。其腹必滿。停飲之滿也。若自汗出。表可自解。小便利。滿可自除。故曰其病欲解也。若不汗出。小便閉。以小青龍湯先解其外。外解已。其滿不除。十棗湯下之。亦可愈也。此肝乘肺。名曰橫。刺期門。亦與上文義不屬。似有遺誤。以上兩條論縱橫。義不可解。姑用舊注。錢潢柯琴周揚俊張璐注本並删之。不爲無見。

第一卷 第九十五號

HYGIENIC WEEKLY

衛生報

衛生報館叢行

貝

館址

上海浙江路

清和坊對過

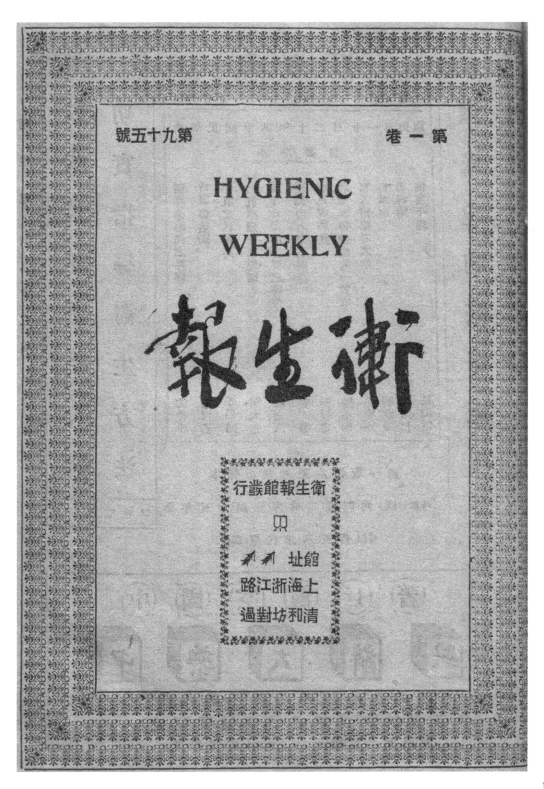

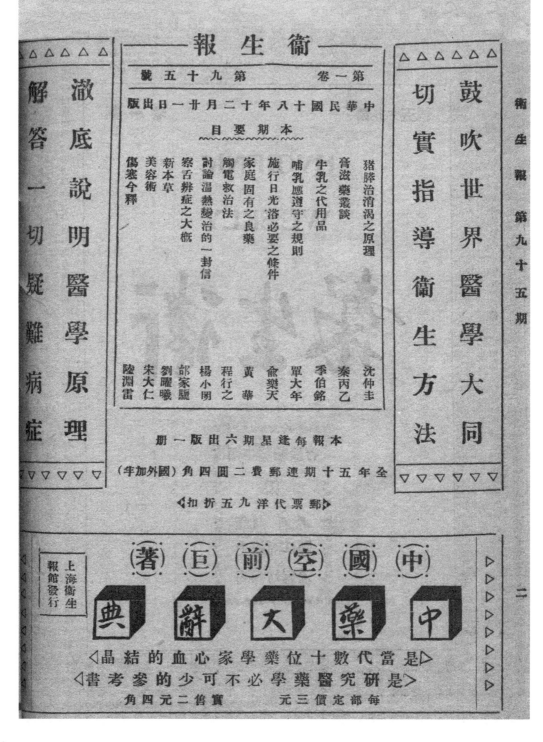

衛生報 第九十五期 二

鼓吹世界醫學大同
切實指導衛生方法

衛生報

第一卷 第九十五號
中華民國十八年十二月廿一日出版

本期要目

本報每逢星期六出版一冊
全年五十期連郵費二圓四角（國外加半）
郵票代洋九五折扣

澈底說明醫學原理
解答一切疑難病症

猪膵治消渴之原理

沈仲圭

消渴西人曰糖尿。二者僉以外候定名。中醫名消渴者。以病人口渴善飲也。西人曰糖尿者。攷本病之原因。良由膵質萎縮。內分泌停止所致。蓋膵有兩種分泌。一曰消化液。輸入十二指腸。以消蛋白、肪脂、澱粉諸質。一曰因蘇林。能減少血中糖分。若膵臟病而內泌止。則血中糖分。逾於常量。（平人血中含糖千分之二。此症增至千分之四）。不得不由腎臟濾出。此尿液之所以味甘也。尿量既增。糖質益濃。乃取外界之水以稀釋之。此病者之所以苦渴也。（金匱飲水一斗。小便一斗二語。深契病理。）且食物中之砂糖。縱隨入隨出。毫無積貯。而身體所需要者。初不因之減少。乃先取肝糖。（靜脉經過肝臟。肝卽攝取其中糖分。貯於細胞。而供血糖缺乏之時之補充者。是曰肝糖。）化分應用。繼則分裂蛋白。暫濟燃眉。此病人之所以多食而瘦也。特病原既屬膵臟內泌中止。則治療方鍼。自必取動物之膵。提取內液。注射人體。俾血中糖分減少。而後消渴方克向愈。彼邦學者。洞明斯義。研究試驗。不遺餘力。卒製成膵腺島。因蘇林一物。（以動物之膵製煉而成）試諸臨牀。功效卓著。誠哉糖尿病之要藥也。（惟用大量。血糖發生過降。而現昏睡狀態者。宜主射葡萄糖溶液。）

致吾國驗方。有用猪膵一枚。切作小塊。如黃荳大。生吞五六塊。多至七八塊。日服三次。數日可愈。斯與膵腺島新藥。若合符節。惟一取動物之膵。加以製造。一則限於猪膵。而用原質。微有不同耳。

膏滋藥叢談

秦丙乙

冬令陽藏。吾人自知身體上有種種缺陷。而求滋補於醫家之門。良有以也。惟茲事所關。至非淺鮮。是以在進服膏滋之前。須有一定之規程。苟躐等草率。非特無益抑滋流弊。是不可以不知也。

擬服膏滋之前。首宜察自身有無外邪。如傷風咳欬。形凜頭痛。胸悶納呆等等。有則服藥一二劑。俟恢復常度後。始可冲服。否則不顧一切。驟然進補。內蘊之邪。勢必膠粘緊閉。永無出路。爲患正自非淺。此層切須留意。至淸理外邪方劑。大概如下。

半夏錢半。陳皮錢半。桑葉錢半。象貝三錢。杏仁三錢。蘇梗錢半。枳殼錢半。竹茹錢半。

凡屬膏滋方劑。藥味必多。功效必宏。惟無論擬方如何對症。選味如何審慎。而體氣孱弱之人。對此厚實滋膩之品。每有退避三舍之概。如服後胸腹脹滿。納食不旺。皆其證也。故經濟辦法。初服膏滋。儘可先煎半料。服後無恙。然後再進一步。如此庶免浪費。卽躊躇亦較少矣。

心理作用。其影響至爲偉大。凡初服膏滋。每存懷疑之態度。以及謹懼之觀念。顧慮在心。無時或已。於是本無他故者。亦將釀起變證。拒而不納矣。復有種人。一服膏滋。卽汲汲求功。異常躁急。一若藥到卽能償其願望者。凡此皆庸人自擾。甚非衞生家之所肯出也。冲服膏滋。宜有恆心。不可視同兒戲。隨心所欲。漫無標準。苟服後並無不合。則卽宜推誠相與。按時進服。久而久之。自可奏效。每見世人。始服則頗爲高興。終乃作輟無常。淡然視之。此項情狀。實非虛語。吾無以名之。謂之曰尚少進服補藥之資格而已爾。

配製膏滋。宜求道地。勿貪小利。彼窳劣腐敗。贋鼎假冒之物。雖似便宜。其實則不值之至矣。至煎製之時。宜監視在傍。恐奸人從中竊取。或頂替劣品。既服便須遵醫家囑咐。一遇外感停滯。暫緩再服。

譬如去年服過膏滋後。尚無不適。今冬再擬製服。則最好請醫家依視己體之現狀。而於藥味上加以補充與刪改。庶盡善而盡美也。

製訂膏滋。換言之。即塡補缺陷之謂也。際此時期。宜如何淸心寡慾。調氣養血。善自珍攝。以助藥力之進行。庶幾事半而功倍也。而世人多一方面進服膏滋。一方面任情縱慾。一若有恃而無恐者。吁、可慨也已。

牛乳之代用品

季伯銘

曩吾肄業農校時。喜研究農產製造一科。輒思牛乳爲養身滋補之品。問盡人皆喩。惟植物中亦有養分可與牛乳相頡頏者否。不易得也。後教授某先生。發明人造乳製法一種。以落花生大豆等爲原料。經數次試驗。方底於成。析其成分。知脂肪勝於牛乳及豆腐。蛋白質次之。而味肥鮮嫩。有非牛乳所可及者。茲將其製造法錄之如下。手續雖煩瑣。然頗容易。讀者不妨一試。方知余言不謬也。

(一)取落花生胡桃。去其外殼。細事選擇。去其細小損傷者。大豆亦然。然後將三者同時入。水浸之。約二小時。取去胡桃落花生之衣。入磨磨碎。(三者亦同時入磨)其配合量爲落花生八分。胡桃一二分。大豆八分。水七十分。

(二)將磨時瀉出之乳汁。以絹篩濾過。濾得之汁。加餘剩之水。入釜煎沸。沸後約五分鐘。即可供飮。

(三)所用器具。切忌鹹味及冷糖質及油氣。(釜上更須潔淨)因乳汁過之。即凝固其所含之蛋白質也。飮該乳時。如加醬油少許。味更可口。有如鷄蛋云。

哺乳應遵守之規則

單大年

分娩後經過六至八時間之久。母子均須安睡。迨初生兒醒覺後。則始有索乳之狀。然後直授以乳。此時所出之乳汁甚少。即在於初生兒。亦需乳無多。世俗每謂隔時間愈久。則小兒愈清秀。甚至有經過一晝夜而始授以乳者。實爲謬見。且世俗謂開乳必覓他人之母。亦屬謬見。彼蓋不知生母乳汁之濃淡。恆與初生兒之消化力爲正比例。初生兒之胃力極弱。故生母之乳汁亦稀。後兒漸大。則生母之乳汁漸濃。從可知小兒之養育。最佳者爲生母之乳。若爲他人之母之乳汁。斷非初生兒所能消化。觀此則開乳之說。其爲謬見。可斷言也。更有謂男孩宜用女乳。女孩宜用男乳者。此說尤爲毫無意識。要之天之生斯兒也。必賜乳汁於生母以養之。使無憂飢餓。迺今竟有捨生母之乳。而授乳之事。委諸乳母。或代以牛乳。此事實於天道自然之理。大相違背。日本中等以上之家。雖生母有乳。猶必雇乳母。吾中國亦然。推其意以爲一可以省生母之勞。二可以誇耀鄉里。又有謂牛乳之滋養質。實勝於生母之乳者。其非正確之論可知。蓋分娩後之產婦。其身體苟無異狀。則乳房必分泌乳汁。爲自然之定則。天既以此乳汁養其兒。兒飮之而身體健康。母哺之而心身俱快。母子間之情愛。亦必因此而愈濃。今不悟此至理。當兒呱呱墮地以後。即令其飽嘗他人之乳。至成人而不知慈母乳房之味之如何。其不慈孰有甚於此者。況產婦於分娩後二三日間。其乳汁濃黃色。有如稀薄之膿。試取此乳汁。以顯微鏡照之。則見一大脂肪球中。包括無數之小脂肪球。此之謂初乳球。能滋養生兒及令其瀉下腹中之毒。於分娩後而以此乳汁哺其初生兒。極合於初生兒之營養。而生母乳汁之滋養質。又能隨其所經過之日月與小兒身體相應。故於哺乳時期。可不與以其他之滋養品。嬰兒自能十分肥滿。第哺乳必有一定之時間。否則亦有害。進言之。如以上所述分娩後經過六至八時間之久。母子均須安睡。迨醒覺後。始哺其兒。由是每隔二時間再行哺乳。若不及一時間半而再行哺乳。則前乳尙未消化。而忽復加以新乳。譬猶大人於食後曾無幾時而再食。必傷其腸胃。其在於嬰兒。則亦損害其消化器。由此而起腹痛、下痢。致身體漸陷於衰弱。然凡世之爲母者。每一聞其兒啼聲。則卽行哺乳。令其口含乳頭。早已成爲一種之習慣。不知嬰兒之啼。初非盡由於飢餓。以嬰兒未解言語。凡意中有所欲告者。惟藉啼聲以訴之。故其發啼聲也。斷不僅訴飢餓一事。有訴腹痛者。有訴大小便者。有訴寒者。有訴熱者。有訴衣帶之不適於身體者。其發啼聲固有種種。而爲之母者不察其意。謂嬰兒大率係覺飢餓而發啼聲。是殆未得嬰兒發啼聲之眞相者也。且初時生母乳汁之分泌甚少。恆有恐嬰兒不飽者。然不必憂也。起初一二日。僅以乳汁濡嬰兒之口便足。經過二三日。則乳汁之湧出必多。自足以飽嬰兒之腹。萬一經過四五日而尙無乳汁。則其時生母之身體必有異常。宜早延醫診視。至此不得已時。可暫以乳母或牛乳代之。至於如哺乳之時間。則由於嬰兒之發育而異。前二月間。每四時間一次。夜間則身體內之諸機關休息。要不能如日間之哺乳。初二三週。宜一夜三次。經過一二月以後。則減爲一夜二次。且如夜間哺乳。務宜注意。往往有於哺乳之間。生母於不知不覺而睡熟。嬰兒之皮膚肌肉柔嫩。其口鼻爲重大之乳頭所壓迫。多有至於死亡。此則由於夜間之哺乳。無一定之時間。以及聞其兒啼聲卽慣含之以乳頭之故也。哺乳而既有一定之時間。然每次哺乳之量。亦不可漫無制限。何則。以孱弱之嬰兒。其腸胃之作用不備。哺乳之量過多。易損害其消化機。據某統計學者之實驗。謂年一歲以內兒之死亡數百人中有五十人以上由於消化器病而致。又哺乳過多。不特於嬰兒有害。卽生母之身體亦必有害。緣乳汁係血液所製造。一日二十四時間。僅能製出七合二勺。最多亦不過一升。若過此量。不足供給。生母身體之營養質減少。而日就於衰弱。此不可不愼。其他如乳汁停留過久。在於口頭者已化爲消水。此水宜擠去之。然後哺乳。更有一事宜注意者。卽授乳宜左右分授。不可偏倚於一側。初授乳時。嬰兒每難附着於乳房。宜以指尖輕按嬰兒之下顎。使開其口。以銜乳頭。或以微溫之砂糖水二三滴。滴入於小兒之口腔內。嚥下之後。卽使銜乳頭。如此則嬰兒得以知吸乳之法。

施行日光浴必要之條件

俞樂天

日光浴之有益。夫人而知之。然而能行之者蓋甚尠。能行者亦有之矣。而得其益者蓋甚寡。推原其故。厥有三因。申論如次。

(一)時間之不適宜　凡行日光浴。於朝日初出時爲最適合。蓋據一般科學家言。朝晨之日。中含有紫光。能殺死人類肺中之病菌。更能助動植物之生長。故生物皆爭吸收之。惟朝晨舉動皆息。吸取此紫光線者少。故紫光線甚強。過此則漸薄弱。故人苟行日光浴者。亦以此時爲最佳。且此時空氣亦較爲鮮潔。其有益於人。更無論矣。

(二)動作之不適宜　向來行深呼吸之日光浴。吾最不以爲然。以其舉動呆笨。身體各部。難於受均等之日光浴。故吾意以爲行日光浴時。最宜間以柔軟操。更雜以各種呼吸運動。如此則血液暢行。而全身各部。均得受日光之浴也。

(三)行之無恆心　恆之一字。凡事皆不可缺。而尤以日光浴爲最甚。每見行日光浴者。因受一時之衝動。下暫時之決心。爲時稍久。心焉苦之。怠惰以生。因之全功盡棄。而歸罪於日光浴之無用。此種日光浴。謂爲無用。信無用也。故行日光浴者。無論天時之寒熱。人事之忙碌。皆當奉行唯勤。卽遇陰雨。亦當以早操代之。行之既久。而曰無益。吾不信也。

夫行日光浴者。應注意之點。既如上述。吾更有一語。不得不告已行及未行日光浴者。卽日光浴不僅限於有肺病之人。凡人行之。皆能增進其血液之流行。身體之健康。且行於早起時。可革除晏起之惡習。而養成有恆之良德。吾人亦何樂而不爲乎。

家庭固有之良藥

黃華

凡家庭之間。無論貧富。必有普通良藥幾種。此良藥者。卽日常生活及食物所用之物。可利用之爲藥劑者。然常人每習焉不察。以其無醫學知識故也。不知救病之良藥。各家中皆有之。人苟有此等知識。則雖處於荒僻之地。而近處無藥舖者。或病者値危急之秋。而醫治刻不及待者。自不致束手無策矣。玆舉家庭固有之物。可爲藥劑者。列之如左。

(一)砂糖　砂糖有退熱之功用。各種熱病發熱之際。可用砂糖一錢。溶於水中飲之。則體熱可略減。其性又能刺戟腸胃而助消化。故可用之爲消化劑。多食砂糖。能清潔胃腸。故積食者可服之。人飽食後。腹中不舒。以砂糖一錢溶水服之。頗覺心地爲之暢快焉。

(二)炭　炭能消臭及收溼氣。故可置於病人床下。惡瘡發臭。可用饅頭或芝麻粉合炭末爲軟膏。敷於瘡面。又如泄瀉、胃不消化、噯氣者。可用炭粉一分至一錢。加砂糖拌和。用水冲服。(按我國習俗食積服山楂末飯灰等亦炭質也惟知其法而不知其理耳)中植物質之毒。卽燒動物之骨肉。使其變成動物炭。研細服之。其毒自解。

(三)薑　無論鮮者與乾者。皆有辣味。以之浸酒。或製成糖薑。可治食物不消化之病。血滯身冷。及腹痛氣臌。均可服之。又喉痛及胸痛等。將薑搗爛外敷。能消炎止痛。

(四)蒜頭　此物不宜多食。多食則悶。而或至吐瀉。惟服之適宜。則能化痰開胃。止咳之法。可用蒜頭一分搗爛。醋三分和勻。浸半日去渣。再加白糖六分。煨熱令化。用時小孩每服半酒杯。老者每服一酒杯。功能止咳。若肚痛、胃痛。可將蒜頭搗爛。敷於痛處。

(五)食鹽　鹽爲調和食物之要品。食之甚多。則可爲改血藥。於瘰癧病有益。若用鹽水洗浴。無論或冷或暖。皆能感動皮膚。而於身弱或足軟之人大有益處。通常誤服毒藥。可用鹽一大匙溶化於溫水服之。爲最便利之吐藥。又有數種病。手足抽搐而冷。用食鹽炒熱。包於布中。以摩擦四肢。

(六)白礬　此物收斂之性甚大。能止身外之流血。又可作洗臁瘡之藥。每用一分至三分。溶於水中。飲之能止腸胃肺腎血溢之病。眼發紅腫。可用濃白礬水洗之。喉中生瘡。亦可用白礬水漱喉。誠家居必用之良藥也。

(七)油　油之效用甚廣。火傷之際。用之爲最良藥劑。因可免火傷之痛苦。中毒時以油溶溫湯中飲之。可以解毒。有時爲黃蜂、蜜蜂、昆蟲及蛇、蝎所螫。則以溫油摩擦其所。至十餘分鍾時有效。又微細之蟲。鑽入耳中。用油一滴或數滴。入於耳中。其蟲自死也。(按油有種種此所舉者乃香油菜油橄欖油等是也)

(八)酒　酒有種種。多飲之均有害。惟用以治病。則爲良藥也。如溺死、凍死、縊死之際。若其人復蘇。用溫酒少許飲之。能提精神。久病虛脫。亦可用燒酒半匙。入於溫水使飲。又跌打損傷。亦可酒水各半。洗其傷處。小兒從高處墜下。全身須用暖酒浸洗。否則恐發生他病也。

(九)醋　人患各種熱病。身發大熱。用布蘸醋以洗皮膚。令人身涼。又可與糖及葡萄酒加水調服。令熱漸退。如痘疹痧疹等發熱之病。俱可用此。以蜜水調和漱喉。又可治喉病。

(十)冷水及熱水　水爲卓越之藥品。冷水於挫傷及打傷尤有效。當其初傷時。卽用冷水洗滌。可免積血發炎。但水暖卽換之。折傷時可將傷處全部浸於冷水。至無痛苦乃止。出血不止。用冷水淋傷處亦有效。凡患熱症。皆可飲以冷開水。蓋冷水外用有消炎止血之功。內服有解熱平脈之效也。熱水亦為普通良藥。多服能發表出汗。外用可作脚湯。即以食鹽一撮。投於微溫湯中。(不可過熱熱則有害)使脚入水約十五分時。即以毛布擦乾。不可受冷。凡用此法。於普通頭痛、頭眩、耳鳴、呼吸逼迫、胸痛、脊骨病、各症。行之咸有效也。

觸電救治法

程行之

凡人一經觸電。因神經載刺太劇。全身各系立時停止工作。頗不易救治。救治之法。當先速助其回復工作。方有再甦之望。首都電氣廠擬就救治法五條。亟錄於下。以備社會人士之注意。

(一)先將觸電者隔離有電導體。惟須留意施救者。切勿直接或間接與有電導接觸。最好用橡皮手套。乾燥木器。竹槓。椅子。繩索。或其他不傳電物。設法將有電導體。與觸電者分開。同時招請醫生。並通告電廠。

(二)觸電者既已離電。當急速將其身體平置於地面。其背向上。一手向頭上直伸。一手灣曲。使可枕其頭部。其頭側向直伸手之一面。檢視其口中有無實物。如烟。食物。跌落之牙齒等。因行人工呼吸時。被救者尙未回復知覺。實物吸入肺部。亦為害事。

(三)立即施用人工呼吸。其法由施救者跪跨於觸電者腰部。以二臂伸直。二手叉壓於被救者之兩腰肋骨間。照施救者之呼吸。於呼時將全身重量。漸漸經兩臂加壓於被救者之肋骨間。俟吸時將全部重量移去。如此循環施救。經三四小時後。當能回復知覺。

(四)觸電者須保持各部溫度。頸部胸部如有衣服紮緊。即須放鬆。在彼未回復自動呼吸前。不可給以飲料。

(五)施救時當注意者。(1)須臥於流通空氣之地。切不可使旁觀者緊圍。(2)施救之處。須使靜寂。不使被救者神經有所接觸。(3)施救時須長久時間。施救者切須耐性。非完全無望時。切不可停止工作。(4)被救者稍有知覺時。切勿驚動其身體與神經。務使靜默。

討論溫熱變治的一封信

楊小明

「上略」。承詢某君秋溫之症。纏綿月餘。一朝弟以桂𠂒等藥投之。數劑沉疴立起。考與溫熱治法不符。深以為怪。諄諄垂問。欲快疑團。弟以校務匆忙。未獲作覆。罪甚罪甚！玆稍得一日餘閑。爰就管見所及。詳為吾兄陳之。

醫道之弊。不自今日始矣。昔賢應病立法。以示後學津梁。而後學宗之過甚。常致轉失其精微之處。故東垣重脾胃。宗之者遂以升燥貽誤。景岳翼重滋陰。門下士遂以溫補殺人。降及繆仲淳吳王喜以寒涼治溫熱症。而以辛溫之藥為禁。于是醫人視柴桂橘半等味。有如砒鴆。且誤守徐靈胎用藥須擇平妥之說。即一切苦寒亦常懸為厲禁。因而誤人者。比比是也。

某君之疾。初為伏氣溫病。感涼而發。始微惡寒。繼即發熱。肌如烙。口渴面赤。微咳無痰。此蓋熱在上焦。薰蒸肺胃。外感涼氣。既已化熱而與伏氣併。固不必再事解肌。而熱邪太重。亦斷非區區辛涼。所能勝任。當時若以辛涼合苦寒而佐以氣分透解之劑。數日可愈。乃治者徒知熱在上焦。須用輕清之品。又以溫病死生。决于津液之盛衰。遂一味以大劑甘涼滋潤。日促其服。曰。吾以是存津也。吾治溫宗前賢矩矱也。豈知伏氣溫熱。非揚不解。不透其熱外出。而使其固結肺中。與藥相拒。於是所服甘涼之藥。不入肺清熱。反旁走肢體。日復一日。壯熱之勢雖殺。然體溫終未平。咳嗽仍乾。口雖未甚渴。舌苔則白厚濁穢。而唇面俱慘白。指無血色。手搖足顫。坐立欲傾。掌腕肌肉。枯燥不澤。

此蓋由藥不中病。反波及無辜之地。彼熱併于內。而甘涼之藥日漬于外。其勢不成肺內痿而體變水腫不止。故弟以麻梗橘皮開肺痺。以桂半通陽氣。傾苓梔石膏等一派苦寒辛涼諸藥。側擊直搗一劑而全身汗透。（按此汗乃血中水分太多。因服通陽藥而排出。與津液外耗者不同）唇面較紅。肌肉轉潤。前此每覺胸中壅塞無奈。至此亦覺空瓏輕快矣。後改用宣解清熱之法。數劑而咳亦痊。蓋病以藥爲誤。不得不另出變通治法。而爲焦頭爛額之挽救。越軌之誚。固難免矣。辱承下問。敢不謹貢其愚。以後如有討論。凡弟所知。無不極端歡迎也。

「下略」

察舌辨症之大概（續）

郜家驪

▲察舌須知

（一）老嫩　凡物之理。實則其形堅斂。其色蒼老。虛則其體浮胖。其色嬌嫩。病之現於舌也。其形與色亦然。故凡病屬實者。其舌必堅斂而兼蒼老。病屬虛者。其舌必浮胖而兼嬌嫩也。

（二）乾潤　乾者津乏而燥。潤者津足而滑。凡病初起而卽乾者。中竭可知。病久而舌尙潤者。液存可識。望之若乾。捫之卻潤者。若濕熱蒸濁。其色鮮絳。若瘀血內蓄。其色紫暗。望之若潤。捫之卻燥者。若氣濁痰凝。其胎白厚。若氣虛傷津。其胎白薄。又凡陰虛陽盛者。其舌必乾。陽虛陰盛者。其舌必滑。陰虛陽盛而火旺者。舌必乾而燥。陽虛陰盛而火衰者。舌必滑而濕。

（三）榮枯　榮有光彩。凡病皆吉。枯無精神。凡病皆凶。

（四）脹癟　脹者腫也。或飲泛。或痰溢。或濕熱上蒸。癟者瘦也。或心虛。或血枯。或內熱消肉。

（五）軟硬　軟者柔也。氣液自滋。硬者強也。脈絡失養。或經或脉。非燥卽寒也。

（六）舒縮　舒者伸也。伸之無力者。氣虛也。欲伸而不能者。麻木而伸不出者。內風挾痰也。伸出唇者。心熱脾燥也。伸出不收者。脾涎瀰也。伸出弄唇者。中蛇毒也。縮者卷也。邊卷者胃液燥極也。湯飲潤之而仍坦者。病去而舌未和也。尙可治。卷而縮短者。厥陰氣絕也。不治。垢膩揩去而仍縮者。亦不治。

（七）戰痿　戰者顫掉不安。蠕蠕微動也。爲舌支神經戰動使然。舌多紅色。如深紅而戰者。宜清降。（三黃石羔湯等）紫絳而戰者。宜寒瀉。（白虎承氣湯等）淡紅而戰者。宜峻補（十全大補湯等）鮮紅而戰者。宜滋補（六味地黃湯等）此舌虛火實火皆有之。均裏症。無表症。誤治卽壞。舊說指爲汗多亡陽。或漏風所致。且不詳辨而概用溫補。謬也。痿者軟而不能動也。爲舌支神經麻痺所致。淡紅而痿者。宜補氣血（人參養榮湯等）深紅而痿者宜涼氣血（犀角地黃湯等）鮮紅而痿者。宜滋陰降火（知柏地黃湯等）惟紫絳而痿者。陰虧已極。不治者多。舊說祇云紅痿而不分類。疏甚。

（八）濃淡　舌色本紅。淡於紅者。血虛也。淡紅無胎。反微似黃白胎者。氣不化液也。甚者帶青者。血分虛寒也。婦人子宮虛寒者常有之。痢久虛極者亦有之。濃於紅者爲絳。血熱也。尖降者。心火上炎也。根絳者。血熱內爍也。通絳無胎。及似有胎粘膩者。血熱又挾穢濁也。絳而深紫。紫而乾晦者。肝腎陰竭。紫暗而潤者。中脘有瘀。舌本無胎。而隱隱若摻烟煤者。多兼煩渴。平素胃燥舌也。若不渴肢冷。卽屬陰症。舌光黑無胎而潤者。虛寒停飲也。

▲察胎須知

（一）有無　病而有胎者。多裏滯。無胎者。多中虛。病本無胎而忽有者。胃濁上泛。病本有胎而忽脫者。胃陰內涸。

（二）厚薄　胎薄者。表邪初見。胎厚者。裏滯已深。

（三）鬆膩　鬆者無質。揩之即去。爲正足化邪。膩者有質。揩之不去。多穢濁盤踞。

（四）偏全　全者胎滿布也。多濕痰食滯。偏者胎或偏外偏內也。凡外有內無。邪雖入裏未深。而胃氣先匱。內有外無。裏邪雖減。而胃滯依然。

（五）糙粘　糙粘濁穢。粘者痰濕。

（六）紋點　胎有斷紋者。土燥水竭。胎點如粞者。內虫患蝕。

（七）眞假　凡舌有質地。而堅斂蒼老。不拘胎色白黃灰黑。揩之不去。刮之不淨。底仍粗濇粘膩。不見鮮紅者。是爲眞胎。中必多滯。凡舌無質地。而浮胖嬌嫩。不拘胎色白黃灰黑。揩之即去。刮之即淨。底亦淡紅潤澤。不見垢膩者。是爲假胎。裏必大虛。即看似胎色滿佈。飲食後胎即脫去。舌質圓浮胖嫩者。亦屬假胎。他如食枇杷則胎色黃。食橄欖即胎青黑。此爲假色之染胎。故胎有質地與無質地。爲虛實之一大關鍵也。

（八）常變　凡舌胎始終一色。不拘白黃灰黑。即有厚薄滑濇乾潤濃淡之名殊。總屬常胎。凡舌一日數變。或由白而黃。由黃而黑。或乍有乍無。乍赤乍黑者。皆爲變胎。故審舌之確切。雖不同脉理之微茫。而其胎之易於變幻。較脉象爲尤速。此又爲察舌者所不可不知也。

▲察舌決死症

生死之决於脉者。方書言之甚明。再若佐以驗舌。則尤顯而易見矣。兹將驗舌决死症法。條列如次。

舌如去膜猪腰子者死。

舌如鏡面者危。

舌糙刺如砂皮。而乾枯燥烈者危。

舌斂束如荔子肉。而絕無津液者危。

舌如硃紅柿者危。

舌如烘糕者危。

舌本強直。轉動不活。而話言蹇濇者危。

舌卷短。痿軟枯小者危。

舌起白胎如雪花片者不治。

舌因誤服芩連。而現出人字紋者不治。

舌卷而囊縮者不治。

舌淡灰轉黑。淡紫轉藍。邪毒攻心已甚。脾胃腐敗者不治。

舌黑爛痛頻欲齧。必爛至根而死。

舌底乾燥。不拘苔色黃白。形如豆腐渣者。或如齧碎飯子者。皆死。

舌與滿口生白衣如霉苔。或生糜點。胃體腐敗也。多死。

舌乾晦枯痿而無神氣者必死。

舌絳無苔。乾枯無津。而有直紋透舌尖者。心胃之陰耗絕也。必死。

舌燥苔黃。中黑通尖。下利具水者。胃腸腐也。十不救一。

舌色皖白帶青。此脾胃生氣已絕。多死。

新本草（續）

劉曜曦

（相思子）又名美人豆。屬於荳料之一。產我國及印度。美洲非洲等處。此外如日本及台灣亦多產之。此豆本草綱目則主治通九竅。去心腹邪氣。止熱悶頭痛等、而就最近研究觀之。其液塗擦於眼臉。則眼臉焮腫。有時能將慢性之眼臉治愈者。但其作用甚屬危險。兼之有劇毒。故以勿

中国近现代中医药期刊续编·第一辑

用爲佳。

(前　胡)爲祛痰藥之一。

(禹餘糧)其成分爲酸化鐵。可用爲止血藥。此外貧血及萎黃病時亦可用之。

(紅　花)吾國往時用之爲血症藥。但以實考之。殊無若何價值也。

(神　曲)爲消化藥之一。

(卷　柏)下血脫肛時可以用之。

(柿　蒂)能止呃逆。

(夏枯草)據久保田氏之研究。謂此草含有多量之無機鹽類。在實地上可用之爲變質藥之一。有刺呼吸及降下血壓之作用。虛弱之人可以用之。

(烏　樟)有止血作用。

(烏　頭)能治痛風。風濕痛。瘰癧。癌腫。及黑內障時用之。再各種之神經痛。如三叉神經痛。坐骨神經痛及熱性病。急性炎症時用之。能有止痛解熱之效。

(烏賊骨)其成分爲燐酸石灰。炭酸石灰。及膠質等。用之爲止血藥。或配合於眼藥內。

(海人草)含有粘液素。食鹽。苦鹽及硇砂等。用之爲驅虫或有效也。

(海　葱)水腫時用之。有利水消腫之特效。但血壓甚高時。胃腸或腎臟發生炎症時。則以勿用爲佳。此外慢性呼吸器病時。用爲驅痰劑。或胃內含有汚物時。用爲催吐劑亦有效。

(海金砂)有利尿鎮靜作用。

(馬錢子)又名番木鱉。爲一種神經與奮藥。往昔狂犬咬傷時多用之。慢性胃病胃痛。并由消化器弛緩所引起之消化不良。及腸弛緩所發生之下痢症用之有效。

(馬兜鈴)具有驅痰作用。

(荆　芥)含有揮油及樹脂等。風病。血病。瘡毒。胎前產後均可用之。

(荆　瀝)爲驅痰藥之一。

(桑白皮)有利水鎮咳之效。

(桑螵蛸)陰痿及遺精時用之。再夜尿症亦可用之。

(桂　皮)具有爽快之芳香。故多摻入於食料及糕粉內。又爲矯味。矯臭之良品。此外對於醫療上。則有健胃驅虫之功。子宮出血時亦可用之。此外產婆亦有用爲催產藥者。

(桂　枝)不過爲香料之一種耳。無治衝逆之效。

(桃　葉)據日本人日野及一色氏之研究。則謂桃葉之煎汁。能治頭痛。霍亂腹痛等。再於初夏時。沐桃葉浴。亦有益於身體也。至井貫耕平氏。則又更近一步研究之。茲將其梗概述之如次。井貫氏嘗醫汗疹之乳兒或幼童。苦無良藥。即一般凡汗疹時。多敷鉛粉。但此鉛粉則引起小兒之鉛中毒。故氏頗感不便。偶閱舊書。言桃葉對於汗疹有效。遂試用之。乃知桃葉之乾燥品不但對於汗疹病有效。而且無害。其後遂試用於汗疹之類似病。如濕布常時所引起之發赤、火傷、間擦疹、濕疹。由海碘或由芥子所引起之皮膚炎。而尤以凍瘡時用之最有效。

(桃　仁)據下山氏之研究。謂桃仁內雖含有苦扁桃油。但爲量甚微。於治療上恐無若何價值也。

(連　翹)無化學的報告。據最近藤氏之報告。則謂此連翹無解熱作用。(但氏只就其有無解熱作用一項研究之而已)。

(連錢草)含有揮發油及單寧。爲強壯藥之一。(未完)

美容術（續）

宋大仁

□禿髮

（症狀）先天性禿髮。及因種種局部病所致之禿髮。已詳於前。

老年禿髮係因年老而有者。先髮色變失澤。後脫落快慢不定。且可累及鬚與陰毛。男子多而女子少。

特發性早期禿髮。係起於中年前之禿髮。無顯然之局部或全身原因。此多患於過二十五歲之男子。其始於顱部。次及額部。故視之視如髮邊過高。然亦有顱頂先禿。

症狀性早期禿髮。係髮普編疏稀。或區域疎稀。致顱皮有蠹蝕之狀。

（診斷）凡患禿髮者。須查其有無皮脂溢性病。因該病可致禿也。

（療法）凡患此者。須施行預防法。當注意毛髮之衛生。維持清潔。不時洗刷。或用鹽酸疋羅卡品。花露水。玫瑰水。醇。四物調和。於晚間用一茶匙。擦於患處。

□黃褐斑

（定義）此為皮膚色素限局的增多病。

（發見）此為甚常見之皮膚病。但就醫者少。

（原因）於婦女或子宮及卵巢有病。或妊娠時。往往亦伴發斯斑。而產後即能消失。普通除外界刺激所致外。大多數因內分泌作用失常而起。

（症狀）婦女患者較男子為多。發生於面額顱及頰上之後部

（診斷）倘記取黃褐斑之皮面。係光滑且正常。則無他病可與之相混。

。可使色素脫去。

□白斑

（同義名稱）白癜風。白癜。白斑病。

（定義）為皮膚色素喪失病。大概因毒素所致。

（發見）最常生於面手腕股溝等處。然他處亦間能發生。

（原因）有在受光最多處如手。或出汗最多處如腰股溝等處。且多有在袖口處。有顯明之界線者。凡已結婚者。則不受染可知其非寄生物所致。

（症狀）斑既成。則其形參差不齊。色素全失。斑處之毛。往往變白。此斑多漸增大。甚有徧布全體者。

（診斷）麻木性痲風或可相混。但其患處之感覺喪失。本病不然。硬斑病皮色相同而其皮斑是異。與黃褐斑則為淺色區之邊為凹形。倘淺色區之邊為凸形。則白斑病。

（治療）可暴於日光下。或用核桃汁或碘之淡溶液塗擦。可略改其色澤。

□多汗症

（同義名稱）出汗過度。

（定義）此為汗腺之官能性病。而有分泌過度之情形。

（發見）此病不甚罕見。但就診者不多。

（原因）全身汗出過多。常因身體虛弱之故。例如見於結核癌病等是也。出汗過度。間或限於局部。最常見者為足之多汗症。

（症狀）最多見者為腋與脚底下之多汗症。尋常不久欲成臭汗。以致患者及他人均惡之。其處或微起淺泡疹。

（療法）以清潔為要。免受任何傳染。或於患處。用撒粉合等量之柳酸硼酸及其他種不溶解之粉劑炭酸鋅或石松等撒之。

□凍瘡

（定義）爲一種限局之紅斑病。半由內因半由外因俗名凍瘃。

（原因）其外因爲寒冷。其內因爲周圍血循環不全。血管壁易於受傷。血易滲出及血之凝結力減小。常患於小兒。成人亦有之。爲冬季之病。

（症狀）多患於四肢如趾跟指等處。又如鼻尖亦常患之。其損害初腫。其形圓或卵圓。其大小視病之輕重而定。自覺症狀甚爲不適。當由冷處至熱處時其痒官燒痛。更爲劇烈。或患處破裂。甚至中央變成壞死性之潰瘍。輕者至天暖卽自全。

（療法）行體操使四肢血脈流通。在寒天宜適足其襪鞋。以免妨害靜脈血之流通。或行摩擦及鹽水浴。宜拒絕湯壺及外界烘足。呈凍傷行斑者宜用收歛劑。酒精白蘭地樟腦丁幾等洗滌之。手之洗滌宜於能堪之熱湯內煮沸胡桃汁之熱湯。治手足之凍瘡神效。或用明凡丹甯硼酸滑石擦皮油調合撒之。或用生姜取汁磨擦。或以芋艿燒焦研末以麻油調敷。

□指甲病

（指甲萎縮）指甲萎縮。爲一種症狀。其甲之大小形式厚薄顏色。或彈力性皆改變。有變薄而擴大者。有縮小者。且變脆或軟無定。其面有嵴或溝。或有裂縫。或如受蝕之狀。多失光澤。其色不一。療治將指甲剝去。愈多愈妙。敷以抗毒之油膏。於甲狀之上。

（白甲病）又名甲白點病。係各指甲變白。但多見者。係一二指甲有小白槓或點。此症切不可以刀剷剝削。

（指甲肥大）其甲增長或增闊或增厚不等。此形式構造及色均改變。大概心病或腎病往往可使甲變形。患此者多半因其手足多汗。而甲常受潮濕之故。

□毛囊性苔癬

（同義名稱）毛囊角化病。毛囊魚鱗癬。

（定義）爲一種慢性之毛囊角化病。以在面部。腋窩及胸背之中腺爲最著。

（發見）甚罕見。

（原因）或說係傳染。常患於幼年。男子較多於女子。

（症狀）先起於面部。後漸發展。略有油膩。不久成棕色。鱗屑增多。最常受累爲胸肢股溝四肢。

（療治）用鹼性肥皂洗浴。或用柳酸油膏塗擦患處。

□赤鼻

（同義名稱）酒渣鼻。酒渣鼻痤瘡。紅斑性痤瘡。

（定義）此爲因腸內毒素所致之面部及鼻血管之阻性充血症。

（原因）高年人不常見多見於中年之男子。便秘消化不良亦能致此。酒亦爲致此病大原因。凡嗜酒及久經風霜雨雪等可致此病。

（病狀）初發時顯暫時之充血如潮紅狀。嗣後在鼻之小靜脈皆擴張而能察見。且其充血不退惟時加增劇。

（療法）忌食擴張血管之一切食物。例如酒，香料胡椒。熱湯茶咖啡等。及多飲水宜通其大便。每日可用肥皂水洗面。如有膿皰可挑破。將其內物除盡。

□雀斑

（定義）此爲限局之色素稀疏的滲入於生發層中之症。

（原因）此色素無論限於小區而爲雀斑。或徧布成晒斑。此斑在皮膚之色澤嬌豔及髮色發黃者最易患之。

（症狀）爲圓形或不規則之小色斑。其色自淺黃至深棕不一。多見於面部及手腕之背。小兒及青年患者多於老年。有雀斑甚多之人。不易再起大塊之晒紅。

（療法）治之無甚效果。莫如任其自然。或用氫化高汞。安息香酊。硫酸鋅。酒精。和水洗之。

（未完）

傷寒今釋（續）

太陽病二日。反躁。凡熨其背而大汗出。大熱入胃。(原注一作二日內燒瓦熨。背大汗出火氣入胃)胃中水竭。躁煩。必發譫語。十餘日振慄。自下利者。此爲欲解也。故其汗從腰以下不得汗。欲小便不得反嘔欲失溲。足下惡風。大便鞕。小便當數。而反不數。及不多。大便已。頭卓然而痛。其人足心必熱。穀氣下流故也。

柯氏云。太陽病經二日。不汗出而煩躁。此大青龍證也。成氏云。太陽病二日。則邪在表。不當發躁。而反躁者。熱氣行於裏也。反熨其背而發汗。大汗出。則胃中乾燥。火熱入胃。胃中燥熱。煩躁而譫語，至十餘日振慄自下利者。火邪勢微。陰氣復生。津液得復也。故爲欲解。火邪去大汗出則愈。若從腰以下不得汗。則津液不得下通。故欲小便不得。熱氣上逆而反嘔也。欲失溲足下惡風者。氣不得通於下而虛也。津液偏滲。令大便鞕者。小便當數。經曰。小便數者。大便必鞕也。此以火熱內燥。津液不得下通。故小便不數及不多也。若火熱消。津液和。則結鞕之便得潤。因自大便也。便已頭卓然而痛者。先大便鞕。則陽氣不得下通。既得大便。則陽氣降下。頭中陽虛。故卓然而痛。穀氣者陽氣也。先陽氣不通於下之時。足下惡風。今陽氣得下。故足心熱也。丹波氏云。十餘日振慄自下利者。玉函脈經作十餘日振而反汗出者。似是。欲解也故之故。玉函無之。亦似是。成注云。大便出則愈。且注文代故以若字。皆與玉函符。極覺明暢。

自此以下。論火逆燒鍼之壞證。此係文字不甚明暢。今從丹波氏所解。合成氏注觀之。蓋當作三段看。自條首至必發譫語爲第一段。言火逆之壞證。自十餘日至及不多。爲第二段。言火逆欲解之病理。自大便已以下爲第三段。言乍解時之病理。蓋太陽病二日而躁。依柯氏是表寒裏熱之證。當用大青龍。大青龍雖是汗劑。有石膏以清裏熱。則汗出而熱解。今乃燒瓦熨背以取汗。汗雖出。裏熱因火而更盛。津液大傷。腦神經不得濡養。故躁煩而譫語。謂之大熱入胃。胃中水竭者。古人以大熱屬於胃故也。十餘日振而反汗出者。津液自復。裏熱從戰汗而解者也。此時欲作汗解。體溫與津液集中於上部。以驅病毒。故腰以上有汗而欲嘔。同時腰以下津液少。則無汗而欲小便不得。體溫少。則失溲而足下惡風。若非此等特異機轉。則大便鞕者。小便當數。今乃不數及不多。則因津液偏滲於上部故也。及戰汗已畢。裏熱已袪。則津液下達。而得大便。體溫下達。而頭卓然而痛。且兩足不復惡風而足心熱矣。

太陽病中風。以火刼發汗。邪風被火熱。血氣流溢。失其常度。兩陽相熏灼。其身發黃。陽盛則欲衄。陰虛小便難。陰陽俱虛竭。身體則枯燥。但頭汗出。劑頸而還。腹滿微喘。口乾咽爛。或不大便。久則譫語。甚者至噦。手足躁擾。捻衣摸床。小便利者。其人可治。

太陽中風。本是造溫機能亢盛之病。更以火刼發汗。則血液被熱灼。成所謂熱溶血症。赤血球崩壞。血色素游離。分解變化而成 Haematoidin。溶解於血漿中。故曰血氣流溢。失其常度。肝臟細胞有兩種分泌機能。其一向血管淋巴管輸入葡萄糖及尿素。名內分泌。又其一向膽管輸入膽汁酸及膽汁色素。名外分泌。胆汁色素之化學構造。實與 Haematoidin相同。有熱溶血症時。血漿中富有 Haematoidin 其結果。使肝臟生成過量之胆汁。平時向胆管分泌之胆汁色素。因湧溢而輸入血管。遂發黃疸。故曰兩陽相熏灼。其身發黃。兩陽者。中風爲陽邪。火刼之邪亦爲陽也。陽性炎上。故陽盛則欲衄。陽盛者陰必傷。津液傷。故小便難。陰陽俱虛竭。則肌膚無所煦濡。故身體枯燥。陽邪盛於上。陰津傷於下。故但頭汗出。劑頸而還。口乾咽爛而不大便也。病至此。則各種生理機轉俱受影響。於是腸胃不能吸收而腹滿。肺臟不能交換炭養而微喘。神經系統旣受熱灼。復失濡養。乃見腦症狀。故讝語躁擾。捻衣摸床也。若其人小便利者。則津液未涸。腎臟機能無恙。血中病毒得以排除。故知可治。

此條是火逆之危証。視前條爲重。

錢氏云。上文曰陽盛。似不當言陰陽虛竭。然前所謂陽盛者。蓋指陽邪而言。後所謂陽虛者。以正氣言也。經所謂壯火食氣。以火邪過盛。陽亦爲之銷鑠矣。案。壯火食氣。氣食少火。壯火散氣。少火生氣。係素問陰陽應象大論之文。壯火謂過高度之體溫。少火謂常度之體溫。氣指神經之功用。神經受高熱之灼。則失其生理作用。而起病理的反射作用。所謂壯火食氣。壯火散氣也。必得常溫之煦燠。然後能成其生理作用。所謂氣食少火。少火生氣也。丹波氏云。劑頸而還。諸家無詳釋。劑蓋劑限之謂。而還猶謂以還。言劑限頸以還而頭汗出也。王氏脈經有劑腰而還之文。

傷寒脈浮。醫以火迫刼之。亡陽必驚狂。臥起不安者。桂枝去芍藥加蜀漆牡蠣龍骨救逆湯主之。

錢氏云。火迫者。或熏或熨或燒鍼。皆是也。刼者要挾迫脅之稱也。方氏云。亡陽者。陽以氣言。火能助氣。甚則反耗氣也。按此條之亡陽。與附子四逆證之亡陽。意義稍異。所亡者是肌表之衛陽。而其人適陽盛者。於是胸腹內臟之陽上衝以補其闕失。衝氣劇而胸腹動氣甚。有似驚狂。臥起不安卽驚狂之狀也。此條因刼火而亡陽驚狂。百一十三條因誤下而胸滿煩驚。表理雖殊。其趣一也。

桂枝去芍藥加蜀漆牡蠣龍骨救逆湯方

桂枝三兩去皮　甘草二兩炙　生薑三兩切　大棗十二枚擘　牡蠣五兩熬　蜀漆三兩洗去腥　龍骨四兩

右七味。以水一斗二升。先煮蜀漆。減二升。內諸藥。煮取三升。去滓。溫服一升。本云桂枝湯。今去芍藥。加蜀漆牡蠣龍骨。

續藥徵云。蜀漆。主治胸腹及臍下動劇者。故兼治驚狂火逆瘧疾。時珍云。蜀漆乃常山苗。功用相同。今併爲一。案。此證驚狂臥起不安。由於衝氣上逆。胸腹臍下動劇。故用桂枝以降衝逆。龍牡蜀漆以鎭動氣。本條謂蜀漆主胸中痰結吐逆。因衝氣而痰飲上逆也。方極云。桂枝去芍藥加蜀漆骨牡蠣湯。治桂枝去芍藥湯證而胸腹動劇者。

形作傷寒。其脈不弦緊而弱。弱者必渴。被火必讝語。弱者發熱。脈浮解之。當汗出愈。

此條亦戒火刼之逆。而文不完具。弱者必渴句。理論事實俱不可通。弱者發熱以下。文氣又不連屬。不可強解。

太陽病。以火熏之。不得汗。其人必躁。到經不解。必清血。名爲火邪。

此亦熱浴血症。而血毒自下者也。百一十七條熨其背而大汗出。則津液外泄。故不大便。此條火熏而不得汗。則津液未傷。大便不鞕。故血毒從大小便下也。成氏云。太陽病。用火熏之。

中國醫學界空前未有之巨著

怪病奇治

贈送「怪病奇治」凡同時合購「幸福報」全年者及預定計洋三元當即贈送極精美極名貴之上海名醫真蹟驗案一冊

本書根據生理學……病理學……心理學……
□敍述一切奇趣橫生之怪病　□施用種種妙想天開／奇治
把世界上光怪陸離形形色色之病情如……
女子不可告人之隱病　男子鮮見罕聞之性病以及古今來秘不傳人千金難
買的特效奇方
莫不澈底研究。盡量披露。況內容完全根據事實。無論
★一病一治均係名醫畢生之心得★一字一句皆屬病家實在之口供
費二載之光陰經數度之審查。方克出版。
加以宗旨純正。文字簡潔。大有雅俗共賞。引人入勝之妙。與
沉悶乏味之醫案｜｜傷風敗俗之小說截然不同。
蓋本書所載各篇。均運用生動靈活之筆。將
開所未開之怪病　鐵人未道之奇治　曲曲寫出。彷彿
✲✲俛窺牛渚　十色五光
仰矚蜃樓　千變萬化✲✲
諸君閱後定肯滿意否則
✲✲外埠可以退書還洋✲
本埠可以先看後買✲

全國當代名醫聚精會神輪流點將之傑作

題眉者　王一亭先生
題字者　全國總醫會
唐紹儀先生　徐元誥先生　王西神先生　羅家衡先生
題詞者　王仲奇先生
題序者　顧惕生先生　秦丙乙先生　石煦甫先生
編輯者　楊志一醫士　朱振聲醫士
選述者　夏應堂先生　朱少坡先生　陳无咎先生　張山雷先生　張雪純先生　宋愛人先生　沈仲圭先生　丁仲英先生　丁濟萬先生　陸士諤先生　王一仁先生　謝利恆先生　蔡濟平先生　吳克潛先生　張汝偉先生　陳存仁先生　余擇明先生　張贊臣先生　包識生先生　王慎軒先生　湯士達先生　尤學周先生　蔣文芳先生　李壽芝先生　姚夢石先生　宋大仁先生　虞舜臣先生　時逸人先生　葉勁秋先生　江少萱先生　姜措勛先生　吳藝爾先生
其餘作者尙多不克備載

△怪病奇治要目一斑▽

本書子目凡百數十篇。不克備載。今略舉一斑。以告讀者。如頭上生瘤之用
天靈蓋。蛇胎之用薙刀。竹根水。舌縮之用解暈草。蜘蛛毒之用鮮羊乳。毒瘡
癩之用生壁虎。面上窟窿之用陳車軸泥以及天閹之用首烏汁和人乳。吐白血之
用八仙長壽丸。雄黃能愈走馬牙疳。瀉雞矢能治慢驚。鵝血能消癥瘕。蟋蟀能
愈損傷。大蒜能療肺結核。濕泥能愈傷寒症之類。更有色情狂。龍陽毒。
人面瘡。翻喉。香暈。夢交。陰挺。奔豚。臟燥。蠱。款罩。腹脹。脫腸。蠱
寸。男子陰吹。臭虱入腦。手臂出蜂。乳長過腹。前陰出大便。陰莖長出八九
蘗等怪病。用稱稱奇治面愈。及蟋牛蛋。老鴉睛。活蝌蚪。白頸曲蟮。野菜
至於運用心。芥菜滴等奇治。能療一切怪病。眞所謂無病不怪。有治皆奇。
欄梗咽喉吞理治療。臨時急救方法。尤為難能可貴。如妻咬夫辱能救脫陽，
夜行症嚇煞劍而愈。妻子患守宮男陰失蹤。丈夫患蠱毒雞為了嬌妻。新娘患
小姐患花癲新郎。少婦牛接食獅癲好像男子。遺精家使用橡皮圈勝於藥石。
之類。不勝醜男可治。少年患相思結婚乃愈。兒子在腹中說話俯拾鍋亓即愈
之奇書也。枚舉。總之。其病之怪。其治之奇。令人匪夷所思、誠不可不讀

★本書洋裝一大厚冊硬面燙金瑞典
★紙精印直十一英寸半橫七英寸半

實售大洋一元

外埠函購寄費加一
郵票代洋九五計算

✲幸福報為發行怪病奇治啓事✲

敬啓者。本報第一年所刊之「怪病奇治」凡一百期。膾炙人口。久享盛名。當時竟有出一元之代價。以徵求本報一期者。其內容之動人。歡迎之熱烈。於次可見。今應讀者要求。特將本報百期內所刊之「怪病奇治」。重行整理。復加入未經披露之名醫創作。材料增至一倍以上。包羅萬象。蔚為大觀。讀之可以廣見聞。益神智。至於紙張之考究。印刷之精良。猶其餘事也。

讀者諸君欲謀家庭幸福人生之健康乎？
請讀實事求是造福人羣之幸福報？

▲幸福報之內容及定報辦法

（一）幸福報之內容。包括內，外，婦，幼，咽喉，花柳各科。以及生理學，病理學，心理學，藥物學，衛生學，傳染病學，四季時病，一切性病等等。均有精詳實用之論列。至於家庭醫藥常識。一切急救自療方法。莫不應有盡有。

（二）凡定閱幸福報全年者。計一百二十期。連郵僅收大洋兩元。（國外加倍。郵票九五計算）且有附送價值一元之問病紙一張。可得免費問病之權利。

（三）幸福報現已出至第二年第念期。（即一百四十期）第一年各期。均已再版。裝訂成冊。分上下兩大集。售洋兩元。凡欲補全第一年全份者亦可照辦。

總發行所上海三馬路雲南路轉角幸福報館

中藥大辭典

本書編纂旨在供研究藥學者參考病家檢查取材審慎歷時三載始克告成解釋藥效掃除陰陽五行之空談以科學爲圭臬所載處方皆名醫經驗心得非平凡方書可比

精訂一巨册封面用重磅道林紙印刷美觀字體精雅每部定價三元預約半價（十八年十二月底截止）

凡在預約期內定閱衛生報全年者祇取報費洋二元四角附送本辭典一部（布面燙金另加大洋五角）

民國十九年之新巨著……當代全國名醫數百人心血的結晶

丹徒趙公尚主編　嘉善葉勁秋校閱

當代名醫驗案菁華

……每部定價四元……預約二元四角……上海衛生報館印行

此書是蒐集最近三年中全國名醫之臨症驗案。並附特效之膏丸驗方。加以極顯明之方解。萬病俱備。應有盡有。包括古今諸家之特長。以科學方法整理。爲我國空前未有最新穎最實用之醫學巨著。現已聚有六百餘案。正在分類編纂中。准於國歷十九年一月底付印。三月底出書。凡國內同道如有確效驗案願投入本編者。請儘國歷一月十號以前寄下。一經採登。每千字奉酬抄費一元五角。選登兩案以上者。並奉贈本書一部。多登者格外從豐酬贈。以答雅意。茲爲普及醫藥常識。宣傳衛生方法起見。凡在中藥大辭典預約期內預定本書一部者。一律贈送紙面洋裝之中藥大辭典一部。（如欲布面燙金。另加大洋五角。）

萬病療法大全

此書由衛生報第一期至七十五期分類彙編而成醫者得此可作臨床導師治病時可資參考非醫者得此如聘衛生顧問有病時可知自療各科皆請專家撰述一字有一字之義意一篇有一篇之價值凡欲窺本報創辦迄今之全豹者幸勿交臂失之

精裝一巨册人造皮面細紋布脊燙鮮明金字　每部定價二元四角　特價二元

第一卷　第九十六號

HYGIENIC WEEKLY

衛生報

衛生報館發行

館址
上海浙江路
清和坊對過

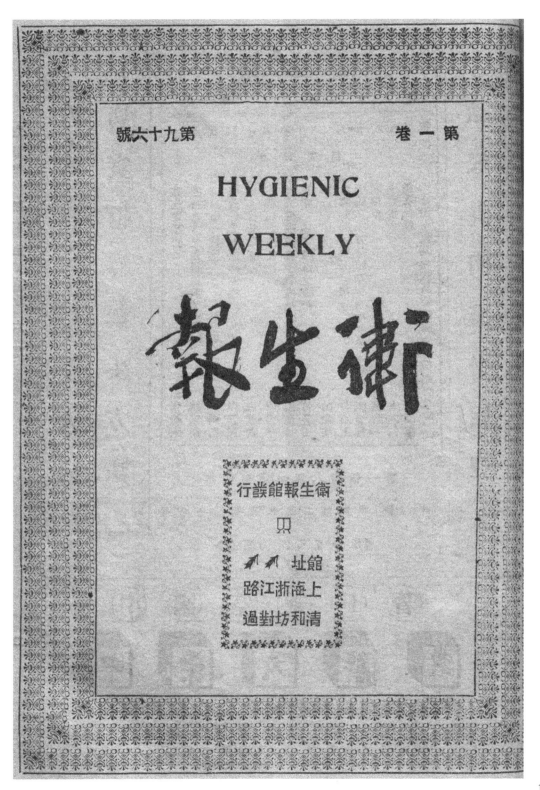

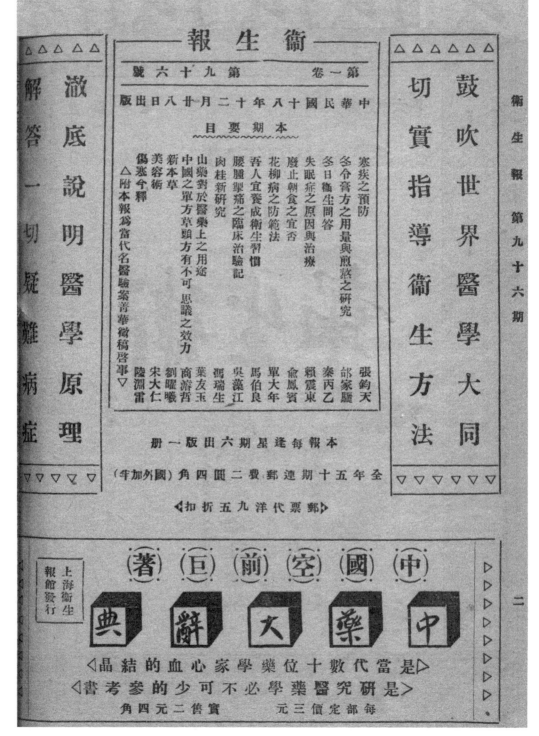

△△△△△△
鼓吹世界醫學大同
切實指導衛生方法
▽▽▽▽▽▽

衛生報

第一卷 第九十六號

中華民國十八年十二月廿八日出版

本期要目

本報每逢星期六出版一冊

全年五十期連郵費二圓四角（國外加半）

◀郵票代洋九五折扣▶

△△△△△
澈底說明醫學原理
解答一切疑難病症
▽▽▽▽▽

寒疾之預防

張鈞天

當此冬令之際。我人最易感受寒疾。通常醫生。非飲以葱薑茶。即使之服阿司比林數包。或其他之發汗藥劑。俾病人擁衾鼾睡。出汗一身以後。即不數日而告痊矣。我人既得到此種經驗以後。即思及物理學上。不嘗以熱之消失爲寒乎。何以即有此種極大作用。恐非僅用寒冷二字所能解釋矣。因是細菌學者。以動物試驗之結果。已得到一種答案。譬如以數犬將鼻內用滅菌劑洗淨。送入冰櫥中冷之。不見有何病象發生。又注射細菌於狗鼻中。而不送入冰櫥。亦不發生病象。若注射細菌於狗鼻。而再納冰櫥中。不久即發生鼻炎。此何以故。因爲鼻內黏液膜。原有抵抗病菌之能力。惟是過冷則血液不甚流通。而抵抗力即因此減少。細菌遂得生殖之機會。病菌既充量繁殖。毒素之排洩必旺盛。器官自然受病。輕則局部發炎。重則一身反應。此寒疾之所由成也。然則寒之所以致病。無非是減少我人身上之抵抗力而然。質言之。即是眞正之病因乃病菌也。我人欲防此疾。自當就病內着想。減盡病菌。勢有不能。祇得在寒冷方面下工夫。就是注意受寒。着衣不可過薄。夏季夜間。不可裸臥。冬季睡必蓋被掩身。有汗勿隔風。燥熱勿驟入冷處。火爐室中走出。必加衣服而行。而最完善之法。莫如練習冷水浴。良以冷水浴能堅強體膚。雖受寒亦不病也。

冬令膏方之用量與煎熬法之研究

邰家驪

藥物質量。有輕重之別。質輕者用量宜少。質重者用量宜多。此爲處方之原則。膏方之用量無殊。所特殊者。膏方用量。恆依普通方劑。比例增加。其增加之率。常以十倍。但亦有不耐久服者。則五倍六倍。酌量施用可也。又膏方多滋膩。須時時顧及脾胃。蓋胃爲水穀之海。脾爲生化之源。五臟六腑。實利賴之。使脾胃健全。消化迅速。則五穀化生之精微。皆爲百骸無上之補品。不然。脾胃衰弱。納減運遲。投以膏方。元氣不勝藥力。徒滯積爲患耳。故于用藥之時。宜有監制。而用量之間。尤須適當。此惟有經驗者知之。而未可與語一般者也。至於藥劑之煎熬合法與否。與功效之鉅細。大有關係。如羚羊犀角石决等。均須先煎。因其性不易出也。薄荷蔻仁鈎藤等。均須後入。因其氣易消散也。他如人參等貴重之品。更須另煎冲服。免致耗費。其於膏方之煎熬。此等手續。亦不可廢。然此等手續。藥肆夥友。類能知之。而獨怪世之服膏方者。恆完全付託于藥肆夥友。在彼不失小節者固多。而貪利圖倖者。要亦不免。于是以僞亂眞者有之。以次充上者有之。及煎成膏。各物混合。誰得而知之。又誰得而辨之。若此之類。倘有滋益之效乎。因其不效。遂障礙服者之健康。更疑及醫家之技拙。此實煎熬時所不容不注意者也。

冬日衛生問答

秦丙乙

問 衛生之道。不勝枚舉。冬日衛生。究以何者爲最要乎。

答 冬令主潛藏。故花木顚頷。禽鳥斂飛。地坼天冰。萬象肅索。人當此際。厥宜節慾。若不知惜精。勤於房室。常令坎陽洩露。損耗眞元實多。不病於冬。必病於春。伏病所發。噬臍莫及矣。

問 早起亦冬日所宜乎。

答 早起早臥。有利無弊。衛生病家公認之言也。惟在冬日。晨起亦不宜過早。因冬令嚴寒。晨曦未上。霜露氣重。大非所宜也。

問　爐火之流弊若何。

答　冬日天氣。多亢旱乾燥。爐火雖足以禦寒。然煤氣薰蒸。能令人釀成喉症。大背衛生原旨。且寒溫不勻。一進一出。最易發生傷風等疾。能避免之固最妙。否則亦須加意小心。

問　夜臥蒙首。其弊若何。

答　夜眠蒙首。清氣窒塞。呼吸混濁。最易增長內熱。而頭目咽喉口齒諸病。均有釀起之可能。

問　冬令服補品。其意云何，

答　冬令陽藏。宜進滋補。惟補須得其所當。於種種補品。加以精密之考察與甄別。擇其切於身而有益者服之。若不經選擇。漫無標準。莫謂補卽是益。多見其有害而無利耳。

問　膏滋藥利弊若何。

答　膏滋力大功宏。於勞損老病頗宜。惟方味過多。雜沓不純。則流弊滋多矣。

失眠症之原因與治療

賴震東

【緒言】眠者。身着蓆頸就枕之謂也。寐者神返舍息歸根之謂也。二者有密切之關係。故眠爲寐之先導。寐爲眠之後應。眠寐交相爲用。則入鼻鼾黑甜之鄉。失所調濟。則有輾轉床褥之苦。內經云。人身營衛。晝則行陽而寤。夜則行陰而寐。陰陽和平。寤寐行其常度。何病之有。惟衛氣晝行於陽。而不能行於陰。眠而胡思。寐而夢想。此失眠症之所由起也。考失眠之原因甚夥。見症亦多。茲可分爲二大類。約略言之。

(1)心理上失眠之原因　吾人日間作事疲倦。夜晚可得甜睡之樂。盡人皆知。惟用腦力過度。腦血不能下降。用心太過。精神不能歸舍。或事件未了。臥時懸于心中。憂思累累。睡時爲之呻吟。或邪念旋生。慾火上衝。或晚餐過飽。腸胃積滯。或眠時常患咳華于外。雜念交感于中。然此種種。皆是致失眠之起因。蓋此數者。良由市鎮繁華之地競爭之區。政客終日營營。商人競競業業。以及辛苦勤讀之學生。日夜勞力之苦工。患之最多。餘如體質素虧之人。津液不能充于周身。老年陰虛之體。營衛不能行于常道。亦多苦於失眠。此皆生理上之原因。尙未成爲病症。用自然之療法。可冀全愈。不必賴藥石之力也。

(2)病理上失眠之原因　人當氣血健壯之時。六慾感其心。萬事勞其形。有動乎中。必搖其精。迨乎精神受傷。則漸現失眠之病。但關於病理之失眠。原因甚多。有因陰虛邪併於陽。煩躁不眠者。有陽明胃實。發熱喘冒不眠者。有因痰飲上壅於肺。咳逆倚息。喘不得臥。有因血虛火旺。心神不安。煩而不寐。有因外邪傳入心包。血熱薰腦。神昏譫語。夜臥不安。有因陽浮於外。鬱熱於中。神魂不能上遊於目。清睡而不得寐。有因驚悸恐怖。思慮太過。終夜不寐。有因大病之後。氣血大虧不寐。然上述種種。已成病症。非自然療法所能愈。必賴藥石以奏功。

【見症】患心理上之失眠。常覺頭目暈眩。腰膝酸痛。視物糢糊。夜夢紛紜。耳膜雷鳴。甚者男子夢遺泄精。女子赤白帶下。經事不調等症。患病理上之失眠。時有精神恍惚。怔忡健忘。心悸少寐。驚惕恐懼。神魂不安。四肢懈惰。甚者煩躁不臥。痰涎上逆。元氣不支等症。

【治療】(1)自然療法　失眠之人。其思想混亂不堪。其輾轉反側之苦。當不待言。欲求補救之法。患者臨睡前。最忌妄想幻境。凡一切塵世煩勞。習當置之度外。若心無睡意。免強求睡。愈想睡愈不能睡矣。此時披衣而起。閉目靜坐。或細聽鐘錶之擺聲。或默念一二三四之數目。或微吟詩詞歌曲。或細數兩手脈息。切勿急躁粗暴。不可胡思亂想。凡此數者。皆可致睡眠之指導。不妨一試。苟試此法不靈。又當用別法以求安眠。或打國技。或閱書報。使精神疲倦。然後就枕。自能成寐。不能以失眠之故。購服痲醉藥劑。如市上所售之安眠藥水等。但能痲醉神經。安眠一時。多含有毒質。若隨意濫服。竊恐病患未除。而流弊已現矣。

(2)藥物療法　病人患失眠症。較心理上已深一層。務宜圖治于早。否則病必見重。玆分述于下。陰虛煩躁不眠。黃連阿膠湯。竹葉石羔湯之類以清之。陽明胃有燥屎。發熱喘咳不眠。用承氣湯以下之。水飲衝肺。欬逆倚息。喘不得臥。葶藶大棗湯瀉肺湯二陳湯等主之。血虛火旺。神不安舍。心煩不眠。硃砂安神丸主之。外邪傳入。血熱薰腦。以致神昏譫語。不得臥。紫雪丹之類以主之。陽浮于外。魂不藏於肝。清睡而不得寐。宜歛肝陽。酸棗仁湯。怔忡驚悸。思慮過度。歸脾湯。大病之後。氣血兩虧。宜天王補心丹治之。大凡病理上之失眠。症狀甚多。不及備述。此不過摘其大略而已耳。要之失眠一症。時存修正觀。無物觀。摒去雜念。遏止邪慾。富貴榮華置之於腦外。貧賤利祿擲之于雲霄。一切夢魂顛倒。自可漸除漸淨。一切身心疾苦。自可日就痊愈。又何失眠之足懼乎。

廢止朝食之宜否

俞鳳賓

我友因是子。中年病胃擴張。旋用廢止朝食法療之。效驗殊佳。某女士病癆瘵。亦廢止朝食。並進粗食。以冀猛健。有力勸其矯正者。而女士未從。病歷年半。卒至夭亡。此無他。適應與不適應之別耳。今有客於吳興某錢舖者。投尺素書。詢朝食宜否廢止。余就管見所及。答以一表如下。

(甲)宜廢止朝食

(一)飽食終日。無所用心者。
(二)患胃擴張。而胃臟宜有適當之休息者。可酌量引用此法。作爲治療上之一助。
(三)平居多進滋養料。而絕少運動者。
(四)年齡在三十五歲以上。體育已長足者。可試行之。如無損害。則可持之稍久。
(五)減食後。不致輕減其體重者。
(六)中年過於肥胖者。經醫生之指導。可略節其飲食。

(乙)不宜廢止朝食

(一)勞心勞力。勤於工作者。
(二)身體虛弱。須賴滋養料以培補者。
(三)平素生活簡單。鮮進濃厚之味。而事業上。須有多量之活動。與發展者。
(四)年齡在三十五歲以下。體質上有增長之需要者。
(五)減食後有減縮體重之表現者。
(六)幼稚老年。以及疾病初愈。而飲食次數宜略增。滋養料宜分配得當者。

諺云。小兒宜自知飢飽。實則成人亦然。蓋過飢過飽。有礙胃腸。三餐兩餐。所關雖鉅。而食料之營養分。則宜充分吸收。次數之配置。尤宜調和勻稱。人之職業有不同。體氣亦各異。均須善自省察。而鑑定之。此所以人人宜有飲食上之常識。而以適應爲要旨也。

花柳病之防範法

單大年

嘗聞少年人語云。梅毒白濁。不過略費水銀耳。又何害。乃有三家村學究。故爲驚人駭俗之談。以敗人興會。若因花柳病而廢男女之合歡。是何異因彈傷而廢畋獵。因傾仆而廢乘馬哉。實則不然。大凡稍具醫學與生理知識者。決不敢向娼寮妓館中求快趣。以其關係甚大。足以遺終身之憂。爲兒孫數世之累。豈真水銀所能爲力耶。或又謂患白濁梅毒者。皆由縱慾太過而致。此又不然。一度春風。便足致死而有餘。昔有少年。初畢業。與高采烈。欲藉冶游以自賀。不料白濁梅毒。一夜而兩得之。私求診於醫生。數日病勢漸退。久之以爲亦已全愈也。三年後忽轉癎風。歷五月遂死。以如此秀貌清才。前途正遠之少年。竟以一夕之歡娛。斷送畢生之性命。豈不悲哉。

苟或不愼。染有病症。宜速即求醫。尤須嚴於擇醫。須念及身家子孫累世之關係。勿第求營利包治之庸醫。一劑強制。日後復發。既已耗費求之。亦惟有不惜財而求治之耳。切勿市儈所利用者。是爲助紂爲虐。本論不取也。茲述正當防範法如下。

(一)飲食　飲食清淡。色慾自少。故少年男女。宜減肉食。以免血氣剛而色欲盛。

(二)操作或運動　文人刻志攻苦。商賈經營生意時。色欲甚淡。惟愈閒懶者爲邪情愈多。諺謂飽暖思淫慾。豈不然哉。是以少年當務正業。勤操作以防一切試誘。

(三)正當消遣　登山泅水。閱報讀書。最能陶冶性情。發抒志氣。亦祛邪之一道也。故操作之外。覓正當之消遣。最爲有益。

(四)敎育　根本解決是惟敎育。蓋使少年嫺詩書。守禮義。秉性堅剛。居心正直。志氣清高。習尙良善。則一切邪念自遠。中國男女各相避面。此固聖賢嚴爲防範之道。然而男女社交。因之隔絕。亦愈覺情況痛苦。不得已有向娼寮妓館中求樂趣者矣。是以當今急務。非從普及敎育。提倡高尙之男女社交不可。

(五)勸戒　爲父母師長者。當以男女婚姻之道。花柳惡症之險。諄誡子弟。免其求敎於市井少年。

(六)絕引誘　娼樓妓館。以及一切不正當之營業。概須嚴行禁止。否則務當訓誨子弟。守身如玉。萬勿爲無恥蕩婦所惑。總之凡我少年。未犯者謹防失足。已犯者及早回頭。如已染惡症。則迅速延醫。萬不可忽略。自誤性命。遺害子孫。

吾人宜養成衛生習慣

馬伯良

人人有習慣。但有良與不良之分別耳。作事勤儉。言行謹愼。此處世之良習慣也。嫖賭烟酒。深染嗜好。此最不經濟之惡習慣也。然人生於世。尤宜養成衛生習慣。良以衛生一道。可以保持身體康健。却病延年。與人生幸福。關係至鉅。鍛鍊修養。自成習慣。對於飲食起居。處處能有衛生防病之觀念。即不必臨時注意。危急預防矣。修養之法。列諸后端。

(一)操作之後。當勤洗兩手。

(二)不用手指揉眼。

(三)出門宜步行。(指近處)

(四)烟酒嫖賭力戒勿犯。

(五)公用手巾。切勿揩面。

(六)勿過用腦力。每日須有相當之休息。

(七)起臥有定時。夜間須有八小時之睡眠。

(八)臨睡宜洗足。

(九)飲食勿過飽。早晚二餐。尤宜節食。

(十)體常沐浴。衣常洗浣。養成清潔之習慣。

腰腫掣痛之臨床治驗記

吳藻江

族叔嘉聚公之媳。年近三十。自春二月。經水不行。至夏五月。又感濕熱互蒸之邪。發熱口渴。汗多神昏。泄瀉諸症蜂起。余爲擬苦辛通降之劑。藥用苦杏仁、通草、橘皮、厚樸、半夏、梔子、當歸等。兩劑熱撤神清。汗瀉均止。伊姑見病已退。藥費維艱。因而停治。任其拖延。至六月底。色脈俱憊。瘦若枯柴。腰腫掣痛。行動起立。在在維難。余與比鄰居住。目覩心憐。如再事拖延。勢必成爲流注之危症。病者固死。而姑老子幼。誰爲提攜奉侍耶。念至此。不勝爲之焦急。立呼比鄰房弟。傳語其姑。汝媳之病。如再不治。行將成不能治之壞症。雖手中拮据。亦須設法醫治。況此時藥費甚少。再遲藥費鉅大。尙難必其有濟於病。緣聚公。與先世有交誼。故爲其憐而且急。然不僅此也。醫謂司命學。亦須默契天地好生之德。始無愧於仁術之稱。次日其姑邀診。併謝關愛之情。此病據衝爲血海爲主旨。血海空虛。月事不能以時下。血虧則百病叢生。故致寒濕邪而凝滯焉。前夾時邪。服藥撤退。卽行輟治。譬之內賊外寇。結連爲患。大軍壓境。外寇披靡。內賊未除。不過失其黨援。權爲儱伏而已。日久自必乘機竊發。致成爲腰部腫硬之症。此症治法。以辛散濕燥。複以濡潤。藥用治風寒濕痹之蒼朮爲主將。副以能入機關筋骨。去凝滯寒燥之狗脊。取氣性淸烈。逐濕驅寒之乾薑爲偏裨。佐以紋如車輻。循轉靈捷之防已。以牛膝引諸藥。爲識徑嚮導之員。以茯苓滲濕邪。爲遣散殘賊之用。取當歸辛溫噓血爲督帥。再參以熟地滋潤以助之。用藥如用兵。此所謂一旅勁師。爲進勦必勝之預計也。此方服八劑。掣已止。白腫轉紅。知濕動血行。藥有功効。原方只用歸地薑膝四味。加靈仙茄皮桂枝寰。溫肝逐風。宣化其濕。再加黃耆以鼓之。俾濕邪外出肌腠皮膚。紅花些微以行血。阿膠重用以補衝。恐諸藥溫煖。反動肝陽。故又制以斂木之白芍。繼服十劑。神氣漸振。飲食漸增。腫硬漸消。其腰部至背。轉成疥瘡而愈。

肉桂新研究

馮瑞生

（產地）本品產自中國南部。如廣西。廣東。安南等處。日本之收買廣南肉桂極多。歐洲以錫蘭島之西南海岸桂樹園所出者爲佳。自西曆一千六百五十六年。經葡萄牙人輸出者甚多。又至一千七百九十七年。由和蘭人之媒介。輸出者益覺發達。惟經一千七百九十六年。英人占領錫蘭。至一千八百三十三年。英國政府持許東印度商會。爲專賣特權。又德國藥局方第五版。專收錫蘭桂皮效用者甚多。法國專收中國南部所產者亦多甚。

（形狀）本品爲植物樟科之一種。專採其皮成管狀。或半管狀。外面帶灰褐色。內面帶赤褐色。以顯微鏡檢查。第一期內部有纖維様體成輪層。第二期皮部中有髓腺包藏。內皮纖維細胞。粘液細胞。由分泌細胞。排出桂皮之特異芳香。

（成分）肉桂之主要成分。卽桂皮油。其含量約百分之一・五。其餘之成分。尙有鞣酸。粘液。樹脂。澱粉等。

（效用）本品爲芳香健胃藥。矯臭藥及矯味藥。藥局方配合有芳香散。芳香精。酸性芳香酒桂皮油等。

（最新效用）肉桂之成分內。有一種肉桂酸發明於瑞士康佛生氏。證明此種肉桂酸。確有減退肺癆病骨蒸潮熱之功效甚大。查肺病之潮熱。起源本因人體內肺結核菌毒之影響所致。欲使肺病熱度平復如常。又非抵抗此毒質。歸於消滅不可。再肉桂酸與安息香酸配合。能使結核菌。或其他病原菌。如連鎖狀球菌。葡萄狀球菌等之毒性。完全減弱。且服此品後。並可使濃厚之痰。化爲稀液。足證肉桂酸之功效。對於肺癆病之骨蒸潮熱。實爲近世新藥中。最好之良藥也。

山藥對於醫藥上之用途

葉友玉

山藥一名薯蕷。爲蔬菜之一。不勞灌溉。各處均產。既可充饑。亦堪入藥。惜世人不察。以爲尋常服食之物。多未經意。豈知其在醫藥上之用途實占頗廣之要品也。不佞孤性僻靜。素喜醫學。爰將平日讀書所得山藥對於醫藥上之用途。述其梗概。以供本報閱者諸君之參考。如有謬誤之處。還希教正爲幸。

(一)山藥富含蛋白質甚多。凡患虛勞喘咳之人。宜用生者爲末。日日煮汁飲之最妙。愚已令人服之。報告效果頗佳。抱採薪之憂者可勿等閒看之。

(二)火傷之處。塗以山藥搗爛之汁。立愈。

(三)糖尿病(卽中醫所謂消渴症)可日進山藥一二甌。服之自能漸見減輕。

(四)凡癰瘡腫毒初起。用山藥萆麻仁糯米各等分。水浸研服之。又項後結核或赤腫硬痛。以生山藥一挺去皮萆麻子二個同研貼之如神。

(五)乳癖結塊及諸痛。日久堅硬不消。山藥打爛。混以川芎末白糖霜。塗之效。又和葱頭同搗汁。塗於紙上。將紙貼於已潰之瘡瘍處。數日卽愈。

(六)臥時常作惡夢。可用山藥一錢。葱白五分。食鹽少許。陳酒五六滴。煎服卽瘥。

(七)腐眼瞖瘍。山藥沙糖同搗塗卽消。先以麵塗四圍乃愈。

(八)齒痛可將山藥磨極細爛加以蕃椒二粉末拌勻。塗於患處立效。

(九)下痢噤口。山藥生炒各半。調下數錢。心腹虛脹。手足厥逆。或飲苦寒之劑多。未食先嘔。不思飲食。每服二三錢。日二服。大效。

(十)脾胃虛弱。不思飲食。山藥白朮各一兩。潞黨參七錢水爲丸。小豆大。每米飲下四五十丸。又濕熱虛泄。山藥蒼朮等分飯丸米飲下之。大人小兒咸宜。大便泄瀉。數年不愈。可用生山藥細末一兩。煮作汁服之。亦有神效。

中國之單方草頭方有不可思議之效力

商濤哲

藥以愈病爲貴。不問其爲方藥爲單方爲草頭方也。而中國之治病率以一方盡其能事。其於單方草頭方。大抵不注意者居多。豈知方藥所不能治之病。單方草頭方獨能治之乎。况此種藥品。無處不有。採取甚易。而又不費金錢。便利病人。實非淺鮮。略述於下。以作芻蕘。如外科之單方草頭方言。陳年芥菜滷汁之治肺癰也。馬藍頭(田塍上四季皆有)汁之治喉癰喉蛾也。野菊花花葉枝根汁之治猛烈疔毒也。絲瓜藤(近根處)炭之治腦漏也。南瓜瓤汁(取瓤放置甏中埋於土中愈久愈佳)之治火燙水泡也。杉木節炭之治年久爛脚也。鹽滷菜油混和之塗大癰大疽也。葱蜜搗爛之罨癰疽。使之潰口也。巴蕉根汁之塗赤遊丙毒也。破雨傘紙燒灰之治潰爛瘡毒也。百草和石灰搗爛爲餅之治刀傷血出也。童便之治跌打內傷不知人事也。以內科婦科單方草頭方言。陳久稻稈之治痢疾也。旱烟管內烟油之治發痧發斑也。鯉魚之治頭面胸腹四肢浮腫也。生姜削尖浸以麻油之治大便多日不通也。葱加鹽搗爲餅之治小便點滴不通也。車前子根葉之治濕熱黃疸也。鷄鷄矢之治單膨脹也。苧根南瓜蒂之治胎動。敗荷葉之治胎衣不下。閏月櫻之治血崩血漏不止。黃藤之治小兒急驚。鷄內金之治小兒疳積。凡如此類。不勝枚舉。皆單方草頭方之卓有奇效。而爲方藥所不及者。其他如毛卵袋之治癩疝。萬字藤之治癱瘓。紅丹刺之治一切癰疽等藥。不能到處皆有者。無庸列出。良以上述藥品。各具特長。未經製炒。性質單純。較之藥房售出之飲片。炮炙煨炒。漸失本性者。其功效誠不可以道里計。倘我中醫能隨時隨地。旁搜遠訪。其奇方妙藥。層出不窮。必有千百倍於此者。裨益方劑。其功可勝道哉。或曰。單方草頭方藥之靈異者。皆古聖賢遺傳之方。而藥經與火方書失載之者。是說也。吾亦以爲然。

新本草（續）

劉曜曦

（威靈仙）本田氏由本藥所製出之精液。試之於金綫蛙之筋時。其筋卽現强直狀態。全失於其運動力。此外則亢進反射之興奮性。對於蛙心之作用。心之作用漸此衰弱。終陷却痲痺。而遂至於靜止。對於家兔。其作用則甚弱。然如用大量時。則兔卽起心臟痲痺而斃。其對於人有無劇毒。惜尙無研究之者。

（茵陳蒿）茵陳對於黃胆甚有奇效。此則猪子氏之研究也。

（茴　香）（又名小茴香）有健胃。祛痰。驅風。催乳。諸作用。其主要成分爲茴香油。

（狼把草）往昔稱之爲肺癆藥之一。就高橋氏之研究言之。則未發見一任何之療肺藥品也。但飲其蒸汁時。能健胃。鎭咳。兼其利尿之效。

（茜　根）此爲通經之要藥也。

（厚　朴）據長井氏之研究。厚朴之成分與蒼朮無異。故其作用亦同之。

（消　石）乃硝酸鉀也。爲利尿劑之一。

（茺蔚子）與益母草同爲一種之通經收斂藥。

（柴　胡）其藥學成分今日尙無一定。此藥可用之於痛風及熱性諸病。

據近藤氏之研究。則謂此柴胡確有解熱兼泄下等作用。（近藤氏只就解熱一項研究之）就氏所研究之八種漢藥（黃連、黃芩、地黃、白蘚、痲黃、連翹、紫蘇、）內。此柴胡則具有强大之作用也。

（益母草）可用之爲通經收斂劑之一。

（桔　梗）爲祛痰藥之一。

（遠　志）具有祛痰利尿作用。

（草豆蔻）有健胃解毒之用。

（茯　苓）具有滲濕利水作用。

（素鐵芋）（又名荀芋）乃古書所載之鈎吻也。（鈎吻與芹菜相似。誤食之殺人。）食之能發生慢性痙攣。及眞性昏睡。醫療上之作用。用之爲神經鎭靜劑或能收效也。

（牽牛子）爲泄下藥之一。

（眞　珠）其主要成分爲炭酸鈣殊無大效。

（拳　參）爲收斂藥之一。

（茶　葉）茶之主要成分爲痲醉性物質。或催吐性物質中毒時。飲濃茶可以解之。

（射　干）能醫咽喉腫痛。及水腫溜飲等。

（旋　花）爲利水藥之一。

（旋覆花）有健胃祛痰之效。

（麥　角）麥角一藥吾國昔時卽有用之者。惜未有具體之研究。以最有效之良藥。今日殆無過問之者。殊可惜也。此麥角對於產科上確爲最有效之神品。凡陣痛微弱時用之。則能增進子宮之收縮力。因之其陣痛作用强大。而胎兒遂能應時產生也。但用之過早。反能引起子宮之强直。故今日多用之於產後。以便排出凝血也。再子宮出血時多用之。此外胃出血（吐血）肺出血（咳血）腸出血（下血）腎及膀胱出血（尿血）鼻出血（衄血）紫斑病等時用之。亦有收效者。

（麥門冬）爲屬於一種百合科植物之根。多用爲滋養祛痰劑。

（麥　芽）能助消化。兼有滋養之效。

（黃　芩）黃芩之成分爲配糖體。苦味質。少量之揮發油。鞣素及樹脂等。高橋氏則由黃芩抽出一種黃色結晶體。乃屬於芳香體之一。然其藥效則未論及之。歐洲則有用此黃芩以治間歇熱者。據近藤氏研究。則謂黃芩無解熱作用。

(黃柏)其成分與黃連同。故其作用亦同。(未完)

美容術(續)

宋大仁

□粉刺

(同義名稱)黑頭粉刺。

(定義)爲皮脂腺之慢性病。

(發見)常與尋常痤瘡並見。生於青年人居多。

(原因)此病尋常發見於發身期。因此時皮脂腺功用增加之故。

(症狀)此病普通僅患於面部。然有時生於背及胸部。其發生最多之處爲鼻。鼻唇皺襞。額顳及口周圍等處。

(診斷)甚簡單倘有疑惑。可將粉刺擠去。即可明瞭。

(治療)可塗以雷瑣辛油膏。而不宜指甲擠之。

□錢癬

(原因)錢癬之寄生物生成原因可分五種。一小胞子癬菌。二毛內癬菌。三毛外癬菌。四黃癬菌。五表皮癬菌。

(一)奧杜盎氏小胞子癬菌。大多數之髮錢癬。多爲其所致。此癬不患於成人。間有發生於無髮處之皮膚。一犬小胞子癬菌。係由動物中所傳染常患於顱皮。但皮膚及髮部亦可染及。二糠粃小胞子癬菌。花斑癬爲菌所致。一微小胞子癬菌。爲外癬之病原菌。

(二)毛內癬菌。患於頭皮。軀幹。鬚部。指甲等處。此菌有四要類。一盞形毛髮癬菌。能致播散而小於顱皮全部之癬菌。一尖銳毛髮癬菌。發生於顱皮鬚部其菌如散沙。此又名黑點錢癬。以其多含黑點。一紫色毛髮癬菌。發生於鬚髮或皮膚指甲等處。大小不一。但常顯黑點。一臍形毛髮癬菌。屬於毛內外癬菌類。常患於鬚部。

(三)毛外癬菌。因其菌及胞子。多附於受染之毛髮外故名。由動物傳染於人。其性頗劇。能使毛髮脫落。原因有四。一星形毛髮癬菌。屬小胞子類所致之損害爲甚少。患於手或一腕及鬚部。一玫瑰色毛髮癬菌。屬大胞子類。不患於顱皮。而多於鬚部。一黃褐毛髮菌癬。亦屬於毛外癬菌大胞子類。由動物傳染。往往由水泡變爲膿癬。一有謂疊瓦癬。亦係毛外癬菌所致。

(四)黃癬菌一名頭癬菌。患於人體爲雪雷氏癬菌。生於動物者另有四類。皆能發生黃癬亦能傳染於人。(鷄黃癬。犬黃癬。鼠黃癬。波當氏黃癬。)

(五)表皮癬菌。致服錢癬之股溝表皮癬。昔以毛髮癬菌一種。

(治療)以上各症。治法大約相類。(一)初起者,宜擦肥油膏。久用則效。已久者。先宜艾葉煎湯洗患處。隨擦躑躅花油,以殺菌而止痒。甚有效驗。(二)先用米泔水加明礬、花椒、葱頭、煎湯熏洗,再用黃牛門牙數枚。醋炮。炭火煅煉七次。成炭研細末。加熟礬少許。亦研末。柏油調敷。數次即愈。(三)用香黃散治之。松香二錢。(爲末、入葱管內、用線紮定、水煮融化、去葱研末)黃丹(水飛)一兩,無名異(炒)宮粉(炒)各一錢。輕粉(炒)三分。共爲細末。香油調敷。(四)內服可用防風通聖散料。醇酒浸焙爲末。每服一錢或二錢。量其壯弱用之。食後白滾湯調下。(五)用蔓荆搗汁。醋調敷。(用子亦可)。(六)蝸牛數十條。煎水洗之。(完)

傷寒今釋（續）

陸淵雷

不得汗。則熱無從出。陰虛被火。必發躁也。六日傳經盡。至七日再到太陽經。則熱氣當解。若不解。熱氣迫血下行。必清血。清。圊也。丹波氏云。到經二未字詳。方氏無經字。注云。到。反也。（案以爲倒字也）反不得解也。喻氏不解。志聰錫駒錢氏注氏並從成注。柯氏改爲過經。程氏云。到經者。隨經入裏也。魏氏云。火邪散到經絡之間爲害。數說未知孰是。姑依成解。

脈浮熱甚。而反灸之。此爲實。實以虛治。因火而動。必咽燥吐血。

艾灸所以治陽虛。功效類於薑附。脈浮熱甚。則是陽實而非陽虛。誤以爲陽虛而灸之。則有咽燥吐血之變。張錫駒傷寒直解云。上節以火熏發汗。反動其血。血即汗。汗即血。不出於毛竅而爲汗。即出於陰竅而圊血。此節言陽不下陷。而反以下陷灸之。以致迫血上行而唾血。下節言經脈虛者。又以火攻。散其脈中之血。以見火攻同。而致症有上下之異。

微數之脈。愼不可灸。因火爲邪。則爲煩逆。追虛逐實。血散脈中。火氣雖微。內攻有力。焦骨傷筋。血難復也。

此條是陰虛證誤作陽虛而灸之。亦成熱溶血症。血散脈中。即赤血球崩壞之謂。丹波氏云。煩逆者。煩悶上逆之謂。吳遵程所謂心胸爲之煩逆是也。程氏云。血少陰虛之人。脈見微數。尤不可灸。虛邪因火內入。上攻則爲煩爲逆。陰本虛也。而更加火。則爲追虛。熱本實也。而更加火。則爲逐實。夫行於脈中者營血也。血少被逐。脈中無復血聚矣。艾火雖微。孤行無禦。內攻有力矣。無血可逼。焦燎乃在筋骨。蓋氣主呴之。血主濡之。筋骨失其所濡。而火所到處。其骨必焦。其筋必損。蓋內傷眞陰者。未有不流散於經脈者也。案。焦骨傷筋。不過極言熱溶血之害耳。非謂筋骨眞能焦灼。不可以詞害意。

脈浮宜以汗解。用火灸之。邪無從出。因火而盛。病從腰以下必重而痺。名火逆也。欲自解者。必當先煩。煩乃有汗而解。何以知之。脈浮。故知汗出解。

五十三條云。脈浮者。病在表。可發汗。蓋正氣欲驅病毒於肌表。將汗未汗之際。藥力助之。則得汗而解。反用火灸之。汗不得出。則水毒擁滯於肌表。故身重而痺。水性流下。故痺在腰以下。痺者瘰痲不仁也。若其人正氣盛者。仍能驅水毒於肌表而作汗。正邪分爭。故先煩熱。煩熱乃有汗而解矣。何以知其仍從汗解。因脈浮。故知正氣欲驅病毒於肌表也。

燒針令其汗。針處被寒。核起而赤者。必發奔豚。氣從少腹上衝心者。灸其核上各一壯。與桂枝加桂湯。更加桂二兩也。

燒針者。燒熱其針以取汗也。針處被寒核起而赤者。創口有細菌侵入。腫脹而發赤也。氣從少腹上衝心。即奔豚之證候。針處被寒。核起而赤者。何以必發奔豚。則不可知。今所見奔豚。是發作性神經官能疾患。詳金匱今釋。

桂枝加桂湯方

桂枝五兩去皮　芍藥三兩　生薑三兩切　甘草二兩炙　大棗十二枚擘

右五味。以水七升。煮取三升。去滓。溫服一升。本云桂枝湯。今加桂湯滿五兩。所以加桂者。以能泄奔豚氣也。

證云氣從少腹上衝心。而方用桂枝湯加桂。故吉益東洞桂枝主治上衝也。方極云。桂枝加桂湯。治桂枝湯證而上衝劇者。

古方便覽云。一男子。年六十。患積聚數年。發作時。有奔豚氣上冲心。不得息。無氣力。不得俛仰。不思飲食。用桂枝加桂湯。兼用三黄丸而愈。後不再發。

火逆下之。因燒針煩躁者。桂枝甘草龍骨牡蠣湯主之。

丹波氏云。燒針卽火逆。非火逆而又燒鍼。成氏以爲先火而下之。又加燒鍼。凡三誤。程氏汪氏志聰錫駒魏氏等注並同。皆謬矣。案。火逆欲自解者。必當先煩。煩乃有汗而解。百二十四條所言是也。所以煩者。因水毒下降。正氣驅之上行。以還於表。有衝逆之勢故也。彼未經誤下。已衝逆而煩。此條火逆而下之。則衝逆更甚。胸腹有動氣而作煩躁。故用桂甘以助其達表。且降衝逆。用龍骨以鎭動氣。則煩燥自除。

桂枝甘草龍骨牡蠣湯方

桂枝一兩去皮　甘草二兩炙　牡蠣二兩熬　龍骨二兩

右四味。以水五升。煑取二升半。去滓。溫服八合。日三服。

方極附言云。桂枝甘草龍骨牡蠣湯。治桂枝甘草湯證。而胸腹有動者。

柯氏方論云。近世治傷寒者無火熨之法。而病傷寒者多煩躁驚狂之變。大抵用白虎承氣輩。作有餘治之。然此證屬實熱者固多。而屬虛寒者間有。則溫補安神之法不可廢也。更有陽盛陰虛而見此證者。當用炙甘草加減。用棗仁遠志茯苓當歸等味。又不可不擇。

太陽傷寒者。加溫針必驚也。

錢氏云。溫針卽前燒針也。太陽傷寒。當以麻黄湯發汗。乃爲正治。若以溫針取汗。雖欲以熱攻寒。而邪受火迫。不得外泄而反內走。必致火邪內犯陽神。故震驚搖動也。

以上十一條。皆論火逆一類。

太陽病，當惡寒發熱。今自汗出。反不惡寒發熱。關上脈細數者。以醫吐之過也。一二日吐之者。腹中飢。口不能食。三四日吐之者。不喜糜粥。欲食冷食。朝食暮吐。以醫吐之所致也。此爲小逆。

凡病屬陽證。而病毒湧聚於胸中者可吐。不爾卽不當吐。太陽病。病毒在肌表。是不當吐。吐之爲逆。然因吐得汗。則表證亦解。故自汗出而不惡寒發熱也。關上所以候脾胃。細則爲虛。數則爲熱。誤吐則胃中虛。且引起胃機能之興奮。故關上脈細數。腹中飢口不能食。當是食入卽吐。古人以食入卽吐爲胃熱。以朝食暮吐爲胃寒。熱謂充血。謂機能亢盛。寒謂貧血。謂機能衰弱。一二日病尚淺。誤吐之。則胃受刺激而爲熱。故食入卽吐。三四日病漸深。誤吐之。胃因刺激而充血。故不喜糜粥。欲食冷食。然其機能則衰弱。故朝食暮吐也。

本館編輯部爲▽當代名醫驗案菁華……徵稿啓事

今日中國之醫學。紛亂甚矣。中西有爭。新舊有爭。學說派與實驗派亦有爭焉。究其實。醫爲實用之學。在實際。在實驗。彼此呶呶。我未見其有裨於實用也。凡能減少病者之苦厄。床第之呼聲者。則不論中西新舊。皆當尊之重之。宣之揚之。惟恐其法之或失。其法流傳之不廣。至其確能起死回生。則尤寤寐求之之不得。豈尚有摧之殘之。又須斤斤於中西新舊之名是別乎。我中華古國。歷史之攸久。礦植之富饒。冠絕寰宇。早爲世人所公認。其間自有不少奇草異卉。足供藥用。神技絕藝。巧奪天工。所惜自古學術。不尙公開。以致淹沒不彰。不爲世重爾。今本館以避虛就實起見。故有當代名醫驗案菁華之輯。專採中醫獨特之精神。以資治醫者之參攷。其所以借重當代者。則疑難處猶可函電往覆。解惑釋非。研習討論。以至於至善。古代醫案多矣。甚不難覆按。其如晦塞何。其亦能起地下古人而復加深辯之乎。深望當代碩彥。我道同仁。不吝珠璣。或已往或新近之各種驗案。多多賜敎。俾便專輯成冊。亦整理中醫聲中之要圖乎。是爲啓。

當代名醫驗案菁華投稿簡章

一、徵求期限以民國十八年十二月一日起至十九年一月底止。

二、醫案不論內科，外科，婦科，幼科，傷科，針灸科，等。皆須親自經驗。記載翔實。

三、醫案體例。請照方式舉例。或診務十分繁忙。無暇逐案分列。用叙述體亦可。

四、來稿字跡請勿潦草。些微之差。攸關生命。故須十分慎重。藥味不得寫別名或俗名。

五、來件請署名蓋章。並註明現在通信住址。

六、醫案一經登載。每千字奉酬抄費洋一元五角。還登兩案以上者。並奉贈本書一部。其採登多數者。自當從豐酬謝。以答雅意。

七、來件不論登載與否。概不璧返。

八、來件請寄上海浙江路淸和坊對過衞生報館編輯部收。

驗案方式舉例

▲痰喘

張錫純 住天津東門中西匯通醫社

病者 某左年四十八歲。住臺灣。

症象 每至霜降後。朝朝發喘。必屆巳時吐出痰飲若干始稍定。或飲極滚之湯。亦能咳痰飲數口。胸膈略寛舒。迄今念六七載矣。近用藜蘆散吐法及十棗湯等下法。皆出痰飲數升。證仍如故。金匱痰飲篇及寒水所關等劑。皆服過數十次。證亦如故。所服之藥大燥大熱則可。涼劑點滴不敢下咽。若誤服之。卽胸塞氣急而喘作。須咳出極多水飲方止。小便一點鐘五六次。如白水。若無喘。小便亦照常。飲食無論肉味菜蔬。俱要燥熱之品。粥湯菜湯。概不敢飲。其病情喜燥熱而惡冷濕者如此。暑天稍安。

原因 據病者述自二十歲六月遭兵燹。困山澤中。絕飲食五日夜。歸家急汲井水一小桶飲之。至二十一歲六月遂發大喘。一日夜後。飲二陳湯加乾薑細辛五味漸安。從此痰飲喘嗽成爲痼疾。

診斷 此乃寒濕結胸之甚者。

療法 用黃耆以補胸中大氣。大氣壯旺。自能運化水飲。仲景所謂大氣一轉。其氣(指水飲之氣)乃散也。而黃耆協同乾薑桂枝。又能補助心肺之陽。使心肺陽足。如日麗中天。陰霾自開。更用白朮茯苓以理脾之濕。厚朴陳皮以通胃之氣。氣順濕消。痰飲自除。用炙甘草者。取其至甘之味。能調乾薑之辛辣。而乾薑得甘草。且能逗留其熱力。使之綿長。能緩和其熱力。使不猛烈也。

處方 生箭耆一兩 乾薑八錢 於朮四錢 桂枝尖三錢 茯苓片三錢 炙甘草三錢 厚朴二錢 陳皮二錢

說明 此方卽金匱苓桂朮甘湯加黃耆乾薑厚朴陳皮。去芍藥也。原方之用芍藥者。因寒飲之症。有迫其眞陽外越。周身作灼。或激其眞陽上竄。目眩耳聾者。芍藥酸斂苦降之性。能收斂上竄外越之元陽歸根也。(然必與温補之藥同用。方有此效)此病原無此症。故不用白芍。至黃耆在原方中。原以痰飲既開。自覺氣不足者加之。茲則開始卽重用黃耆者。誠以寒飲固結二十餘年。非有黃耆之大力者。不能斡旋諸藥以成功也。

效果 連服四五劑。呼吸卽覺順適。後又照方服七八劑。寒飲消除。喘證全愈。一二豎經驅逐。竟歸於無何有之鄉矣。

▲壯熱便結

趙友如 住鎮江張飯店巷

病者 張左年四十二歲。浙江甯波籍。業任小碼頭。

症象 壯熱不退。汗多口渴。大便旬餘未解。苔黑生芒刺。兩脉洪數鼓指。

原因 一妻一妾。不謹房幃。復感春温。又誤服辛温疏表。以致病日加甚。已延半月。

診斷 陰津被刼。症勢垂危。非大劑滋陰養液。清熱滌腸。恐難有濟。

療法 擬投增液承氣法。重用生地玄參麥冬爲君。以滋水養陰。合大承氣以急下存津。此亦破釜沉舟之意也。

處方 鮮生地 五錢 京玄參 六錢 大麥冬 四錢 生錦紋 三錢
炒枳實 錢半 川厚朴 錢半 淨芒硝 錢半(冲)

二診 一劑大便通潤。熱渴亦減。險象頓除。可望漸入坦途。

二方 鮮生地 五錢 大麥冬 四錢 杭白芍 二錢 阿膠珠 三錢
生甘草 錢半 郁李仁 三錢 肥知母 三錢

三診 二劑。熱渴均愈。惟胃陰未復。須顧正氣。

三方 南沙參 四錢 鮮生地 五錢 大麥冬 三錢 肥玉竹 三錢
杭白芍 二錢 生甘草 錢半 細川斛 三錢 廣橘白 錢半

效果 四劑後全愈。

第一卷　第九十七號

HYGIENIC WEEKLY

衛生報

衛生報館發行

館址
上海浙江路
清和坊對過

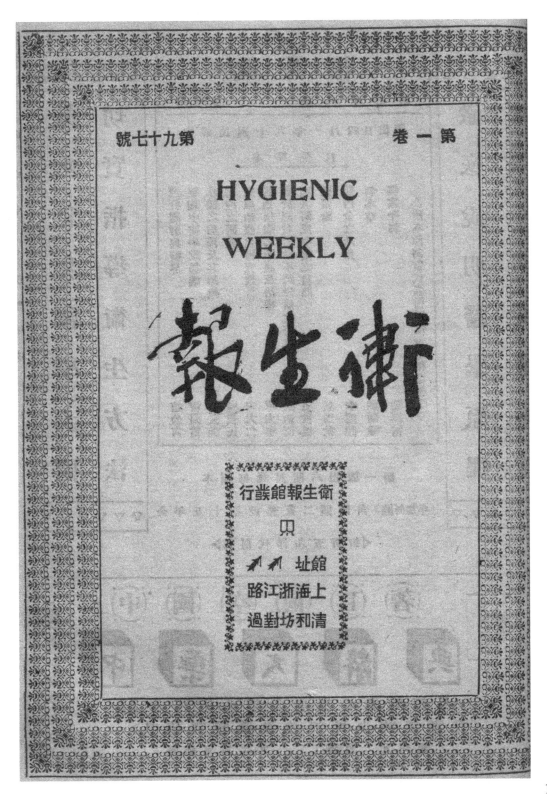

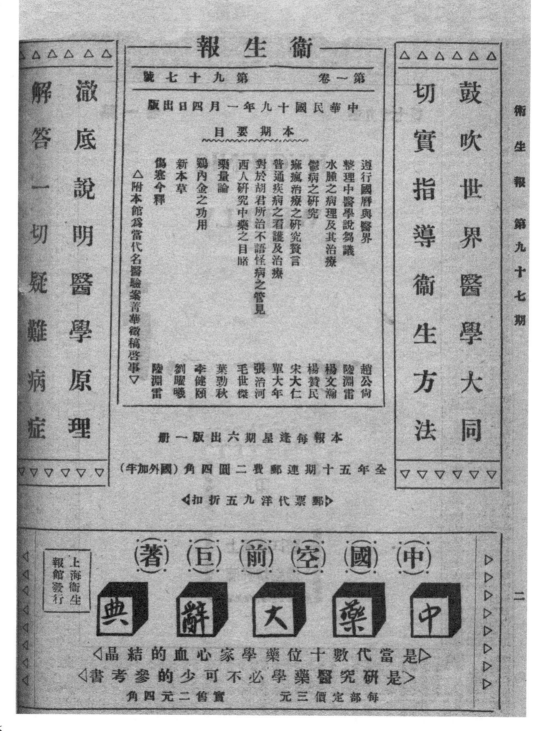

鼓吹世界醫學大同
切實指導衛生方法

衛生報

第一卷 第九十七號
中華民國十九年一月四日出版

本期要目

△附本館爲當代名醫驗案菁華徵稿啓事▽

徹底說明醫學原理
解答一切疑難病症

本報每逢星期六出版一册
全年五十期連郵費二圓四角（國外加半）
◁郵票代洋九五折扣▷

遵行國歷與醫界

褚公尙

光陰如梭。眨眨眼又是十九年度的新歲時節了。人們到了歲朝的時候。不期然而的總有一番大地春回萬象更新的意興。可是我國的歷史太悠久。相沿相習的舊觀念太深刻了。廢舊歷改國曆。當民國元年臨時政府時。早已頒布天下。無奈人民狃于積習。致未遵改。今國府重申舊令。事在必行。我人因無所再爲論列了。竊嘗深致我人不能立遵國令廢舊從新。我醫界未有嚴明之言論。要亦不能辭其咎。當舊曆新年之際。一般人認爲正當消遣新年點綴者。賭博也。狂遊也。飲啖也而已。熟知傷身喪神。遺反衛生之要旨。莫此爲甚。我醫界亦曾有起而深辯之乎。正當消遣者。正人人所宜有。正所以調節精神。不致偏勞。醫者之天職。不僅僅在人們疾苦時處治湯藥。尤須領導一般人于康強。指示攝衛方法。校正謬悞積習。音樂也。國術也。不特可以排遣良辰。陶冶性情。鍛煉體魄。其對於人類生理之體功。功力之偉大爲如何耶。今當革舊布新。萬民更始之際。醫界亟宜倡導之。校正之。以正當消遣法以替代相沿相習之惡習。人民既免傷身之由。醫界亦盡應盡之責。蚩蚩者氓。莫知順逆。賭博飲啖之風既革。則遇舊曆新年亦無所用其表示矣。

整理中醫學說芻議

陸淵雷（上海國醫學院）

△當以傷寒論。金匱要略。肘後方。千金方。外臺秘要。本草經。名醫別錄等方書藥書。爲主要科目。

△不當以素問靈樞八十一難等議論之書。爲主要科目。

△當根據科學。以解釋醫理藥理。

國醫之勝於西醫者。在治療。不在理論。素靈（卽內經）八十一難（卽難經）等理論之書。多出於古人之懸揣。不合生理解剖病理。時醫不察。尊奉之。以爲醫學之根柢。自招物議。引起廢止中醫之危機。此大不智也。惟經方自傷寒論金匱要略。以至宋之局方。皆憑證候以用藥。無空泛之理論。本經別錄言藥性。亦但言某藥主某某諸證。皆由實驗。無悠謬空虛之論。金元以後。始采素靈之說。以解釋病證方藥。此實中醫學之墮落。不可從也。上年夏間。總聯合會開教材編輯委員會。敝院代表主張將素靈諸書作爲參考研究之書。在醫校後學年內酌量講授。不作主要課。而在會諸君爭持甚力。不蒙采納。竊謂此種主張。雖若驚世駭俗。實有極充分之理由。關係學說之標準。卽關係中醫之存亡。不憚辭費。臚陳於後。倘蒙贊許。則中醫藥前途幸甚。

素問之書。隋唐以前醫家。殊不甚措意。外臺博引諸經方之論。無有據素問以立說者。注釋素問之人。隋之全元起。唐之王砯。最著。而歷代目錄。並無二君之方書。知二君非醫家矣。故隋唐以前醫家。皆不講素問。講素問者乃非醫家。由是言之。素問本非醫書。較然明矣。特其書多涉醫事。故漢志列入醫經耳。然史記倉公列傳。載倉公受師於公乘陽慶。其書有上下經。五色診。奇咳術等。今考倉公醫案中所引。皆非素問之文。倉公少而喜醫方術。及見公乘陽慶。陽慶謂倉公曰。盡去而方書。非是也。夫素問之書。固出倉公之前。安知非倉公所素習。而陽慶所盡去乎。且中醫學之大體。在於湯藥治病。素問空論。於湯藥殊無關係。習醫但求能用湯藥。雖不讀素問可也。或有爲素問訓詁疏通。亦不過講明古書。非可施諸實用。譬如管子爲政治書。然講管子者。不可以爲政治家。墨子多論機器。然講墨子者。不可以爲工程師也。至於五運六氣之說。最受西醫攻擊。其說乃出於天元紀等七篇大論。此七篇者。王砯所補入。又非素問原書。時醫反鍥而不合。至死不肯放棄。自招攻擊而不悔。此則讀書不明源流本末之過也。靈樞尤晚出。不與素問同時。其書專論鍼刺。或以爲依傍甲乙經以僞撰。八十一難論脉法。本爲解釋素問。而時與素問抵牾。其爲僞書。久有定論。二書又皆非素問之比。就書籍源流上考之。此等書。不當采爲醫校教材。亦已明矣。大論(傷寒論)要略(金匱要略)諸書。則異於是。例如頭痛發熱汗出惡風。桂枝湯主之。今試用桂枝湯於此等病。如響斯應。夫醫家之目的。治病而已。病已治。則不言其理可也。經方但言某方主某某諸證。而未嘗言其理。非不欲言。在當時之知識。其理有未可知也。後之人智不足知。而不肯自居於不知。於是援靈素以爲解釋。乃謂風傷衛。榮弱衛強。桂枝湯調和榮衛。(榮衛之說。出自靈樞。大論言榮衛者三數條。詳其辭氣。皆是叔和。非仲景之舊。)又謂風邪傷人。桂枝祛風。是一病一方已有二解說矣。又有引天元紀之文。主水本寒標熱之說者。則尤荒誕不可究詰。試進而問之。榮是何物。衛是何物。榮弱衛強。何故致頭痛發熱汗出惡風。桂枝湯又以何種作用而調和榮衛。若謂爲風邪。則無人無日不吹風。何以他人不病。而此人獨病。桂枝又如何祛風如此追問。吾知其必瞠目不能答。即或引素靈以強答。亦但以糊塗理自解糊塗話。愈解愈糊塗而已。夫經方治病。明白了當。事實昭然。本可取信於世界。今乃引素靈以糊塗之。以自取滅亡。是誰之過歟。就學興亡上言之。素靈諸書不當采爲教材。不更明乎。

今試舍素靈。以今日之科學知識爲解釋。則其理明白切實矣。蓋淺層動脈充血。故脈浮而發熱。汗腺分泌過度。故汗出。皮膚上之汗液。遇風而蒸發。蒸發必吸收熱度。故惡風。桂枝湯之主藥爲桂枝芍藥。桂枝之主成份爲揮發油。揮發油能刺激脈管神經。以整調脈液之流行。芍藥之主成份爲安息香酸。安息香酸能刺激痙攣中樞。故能收斂血管。桂枝氣厚則外達。芍藥氣薄則內行。人體之常理。一部份血管弛緩而充血者。他部份必血管收縮而貧血。桂枝證。淺層血管弛緩。知其深藏血管必收縮。用桂枝以整調深層血管。芍藥以收攣淺藏血管。則肌表之充血自平。發熱自止。汗液亦不復漏泄矣。似此解釋。處處近情着理。有科學實驗爲根據。雖令黃髮碧眼之醫博士聞之。亦當心服首肯。何苦爲素靈作忠臣遺民。抱殘守闕。自取滅亡哉。

敝院同人。苦心研究。所務功課。大抵類是。竊以爲整理學說。發揚中醫。舍此當無他法。同人犧牲一己之私利。爲中醫界闢坦途。自問當無罪於天下。豈知二三醫人。狃於見聞。排除異己。毀謗破壞。無所不至。或謂敝院不中不西。非驢非馬。或謂敝院能空談。不能實用治病。甚則謂敝院不能勝西醫之壓迫。俯首乞降。賣國求榮。爲中醫之罪人。夫敝院淬厲自新。亦欲爲中醫張皇學術。存亡絕續耳。若使素靈爲己是。舊說爲已足。則彼二三醫人者。固守篤信。亦既有年。何致受西醫攻擊。岌岌而不能自保哉。己則不能。而忌他人之能。爲中醫之罪人者。果誰歟。更有一事。須辨明者。敝院宗師仲景。實用經方。而時人或謂仲景北方人。其法不可以治南方病。或謂古法不宜於今人。不知仲景爲湼陽人。漢之湼陽縣故城。在今河南鎮平縣南。地瀕白水。白水南流入漢。漢南流入江。以山河兩戒言之。其地在北嶺之南。長江流域。實非北方。况仲景爲長沙太守。即今湖南省城。更在大江以南乎。若謂古法不適於今人。不知漢末至今不足二千年。造化之運行。二千年曾不能以一瞬。而謂古法不適於今人乎。且時醫不能用仲景方。則謂之北人。謂之古法。及其書方立案。又喜引素靈以自重。不知軒岐史迹。遠在幽燕。年代且四千餘載。軒岐之於仲景。孰北孰南。孰近孰遠。可謂自相矛盾者已。日本復興漢醫。一以仲景爲宗。上不取軒岐。下不取劉李張朱。至於葉天士吳鞠通之徒。更未嘗一掛齒頰。我中土醫人。昧於決擇。亦可以借鏡而自鑑焉。

故敝院所主張之教材標準。人物則仲景。書籍則傷寒金匱附後千

金外臺本經別錄。方法則科學。敬獻芻蕘。佇候　明敎

水腫之病理及其治療

楊文瀚

天下之事。决無盡善。中醫說理欠缺。西醫治療亦欠妥。憑中醫簡奧難解。據西醫則又多疏漏。竊欲研究水腫。求澈底之明瞭。則須據西醫之病理。考國醫之治療。非此二者並參。不能解决以判定之也。據生理學上。如毛細血管漏出之液體增多。則淋巴管之吸收還流亦當旺盛。藉以維持平衡。始爲生理之常態。若毛細血管之漏出液體增多。而淋巴管之吸收還流反減少。因之必停留於組織。或體腔中。發生生理異常之變化。此管濾出液所停瀦。無論其全身、局部、內臟、肌表、西醫概稱之爲水腫。國醫則不然。却分痰飲、水氣、濕、三大綱。其中分析。痰飲則別爲四。即痰飲、懸飲、溢飲、支飲、而水氣又別爲五。即風水、皮水、石水、正水、黃汗。細察其証狀。停留於體腔中者。即古人所謂之水飲。其瀦積於組織者。即古人所謂之濕。然論水腫之原因。則國醫嘗不逮西醫者甚遠。國醫向以六淫七情。爲疾病之絕對根源。似偏重於氣化方面。故常受西醫之攻擊。緣西說水腫雖認爲毛細血管濾出淋巴吸收之變化。且又從其發生不同上。分出五種原因。且皆有所根據、如下列數端。(1)因神經刺激興奮。血管擴張與皮充血併發充血性水腫。(2)因心瓣膜病。代償機能障礙。所起之全身鬱血。或局部之鬱脈閉塞。所起之局部鬱血性水腫。(3)因各部之還流障礙水腫。(4)因毛細管分泌亢進之水腫。(5)因組織缺損壓迫消失而生塡充性水腫。以上條目縷晰。雖非國醫所能企及。然其治法。豈望國醫之項背哉。所謂截長補短。極舉術之能事。吾雖泰其原因。至其治法。愚却不敢從同。茲節明其原委。當知愚言爲不妄也。

諺云。伐木者必先伐其根。導水者必先浚其原。治病又何獨不然。常觀西醫治水腫。每多無效。結果不良。殊不知其治法。只治其標。不治其本。不論孰實孰虛。動輒打針放膨脹之水濕。水去則腫退。那知見效於一時。遺患於無窮。要知腔洞水臟。則淋巴管必被擠壓。而不能舒展淋巴管。此爲水之來源。管內既被擠壓。祇須腹有微孔。即向外排泄。故治水腫不打針則已。一旦打針。則存留於體腔中之水。因藉此孔流出。雖能取效於當前。但不久淋巴管因初受壓迫。管中壓力必增高。一見四圍鬆懈。仍不絕濾出。體腔仍受水液。腹亦凸出如故。若再三刺之。其勢必較前更猛。猶之洪水決堤。堤穿小孔。即須設法阻塞。反仍因循聽其自然。則經此洪水奔瀑。無不由小而大。而至破堤之憂。且人身之水。本自有限。經此數次放出。鮮有不虛涸竭之患。况後此孔愈出愈甚。隨成一往不收之局矣。緣人身之排洩道路。本有一定。且皆有很完善之組織。或有神經司其開闔。今所刺之孔。既無組織。又無神經。惟有任水之奔潰。往往一月半月之後。正氣因此暴脫。焉有生存之日哉。故國醫之治療水腫。則有發汗健脾利小便種種之辯別。如水液浸潤於皮下組織。則用發汗之法。令液體由汗腺蒸發於外。若因器官之薄弱。治以健脾爲法。但古書之脾字。非今之生理病理脾字可比。須知古時之脾字。乃指各器之吸收作用。健脾係催促吸收機能亢進。使水分不致停聚也。故吾人對此分別。當加之意焉。其他因腎臟病水腫。水分之排泄不循常軌。則用利小便一法。另外尙有金匱痰飲咳嗽篇之十棗湯。其主治症狀。爲下利嘔逆。心下至脅痞滿硬痛。頭痛氣短。汗出不澈。根據以上症狀用之。雖猛烈又何足畏。近人因畏其猛而棄之不用。實違古人立方之學理矣。究以上觀之。可知古人全依實驗之證狀。倘能得如此之效、今西醫雖有精詳之生理病理。而對於治療尙無一澈底之研究。仍頭痛治頭。脚病治脚。不殊不值識者一笑耳。然則論治療不得不讓我國醫高出一頭也。

鬱病之研究

楊贊氏

鬱之範圍最廣。而治亦最難。凡外感六氣。內傷七情。皆能令人成鬱也。外感者。如傷寒之邪。鬱于衛。鬱于榮。或在經。或在腑。或在臟。又如溫熱暑濕之蘊蓄三焦。瘟邪之客募原。風寒濕三氣雜至而成痺症。是皆所謂外感之鬱也。內傷者。情志不遂。七情過用。有以致之。如怒傷肝。思傷脾。喜傷心。憂傷肺。恐傷腎。以及二陽之病發心脾。有不得隱曲。傳為風消。及喻氏所謂脫榮失精之類是也。總而言之。鬱也者。結聚而不得發越。當升不升。當降不降。當解不解。當變化不變化。所以傳化失常。而鬱症成矣。內經論鬱有五。而歸于五運之氣。太過不及。遂有勝復之變。其說渺茫無稽。後人謂鬱有六。卽氣、濕、痰、熱、血、食也。氣鬱者。胸脇疼。濕鬱者。周身疼。或關節痛。遇陰寒卽發。痰鬱者。動則氣喘。寸口脈沉滑。熱鬱者。昏瞀。小便赤。脈沉數。血鬱者。四肢無力。能食。食鬱者。嚥酸腹飽。不能食。左寸脈和平。右寸脈緊盛。此其大略也。

治鬱之法。或清泄上焦。與或宣暢少陽。或開降肺氣。通補脾胃。或宣通脈絡。用藥大旨。不外苦辛涼潤宣通而已。用苦泄熱。而不損胃。用辛理氣。而不破氣。用滑潤以濡燥澀。而不膩滯氣機。用宣通以開結痺。而不揠苗助長。隨其氣而調之。雖不中不遠矣。

鬱病最忌燥熱斂澀蠻補。除食鬱吐實以外。並忌放膽攻破。蓋凡鬱者。其氣未有不滯。氣滯久必化熱。熱鬱則津液耗而不流。升降之機失度。離絕菀結。五志生火內燃。其極也。遂傳為鬱勞關格等症。斯時速用宣痺解鬱之法。猶虞不及。況可妄施燥斂補澀乎哉。

若夫鬱氣着滯。或在形軀。或在臟腑。必有不舒之現象。氣本無形。鬱則氣聚。聚則似有形。而實無質。如胸膈似阻。心下虛痞。脇脹背疼。脘悶不食。氣瘕攻衝。筋脈不利。醫家不察。誤認為有形之滯。放膽用破氣攻削之劑。迨至治不應手。則以為假實之症。轉用蠻補。於是愈治愈劇。此不死於病。而死於醫矣。曷勝痛哉。

內經五鬱之治法曰。木鬱達之。火鬱發之。土鬱奪之。金鬱泄之。水鬱折之。王冰註云。達謂吐之。欲其條達也。發謂汗之。令其疏散也。奪謂下之。令無壅礙也。泄謂滲泄之。解表利小便也。所謂抑之。制其衝逆也。竊謂內經所云。似皆屬于形氣盛實之症。蓋內經五鬱。歸于五運氣化之勝復。可知其所謂鬱者。外感之鬱也。外感之邪。其來也暴。則正氣尚旺。不難以直捷手段。從速解決。若內傷之鬱。則當迎機順軌。游刃空虛。程功計日。祛邪養正。絕不宜加入絲毫霸道於其間。區區達之發之五法。能盡其情乎哉。

再論內經五鬱之治。王註亦嫌過簡。後賢王安道曰。木鬱達之。達者。通暢之也。如肝性急怒氣逆。胠脇或脹。火時上炎。治以苦寒辛散而不愈者。則用升發之藥。加以厥陰報使。而從治之。又如久風入中為飧泄。及不因外風之入。而清氣在下為飧泄。則以輕揚之劑。舉而散之。皆達之之法也。雖木鬱固有吐之之理。今以吐字總該達字。則是凡木鬱皆當用吐矣。其可乎哉。火鬱發之。發者。汗之也。升舉之也。如腠理外閉。邪熱拂鬱。則解表取汗以散之。（按王安道所指。乃風寒外感。若夫溫熱疫毒之症。清火之中。亦當兼用透發。）又如龍火鬱甚於內。非苦寒沉降之劑可治。則用升浮之藥。佐以甘溫。順其性而從治之。使勢窮則止。如東垣升陽散火湯是也。（按以此釋火鬱發之之義。太覺牽強。此陽鬱。非火鬱也。喻氏曰。有重陰覆其陽。火不得伸。或濕濕壅塞。或意志不樂。或脈弦數。四肢五心煩熱者。火鬱也。榮謂[illegible]濕主之。病去則已。此說較爲近之。」土鬱奪之。奪者。攻下也。刦而衰之也。如邪熱入胃。用鹹寒之劑以攻去之。又如中滿腹脹。濕熱內甚。其人壯氣實者。則攻下之。其或勢甚而不能頓除者。則刦奪其勢而使之衰。凡此之類。皆奪之之法也。金鬱泄之。泄者。滲泄而利小便也。疏通其壅也。如肺金爲腎水上源。金受火爍。其令不行。膹鬱而滲道閉矣。宜肅清金化。滋以利之。又如肺氣膹滿。胸憑仰息。非利肺氣之劑。不足以疏通之。凡此之類。皆泄之之義也。王註解表二字。於理未當。水鬱折之。折者。禦也。伐而挫之也。漸殺其勢也。如腫脹之病。水氣淫溢。而滲道以塞。夫水之所不勝者。土也。今土氣衰弱。不能制之。故反受其侮。治當實其脾土。資其運化。俾可以制水而不敢犯。則滲道達而愈矣。或病勢旣旺。非上法所能遽制。則用泄水之藥。伐而挫之。或去菀陳莝。開鬼門。潔淨府。三治畢舉。迭用以漸平之。王氏所謂抑之制其衝逆。正欲折挫其汎濫之勢也。然不審病者之虛實遠近深淺。雜焉而妄施之。其不傾踣者寡矣。

按王安道之論。雖間有不當之處。然其詳且悉。蔑以復加。學者倘能于此致意。並參以上內傷諸法。則準酌病情。宜急宜緩。自然胸有定見。而不至僨事矣。

癩瘋治療之研究贅言（續八十九期）

宋大仁

癩瘋一症。蔓延甚廣。非獨我國有之。其他各國。如日本、印度、南洋羣島、墨西哥、南美、亞非利加、諾威、瑞典、芬蘭、俄國東海沿岸、地中海沿岸等地。流行頗衆。患者一生幸福。剷削殆盡。如受最慘酷之罪刑。故又稱之爲天刑病。(Aussatizig) 言之令人寒噤。余研究此病。轉瞬十有餘年。探求古籍與新法。一得之愚。臨床施治。尙覺滿意。深知古來治瘋方書。雖汗牛充棟。然多是東抄西襲。對於原因、症狀、診斷、治療。不一其說。究無系統。非經科學整理與研究。莔莠莫判。更或言過其實。用之反受其害。（如敗胃、手足不能移動、炎灶增劇、中毒、死亡等。）故必須診斷眞確。始可用藥。（如與白癜瘋、汗斑、花斑癬、先天的剝色、他種的周圍神經炎、脚氣病、酒精、砒石毒、脊髓空洞病、梅毒等之分別。）若差之毫釐。則謬於千里。上期本報。余所論者。乃治法概論。不過治法中之一法。與陳君討論。非爲道外人道也。讀者不察。紛紛詢問。而症狀診斷。尙未認淸。妄欲按方施治。以藥試病。其弊與求仙方等矣。余前已將此症之詳細症狀、診斷、中西治療方法。並附以驗案。著爲專書。本欲發表。但友輩輾轉借閱。尙未歸還。一俟修正。即可出版也。新出各種西藥。如‘‘Hyrganol’’，‘‘Krysolgan,’’‘‘Antieprol,’’等余亦嘗用之。各有相當効力。而最近印度加耳各搭成。熱帶藥物學校。所用之‘‘Ethyl Ester of Hydnocarpus oil確有偉效。附誌於此。以告研究新醫同志諸君。

普通疾病之看護及治療

單大年

治療乃專門之學。非一知半解者所能從事焉。顧疾病有發於倉猝。而不克待醫生之至者。有所居較遠。而醫生不能速之即來者。病者或疼痛不可言喻。或性命懸於呼吸。家人若不知治療法大要。則臨時手足無措。雖中心憂急。亦何補於事哉。爰搜集普通急病之治法若干條。以備採擇焉。

一、中風　宜臥病者於靜室。弛其衣領。使其頭部稍高。同時又必用冷水或冰囊冷其頭部。以助血液下行。一面仍應速請醫師診察。

二、卒倒　此病發時。宜使病者安靜仰臥。頭部稍低。弛其衣領及腰帶。灑冷水於其面部、胸部。再以布片蘸烈性之酒。納其口中。又取阿摩尼亞少許。近其鼻使嗅之。卽能醒覺。

三、疼痛　以下所舉各種疼痛。祇屬於內科之一部分。非外傷之疼痛也。

(1)頭痛　普通處置之法。可用薄荷油。或薄荷精。製成之錠。塗擦前額部。且使靜臥。臥時宜察其面色。色赤者當高其頭部。色青者當低其頭部。並飲葡萄酒少許。

(2)心痛　患此症者。當令安臥靜室。弛其衣服。胸部貼芥子泥。手掌足蹠。俱溫以熱湯。或灑冷水於顏面。更飲葡萄酒少許。

(3)胃痛　患此症者。當懷爐於胸。以溫胃之部分。其痛自能漸止。蓋却冷爲胃痛第一良方也。若口吐酸水。可用重炭酸鈉三分。以溫水一杯冲服之。

(4)神經痛　此症當溫其疼痛之部分。然治療非易。仍以延醫診治爲宜。

(5)痛經　此症當以絨布纏腹下部。用懷爐溫之。夜間須注意。勿令冷却。每日兼以溫湯洗下半身。更有效。飲料以用溫者爲良。

四、出血　此所謂出血。乃身體中之出血。非創傷時出血也。茲各因其出血之處。而略舉如下。

(1)鼻血　當使靜臥。高其頭部。速解頸項間之紐。鼻上使冷罨法。或以冰冷之。若仍出血不止。則用潔淨之棉絮。蘸白礬水塞鼻孔。

(2)咯血　患此症時。當靜臥於高而冷之室中。解鬆衣服。覆以輕被。更取食鹽一茶匙。冲冷開水一杯飲之。

(3)吐血　宜靜臥。外貼水囊於胃部。內飲冰水等寒冷之物。

(4)腸出血　宜速令安臥。而飲以適量之冷物。若其血液色赤。則出自腸管下端可知。是宜以木棉等物塞之。

五、感冒咳嗽　治法宜內服薄荷、紫蘇葉浸劑。外用芥子泥熱湯濯足。使之發汗。於一二時間多穿衣服。而避冷風。其疾自愈。

六、齒病　通常之齒痛。可用芥子泥貼於耳後。而以微溫湯含漱之。若係齲齒。則齒間有小孔。可用消毒棉蘸樟腦酒。或蘸極稀薄之石炭酸水(百分之五)塞之。倘係齒根膿潰。當時時用微溫湯或硼酸水含漱。如無效驗。須延牙科醫生治之。

七、眼病　每日用微溫之硼酸水洗之。宜避日光。

八、喉病　初起者須用硼砂水或食鹽水常常含嗽。重者須速延醫生治之。

九、熱病　普通治法。初起時用瀉鹽二三錢。以開水一碗冲服。或服一次。或連服二三次。務使腹中宿垢瀉淸。去其發熱之根。再用金雞納霜丸。每粒約二厘者。每日服三丸。或於發熱前四點鐘服之更佳。每日早晚須注意病人之體溫。用寒暑表測之。則較有把握也。

對於胡君所治不語怪病之管見

△見本報九十二期　張治河

黃君之病怪甚。而胡君之方亦巧甚。頗有研究之價値。錄呈管見。就政高明。

人之生理工作。玄妙異常。詳細述之。非千萬不可。若握要而言。則血管神經。兩原動也。(卽古人所云之「氣以煦之血以濡之」是也。)而兩者之中。又以神經爲主。(卽古人所云之。「氣爲血之帥」是也。)故吾人之言語動作。無不聽命神經。一部神經有病。則一部失其知覺運動。黃君不語。得之於誤服走方郎中之眼藥。則此藥性質燥烈。可想而知。必係喉頭聲帶。受其刺激。

中国近现代中医药期刊续编·第一辑

肌肉血管。以及末稍神經。始而麻痺。繼而癱瘓。以致言語機能。失自由也。病屬局部受累。未及中樞。所以其他動覺。未受影響。胡君之方。可謂巧妙之極。清熱以安腦。補血液以養神經。尤妙在蔓荆一味。引諸藥上升。爲之鄉導。此藥別錄。稱其能治頭痛腦鳴。目中出淚。可見其確有興奮腦筋之力也。此方藥理。却與西藥與柏泰純。不謀而合。與拍泰純。補腦劑也。係用補血補腦之所拉純。加以興奮腦筋之士的年而成。爲治神經性病唯一之聖品。西醫界用之甚多。

西人研究中藥之目睹

毛世傑

余業西藥有年矣。耳所聞者西藥也。目所觸者西藥也。功效如神者固屬不少。昧良欺人者亦在所都有。良以西人治藥。以化驗爲根據。礦石草木。須經過試驗室精密之研究。方敢問世。其不效者則不肖之徒。從中冒牌混售之故也。中藥則不然。祇憑經驗而已。所謂經驗者往往限於一人一地。從未有確切之統計。故有時常不能推之四方而皆準。K君行中洋經理之長子也。與余頗稱莫逆。識漢字。通漢學。嘗就余而切磋焉。時手執本草綱目一書。反復探求。頗感深趣。有時就中藥舖購取若干藥材。返宅中從事化驗。用以排遣意良得。著有『漢藥心得』一書 The Mastery of Chinese Madicine 將來擬帶回國。其治學之專誠。良足欽佩也。月之六日。與其友自日本返。途中冒寒。咳嗽甚烈。凡行中所有之咳嗽藥。飲服殆遍。卒無一效。K君苦之。屬余訪購中藥。奈市上咳嗽之藥過多。莫所適從。不敢舉對。某夕于倚虹樓席上遇大晶報主筆老友馮夢雲君。偶以相詢。馮君以國貨製藥公司之益肺片告。渠謂親曆試服。確有實效。乃市二瓶返。余促其化驗以覘其成分。K君依余試之。確爲肺病良品。毅然服之竟得獲痊。於是K君信仰中藥之意益堅。研究中藥之熱忱更切。渠謂余曰。『一大好中藥。少有人爲之提倡惜哉。』余學無專長。依人作嫁。聞之不禁赧然。

藥量論

葉勁秋

藥物者。得天地之偏氣。寒熱之性過甚者也。人身氣血不和。須以偏勝之物酌盈劑虛。性愈烈者收效亦愈速。故毒物者皆藥物也。無毒之品。曷足以治病。顧藥物之毒力。強弱不等。故用藥者又須測準各個藥物之用量。惟疾病有重輕。藥用有多寡。是以各藥又須明定普通量、極量、中毒量、致死量。欲明中毒量與致死量者。須先明普通量之標準。普通常用之分量。而至於極量。是吾人用以治病之準則也。若夫超越極量以至於中毒。逾中毒量而至於致死者。皆非治療疾病之法則。西醫各藥皆已明白規定各量。行之久矣。而我中藥迄今尙未規律定式之用量。所以較有毒性之藥物。醫者不敢下筆。病者聞之驚駭。因此不死不生之藥方。風行全國。根本學術於以日退。甚至附子大黃石膏麻黃等品。輒多視爲毒劑。或經采用。偶生病變。人都誹議之。要知純粹毒藥。未逾極量。斷不致發生重大變化。未逾致死量亦不致畢命。中毒量者卽過於極量。其所起之變化。每有發心窩苦悶。嘔吐。泄瀉。頭目暈眩。或腹痛脹。便秘。眼睛閃爍。利尿變常。知覺運動障碍等種種之症狀。是在所受中毒分量之多寡。以爲中毒藥品之差異。故其所發之症狀。亦各有不一定之特徵。不能以一概論之也。致死量者。卽超越中毒之大量。故其所起之症狀。有非常劇烈之變化。有傷害神經臟器血液。與週身要害之生機。終至百體功用靜止以致於死亡。則因用此藥劑過大分量而致死。故曰致死量。再不論何藥其分量至某定數以下。卽不及用量便無作用。其量愈增。作用愈大。爲治療疾病鄭重生命計。其分量不可過多。茲將我中藥之已經東鄰標定用量。通行該國者。錄述如下。（未完）

鷄內金之功用

李健頤

本草備要云。『鷄內金。卽鷄之脾。能消水穀。除熱止煩。治膈噎反胃。小兒食瘧等症。』考鷄內金。含有胃酸。及百布聖。胃酸卽胃中天然之酸素。胃臟之強弱。與酸之多寡有關係。百布聖。爲健胃助消化之聖藥。然二質相合。故消化之力宏著。鄙人治小兒胃弱疳積之病。常用鷄內金。用米微炒。同淮山藥蘇芡實炒麥芽白糖等研末飯熟。滾水冲食。最有奇效。去年平潭有張姓者。年四十餘歲。患膈噎之症。數月之間。病勢垂危。諸藥罔效。余連治月餘。亦將束手。最後想出一法。用鷄內金米糠二味。煎湯常飲。一月零。果然病魔退舍。蓋膈噎之病。是因胃酸。及胃液缺乏。消化遲滯所致。鷄內金能補胃酸。米糠有健胃液。夫胃酸胃液充滿。則胃之運動猛撓。消化之力強健。而膈噎之病立瘳矣。

新本草（續）

劉曜曦

（黃連）黃連能醫消化不良。輕度黃胆。胃痙及諸種下痢等症。苦魯其氏於慢性胃腸炎時特賞用之。意大利人則謂能消脾腫。汽山氏則又認此爲霍亂之特效藥。高橋氏則多用之以治腸炎。總之黃連確具有一種之抑制發酵作用。及腸收斂作用也則明矣。據近藤氏之研究。此黃連殊無解熱作用。（氏只就有無解熱作用研究之）

（麻仁）便祕。難產。（瘋犬咬傷）月經過多時可以用之。

（麻黃）長非氏於麻黃中發見植物鹽基一種。名之曰爲發汗藥之最良品。就高橋。猪子等之研究。麻黃能刺戟瞳孔散大神經末端。或瞳孔散大筋。故此麻黃又有散瞳之作用。此外佐藤氏又試之於慢腎臟炎病者時。此麻黃又具有一種利尿作用。厥後天津。久保田社諸人。又詳細研究之。其結果則謂就藥理上言之。對於血管有收縮作用。（能強心）對於滑平筋臟器則刺戟交感神經之末稍。對於一般之筋肉則有麻痺作用。據近藤氏之解熱力之研究。則謂此麻黃。殊無若何之解熱作用之可言。

（鹿角）鹿角內只含有石灰質及膠分。並軟骨素若干。故只可用之爲強壯藥殊無大效。

（鹿角膠）其用與鹿角同。

（商陸）初檻村氏試之於水腫而收效。厥後。山龍堂病院試用之。在其試用之二三年之結果。則此商陸確具有醫治脚氣慢性腎炎。水腫。腹水。心囊水腫。胸水。腹膜及肋膜之滲出物心臟病及肺氣腫之水腫。並血行不調之水腫等。而尤以脚氣時用之。無論其有無水腫均能增加尿量。而減輕其各種症候也。再用此藥時。絕無引起心臟機能障礙。損害消化機能並引起神經症狀等弊。卽腎臟炎時用之。蛋白亦絕不增加也。以上商陸之能收效者。蓋因其能刺戟血管運動中樞而令其血壓增進。因之尿之分泌強大故也。但有時須連用數日後。乃能收效。須知之也。商陸之主要成分水不能溶解之故也。

（常山）常山屬於芸香科植物之一。由此常山所抽出之結晶體。其性狀與鹽酸無異。丹波氏瘧疾時用之每收效。

（曼陀羅華）乃朝鮮牽牛花之葉及其種子也。其有效成分爲其葉。子均能治喘息。痙攣性咳嗽。此外對於神經痛梅毒。癰腫。痛風等亦稍有效。昔時日本之業外科者又用此爲麻藥。

（未完）

傷寒今釋（續）

陸淵雷

汪氏云。神亡論常器之云。可與小半夏湯。亦與半夏乾姜湯。郭白雲云。活人書大小半夏加茯苓湯。生姜半夏湯。皆可選用。丹波元堅云。此證蓋橘皮竹茹湯。或千金竹葉湯之類。所宜取用。如單從驅飲。恐不相對。案丹說是也。橘皮竹茹湯係金匱方。竹葉湯見千金第十卷。云治傷寒後虛羸少氣嘔吐。其方卽竹葉石膏湯去甘草也。

太陽病。吐之。但太陽病當惡寒。今反不惡寒。不欲近衣。此爲吐之內煩也。

金鑑云。太陽病吐之。表解者當不惡寒。裏解者亦不惡熱。今反不惡寒不欲近衣者。是惡熱也。此由吐之後表解裏不解。內生煩熱也。蓋無汗煩熱。熱在表。大靑龍證也。有汗煩熱。熱在裏。白虎湯證也。吐下後心中懊憹。無汗煩熱。大便雖鞕。熱猶在內。梔子豉湯證也。有汗煩熱。大便已鞕。熱悉入府。調胃承氣湯證也。今因吐後內生煩熱。是爲氣液已傷之虛煩。非未經汗下之實煩也。已上之法。皆不可施。惟宜用竹葉石膏湯。於益氣生津中清熱甯煩可也。

病人脈數。數爲熱。當消穀引食。而反吐者。此以發汗。令陽氣微。膈氣虛。脈乃數也。數爲客熱。不能消穀。以胃中虛冷。故吐也。

發汗過多。或不當汗而汗之。體溫放散。爲陽氣微。內臟者體溫之策源地。內臟之溫隨汗發以浮越於表。則表熱裏寒。表熱故脈數。裏寒故膈氣虛。胃中虛冷。不能消穀而吐也。客熱猶言非固有之熱。膈氣指胸腹間之臟腑作用。

太陽病。過經十餘日。心下溫溫欲吐。而胸中痛。大便反溏。腹微滿。鬱鬱微煩。先此時自極吐下者。與調胃承氣湯。若不爾者。不可與。但欲嘔。胸中痛。微溏者。此非柴胡湯症。以嘔故知極吐下也。

和久田氏云。太陽病過十餘日。有柴胡證。則胸滿而心下溫溫欲吐。然胸中痛者。大便當鞕。今反溏。腹微滿。鬱鬱微煩者。此非病之自然傳變。必先自服藥極吐下。致氣逆而不調和也。吐後藥氣不盡。故溫溫欲吐。下後藥氣不盡。故便溏。且柴胡之滿爲胸滿。今腹滿而微煩。明是吐下後胃氣不調和。當與調胃承氣湯。此因腹滿微煩。故與調胃承氣。非因極吐下而與也。然此方可用於極吐下後。可知是調和胃氣之劑。非攻下劑也。但欲嘔以下。蓋注文誤入正文。

山田氏云。以嘔當作以溏。應上文之反溏也。過經謂表解也。言太陽病表證已罷十餘日。心下溫溫欲吐。胸中痛。大便不溏者。爲邪傳少陽。小柴胡湯證也。今其人大便反溏。鬱鬱微煩者。知醫先此時極吐下之故。極吐下。必用瓜蒂巴豆之類。故傷動腸胃。以致下利。然是藥毒未解之下利。非虛寒之下利。又非太陽病外證未除而數下之。遂致虛痛之下利。故與調胃承氣湯。以和其胃則愈。若不爾者。謂不因極吐下而有此證也。則是虛寒之溏。虛寒之腹滿。虛寒之煩。雖似柴胡證。而非實熱。其脈當微弱結代。不可與調胃承氣湯。宜以理中四逆輩溫之。若但欲嘔。胸中痛。微溏者。似柴胡湯證。而非柴胡湯證。以其大便溏。故知其極吐下。又知其非柴胡證也。

丹波氏云。王氏謂經文溫溫當作嗢嗢。此本於玉函。蓋溫溫與愠愠同。素問玉機眞藏。背痛愠愠。馬氏注。愠愠。不舒暢也。

脈經作温温。可以證矣。千金翼删若不以下三十字。柯氏逐從之。要之。此條極難解。

以上四條。論誤吐及嘔吐之證。

太陽病。六七日。表證仍在。脈微而沉。反不結胸。其人發狂者。以熱在下焦。少腹當鞕滿。小便自利者。下血乃愈。所以然者。以太陽隨經瘀熱在裏故也。抵當湯主之。

山田氏云。此辨太陽病有蓄血者。比桃核承氣湯證重一等者也。彼則小腹急結。此則小腹鞕滿。彼則如狂。此則發狂。彼則汗後。此則下後。自有差別。桃核承氣湯證。其血自下。其爲瘀血之病。不辨自明。此則血不下。故因小便利不利。辨其有無瘀血也。桃核承氣。主治傷寒病中熱邪結於下焦。其血爲之不行。滯而爲瘀者。抵當湯丸主治。其人素有瘀血。而熱邪乘之者。故陽明篇曰。其人喜忘者。本有久瘀血。宜抵當湯。此其別也。下焦本有積血之人。適病傷寒。熱乘瘀血。穢氣上乘於心。有使人發狂者。按劉向新序云。楚惠王食寒菹。得蛭。因遂吞之。腹疾不能食。令尹入問曰。王安得此疾。王曰。我食寒菹。得蛭。欲弗譴之。念其罪不行。是法廢而威不立也。譴而行其誅。則庖宰食監。法皆當死。心又不忍。故吾恐蛭之見。因遂吞之。尹令避席再拜而賀曰。臣聞天道無親。惟德是輔。君有仁德。天所奉也。病必無傷。是夕。惠王後出蛭。故其久病心腹之疾皆愈。王充論衡福虛篇云。蛭性食血。惠王心腹之積。殆積血也。故食血之蟲。死而愈積血之病。由此觀之。雖丈夫自古亦有積血之疾。然第婦人最多耳。言太陽病六七日。下之後。頭痛發熱惡寒等仍在。其脈沉而微者。當變爲結胸。大陷胸湯條云。血脈沉而緊。見結胸其脈多沉也。今反不結胸。其人發狂者。此爲熱乘其蓄血。試看小腹雖鞕滿。小便則快利如常。以此決爲蓄無疑。而可下之。何以知其經攻下。以仍在二字及反不結胸四字知之。下篇云。病發於陽。而反下之。熱入因作結胸。可見結胸必是下後之病也。再按傷寒下法種種。咸俟其表解。而後下之。今此條。表證仍在。而用下法者何。以其脈既變沉微也。若猶浮大者。未可下之。下條云。太陽病身黃。脈沉結。亦以脈沉而下之。

湯本氏云。罹太陽症。經過七八日。下之後。尚有頭痛發熱惡寒等證。加之脈沉而微者。由誤下而表熱內陷於下腹部。合素有之瘀血。而作內腹鞕滿。波及上部。使人發狂。其熱專迫血。若與水相結。則於上當爲結胸。於下當爲小便不利矣。且表證仍在者。徒存痕迹而已。餘皆陷入內部而合於瘀血之證。故用抵當湯下瘀血則熱亦隨泄。前證悉治。

抵當湯方

水蛭熬　蝱蟲各三十個去翅足熬　桃仁二十個去皮尖　大黃三兩酒洗

右四味。以水五升。煮取三升。去滓。溫服一升。不下更服。

本經。水蛭。味鹹平。主逐惡血瘀血月閉。破血瘕積聚。無子。利水道。蜚蝱。(即蝱蟲)味苦微寒。主逐瘀血。破下血積。堅痞癥瘕。寒熱。通利血脈及九竅。案本經所云。是二藥之效用略同。西人常用活蛭吮血。以消發炎症。日本猪子氏試驗水蛭之浸出液。謂可緩慢血液之凝固。然則抵當湯用此二藥。蓋取其溶解凝固之血也。柯氏云。蛭。昆蟲之巧於飲血者也。蝱。飛蟲之猛於吮血者也。茲取水陸之善取血者攻之。同氣相求耳。更佐桃仁之推陳致新。大黃之苦寒。以蕩滌邪熱。

本館編輯部爲

當代名醫驗案菁華……徵稿啓事

今日中國之醫學。紛亂甚矣。中西有爭。新舊有爭。學說派與實驗派亦有爭焉。究其實。醫爲實用之學。在實際。在實驗。彼此呶呶。我未見其有裨於實用也。凡能減少病者之苦厄。床第之呼聲者。則不論中西新舊。皆當尊之重之。宣之揚之。惟恐其法之或失。其法流傳之不廣。至其確能起死回生。則尤寤寐求之之不得。豈尚有摧之殘之。又須斤斤於中西新舊之名是別乎。我中華古國。歷史之攸久。礦植之富饒。冠絕寰宇。早爲世人所公認。其間自有不少奇草異卉。足供藥用。神技絕藝。巧奪天工。所惜自古學術。不尚公開。以致淹沒不彰。不爲世重爾。今本館以避虛就實起見。故有當代名醫驗案菁華之輯。專採中醫獨特之精神。以資治醫者之參攷。其所以借重當代者。則疑難處猶可函電往覆。解悞釋非。研習討論。以至於至善。古代醫案多矣。甚不難覆按。其如晦塞何。其亦能起地下古人而復加深辯之乎。深望當代碩彥。我道同仁。不吝珠璣。或已往或新近之各種驗案。多多賜敎。俾便專輯成册。亦整理中醫聲中之要圖乎。是爲啓。

當代名醫驗案菁華 投稿簡章

一、徵求期限以民國十八年十二月一日起至十九年一月底止。

二、醫案不論內科，外科，婦科，幼科，傷科，針灸科，等。皆須親自經驗。記載翔實。

三、醫案體例。請照方式舉例。或診務十分繁忙。無暇逐案分列。用叙述體亦可。

四、來稿字跡請勿潦草。些微之差。攸關生命。故須十分慎重。藥味不得寫別名或俗名。

五、來件請署名蓋章。並註明現在通信住址。

六、醫案一經登載。每千字奉酬抄費洋一元五角。選登兩案以上者。並奉贈本書一部。其採登多數者。自當從豐酬謝。以答雅意。

七、來件不論登載與否。概不璧返。

八、來件請寄上海浙江路清和坊對過衛生報館編輯部收。

驗案方式舉例

▲痰喘

張錫純（住天津東門中西匯通醫社）

病者　某左年四十八歲。住臺灣。

症象　每至霜降後。朝朝發喘。必屆巳時吐出痰飲若干始稍定。或飲極滾之湯。亦能咳痰飲數口。胸膈略寬舒。迄今念六七載矣。近用藜蘆散吐法及十棗湯等下法。皆出痰飲數升。證仍如故。金匱痰飲篇及寒水所關等劑。皆服過數十次。證亦如故。所服之藥。大燥大熱則可。涼劑點滴不敢下咽。若誤服之。卽胸塞氣急而喘作。須咳出極多水飲方止。小便一點鐘五六次。如白水。若無喘。小便亦照常。飲食無論肉味菜蔬。俱要燥熱之品。粥湯菜湯。概不敢飲。其病情喜燥熱而惡冷濕者如此。暑天稍安。

原因　據病者述。自二十歲六月。遭兵燹。困山澤中。絕飲食五日。夜歸家。急汲井水一小桶飲之。至二十一歲六月。遂發大喘。一日夜後。飲二陳湯加乾薑細辛五味。漸安。從此痰飲喘嗽。成爲痼疾。

診斷　此乃寒濕結胸之甚者。

療法　用黃耆以補胸中大氣。大氣壯旺。自能運化水飲。仲景所謂大氣一轉。其氣(指水飲之氣)乃散也。而黃耆協同乾薑桂枝。又能補助心肺之陽。使心肺陽足。如日麗中天。陰霾自開。更用白朮茯苓以理脾之濕。厚朴陳皮以通胃之氣。氣順濕消。痰飲自除。用炙甘草者。取其至甘之味。能調乾薑之辛辣。而乾薑得甘草。且能逗留其熱力。使之綿長。能緩和其熱力。使不猛烈也。

處方　生箭耆一兩　乾薑八錢　於朮四錢　桂枝尖三錢　茯苓片三錢　炙甘草三錢　厚朴二錢　陳皮二錢

說明　此方卽金匱苓桂朮甘湯加黃耆乾薑厚朴陳皮去芍藥也。原方之用芍藥者。因寒飲之症。有迫其眞陽外越。周身作灼。或激其眞陽上竄。目眩耳聾者。芍藥酸歛苦降之性。能收歛上竄外越之元陽歸根也。(然必與溫補之藥同用。方有此效。)此病原無此症。故不用白芍。至黃耆在原方中。原以痰飲既開。自覺氣不足者加之。茲則開始卽重用黃耆者。誠以寒飲固結二十餘年。非有黃耆之大力者。不能斡旋諸藥以成功也。

效果 連服四五劑。呼吸即覺順適。後又照方服七八劑。寒飲消除。喘證全愈。一暨經驅逐。竟歸於無何有之鄉矣。

▲壯熱便結

趙友如 住鎮江張飯店巷

病者 張左。年四十二歲。浙江寧波籍。典業。住小碼頭。

症象 壯熱不退。汗多口渴。大便旬餘未解。苔黑生芒刺。兩脉洪數鼓指。

原因 一妻一妾。不謹房幃。復感春温。又誤服辛温疏表。以致病日加甚。已延半月。

診斷 陰津被劫。症勢垂危。非大劑滋陰養液。清熱滌腸。恐難有濟。

療法 擬投增液承氣法。重用生地玄參麥冬爲君。以滋水養陰。合大承氣以急下存津。此亦破釜沉舟之意也。

處方 鮮生地 五錢 京玄參 六錢 大麥冬 四錢 生錦紋 三錢
炒枳實 錢半 川厚朴 錢半 淨芒硝 錢半(冲)

二診 一劑大便通潤。熱渴亦減。險象頓除。可望漸入坦途。

二方 鮮生地 五錢 大麥冬 四錢 杭白芍 二錢 阿膠珠 三錢
生甘草 錢半 郁李仁 三錢 肥知母 三錢

三診 二劑熱渴均愈。惟胃陰未復。須顧正氣。

三方 南沙參 四錢 鮮生地 五錢 大麥冬 三錢 肥玉竹 三錢
杭白芍 二錢 生甘草 錢半 細川斛 三錢 廣橘白 錢半

效果 四劑後全愈。

中国近现代中医药期刊续编·第一辑

第一卷　第九十八號

HYGIENIC WEEKLY

衛生報

衛生報館發行
只
館址
上海浙江路
清和坊對過

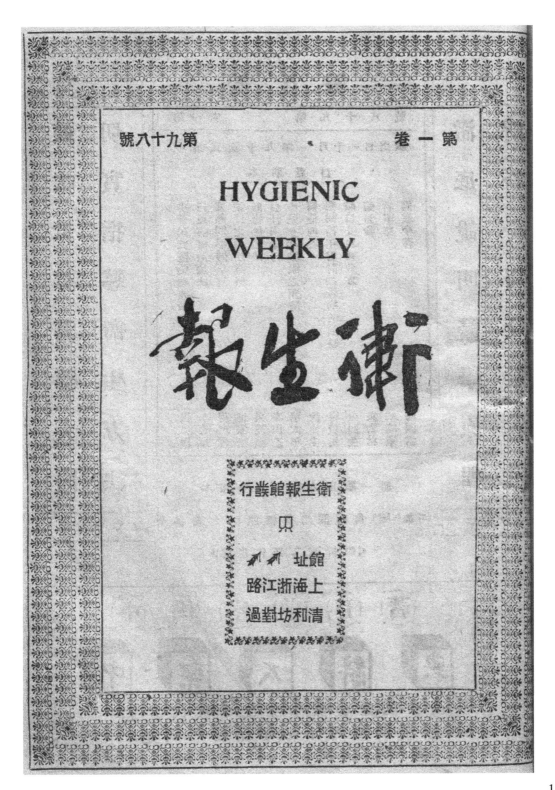

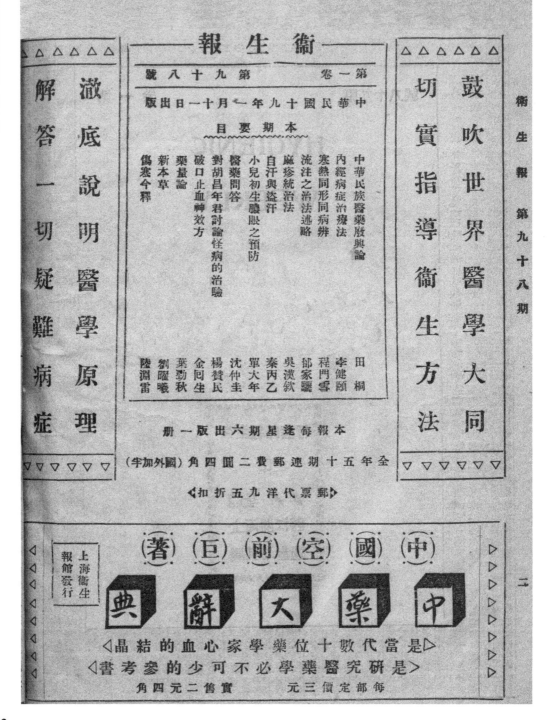

衛生報

第一卷 第九十八號
中華民國十九年一月十一日出版

本期要目

本報每逢星期六出版一册
全年五十期連郵費二圓四角（國外加半）
（郵票代洋九五折扣）

中華民族醫藥廢興論

田桐

孫公之言曰。五族共和。分裂之言也。謬妄之言也。旣謂之中華民國。其亦包含之種族甚多。當然謂之中華民族。試以中華民族之醫藥論。夫民族之生活狀態。何所見。第一步見之於食。第二步見之於衣。第三步見之於住。第四步見之於醫與藥。醫藥者。隨文明之進步而與之俱長。卽次於衣食住而爲人類生命之所必需者也。均是人也。甲民族與乙民族之生理不同。其衛生也亦自不同。均一民族也。上古之生理與今日之生理不同。其衛生也亦自不同。衛生不同。斯醫藥亦異。凡有蹄之動物茹素。有爪之動物茹葷。人之爲人。非具有蹄。乃具有爪耳。有生以來。乃與豺狼虎豹喜食動物者無以有異。惟繁殖旣速。逐漸而游獵矣。又逐漸而游牧矣。又逐漸而大農矣。又逐漸而小農矣。殘殺之性。日以減輕。一至農業繁盛之民。其茹素之日極多。茹葷之日蓋寡。此四期中。生理不同。衛生不同。其醫藥不同。夫何待問。不但時代有異也。卽同一時代。而四者亦並出焉。今之巴比倫人。婆羅洲之沙越人。斯里伯人。台灣生蕃。皆習游獵者也。哥撒克蒙古。皆習游牧者也。今之美國西部。東三省北部。皆習大農者也。俄國此次革命。其最大原因。不外由大農化爲小農之爭也。中國腹地。純爲小農。已經五千年於玆矣。此四者外。惟英國現象稍有不同。謂之游牧不可。謂之大農更不可。乃牧而不游。名之曰坐牧斯爲當也。何也。英國之地。除工廠而外。各以其所有者。圈之以爲囿。牧牛與羊而飼之。偏國中無耕者。名之坐牧。不亦當乎。職是之故。生活狀態不同。遂影響於生理衛生醫藥。今之言者曰。今日之世界。科學世界也。中國醫理。不合於科學之體。中國藥學。不合於科學之用。非根本廢除中國之醫藥。不足以謀進化而適合於科學。噫。爲此言者。殆不知進化爲何物。又不知科學爲何物。科學云者。物與物相値。有特別徵候。智者見之而加以修明。以貢獻於社會者之謂也。簡單言之。則曰碰彩。吾友馬君武恆道之。譬之瓦特發明蒸氣。以病中見鑪火煎水而起。牛董發明吸力。無意見蘋果落地。勢作孤形。華人發明火藥。乃入厠中以石擊壁爲樂。得暴裂徵候。因思取硝。諸凡此類。不可勝計。豈在歐人碰彩則謂之科學。在華人碰彩則不得謂之科學。歐人之歷史短。則其碰彩之時間短。歐人之國家小。則其碰彩之範圍亦小。歐人之人數少。則其碰彩之人亦少。且科學之發明。有已經定論者。有未經定論者。蒸氣之發明。已經明效大驗矣。至於吸力之說。西方學者。方經羣起而疑之。不但此也。昔時歐人以喜馬拉雅山爲世界之最高峯。近日有云喜馬拉雅山非最高峯。當居世界之第四位。第一高峯在赤道南斯里伯。昔時歐人以龍之爲物。爲中國人之理想神話。自巴拿馬開運河以來。發見龍骨。狀似華人之言。學者遂定斷龍爲古時動物。如在中國則漢時曾關渠發現。龍首渠因以得名。無俟今日也。昔時以地球爲橢圓形。近日又復疑之。昔時以龍之騰雲致雨爲荒誕之言。自近日德人乘飛機。見有動物在空中盤繞吐霧。及取機關槍射之。而人亡機折。乃疑空中有吐霧之物。昔時美國人以華僑食醬油乳腐。禁而投之。驗之。果有微生物。禁止入口。近日復見華人食之無病。再驗之。始斷定此微生物非害人微生物。乃益人微生物。復弛其禁。然則科學云者。有已經確定者。有未經確定者。不能以科學二字。卽可震而驚之。奉爲金科玉律也。且進一般科學而言醫藥科學。一般科學。適於所用之謂也。醫藥科學。適於療病之謂也。不但文明人有科學。野蠻人亦有之。苗人善製毒箭。亦苗人能治毒箭。苗人善放蠱。亦苗人能治蠱。不但野蠻人有科學。獸類亦有之。鹿性好淫。當春夏之交。牡鹿尤縱慾。因之奄奄欲斃。牝鹿含草藥以療之。見人奪之則自呑。不但獸類有科學。蟲類亦有之。恆見蜘蛛張網於屋角。蜂過則羅而捕之。迨蜂反抗。蛛亦受傷。徐徐而退。至於屋頂。尋嚼瓦松以自療。人以瓦松治蜂傷。亦効。適用爲科學。適病亦爲科學。不能以野蠻人之科學。歐之科學。蟲之科學而鄙夷不用而坐以待斃也。况中國文明古國。其良法多多耶。余弱冠負笈海外。即信西藥。中藥不入口者二十餘年。好食瀉丸。年少能支。無大害。及民國二年亡命。復走日本。以過食縱懶。腹痛而瀉。入胃腸病院。瀉後復結。醫者以皮管貫腸。豁然而通。通後復結。結後復貫。終成腹痛之病。民國五年。到北京開會。冬日左腳漸冷。年甚一年。至十四年而劇。十五年回漢。兩足俱麻而木。臥不能起。倩中醫金針家魏廷蘭治之。兼旬膝下較熱而起。然未能健也。十六年來滬。遇王秀峯。大食附子而身輕能步履。至太原復以此法治之。今則步履如壯年矣。不但余爲然也。老友曾錫三五十五六時。即患麻木。至癱臥年餘。厥後單食附子一味。每服自五錢至二兩餘。至今已能步履矣。且西醫不治之症。華醫能治者亦多多也。吾友蕭萱字秋紉。娶日婦林氏。當民國七八年間。在滬舉一女後。生乳癰。乳房紅腫而硬。旁有小孔流膿。赴日醫篠崎醫院。日醫曰。非速割不可。林氏難之。紉秋。閱傳青主產後篇瓜蔞散古方。方開瓜蔞一個連皮搗。生甘草五分。當歸三錢。乳香五分。燈心炒。沒藥五分燈心炒。金銀花三錢。白芷一錢。青皮一錢。二服而愈。而乳漿復源源來也。篠崎以爲奇事。林氏遂變國中無醫之觀念。而轉信華醫也。緊記此方。次年舉一男。復紅腫作痛。林氏以原方購服一劑而愈。以後皆如之。余家小兒乳母。十五年亦患此症。舍弟不信中醫。送往申江醫院劉之綱治之。不愈。余告之曰。非余治不可。當以醒消丸五錢。分二次用熱酒服。參以瓜蔞治散之而愈。此後凡遇癰疽之症。余以醒消丸及仙方活命飲參服。三年以來。無不効者。民國十一年余自廣州回滬時。神州女學校長張默君之母患腹痛遍延西國各醫治之。皆曰此盲腸炎也。非速割不過三日矣。母難之。有舉中華新報小說家譚善吾治之。善吾至。母已手足俱冷。惟心中向有餘熱。投以中藥而愈。工部局索方化驗。終無所得。又見多年不愈之淋症。西醫治之罔効。服山西太谷縣北洸村吳會龍之龜齡集一兩而全癒。癒後元氣亦復。此藥並治頭暈。家母年老頭暈。服之甚効。西醫不善糖尿症。華醫陸仲安重用黃芪而治。美國人襲其法。製黃芪精。口外黃芪近年因以大貴。中醫以冰片治痛。冰片之中。重用樟腦。以其善散也。西人亦襲此法。故其止痛諸藥。無不如此。大元府帥參軍長林修梅。患牙痛。中國視爲小症。廣州法國韜美醫院主拔之。拔之血流不止。一夕而逝。民國軍主將胡景翼。肘生節。中國亦視爲小症。開封德醫主割。一割未愈。將再割。重用麻藥。一麻不起。中國藥主草木。治之不效。不致重其病。西藥主礦物。治之不效。必致重其病。中國人力主廢止中醫。中藥。外國人方偏求中醫中藥之法。余在山西口外見輸出藥材。逐年增長。吾邑明代李時珍以四十年之功著本草綱目。非徒空言。乃自經實驗者也。近日德人大爲尊重而譯之。清人吳其濬著植物名實圖考。山西官書局刊行之。歐美日本人赴太原者。每人或購十部二三十部不等。中國人以當歸川芎爲血藥。西人近來亦何嘗不於此求之。中國人知種痘。西人亦效之。中國人以升藥治楊梅。西人亦效之。且上古之民族生理。與今日之民族生理不同。上古強。今日弱。中國民族生理與歐州民族生理不同。歐州強。中國弱。何以故。去火化愈近者愈強。去火化愈遠者愈弱。火化久雖弱。惟自然解毒之法亦在其中。故中國人口自然繁榮也。攷漢末華佗爲關羽治箭傷。關羽屹能不動。今人能堪之耶。西人發熱。墮以冰帽而無傷。友人徐璧原在日本杏仁堂就醫。醫者以冰帽退熱。墮頭及腦。無何熱雖退而人亦與冰俱冷以終古矣。古人之所堪者。今人不必能堪之。歐人之所能堪也。華人不必能堪之。我之發明已久。爲社會應用之業。離出學校研究範圍。我則輕視而不以科學視之。西人恆以爲奇事。乞人弄蛇。知蛇性。理蛇傷。在不知者不能不以爲奇。制豆腐。小藝也。歐人以爲奇。學之久而不能精。扇豬扇狗之類。賤藝也。德人學之六年。自試豬狗皆死。渠塘養魚。華人不學而能。德國則屬之大學科。江湖跌打損傷。非有深奧之學也。所治奇症。較醫院爲妙。大凡科學之過程。分三大時期。第一時期。爲思想發動時期。何由發動。卽礎彩也。礎彩之中。分有心礎彩與無心礎彩。神農嘗百草。有心之礎也。硝能制火藥。無心之礎也。第二時期。爲衆人研究時期。此時期亦爲矜誇時期。成功失敗。尙未爲定。惟研究者必故神其說。信其藝者。亦旁加附會。第三時期。爲應用時期。脫離研究範圍。人人不學而能者。如農業。如豆腐。如養魚。如扇豬扇狗之類。惟其不學而能。遂輕視其已往之科學。不但不矜誇。而且卑賤之也。夫中國醫藥。與西方不同。西方、科學也。中國始於科學。成於哲學。終於混合應用學。科學、規矩也。哲學、神明也。中國醫藥之至精者。神明於規矩。而不離其宗者也。西方之治病也。有一病則一次治之。有二病三病則二三次治之。四病五病則四五次治之。中國不問其有若干病。皆以一次治之。且病愈而人亦健。謂之神明於規矩。夫何待言。西方視病爲多元。中國視病爲一元。日本人漸明此理。余當留學時代。日本方廢漢醫。行西醫。十年以來，又大唱漢法復興。研究者甚夥。外人尙謀行之。而我反謀廢耶。且中國醫藥。四民皆有關係。醫師，士也。藥工，工也。藥商，商也。種藥者、農也。爲國家謀建設。所以安民也。如廢醫藥四民失業者，其數不知凡幾。將以何業代之乎。如曰中國有庸醫。誠有之矣。行政者設法取締。何患無方。醫師之不善。不能遷怒於醫理。況普行西醫之國。如英如法如意。每年人口有減少之傾向。中國人口。則逐年增加。是天然衞生天然醫藥。適合人類生存之道。可爲左證矣。奬之不暇。而況廢之乎。

內經病症治療法

李健頤

□痿厥 〔主傷腎〕

【名義】痿病與厥病相雜合病。

【原因】濕熱傷腎。筋骨熱極則痿。血液寒甚則厥。

【病理】痿爲骨節柔軟。厥爲四體逆冷。痿厥兼病。故病爲重。此證是由肥貴之人。膏粱之質。色慾過度。腎氣虛弱。適於六七月濕令大行時。濕熱之氣。乘腎虛而傳裏。腎主骨。濕熱燒灼。骨爲乾枯。髓爲空虛。纖維神經司運動者。被火所灼。卽失所司。是爲痿病。內經云。「熱甚則痿」厥爲寒冷之氣。伏於體中。體溫爲之減低。而不能薰溫肌膚。是爲厥病。內經云「寒甚則厥」。然痿與厥合病。卽是寒熱相合以成爲病。素問四氣調神大論云「冬三月此謂閉藏。逆之則傷腎。春爲痿厥。奉生者少」。又曰「逆冬氣則少陰不藏。腎氣獨沉」。痿論云「腎氣熱則腰脊不舉。骨枯髓減。發爲骨痿」。可見此症之原因。是由冬月伏寒。寒化濕熱。熱鬱傷腎也。

【病狀】此病屬慢性。初起脚部浮腫。繼則四肢逆冷痺。卽爲痿厥之漸。素問陰陽別論云「三陽爲病。發寒熱。下爲癰腫及痿厥腨䐜」。日久月深。脚腫雖消。而腰尻皆冷。厥氣上逆。骨痿不能起牀。喜嗜臥多驚。腰膝消瘦無力。此卽痿厥兼病。爲醫者宜細心研究。仔細揣摩。庶不致悞。

【診斷】一辨舌　舌苔之厚薄。舌體之色素。與病之寒熱虛實。大有關係。故辨舌一法。最爲綦重。爲醫者不可不研究也。如舌苔厚滑帶黃。爲濕甚夾熱也。舌質白膩多潤。爲寒甚夾濕也。紅赤口渴痿厥不舉。熱甚傷陰也。

二觀形　目昏耳聾。爲腎臟虛寒。面赤氣急。爲熱甚於濕。體倦憎寒。爲寒甚於濕。

三切脉　此症爲腎臟傷耗。濕熱兼寒冷之氣。伏之於臟。腎脉主沉。加之寒邪內甚。故脉遲。濕熱鬱閉。故脉數。所以脉見沉遲帶數。

【治法】總宜用補腎清熱化濕却寒爲主。卽熟地白芍骨碎補羌獨活當歸半夏橘皮吳萸地骨皮等。以及安腎丸。健步丸。加味虎潛丸之屬。細審其病之屬寒屬濕屬熱。權衡加減。如寒重者。加附子肉桂。熱甚者。加生脉散。或加知母黃栢。濕重者。加防已薏苡仁海桐皮。

□寒變　〔主傷肝〕

【名義】當夏暑時。本病宜熱。而變爲寒。

【原因】寒邪傷肝。厥陰不闔。乃隨寒氣而變爲寒證。

【病理】春生之氣。萬物茂盛。人體隨春氣以生長。苟人不知調和天氣。衛生身體。則體中之抗毒素衰弱。而春陽發育之毒氣。隨時而發。肝臟應春氣以舒暢。如肝氣失養。肝臟大傷。毒菌乘虛闖入。陷伏體中。至夏時毒氣煥發。應當發爲暑溫。乃因素體本寒。寒甚於熱。熱氣不得專權。遂變爲寒症。素問四氣調神大論云。「春三月此謂發陳。逆之則傷肝。夏爲寒變。奉長者少」。又曰「逆春氣則少陽不生。肝氣內變」。金匱眞言曰。「長夏善病洞泄寒中」。此皆述夏熱寒變之原因也。如王孟英所謂寒霍亂。亦是寒變之一症也。讀者可以參考之。

【症狀】寒變之症。卽夏暑時之寒病也。其頭暈體倦善嘔胸滿者。寒伏於太陰也。其筋節懈弛不任。飧寒洞風。食不消化者。寒伏於厥陰也。其霍亂轉筋四肢逆冷至節者。寒氣撩亂中宮也。洞泄寒中者。寒氣內干胃腸也。然各症皆是寒病。宜用溫藥。卽可中肯。如以炎暑。誤認爲熱。投以涼藥。禍之旋踵。愼之愼之。

【診斷】此病爲暑中之寒病。肝傷之見證也。暑脉濡大。肝脉獨弦。緊爲寒甚。故脉見濡大緊弦。蓋弦緊之脉。與浮數二脉。頗相髣髴。浮數爲表熱。弦緊是肝寒。有毫厘千里之謬。古人云。「傷寒誤作傷暑醫」。卽此之故也。診斷之時。宜細心分析。審證辨脉。孜孜研究庶可耳。

【治法】宜扶肝腎。調脾胃。疏풍却寒爲主。如頭暈體倦善嘔胸滿者。宜藿香正氣散。或加減正氣散。筋節懈弛不任。飧寒洞風。食不消化者。宜白芍橘皮川朴木香半夏兔絲藿香炒扁豆佩蘭葉樗白皮煨訶子炒肉蔻炙甘草肉桂煨薑等。霍亂轉筋四肢逆冷至節者。宜理中湯。四逆湯。（此症與熱霍亂不同。治法大相懸殊）。洞泄寒中者。宜藿香澤瀉白蔻花炒扁豆木瓜肉桂佩蘭葉蠶沙乾薑等。

□飧泄　〔主傷肺〕

【名義】大便溏薄而勢緩者爲泄。飧泄。是水穀不化而完出者。

【原因】濕熱傷肺。肺虛而大腸不固。受盛無能。故食穀不化。虛泄不止也。

【病理】秋爲淸肅之氣。秋失衛生。風邪入肺。濕熱干胃。肺與大腸相表裏。淸氣下陷而不升。濁邪內亂而不分。胃酸腸液因之缺少。消化不良。肺氣不收。卽爲飧泄。素問四氣調神大論云「秋三月此謂容平。收斂神氣。使秋氣平。無外其志。使肺氣淸。逆之則傷肺。冬爲飧泄」。素問氣交變大論曰。「歲土不及。民病飧泄霍亂」。

【症狀】腹痛不已。面色青白。舌質厚滑。腹滿腸鳴。飧泄不止。不欲水而穀完出者。

【診斷】脉虛而細。爲虛寒。脉滑而遲。爲寒濕。脉緩而虛弱。爲脾虛不能運化精微也。如飲食下嚥。而輒出者危。

【治法】宜升陽以助元。却風以勝濕。用升陽益胃湯。去黃連倍白芍。如因風冷入中。泄瀉不止。日夜數行。口渴腹痛不已者。宜白朮湯。久風餐泄。不飲水而完穀出者。宜痛瀉要風方。宜散導之。後服蒼朮防風湯。脾虛不能運化精微。腸鳴腹痛者。宜補中益氣湯。當歸易白朮。若每日夕食不化者。宜滋養元氣。用八仙糕。

■痎瘧（主傷心）

【名義】夜病爲痎。晝病爲瘧。痎瘧論疎曰。「瘧屬陽。痎屬陰。日作者屬陽。間日間數日作者。屬陰」。

【原因】夏熱傷心。榮衛不和。衛屬陽。熱伏於衛。則成瘧。榮屬陰。熱伏於榮。則成痎。

【病理】夏暑內伏。秋涼外束。心氣內洞。榮衛不和。血管中受夏秋之毒氣。遂生一種瘧蟲。盤踞作祟。其病淺者。邪在三陽。則一日一作。病深者。邪在三陰。則間一作。或間三四日一作。西醫謂瘧蟲繁殖愈多。而病愈深。即此之故也。素問四氣調神大論云。「夏三月。此謂蕃秀。逆之則傷心。秋爲痎瘧。奉生者少」。又曰。「逆夏氣。則太陽不長。心氣內洞」。由此觀之。斯症即古人所謂心瘧是也。

【症狀】心瘧之狀。初起之時。先見戰寒。而後壯熱。熱甚之時。翕翕不休。或反寒多。不甚熱。煩躁胸悶譫語。自午後至夜半。得汗而解。解後胸脘不舒。食少神疲。肌削面慘。四肢有微汗。脉浮弦而大。苔薄膩而黃。素問刺瘧篇曰。「心瘧者令人煩心甚。欲得清水。反寒多不甚熱。刺手少陰」。此即夏時失養。秋成心瘧之病證也。

【診斷】醫者。宜察其邪之深淺。辨其症之陰陽。令其臟與腑。散而越之。邪去則愈。脉象多弦。弦數則熱重。弦遲則寒重。弦長爲傷食。弦滑爲痰甚。亦有久病而脉虛微無力。似乎不弦。然必爲虛數中之見弦者。但不搏手者。脉遲緩者愈。

【治法】清心榮。固衛氣。兼以涼血疎邪爲主。其病淺者。一日一作。宜桂枝白虎湯。加蓮子心竹葉心元參。病深者。間日一作。或數日一作。宜白虎湯。加犀角元參蓮心丹皮鱉甲常山。如綿延三載。正氣火虛。神不守舍。六脈沉塞。心臟虛乱。自汗昏瞀者。宜橘皮半夏藿香木香白芍當歸扁豆五味枸杞厚朴棗仁遠志何首烏等。或歸脾湯。補中益氣湯等。

寒熱同形同病辨

程門雪

寒熱同形者。寒極似熱。熱極似寒也。寒熱同病者。眞寒眞熱。二氣幷見也。先言同病。外寒裏熱者。如傷寒大青龍症。太陽中暍症。內經論瘧症。金匱痰飲小青龍加石膏症。皆由寒束於外。熱陷於內。又其人必胃熱素盛者。寒濕外侵。熱無出路。而成外寒內熱之象。有辛溫散表。寒涼清裏之成法可遵。但須辨其淺深輕重氣分血而分治耳。外熱裏寒者。如內傷生冷。外傷烈日。暑毒外侵。陰寒內甚。清濁不分。發爲霍亂者。宜辛涼散表。苦溫化裏爲治。有上寒下熱者。如濕熱毒氣。從地而升。瓜果陰寒。從口而入。酒肉生冷。雜然幷食。發爲痢疾者。宜苦溫與苦寒合化爲治。上熱下寒者。如內虛之症。肺熱腎寒。宜清上溫下者。亦有下受寒濕。逼陽上升。上熱下寒。宜溫寒納陽。引陽歸竈者。前人名論。均可參考。餘若胃寒腸熱。脾寒肝熱。腎寒心熱。腸寒肺熱。五臟藏氣勝復之症。觸目皆是。其治亦不出溫淸同用。寒熱幷治一途。惟有上寒下熱。眞陽怫鬱之証。近日極多。其脈沉而見滑。或兼弦浮或兼細數。其病因或由久受寒濕。陽氣不得流通。或因微熱過服清凉之劑。每怪前賢絕少論及之。讀許氏叔微破陰丹一案。乃深嘆其獨具隻眼。今全錄之。以資考訂焉。『鄉人李信道得疾。六脈沉不見。深按至骨。則弦緊有力。頭痛身温煩燥。指末皆冷。中滿噁心。兩更醫矣。醫皆不識。只供調氣藥。予因診視曰。此陰中伏陽也。仲景法中無此症。世人患此者多。若以熱藥助之。則爲陰邪隔絕。不能導引眞火。反生客熱。若用冷藥則所伏眞火愈見消爍。須用破散陰氣。導達眞火之藥。使火升水降。然後得汗而解。授破陰丹二百粒作一服。冷鹽湯下。不半時煩燥狂熱。手足躁擾。其家大驚。予曰此俗所謂換陽也。無恐。須臾稍定。略睡已出汗矣。自昏達旦方止。身凉而病除。』此許氏自述之治驗也。破陰丹乃硫黃、水銀、陳皮、青皮、四味。硫黃水銀大溫大熱。走而不守。益以陳皮青皮。行氣破氣。功能破陰行陽。陰結一開。眞陽自達。故方名破陰也。陰中伏陽之症。非此不效。而世無知者。當預爲修合。佩帶在身。以救危急。凡救急之藥。均爲醫者所當備。固不獨此也。若待臨時配製。緩不濟急矣。戴氏論溫。亦謂有一種夾痰水之症。胸悶至極。渴不欲飲。舌上有兩條白厚苔者。熱遏於下。水壅於上。非先去其痰水。不能清熱治溫。卽治溫亦無效。徒增病耳。宜用厚朴、葶藶、萊菔子、白芥子、之類。泄氣化痰之品。先開上結。待其溫透熱出。方可用清。重者看其上下。可用瓜蒂散。十棗湯吐下之。其法實從許氏化裁而出。今人侈言戴法。而不知許氏。可謂數典忘祖矣。又有氣寒血熱。血寒氣熱之辨。卽仲景榮寒衛熱。衛寒榮熱之事也。血熱則脈形緩大。氣寒則起伏不大而無力。血寒則脈形緊小。氣熱則來勢盛大而有力矣。此亦前人所未詳及。而用處甚多。更有其人本寒而傷於熱。及本熱而傷於寒者。日久往往與之俱化。若初起未化。與邪爭而不化者。其治法須遵內經治勝安伏之義。恐得藥後而復化也。同病之義既詳。更言同形之意。前云同形者。寒極似熱。熱極似寒也。此蓋就其大概言之耳。若細爲分斷。又當辨眞寒假熱。寒極反熱。眞熱假寒。熱極反寒四法。此數語粗觀之。似無分別。實則大有不同。此不同者。非謂眞假與極反二字有所不同。蓋謂同形之症。實有二種。病理症象治法而假定眞假與極反四字。以指定之耳。此辨周氏隨筆最詳最當。其大意謂寒極似熱之症。爲外見面赤唇紅戴陽之象。或兼便瀉足冷。脈來虛大。不耐重按。乃寒邪在內。而逼人身之熱氣在外。尚是眞陽外越。僅可謂之假熱。惟外無熱象。而燥渴索飲。嗽水不咽。小溲大秘。時下微溏。此乃陰寒內結。水冷成冰。不能運化津液。以潮於經絡藏府。此眞寒極反熱者矣。熱極似寒者。若因腠理開泄。衛陽不固。尚是正氣內怯。僅可謂之假寒。惟熱邪涌盛。奔逸於經絡藏府之中。內外津液全爲灼乾。氣管全爲槁塞。熱邪奔逼不利。如人之疾趨而蹶。壅塞不得四達。此眞熱極反寒者矣。前人於此等治法。每以回陽泄熱。約略立言。殊不知治眞寒假熱者。宜用引火歸元。治寒極反熱者。宜用溫化津液。豈可同耶。治眞熱假寒者。宜用生津益氣。治熱極反寒者。宜用清熱泄氣。豈可同耶。究之假寒假熱者爲虛氣之遊行。然猶有此二氣也。反寒反熱者爲虛象之疑似。其寒也正其熱之極。其熱也正其寒之極也。其立論之超。審症之微。辨晰毫芒。心細如髮。而其最精勤之斷語。則在最後數語。提綱挈領。一言盡之矣。

流注之治法述略

部家驪

夫流者。流入于經。注者。注而不行也。此昔醫者經絡未明。發表不透。以致表之寒邪。流入經絡。則化爲鬱熱。結于太陽經者。十有八九。或結於項膊。或結于腰背。或結于腿膝。此數者皆太陽經絡流行之源也。治之之法。當以表裏參之。在表有發熱微惡寒。則當發散解毒。兼服清涼之劑。若無表證。口渴便閉而結實者。則當疏毒以微下之。倘膿已成。勢在必潰。則不可大汗大下。若大發表則氣虛。大攻裏則血虛。氣血兩虛。收口爲艱。故不可大汗大下也。若膿已熟。必須砭破。若患毒着骨深重。必致不救。即輕在手足。愼勿姑息遲延。漸致深重。悔之何及。若潰久不愈。當峻補氣血而愈矣。大抵調治流注。未潰者解之散之。已潰者托之補之。更宜速固胃氣爲主。若不養氣血。節飲食。愼起居。戒七情。而專用寒涼剋伐。其不死也倖矣。

麻疹統治法

日本 法眼安長編
中華 吳漢欽譯

痲疹之初起。與傷寒感冒同。能頭痛。惡寒發熱。身體疼痛欬嗽。多嚏。鼻涕。而多痰淚。腮赤。眼胞腫。或自初咽乾渴不痛。有相當能食者。或不食者。有出汗或無出汗者。或煩悶者。則將葛根消毒飲使之發汗。待二三日於面部兩額兩頰腮並耳之前後。只發紅點而無異症者。可用前方。自是漸於胸腹背及手足指有發紅點尖粒。紅潤而不甚熱。食慾及兩便如常不渴者。順症也。輕用化毒淸表湯。雖輕症者。亦於六七日將齊發之時。則熱强。或有惡寒而感苦也。面部紅色薄疹散落。或罹黑色。或皮剝白如粉。足先未收然已透發至粒尖者。就無苦痛。而精神爽快矣。此時熱若無解者。服前方。疹若全收而熱未除者。服柴胡四物湯。有熱解而呈肥者。以四物湯加防風、黃芩、連翹、調之。此等輕症之十中七八者。以是能事畢焉。

萬氏說初熱一日强。次日雞鳴時熱退唯五心微熱。能欬嗽出鼻涕。或腹痛。而飲食漸減。自申酉時其熱復來者。經四日用手按以髮之處。則熱甚。腮赤。多眼淚噴嚏頻發。或出鼻血。至五日而熱來不分晝夜。六日朝疹出。紅點細發於兩頰下。至午時即兩手背腰及渾身有密口之紅點七日並偏掀發。鼻涕噴嚏便止。到晚刻兩頰之顏色亦漸淡焉。此驗出疹之要法也。醫通云。尋常痲疹必經六七日乃化。即日本之俗說之七日爲山峠（巓）也。

玆將重症者之輕時狀況姑置之。而對七日限之症實有經驗故須七七四十九日禁食之理。萬氏等已見於書矣。

自汗與盜汗

秦丙乙

自汗盜汗。同爲入損之漸：虛勞之基。患者誤認爲無足重輕。不加注意。任其津津。迨日久惹根愈深。漸致不可救藥。星星之火。可以燎原。涓涓不塞。將成江河。病家其毋河漢斯言。

【自汗】 自汗者。身體稍一勞動。即津津汗出。或不動而汗亦自出。不因天熱衣厚。而毛竅中頻頻汗出也。乃腠理不密。表虛之故。方書名爲陽虛自汗。治宜玉屏風散。（白朮、黃耆、防風、）加浮小麥牡蠣之屬。以內淸營衞之熱。外固肌腠之氣。

【盜汗】 盜汗者。夜間發熱。寐而汗出。醒而汗收也。乃陰虛火熾。血脈不能約束津液所致。方書稱之爲陰虛盜汗。症較自汗爲重。治宜補陰淸火。通治有當歸六黃湯。（當歸、黃芪、熟地、生地、芩連、黃柏、）

以上兩則。其治法載在前籍。斑斑可考。乃一定之成規。若夫錯綜變化。尤非筆墨所能盡也。至汗出不治之證。則方書分之有六項。（一）汗出而脈脫。（二）汗出而喘甚。（三）汗出髮潤至巔。（四）汗出如油。（五）汗出如珠。（六）汗出而身痛甚。凡此六端。一有發現。即不可妄與藥物。失之毫釐。錯以千里矣。

小兒初生膿眼之預防

單大年

初生兒膿眼。恆發現於產後一二日間。始則高度紅腫。繼排多量膿液。勢極猛烈。常於短時間而成全盲。其原因大都爲白濁菌。

蓋白濁菌存在於產道中。當嬰兒經過產道時。卽被傳染。或於穩婆揩拭嬰兒面部時。始將含菌之黏液。誤入眼中者。尤屬多數。據歐西醫家統計。因初生兒膿眼而致失明者。約占盲人全數百分之三十。爲害殊屬可驚。故一般醫家。咸思所以預防之。於是一方面於沐浴嬰兒時。嚴加注意。毋使穢濁之物。接觸眼部。一方面實施預防法。法甚簡易。凡嬰兒一經產出。不論白濁之有無。概用二%蛋白化銀溶液一二滴。滴入眼中。有菌則立可殺滅。無菌則並不傷眼。施行以來。成效卓著。從未有任何弊病之發生。誠善法也。我國昔時。患白濁者頗鮮。故雖乏預防之方。尙少不幸之事。今則不然。近十年來。白濁蔓延。至爲繁速。因之此種預防法。實有嚴厲施行之必要。凡我醫生務望切實從事。而生產之家。倘穩婆不能執行時。亦宜自備應用也。

醫藥問答

沈仲圭

【問】戒鴉片方。若用鴉片、嗎啡等配製。則屬違禁品。必爲政府所不許。有不用違禁品。可以製成極有效力之戒烟藥否。

【答】戒烟之方甚多。而驗者甚少。且皆攙入烟灰。下列二方。旣簡且效。請製服之。

（一）鮮松毛數斤。井水熬成流膏。每晨開水化服一二錢。

（二）生南瓜切厚片。晒乾嚼食。永無後患。（或將南瓜搗汁飲之。或蒸熟多食均可。）

【問】俗謂菜油浸白果。可治肺癆。不知確否。

【答】白果正名銀杏。人恆以之作食品。（或炒食或煮食）孜其效用。除化痰、止帶、定喘、之外。尤具殺虫之功。菜油爲油菜子所製。功用與白果同。夫肺癆原爲結核菌盤踞肺臟。生殖蕃息所致。今以殺虫之藥內服。使結核菌日漸減少。以至消滅。則癆疾霍然矣。但人之病癆。雖由於結核之侵入。向結核之得侵入而爲病者。實緣體質孱羸之故。故其治法。務宜注意日光、空氣、食養、等項。不得但乞靈於藥餌也。

【問】中醫謂牛乳性熱。飲之令人生火。故曾犯咯血者。不可服也。西醫則謂牛乳多滋養料。且易消化。患肺疾服之。極相宜也。今有曾患咯血者。欲飲牛乳。未知宜否。

【答】牛乳一物。本草綱目云。氣味甘微寒。陳藏器謂冷補。下熱氣。日華諸家本草曰。養心肺。解熱毒。陶弘景張路玉皆謂補虛羸。孫思邈李時珍僉云益勞損。綜觀各說。本品補虛治癆。中醫所謂勞損。卽西醫所謂肺結核。）中西相同。咯血者食之。甚爲合宜。至於性熱生火。語乏考證。豈堪輕信。

【問】林檎鐵酒是何藥性。

【答】林檎鐵酒。係用林檎與鐵製成。色褐而微黑。專功補血。對於貧血、萎黃、急性病后之衰弱、大出血后之衰弱、慢性下痢后之衰弱、瘧疾后之衰弱、均有卓效。服法。飯後以溫開水對服一格蘭姆。本品乃鐵劑之一。凡屬鐵劑。不可久服。服至面色紅潤。卽宜停止。不然。徒害消化。毫無裨益。且起頭痛鬱悶等病。又服此酒時。不得飲茶。

【問】健康而容貌瘦削者。有何法使其肥胖。

【答】欲達肥胖之目的。必須履行下列各條。（一）滋養之飲食（二）充足之睡眠（三）愉快之精神（四）沐浴之習慣。然過度之肥胖。實非健康之徵。一法。取上等桂元肉。每日食二錢。分三次服。一月之後。自然轉瘦爲肥。

【問】習慣性之便閉。有無根本治療藥品。

【答】習慣性便秘。宜服卡斯卡拉片。然須注重衛生。（如按時大便。多食蔬菓。勤加運動。及晨起飲冷開水一杯等。）方可如常。

對胡昌年君討論怪病的治驗

楊贅民

閱衛生報第九十二期。載本埠虹口莊源大蛋行夥黃某。因患迎風流淚眼病。自購江湖郎中眼藥吞服。逾日即不能言。其他了無兼症。飲食起居。一如常人。遍延中西醫診治。終不見效。後經胡昌年君處以清肝滋腎之方，一劑發聲。乃倍原方。連服十劑。遂愈。胡君以由之而未能知。特詳登其事於本報。以資研究。足見好學深思。虛懷若谷。贅氏不敏。敢以管見所及。聊貢正於胡君。不知胡君閱之。以爲何如乎？

嘗考不語之證。以中風爲最多。試溯其源。實心脾腎三臟所主。（按此皆我國之舊說也。然殊有至理。足資引證。要不能律以嚴格的科學也）。蓋脾脈絡胃。夾咽。連舌本。散舌下。心之別脈。繫舌本。心脾二臟受邪。故舌強不語也。心臟病者。療以轉舌膏。滌痰湯。脾臟病者。療以資壽解語湯。若夫少陰氣厥。腎虛風入。舌不能言。則宜明有地黃飲子。喩嘉言以資壽解語湯去羌防。加熟地、何首烏、枸杞子、甘菊花、胡麻仁、天門冬治之。屢獲奇效。不語治法之殊。有如此者

雖然。此特泛論中風不語之治法耳。若黃某之候。則與此大異。世人徒知有風邪入臟之不語症。而不知有血脈不榮。純虛無邪之不語症也。黃某除不語外。既無兼症。而且脈候飲食起居。一如常人。可知內外綏和。邪火不犯。而其先患迎風流淚眼病。斯病皆由肝腎之虛。準此以觀。則黃某必爲腎氣不榮於舌本之不語。與中風之兼風火痰寒者。大不侔矣。

或曰。子之說有據乎。曰。有之。內經奇病論曰。人有重身。九月而瘖。此爲何也。岐伯曰。胞之絡脈絕也。胞絡者。繫於腎。少陰之脈。貫腎繫舌本。故不能言云云。蓋少陰之血。下養於胎。不能上榮於舌。因不能言。而外候一如常人。此虛也。非病也。婦人以少陰脈虛而有不語之症。推之男人。何獨不然。夫既無他邪相擾。但以柔潤之藥。滋養肝腎。益其不足斯已耳。此胡君養肝滋腎之方。所以竟奏奇效也。

至於黃某以服江湖郎中眼藥而瘖。此實一疑難問題。據余之意。黃某已自有將瘖之勢。初非關於服藥之故。且江湖郎中之藥。既無所存。殊難檢驗。然欲察其是否爲該郎中所誤。則亦無難。使該郎中以白蒺藜、決明子、甘菊花、二冬、二地、穀精草、蜜蒙花、菟絲子。枸杞、等類普通眼藥施治。必無致瘖之理。特適逢其會耳。倘以爲風火而肆用龍膽、芩連、一切苦寒及金石鎮墜之品。則摧殘宗氣。大淺其生。將瘖之人。遂此未有不卽瘖者。是該郎中之過也。胡君試詢黃某服藥氣味如何。疑團自可氷釋。

卒不語症亦有妥善之外治法。惟以龜尿點舌。聲音卽出。蓋藉其竄透之性。以柔轉舌本耳。頗驗。

破口止血神效方

金同生

防風一兩。白芷一兩。赤芍六錢，羌活一兩。川天麻一兩。生南星一兩。共研細末。磁瓶收貯。春夏常晒之。凡遇跌打刀捧。破口傷痕。急用末敷上。立卽止血。不必換用別藥。痂落卽愈。如日久破口傷痕。將傷口用茶洗淨。用油調敷。如未破口諸傷。用燒酒調敷。如十分傷重。恐內血暈。日服三錢。輕不必服。此軍營百驗奇方。價廉效速。切勿輕視。居家出門。均宜預備施濟。功德無量。

藥量論（續）

葉勁秋

草麻子油　普通用一——二食匙。（爲下劑用）治赤痢便祕。急性腸胃發炎。

巴豆油　普通用八分之一——二分之一滴。用白糖和之。爲

九劑。一回極量。爲〇・〇五。一日極量。爲〇・一五。〇・〇五與一滴相當。〇・一與二滴相當。（此爲下劑。用者須審慎。）

巴豆　普通用每服一釐五毫半——五釐。治膨症。宜加白樹膠漿。糖。汽水。和服。或用香油調服亦可。（此爲下劑劇藥。用者注意。）

續隨子　普通用一回七分——二錢。本品與甘遂。大戟。同爲下劑。又治疥癬。

甘遂　普通用一回五分——一錢半。治水腫之主藥。

大戟　普通用五分——錢半。下泄治痰涎。通經消癥腫。然能碍胎。用者愼之。

藤黃　極量爲一分三釐。峻下劑。用於縧虫及水腫等。

雄黃　用量三分——一錢。忌鐵與火。治蛇咬傷用五錢。五靈脂一兩。兩味共研末。每服二錢。用好酒調服。外再用此調敷患處。良久。再進一服。不可頻服。

藜蘆　普通用二釐——六釐。爲催吐劑。外用又爲殺虫藥。

瓜蒂　普通用二分——六分。爲催吐劑。合赤小豆爲瓜蒂散。治氣上冲喉不得息。欲吐不吐者。

胆矾　作吐劑每用三釐——五釐。治垂危之喉閉症。用眞胆矾調醋灌之。大吐膠痰而痊神驗。本品有收斂性。眼科藥亦用之。

澤漆　普通用三分——一錢。能利大小腸。治水腫。

斑猫　普通用二毫六絲——一釐三毫。

馬錢子　一回極量二釐六毫。爲神經興奮藥。

芥子末　一回極量一錢——二錢。作吐劑解阿片。若治胃不消化者每用三分。

商陸越幾期　一日用量一分——一分八釐。

商陸丁幾　一回極量一錢——二錢一分。（完）

新本草（續）

劉曜曦

△續曼陀羅花

（處方）曼羅花八分。（陳舊者佳。新者發嘔。）草烏頭二分　白芷二分　當歸二分　川芎二分

右五味爲粗末。煮沸空心服之。須臾心氣昏暈。手足頑痺。或沉眠不覺。或悶亂發狂。乘時施治。旣而飲之以濃茶。又與黃蓮解毒加石膏湯。二三時可解。如不解時。飲以黑豆湯無不解者。

（密陀僧）即酸化鉛也。加之於膏藥內。能醫諸瘡。

（莨菪）有鎮痙。鎮痛作用。故凡癲癎。發狂。及其他神經諸症。用之均有效。腺腫瘰癧時亦可用之。且具有瞳孔散大作用。

（惡實）能治諸種腫瘍。

（釣藤鈎）爲鎮痙藥之一。

（攏牛兒）（又名風露草）痢時用之殊有效。

（望江南）據下山氏之報告。蛇咬時或腹痛時用之有效。

（羚羊角）爲一種鎮痙。通經劑。殊無大效。

（蛇牀子）陰萎或婦人陰腫時可以用之。

（荷葉）有止血。解毒之用。

（陳皮）爲健胃。發汗藥之一。

（我朮）有健胃。祛痰之效。

（紫蘇）據近藤氏之研究。則謂此紫蘇確具有輕微之解熱作用。

（紫草）能治諸種惡瘡。

傷寒今釋（續）

陸淵雷

錢氏云。抵當者。言瘀血凝聚。固結膠黏。卽用桃仁承氣及破血活血諸藥。皆未足以破其堅結。非此尖銳鑽研之性。不能抵當。故曰抵當。

方機云。抵當湯。治小腹鞕滿。小便自利。而發狂者。又治喜忘。大便鞕。而反易通。色黑者。又治脈浮數。善飢。大便不通者。方與輗云。抵當湯證。云蓄血。（案見陽明篇）。云少腹鞕滿。其病比桃核承氣湯證爲沉結。根已深。蒂已固。至此。非以水蛭蝱蟲之類。不能破之。溫疫論云。案傷寒太陽病不解。從經傳府。熱結膀胱。其人如狂。血自下者愈。血結不行者。宜抵當湯。今溫疫起無表證。而惟胃實。故腸胃畜血多。膀胱畜血少。然抵當湯。行瘀逐蓄之最者。無分前後二便。並可取用。然蓄血結甚者。在桃仁力所不及。宜抵當湯。蓋非大毒猛厲之劑。不足以抵當。故名之。然抵當證所遇亦少。案吳氏之意謂蓄血證用桃核承氣不效者。宜用抵當湯。蓋桃核承氣主新瘀。抵當湯丸主久瘀。久瘀非桃仁所能下。是也。又謂腸胃畜血。膀胱畜血。無分前後二便云云。則非是。凡瘀血。有沉降之性。故證見於少腹。其畜不在膀胱。亦不必在腸胃。惟用桃核承氣或抵當湯丸下之。其血皆從大便下。不從小便下。若小便帶血。則爲膀胱尿道之病。宜猪苓湯。非桃仁抵當所主。

抵當湯治驗。皆係雜病。詳金匱今釋。

太陽病。身黃。脈沉結。少腹鞕。小便不利者。爲無血也。小便自利。其人如狂者。血證諦也。抵當湯主之。

此條論溶血性黃疸之證治也。或稱血性黃疸。其病理已於百一十七節釋訖。錢氏云。此又以小便之利與不利。以別血證之是與非是也。身黃。遍身俱黃也。沉爲在裏。而主下焦。結則脈來動而中止。氣血凝滯。不相接續之脈也。成氏云。身黃。脈沉結。少腹鞕。小便不利者。胃熱發黃也。可與茵蔯湯。身黃。脈沉結。少腹鞕。小便自利。其人如狂者。非胃中瘀血。爲熱結下焦而爲畜血也。與抵當湯以下畜血。方氏云。諦。審也。言如此。則爲血證審實。無復可疑也。

傷寒有熱。少腹滿。應小便不利。今反利者。爲有血也。當下之。不可餘藥。宜抵當丸。

此證與抵當湯證同。故用藥亦同。不言發狂如狂者。省文也。惟病勢稍緩。故丸以緩之。柯氏云。有熱卽表證仍在。

抵當丸方

水蛭二十個熬　蝱蟲二十個去翅足熬　桃仁二十五個去皮尖　大黃三兩

右四味。擣分四丸。以水一升。煑一丸。取七合服之。晬時當下血。若不下者。更服。

張氏云。煑而連滓服之。與大陷胸同意。陶弘景云。晬時者。周時也。從今旦至明旦。

類聚方廣義云。余家用抵當丸。取四味爲末。煉蜜和。分爲八丸。以溫酒吅嚥下。日服二丸。四日服盡。不能酒服者。白湯送下。產後惡露不盡。凝結爲塊。而爲宿患者。平素雖用藥。難收其效。當須再妊分娩之後。用此方。不過十日。其塊盡消。

以上三條。皆論瘀血證治。百一十二條桃核承氣湯。當厠於此三條之前。

太陽病。小便利者。以飲水多。必心下悸。小便少者。必苦裏急也。

成氏云。飲水多而小便自利者。則水不內蓄。但腹中水多。令心下悸。金匱要略曰。食少飲多。水停心下。甚者則悸。飲水多而小便不利。則水蓄於內而不行。必苦裏急也。錢氏云。水寒傷胃。停畜不及即行。必令心下悸動。心下者胃之部分也。悸者。水滿胃中。氣至不得流通而動惕也。汪氏云。常器之云。可用茯苓甘草湯。又猪苓湯。推常氏之意。小便利者。用茯苓甘草湯。小便少者。猪苓湯。

前三條以小便利不利辨瘀由證。此條連類相及。示小便利不利。不但瘀血。亦有蓄水證也。

傷寒今釋卷二終

△民國十九年之新巨著……當代全國名醫數百人心血的結晶……

當代名醫驗案菁華

胡遁 頌遐 公尚 主編　王嘉善 葉勁秋 校閱

……每部定價四元……預約二元四角……上海衛生報館印行

此書是彙集最近三年中全國名醫之臨症驗案。並附特效之膏丸驗方。加以極顯明之方解。萬病俱備。應有盡有。包括古今諸家之特長。以科學方法整理。為我國空前未有最新穎最實用之醫學巨著……凡研究醫學者得此…可勝從師三載……開業行醫者得此…可抵臨症十年……現已付印。准於民國十九年三月底出書。茲為普及醫藥學識，宣傳衛生方法起見。凡在出版以前預約本書一部者。一律贈送紙面洋裝之中藥大辭典壹部。（如欲得布面燙金之辭典。另加大洋五角。）如同時購買萬病療法大全及丁甘仁醫方大全各一部者。共收大洋五元。加贈代印姓名之精美信箋一百張。

上海浙江路清和坊對過衛生報館謹啓

〔附告〕凡曾訂閱第三年衛生報。已享有贈送紙面洋裝中藥大辭典一部之權利者。可請暫緩預約本驗案。以免贈品重複。俟本館另訂相當優待辦法時。再行通告。

女科保經丸

〔主治〕月經不調。久不成孕。孕多小產。經來疼痛。經水停閉等症。

〔效驗〕此丸專能恢復子宮內卵巢之機能。對於經閉。有特殊之偉效。且有助長生育增益美容之功用。不生育久者服此。一索得男。可以預卜。

〔價目〕每瓶大洋五元。每打五十元。外埠寄費加一。 〔服法〕另詳仿單。

經痛除根丸

〔主治〕經期腹痛。

〔效驗〕此丸專能解除婦女行經時衝任帶脈所發生之障礙。既能除痛。又能補身。且無攻破之害。無論經前痛。經後痛。喜按。拒按。皆可統治斷根。

〔價目〕每瓶大洋一元五角。 每打十五元。 外埠寄費加一。 〔服法〕另詳仿單。

經漏神效丸

〔主治〕月經太多。過期不退。時時漏下。淋漓不斷。血崩血漏等症。

〔效驗〕此丸專能增益子宮之組織。凡患崩漏等症者服此。無不藥到病除。百試百效。

〔價目〕每瓶大洋一元五角。 每打十五元。 外埠寄費加一。 〔服法〕另詳仿單。

婦女白帶片

〔主治〕赤白帶下。子宮內膜炎。子宮膣部糜爛等症。

〔效驗〕此藥對於婦女白帶。能收根本治療之效果。輕者一瓶痊愈。重者三瓶斷根。功效準確。用敢保證。決非市間僞藥欺世以牟利爲目的者所可比也。

〔價目〕每瓶大洋一元。 每打十元。 外埠寄費加一。 〔用法〕另詳仿單。

精製通乳粉

〔主治〕產後乳汁缺少。

〔效驗〕本品取補氣養血等藥。佐以通利乳腺之品。精製而成、其增加乳液之功效。超過通草鯽魚穿山甲王不留行諸方。不啻在百倍以上。洵通乳第一聖藥也。

〔價目〕每瓶大洋二元。 每打二十元。 外埠寄費加一。 〔服法〕另詳仿單。

總發行處 上海東新橋北首中央大旅社後面公尙女科醫室

第一卷 第九十九號

HYGIENIC WEEKLY

衛生報

衛生報館發行

館址
上海浙江路
清和坊對過

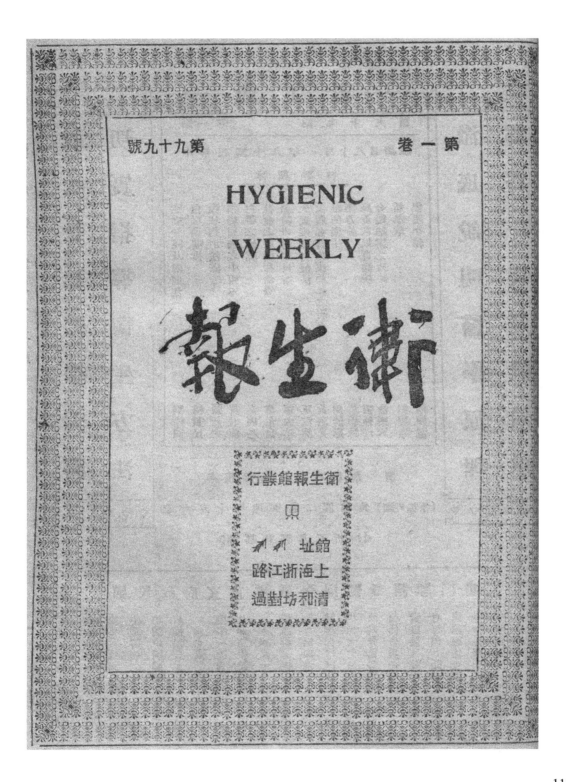

△△△△△△

鼓吹世界醫學大同

切實指導衛生方法

▽▽▽▽▽▽

衛生報

第一卷 第九十九號

中華民國十九年一月十八日出版

本期要目

本報每逢星期六出版一冊

全年五十期連郵費二圓四角（國外加半）

【郵票代洋九五折扣】

△△△△△△

澈底說明醫學原理

解答一切疑難病症

▽▽▽▽▽▽

國民政府文官處致全國醫藥請願團書

「逕啓者奉 主席交下來呈。爲請願撤銷禁錮中國醫藥之法令。摒絕消滅中國醫藥之策略。以維民族民生一案。奉諭。據呈教育部將中醫學校改爲傳習所。衛生部將中醫醫院改爲醫室。又禁止中醫參用西械西藥。使中國醫藥事業。無由進展。殊違總理保持固有智能。發揚光大之遺訓。應交行政院分飭各該部。將前項佈告與命令撤銷。以資維護。並交立法院參考等因。除函交外相應錄諭函達查照」

中華民國十八年十二月二十三日 文官處啓

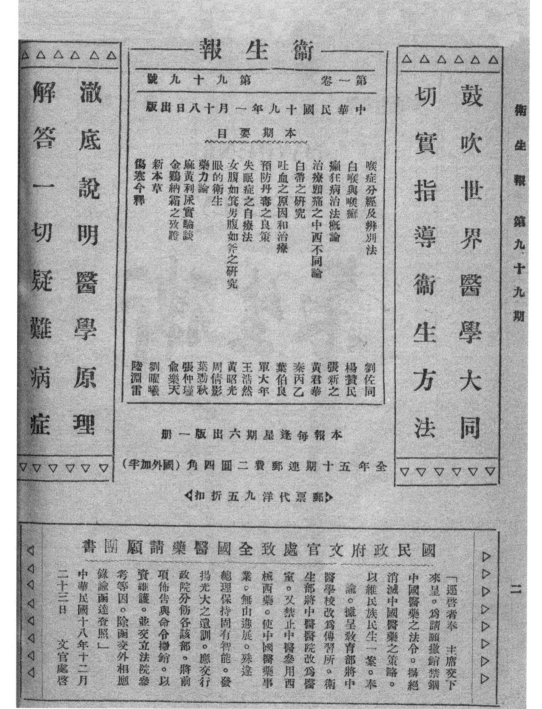

喉症分經及辨別法

劉佐同

咽喉雖爲彈凡之地。而五臟六腑。皆能令人病。臨症施治。首當分經。六經既明。再分寒熱。虛實表裏。細心詳推。庶不致誤。咽屬胃。喉屬肺。上腭屬胃陰。下腭屬脾陽。舌中屬心。四圍屬脾。舌根亦屬心。蒂丁屬胃。左右舌根屬肝。兩耳垂下亦屬肝。牙根上屬胃。下屬脾。此部位分經之大概也。尚有舌苔。亦宜細心考察。舌白主寒。黃主熱。焦熱甚。黑熱極。凡舌胎不單論色。但有津液者。非眞熱也。不可慨投涼藥。倘遇苔白而乾者。非寒象也。陰虛熱甚。亦有此苔。然舌質必絳。脉必細數。臨診時。宜審察之。此辨舌苔之大要也。患處漫腫而多痰。屬風與濕也。淡白而牙緊。風寒外束也。紫色不腫而爛者。風伏寒也。紅腫而脉浮者。風火也。脉沉咽爛而不腫者。毒甚也。脉細數而浮者。虛火也。脉細緩者。虛寒也。無論何症。以此類推。窮其源。察其形。對症用藥。病自愈矣。玆將咽喉看病與治療法。分述如次。

(一)醫者當審其病由。參之時令。如屬於實症者。不外汗吐下三者。表邪寒熱者汗之。痰湧閉結者吐之。熱結中下者下之。

(二)如遇衰弱之人。及病勢重者。須要着人扶好。或用銀針刺其患處。風熱則散之。火症則淸之。甚者下之。陰寒者溫之。若初起驟用寒涼之藥。則上熱未除。中寒復生。其毒乘虛而入。喘急而死矣。大抵風熱症。十之七。實火症。十之三。寒症十無一二也。

(三)人事不醒。痰氣上攻。聲如雷響。喰食脹張。天柱倒陷。面黑色焦。鼻如烟煤，張煽不定。目睛突出。汗下如雨。咽喉乾痛。聲啞無痰。手足麻至膝蓋。喘呃脉息如絲。皆死症也。

(四)遇症用藥後。痰少腫退。即愈。如已潰。用藥後。越兩日。即可飲食者。三日後。無不收功。

(五)喉癬用藥後。患處要變紅色。知痛癢。有津液潤澤者。可治。

(六)用刀針須向自己勾來。不可向病人口內割去。

(七)咽喉忌下刀之處有四。(一)嚨化。(二)啞門穴。(三)喉關兩拗上。(四)舌下筋

(八)若用刀。其刀頭上須蘸麻藥。或患處上麻藥。庶不致痛。

(九)臨症先診其脉象輕重。後看其患處深淺。若脉絕脉怪脉死則毋須用藥矣。因毒已入腹。非藥力所能挽回也。纏喉風及陰虛喉癬。二症最險而難治。至危而不易識。纏喉風內外無形。其患在關內。上面有紅絲。如未入心。尚可用藥。已入心則不治。凡遇此症。宜早治。在一日半日之內。可保無虞。陰虛喉癬。如蝦皮形。有青白點子。高底大小。狀如暑天痱子。其症雖危。延日最久。或一年半載而死。或一月半月而死。如起病數日之前。治之十可愈九。

(十)看喉腫處。其色變紅者。即成膿之候。可不刺而自潰也。

(十一)喉症洗滌。用糯米泔水。或甘桂湯。或薄荷湯。均須溫和爲主。煎藥內加山查末一撮。須焙燥。乃治咽喉消腫去毒之要藥也。

(十二)病人壯者。藥力可猛。體弱者。攻宜緩。

(十三)勸針不可傷小舌。

(十四)凡針舌下兩邊靑筋。血色紅者生。色黑者死。

(十五)凡喉間潰爛疼痛。久而不愈。此必楊梅結毒於喉。宜草薢湯主之。

(十六)凡喉嚨作痛。忽然腫起。遍身骨節疼痛。遂用針於腫處刺破。惡血雖去。久潰不能完口。致潰爛通於鼻竅。或腐延舌下。痛不可忍。臭不可聞。此輕份之結毒也。切勿作喉癬治。

(十七)凡喉症初起一日寒戰即生發者。發後身凉。不碎。又無重舌。或二便俱利。不可認作熱症。皆因陰氣虛寒而發。其痰不可吊

盡。此痰卽身內之津液所化。熱症乳蛾痰壅一處。以流盡毒愈者不同。若似前症流盡。則精神竭而死矣。先吹或用水換之法。使喉通卽便服藥。初發散。次和解。再施溫補滋養之品。

(十八)凡治毒症之法須看其血氣壯盛者。多服涼藥不妨。如氣血衰弱者。涼藥不可多用。多則氣血愈衰。卽用十八味神藥爲妥。

(十九)凡治喉中紅腫者。須視其或蛾或癰。認症不眞。不可下他藥。先用清咽湯一服。外吹玉匙散。或風火或痰毒。切不可輕易加減。急者先針患處。出血亦可。

(二十)凡蒂丁在咽喉當中。爲人一身之主宰。庸醫稍犯刀針。未有不死者。每有吞吐不利等症。誤認蒂丁作病。輒用刀針。以致出血不止而死。愼之愼之。

(廿一)凡夜深看喉症。須用電石燈細照。再三詳加辨察。倘認症不眞。不可輕用刀針亂投方劑。先用吹藥。或針穴法。待天明時在日光下看之庶不致誤。

(廿二)凡病者腫痛口不能開。灸頰車穴三五壯。(耳下垂八分足陽明經)吹藥不得者。以神仙棗二枚。塞鼻內。卽可開口吹藥。

(廿三)凡針必須以銀打就。如大引線針。頭上一粒如菜子署鬆一小缺。有用針頭灸之。取其易放艾絨耳。

(廿四)凡喉針不可用闊大者。須以响銅或紋銀製成一針。外籠一筒。用則露鋒。不用則鋒藏，庶免傷及無故。

(廿五)凡針身手四肢諸穴。必用細針。惟十指五穴。可用三稜針之。出血以多爲妙。

白喉與喉癬

楊贊民

喉症最多。治之之法。不外宣泄透解而已。此治喉症之公例也。若夫旣屬險惡之症。而又獨違此公例者。則爲白喉。喉癬。白喉之初起時。惡寒發熱。頭痛背脹。喉內或痛或不痛。且覺微梗。有隨發而白卽現者。有二三日而始見白者。其狀或見白點。白條。白塊。甚至滿喉俱白。勢最險急。治法。總以養陰清肺湯爲主。日服二劑。重者日三劑。間可因病情之現象。加入一二味以佐之。(如便閉可加大黃元明粉燥渴可加天冬馬兜鈴身熱而赤苦黃可加石羔金銀花連翹之類)惟于本方切勿有所刪減。守方多服。愼勿中止。自能見效。此白喉普通之治法也。

白喉由陰虛火越而發。肺炎而喉腐。養陰清肺湯。誠治本之方。然不能不略加商酌。蓋以甘涼之藥。益陰清熱。雖不失算。然苟初起卽火氣過大。極疼且閉。白點立見。口出臭氣。眼紅聲啞。飲水卽嗆者。肺體之炎。已臻極點。甘涼生津。其功太緩。譬如焦裂燥土。霏霏細雨。焉足滋乾潤槁。竊謂宜先以苦寒及清毒之藥。聊折其勢。而後繼以甘寒養液之法。或當較有裨也。(苦寒藥中惟黃芩不宜。餘如黃柏。龍膽。黑山梔等俱可用。)白喉之忌表散。固也。然凡屬喉症。終無全用滋陰。而不宜解之理。試觀養陰清肺湯。亦必用薄荷、白芍、丹、皮以散火清熱。而解血中毒素。兼以貝母去痰。滋而不滯。痰火之邪。仍有出路。此其方之所以妙也。

喉癬之症。卽西人所謂喉頭結核。與肺癆同源。其初起時。必有陰虛咳嗽。後遂喉中作癢而痛。不腫微紅。嚥唾乾燥。佈生苔癬。疊若蝦皮。有如茅草常刺喉中。又如梗物喉下。或發生斑點。如芥子大、每點生芒刺。嚥水大痛。漸至聲啞而死。治法略同白喉。亦忌發表。而以滋陰養肺降火爲主。普通治法。不過知柏地黃湯。和四物湯加知母桔梗元參之類。外吹喉藥。然功效終未甚可靠。蓋喉癬雖屬陰虛。亦必兼有痰火。熟地之滯。萸肉之歛。芎藭之竄。當歸之溫。皆非痰火所宜。余曾見手抄丹方載有治喉癬之妙藥。細閱之。覺其立方命意。俱有可取之價值。爰錄於下。以供醫家之研究也。

細生地八錢　天冬四錢　薄荷一錢　鬱金八分　元參心四錢　貝母一錢　丹皮二錢　粉甘草一錢　糯稻根鬚三錢　生雞子一枚取白後和入　（按此爲內服藥須佐以外治法方足收其全效）

火大者可加入知栢石羔黑山梔之類。燥甚者可加入阿膠銀花之類。便閉者可加入火麻仁郁李仁之類。小便短赤者可加入竹葉心通草之類。

此方養陰。退炎。潤肺。清熱。泄血中毒素。化喉間風痰。滋涼而不傷正。誠爲喉癬妙藥。視四物等湯之温膩留邪者遠矣。由以上觀之。白喉喉癬之生。皆由陰虛火發。而俱與肺有連帶之關係。余嘗曰。二症同一病。特有急性慢性之殊耳。喉癬白喉之壞症。皆能令人失音。豈非肺部先腐之徵乎哉。

癲狂病治法概論

張新之

癲狂一證統屬心病。論者謂癲由心虛有熱。狂由心家邪熱。曷知癲狂之患。固根於心陰之不足。與火之有餘。然亦因乎肝脾胃。而必挾痰挾食也。癲多喜笑。呻吟沉默。若有所思。氣鬱痰迷。神志爲之混淆。其候多靜而時昏。俗名文癡。蓋症屬心脾不足而有痰也。狂多恚怒。躁擾妄動。輒作叫罵。火熾痰壅。心竅爲之閉塞。其候多躁而常醒。俗名武癡。蓋症屬肝胃有餘。而兼食也。夫陽併於陰則癲。陰併於陽則狂。王叔和曰。被附陰則癲。以陽氣虛不能衛其外。則附陰而下陷。陰附陽則狂。以陰氣虛。不能治於內。則附陽而上升。此癲狂陰陽相徇之異。殆即越人重陰者癲。重陽者狂之旨也。癲之爲證。多因謀望失志。所願不遂。心脾鬱結。侘傺無聊而成。更或因驚恐鬱痰。鼓塞心包。致神不守舍者有之。其狀或笑或歌。或悲或泣。如醉如癡。語言顛倒。穢潔不知。經年不愈。狂之爲病。多由陽氣過抑。肝胆謀慮不决。屈無所伸。怒無所洩。木火合邪。乘心則神魂失守。而自悲善忘。善怒善恐。少臥不饑。自賢自貴。善見鬼神。或未曾見之事。乘胃則暴橫莫制。若有邪附。妄爲不避水火。罵詈不避親疏。登高而歌。棄衣而走。不食數日。踰垣上屋。平時非力所能。而病反能之。治癲之法。先宜芳香化穢濁。滌痰涎。而利心竅。繼用金石重鎮之品。以通志安神。再與苦寒直折。通火腑而瀉心。用甘鹹滋養。保腎水而安心體。兼參子母相生之意。苦辛泄肝胆之熱。而定魂魄。泄者泄。通者通。降者降。養者養。審證之虛實而定補瀉之方。使神明之君主。泰然於天鈞之上。尙何癲之有哉。至於治狂之法。經文原有陽氣因暴折而難決。病爲怒狂以生鐵落飲。取金以制木。木平則火降氣下之論。蓋上焦實者。從高抑之之法也。若陽明實者。可用大承氣湯下之。經亦有奪其食則已之言。誠以食阻於中。陽明之火邪必愈熾。奪其食則邪火無所附而勢殺。乃釜底抽薪之妙法。譬諸善用兵者。先刦寇賊之輪糧。使其所資助而自潰也。然若肝胆火旺。痰熱內擾而發狂者。則開痰降火。亦在所必用。如非痰火有餘。而屬虛者。則宜從壯水制火。清神鎮攝著想矣。若夫熱入血室。瘀熱上衝心胃而發狂不識人者。犀角地黃湯桃仁承氣湯。加人中白木通之屬主之。以其有解熱清神破瘀之功也。如表邪未盡而內陷者可與疏解。是症傷寒温病門中婦人多患之。故附論於此。大抵癲爲久病。狂爲暴病。癲有時人不之覺。是癲之輕者。狂有時人不及防。乃狂之驟者。癲始發。痰火一時轟動。其情志失常。狀亦如此。惟不若狂之甚。狂經久。瘀火日久煎熬。其神魂昏迷。狀乃類癲。但不如癲之靜耳。

治療頭痛之中西不同論

黃君華

□中醫治療

婦人患頭風者。十居其半。每發必掉眩如在車船之上。蓋因肝經血虛。而風邪襲之爾。用川芎當歸散。若頭痛連齒。時發時止。連年不止者。此風中腦。謂之厥逆頭痛。宜白附子散。及灸曲鬢穴。在耳掩前正尖上。灸七壯。左痛灸左。右痛灸右。薛立齋曰。東垣言足太陽頭痛。脈浮緊。惡風寒。川芎羌活獨活麻黃爲主。手少陽經頭痛。脈弦細。往來寒熱。柴胡爲主。足陽明頭痛。身熱目疼鼻乾。惡寒發熱。脈浮緩而長。升麻湯。或石膏白芷爲主。手太陽頭痛多有痰體重 。或腹痛。爲痰癖。脈沉緩。蒼朮半夏南星爲主。足少陰經頭痛。足寒氣逆。爲寒厥。脈沉細。麻黃附子細辛湯爲主。足厥陰頭項痛。或吐涎沫。厥陰脈浮緩。吳茱湯主之。諸血虛頭痛。當歸川芎爲主。諸氣虛頭痛。人參黃芪爲主。氣血俱虛頭痛。調中益氣。少加川芎蔓荊細辛。痰厥頭痛。半夏白朮天麻湯。厥逆頭痛。羌活附子湯。如濕氣在頭者。以苦吐之。不可執方而治。若脈雜亂而病見不一。宜補胃爲主。頭爲諸陽之會。清陽不升。則邪氣乘之。致令頭痛。然有內傷外感之異、外感風寒者。宜散之。熱邪傳入胃腑。熱氣上攻者。宜清之。直中寒氣上逼者 。宜温之。此外復有偏頭風。雷頭風。眉稜骨痛。眼眶痛等症。更有真頭痛。朝不保暮。勢更危急。皆宜細辨。偏頭風者。半邊頭痛。有風熱。有血虛。風熱者。筋脈抽搐。或鼻塞常流濁涕。清空膏主之。血虛者。晝輕夜重。痛連眼角。逍遙散主之。雷頭風者。頭痛而起核塊。或頭中雷鳴。多屬痰火。清震湯主之。客寒犯腦者。腦痛連齒。手足厥冷。口鼻氣冷。羌活附子湯主之。胃火上衝者。脈洪大。口渴飲冷。頭筋扛起者。加味升麻湯主之。痰厥頭痛者。胸膈多痰。痛則眩暈。半夏白朮湯主之。腎厥頭痛者。頭重足浮。腰膝痿軟。經所謂下虛上實是也。腎氣衰。則下虛。浮火上泛。故上實也、然腎經有眞水虛者。脈必數而無力。有眞火虛者。脈必大而無力。水虛六味丸。火虛八味丸。大頭天行者。頭腫甚如斗。時疫之症也。輕者名發頤。腫在耳前後。皆火鬱也。普濟消毒飲主之。更加針砭以佐之。破腦傷風者。風從破處而入。其症多發搐搦。防風散主之。眉稜骨痛、或眼眶痛。俱屬肝經。見光則痛者。屬血虛。逍遙散。痛不可開者。屬風熱。清空膏。眞頭痛者。多屬陽衰。頭統諸陽。而腦爲髓海。不任受邪。若陽氣大虛。腦受邪侵則發。爲眞頭痛。手足青至節。勢難爲矣。速用補中益氣湯。加蔓荊子。川芎附子。並進八味丸。間有得生者。不可忽也。

□西醫治療

頭痛之原因雖多。大約可分爲二種。一曰證候性頭痛。一曰習慣性頭痛。症候性頭痛者。如患流行性感冒麻疹天花等熱症而來之頭痛是也。亦有來自胃腸病者。則每與惡心膨脹便秘等同時而起。梅毒及腦膜炎神經衰弱臟躁症心氣病等神經症。與夫飲酒中毒。亦往往誘起此病焉。習慣性頭痛者。大半由神思過勞。或腦充血。或腦貧血。或濫用煙酒。或神經衰弱。其痛有如戴箍。或則如裂。或則如刺。有間歇者。有連續者。其時病人精神沉鬱。食慾缺乏。最難醫治。更有所謂勉學性頭痛者。雖爲神經衰弱等症誘發而來。而實由於苦學悲痛手淫等事故。病人自覺前後頭非常沉重。理解之力。非常減退。即目前所讀之書。所作之事。亦恍惚不能記憶。神經銳敏。消化不良。常常便秘。不能安眠。面色時而絳紅。時而青白。至無定也。治法宜居暗室。勿用目力。務守安靜。飲濃咖啡。可期消減。或以冷水澆頭。或以冷手拍打頭部。亦得消散。內服藥中。有安知必林。歇那設珍。別拉米冬。撒曹諸劑。可選用之。更迭服之亦佳。但終不如米庫來寧之尤效。米庫來寧者。即以安知必林。咖啡涅枸櫞酸三種藥物。等分配合而成也。此外更有用安知歇貌林。及撒里矢爾酸曹達咖啡涅。安息香酸諸劑者。若欲防頭痛之再發。必須探究原因。除其病根。倘行對症之法。則以臭素劑爲最良。

偏頭痛者。恆發於頭部之一邊。而尤以左側爲多。大都因神經過勞所致。此以妙齡纖弱之婦女爲甚。若田夫農婦。則罕有此病。其發作也。突如其來。亦有因與奮過度。消化不良而起者。每發於體不安甯。頭重。惡心。閃光惡寒之後。其病處則多在額間與太陽穴。痛之劇者。必且誘起嘔吐。發痛之半面。皮膚現青白色。其他半面作絳紅色。攝生之法。大致如前。患側可以冷水。或冰袋冷之。或以醋火酒等洗拭。亦頓覺爽適。食物以滋養多者爲宜。勿食脂肪過多之物。飲酒吸煙。最是大忌。務須戒絕。靜養精神。亦屬必要。平時務早眠早起。不可深夜作事。不可日高酣睡。山水清秀之區。莽療頭痛。能常常戾止遨遊。則益妙矣。

白帶之研究

秦丙乙

諺云。十男九遺。十女九帶。夫男子之遺精。與女之帶症。其源同而其治亦未嘗有殊也。按帶下俗稱白帶。殊不知青黃赤。五色兼具。惟以白者爲多耳。患者面部皖白。血不華色。寢假而頭暈眼花。寢假而腰肢痠軟。漸至神疲力乏。百病叢起。走入損路。奄忽而終。撥其致病之由。厥有二種。其一爲溼熱之過度。患此者多肥盛之人。其證實居少數。即治之亦不甚艱難。其二爲陰虛而火熾。此則比比然也。症由思想無窮。所願不遂。或嫉妒疑忌。抑鬱善懷。致相火沸騰。血液爲所熬煎。而眞元滲淫而下矣。治宜泄肝火而滋眞陰。加味逍遙散主之。惟一方面仍須淸心寡慾。以助藥物之奏功。若輾轉失治。便去虛勞不遠矣。夫此症屬溼痰氣鬱者十之二三。屬相火過盛者十之六七。肥人多因溼熱下陷。痩人率由陰虛火熾。亦一定不易之理也。

吐血之原因和治療

葉伯良

▣吐血原因

血爲人體主要之物。周流全身。無時不息。人之營養部分。賴血液輸送。排泄各物。亦賴血液運出。故血少則虛。血充則強。血流則活動。血停則死亡。古來醫者對於血證。多加倍注意。而學理方面。發明甚夥。玆將吐血之原因。採其一二家學說摘錄如下。

『內經云』怒氣逆甚則嘔血。

『千金方云』吐血有三種。有內衄。有肺疽。有傷胃。內衄者血近從心肺間津液出。還流入胃。以凝停而滿悶便吐。得之於勞倦飲食過常所爲也。肺疽者。飲酒傷肺。血隨吐出。傷胃者。飲食大飽之後。胃中不能消化。煩悶欲吐。氣挾食而上衝。傷裂胃口。吐出。色鮮且赤。

『濟生方云』六氣不傷。七情不鬱。榮衛調平。則血無壅決之虞。節宣失宜。必致壅閉。血遂不得循經流注。失其常度。故有妄行之患焉。夫血之妄行也。未有不因熱之所發。蓋血得熱。則淖溢。血氣俱熱。血隨氣上。乃吐衄也

於此可知吐血原因。(一)起於大怒。怒之甚者。血流亢進。血管易於破裂。(二)由於內衄。血行失常。妄行爲患。(三)傷胃。胃中微血管破裂。(四)肺疽。肺臟受損。痰中見血。執是以求。可以得其大概。

▣兩處病灶

吐血一證。雖出於口。有咽喉之不同。咽爲胃上竅。故由於咽者必出於胃。喉爲肺上竅。故由於喉者必出於肺。肺胃者。吐血之病灶也。血之出於肺出於胃者。其狀不同。凡傾盆傾碗或成口而出者。不論顏色之鮮明紫黑。及液狀塊狀。皆由胃出。若痰中帶血。或因咳而出者。多由肺出。余所論者。吐血之由於胃者也。

▣吐嘔與咳嗽辨

吐血者。血雖出而無聲。一吐輒以升許。甚至斗許。面色頓白。舉體懈惰。證雖極險。而實易治。嘔血者。每血出。先有嘔逆聲。其血必紫黑成塊。脅痛內熱。氣塞煩悶。此證最宜安靜。一有不愼。必致上湧不止。咳血者。其證必先病咳嗽。咳之不已。後有鮮血。即世所謂虛勞之證。或痰內有紅絲。此證十死八九。最爲難治。嗽血者。素未嘗病咳。而又無咳逆聲。但痰嗽則必有血。四肢無力。宜培養元氣。雖人參煨姜。亦可選用。以上四種。普通併爲一談。口中一有血出。即曰吐血。不辨其嘔。更不辨其咳嗽也。故本篇特申辨之。

▣治療之梗概

世治失血者。莫不宗繆仲淳三法。其言曰。吐血有三訣。宜行血不宜止血。行血則循經絡。不止自止。止之則血凝。宜補肝不宜伐肝。養肝則肝氣平而血有所歸。伐肝則肝虛不能藏血。血愈不止矣。宜降氣不宜降火。氣有餘便是火。氣降則火降。則氣不上升。血隨氣行。無溢出之患矣。

治吐血步驟。當按四步。凡吐血起時。來勢正盛。不加約束。必致奔脫。此時血之原委。不能深究。惟以止血爲第一步。血止之後。離經之血。未吐出者。成爲瘀血或壅而成熱。或積而爲瘕。日後恐有變證。故以去瘀爲第二步。止血消瘀之後。猶恐血復潮動。不安其經。第三步即宜甯血。邪之所湊。其氣必虛。失血之後正無有不虛者。第四步即宜補血。此四種步驟。亦不必完全施用。有用一二法而即愈者。亦有用一二法不止者。相機應變。在乎自己。

預防丹毒之良策

單大年

丹毒現於皮膚或粘膜上。局部腫脹熱痛。界限分明。色紅似火。流展極速。故亦名流火。爲創傷傳染病之一。因皮膚粘膜有破損處。浸入丹毒。連鎖狀球菌。蕃殖其中。而起是病。常現於面部。或由鼻孔口角臉緣耳道等處。起者尤多。殆抓爬揩擦。隨時可使皮膜剝落損裂。而手指甲爪。常爲傳播徽菌之媒介也。其潛伏期約一日或二日。患者感寒戰慄。熱度驟增。達四十度左右。頭痛嘔吐。昏迷譫語。苟局部展延廣大。或起多數膿泡。時則病狀更劇。且將益以腎炎心臟衰弱等。病愈後。常有再發屢發者。是抓爬揩擦之惡習慣未除。而身體抵抗力薄弱亦有以致之。預防之道。注意洗手。以常保其清潔。剪短指甲。嚴戒爬耳擦眼挖鼻剔牙咬指等習慣。非徒求預防於未然。亦所以修小節也。癬疥之疾。常起癢感而引抓摸。總須及早治之。偶有小癤熱瘡。幸毋以手指抓破。或以未曾消毒之刀針輕於嘗試。庶幾可以遠避矣。

失眠症之自療法

王浩然

余嘗患失眠症。以至精神抑鬱。腦力衰弱。後有鄙友某君。授余簡便自療法數則。不名一文。而病霍然。欣感之餘。信筆紀此。以告同病。

(一)兩手之食指及中指。力按兩太陽穴。而數其脈數。

(二)臨睡前以溫水沐浴或洗足。

(三)默念數目字。或本人熟讀之文。

(四)細數鐘表走聲。勿令雜念竄入。

(五)大小便不可忍蓄。

(六)枕宜高而軟。

(七)一有幻念邪思。宜即起身散步。或閱有益之書籍。或飲沸過之冷水兩三杯。

(八)就寢前作種種運動。勞乏身體之各部。或靜坐亦可。

女腹如箕男腹如斧之研究

黄昭光

瀕湖脈訣云。女腹如箕。男腹如斧。蓋以辨男女之胎也。彼廚言滿口。善於曲解穿鑿附會者。至此亦有無法。於是有因理論不可通。而曰無此事者。有於字面上着想。津津談如何爲箕。如何爲斧者。後學不知其故。從而和之。徒有其說而不能用。是何異於亡哉。

夫瀕湖先生之醫學。固非有口皆碑者。然於此二句。余輒暇思之。知爲事實。覺有至理。特表而明之。以供研究者之參考。

嘗續產科書。知男女骨盤有不同。骨盤雖有大小之分、於本題有所供獻者。爲大骨盤。此骨盤者。即在小骨盤之腰之下。由數骨結成如漏斗狀者是也。男女兩者之比較。男者狹小如心臟形。女者寬大如橫卵圓形。則知男者大骨盤較女者爲狹小。證之事實。則閒步街頭。常見旗袍革履之婦女。益顯其臀部之肥大。男子與較。實覺有遜色。然其大也。非因其脂肪肌肉之豐滿。乃其骨盤大乎男子耳。男女骨盤之大小。乃先天所造就。有天然之妙用。大者壯者如是、推之小孩胎兒。亦何莫不然。

中醫之談產科也憑理想。謂胎兒在母腹內。頭居上而臀居下。臨產則掉頭而出。西醫由解剖而得。知爲倒懸。若頭在上爲難產。則知理想有時錯誤。不如事實之爲確也。審此則所謂如箕如斧者。不難明矣。

夫箕者。乃箕帚之箕。以盛塵垢。其形底部略闊於口部。一般婦女大骨盤之闊度。較兩肩部畧闊。倒之則上部畧闊於下部。故女胎之倒懸子宮內者。形之於外。再以手上下摸察之。一如箕之倒覆於內。上部畧闊於下部也。故曰女腹如箕。斧者非今肉肆所用之斧。蓋肉肆所用者名鉞斧。其狀如蛤。上下懸殊。與事實不附。此所謂斧者。定系斧斤之斧。斫木之器也。其形鋒部畧闊於背部。一般男子兩肩部之闊度。較大骨盤爲闊。倒之則下部於畧闊於上部。男胎之倒懸子宮內者。形之於外。以手上下摸之。一如斧斤之狀。順置腹之內壁。下部略闊於上部也。故曰男腹如斧。惟是法也。必在受孕八九個月間。胎兒形骸生成後。方可行之。否則無效。

以上之理。說破易曉。但今之中西醫界。無用此法以診男女之胎者。讀此篇後曷不一試之。

眼的衛生

周倩影

眼睛是什麼東西。那是人人都知曉的。是五官中司視覺的機關。又是人身上最寶貴的器官。所以要格外的謹愼保護。我國現在有很多的盲人。考查他的緣故。都因不講究眼的衛生。害了眼病。漸漸致成的，所以在下集了幾條眼的衛生法。列在下面。若是我們都遵行這種法子。那是我國害眼和盲目的人也就可以減少了。

(1)所戴的帽子。前面須有邊。用以遮眼蔽光。

(2)不可在不明亮的地方讀書和寫字。

(3)讀書時。不可面對着光。須要背向光。使光從肩上射出、免使迎面的光。損傷目力。

(4)作事的時候。每過幾分鐘。必須抬頭休息片刻。保養眼睛。

(5)不可時常看影戲。因影戲的光。刺激太強。最易傷人眼目力的。

(6)切不可用手指。或是不潔淨的布和手巾來擦眼。恐有微生物遺落在眼裏面。以致發紅發炎。

(7)若有塵垢入目。祇用清水滴入。自能流出。不可用手去揉。

(8)洗臉和洗髮理髮的時候，眼須閉緊。恐有汚垢浸入。

(9)眉睫毛是保護眼睛要物。千萬不可拔去。

(10)不可和他人合用手巾手帕等物件。恐沾染他人的眼症。

(11)理髮後。不准理髮匠用骨棒在眼角裏旋弄。恐染入眼疾。損傷眼球。

(12)烟和酒。都含有毒汁。能傷目力。不食不飲爲要。

(13)患眼疾後。須請眼科專家療治。或是採有效的藥。和眼藥水。切不可因省錢的緣故。在路中設攤的僞醫處醫治。以致失明。

(14)患眼症時。須戴上有色的眼鏡。不使見光耀。

(15)患近視眼。或是遠視眼的。須配眼鏡補救缺憾。配時又須驗正光力。

藥力論

葉勁秋

藥量之重要。前論已詳之。其有與藥量同樣之重要且互有關係者。卽每藥藥性之賡續力是。申言之。卽每藥須經若干時刻方消釋其所有之質味而不發生藥力之問題也。此在藥理學名之曰「蓄積作用」。藥性作用強烈者。其賡續力亦強。藥性作用薄弱者。其賡續力亦弱。一切取氣不取味之藥。其所起作用不久卽消。故不耐久煎。以其功用在於升散。欲其藥力常存則不可不反覆投與。庶於首次所用之藥。其力尚未消失之際。繼續投之。則舊者未去。新者復來。使藥力平衡賡續。永保其性。以達去病之目的。此義也古人早已知之。用藥常煎一大劑。分數次服下。病愈不必盡劑。停後服。祇惜今人不講久矣。設或不問病情。續續投與。雖每次分量不越常規。然前者未消。後者又至。前後重疊。其力倍增。蓄積作用於是乎起。其結果與用量過度者同。往往陷入危險而現中毒狀態。故不問藥量之多寡。藥力之強弱。貿然品定藥方之是非者。我未見其可也。

麻黃利尿實驗談

張仲璉

宇宙萬物。皆所以供給吾人之需要也。一物有數用。一用有數理。苟非實驗。鮮有能窮其理而盡其用者。顧吾中醫往往拘守成見。知其然而不知其所以然。宜乎招西醫之攻擊衛生部之取締也。要知吾人寄居天地之間。因養氣以攝生。其所以培元貫之根。氣血之海者。自有至理存焉。當物質與養氣化合時。卽發生數種無用之廢物。故急需排泄器官爲之輸出於體外也。夫吾人排泄器官有三。一腎臟。一毛竅。一肺呼。倘一有障碍。卽反生理而呈病態焉。如此須利其分泌。方可奏效。但利分泌之藥雖多。尤以麻黃爲最善。

攷麻黃之功用。實專於利分泌增排泄。天德醫療新報麻黃利尿作用云「麻黃於發汗作用之外。古書多記載其有利尿作用。服用時能增尿之排泄。有治水腫及浮腫之效。西尾氏言尿之分泌。依麻黃確實能增加排泄。有麻黃臭之尿佐藤勤也」。本報傷寒今釋論之。尤爲洞澈。然常醫皆目以爲大發汗 。而不究其原理。須知發汗卽增汗腺之排泄耳。綜觀古人之用麻黃發汗。皆取溫服。大抵溫服係有騰散性。故不待其至腎臟。於中臟卽分其成份矣。若冷服則不然。蓋冷則沉靜無散放性。故得以安然直達腎臟。是以其功用。則專於增腎臟之排泄。始終不見發汗也。吾國醫皆不明生理。致讓外人先我而炫世。至今猶多視之如虎。謂有亡陽之患。可勝嘆哉。利尿之功用不識而發汗每以羌、防、荊、蘇、代之。是誠遠遜於古人也。不敏今有驗案一則。錄述於左。

『患者』薛姓　男性　年三十　江甯湖熟亦濟當典

『病名』泄瀉

『原因』質素虛弱寢食不愼所致。

『證候』微惡寒。微熱。食不甘味。心下悸。腸鳴泄瀉。小便不利

『處方』以五苓散合理中湯。

一劑而表證除。泄瀉亦減。惟仍無小溲。據云每當小便時。小腹卽鳴而溲不出。蓋腎適流利之臟。若經滯鈍。必生障碍。此非專利其分泌。安能冀其愈哉。遂於前方加減中。增入麻黃一味。飭其冷服。服後鐘未數敲。果溲已暢行矣。

(按)夾感胃蠕動衰弱。腸壁吸收失和。水份悉從腸糞泄下。腎臟

尿量。因之缺乏。心下失去營養故悸。亦即中虛之義也。

金鷄納霜之攷証

俞樂天

【出產地】本品產於南亞美利加洲波利非亞祕魯厄瓜多等國。乃由其高地所生之茜草科規那屬喬木等。剝取之幹皮及枝皮也。印度之錫蘭及爪哇等處。亦有之。

【發明之歷史】當十七世紀。(即明末時)有印度人某患熱病。渴甚。不得水。見樹下水溜中有水。強飲之。無何。體暢神怡。霍然而愈。詫曰神水神水。患熱病者聞之。無遠近者踵至就飲。病亦愈。衆拜曰神水神水。西人獨不謂然曰。此水能治熱病。必與樹有關係。迺採其皮沸煎而分折之。竟得發明規那丁皮規𠀤幾規那越幾斯規尼違之四種藥劑。其効與溜中之水無異。

【释名】規那皮。(舊譯作金雞那樹皮。)規那丁幾。(舊譯作金鷄那樹皮酒。)規那越幾斯。(舊譯作金鷄那膏。)規尼涅(舊譯作金鷄那霜。)

【形狀】爲有光澤白色束針之結晶。

【性質】苦而淸凉。

【醫治作用】爲瘴氣毒(痲拉利亞瘧疾之類)之特効藥。於瘴氣毒性。間歇熱。發作前六時至十二時使內服適量。又患間歇性。神經痛。及脾臟肥大者。分服之。亦有奇効。

新本草 (續)

劉曜曦

(紫　菀)爲鎭咳藥之一。

(紫　參)爲通經藥之一。

(革　撥)凡頭痛。牙痛。及鼻衄時可用之。

(草　薢)能治風濕。兼醫諸瘡。

(陽起石)含有無水珪酸。陰萎時可用之。

(琥　珀)有利尿及通經作用。

(萊菔子)有健胃。袪痰作用。

(粟　殼)其含有之成分與鴉片殆同。但爲量甚少耳。有袪痰鎭痙作用。

(雲　實)痢疾時可以用之。

(黑　豆)有解毒滋養之效。

(無名果)其成分爲含水酸化鐵。故用之爲止血藥之一。食傷時亦可用之。

(寒水石)爲一結晶性之炭酸。眼科藥每用之。

(貫　衆)治婦人之一切血症。

(班　毛)其成分含有芳香性揮發油及脂肪質等。具有發泡及生毛等作用。內服時。則稍具利尿及催淫諸効。但甚爲疑問耳

(菝　葜)(又名鐵菱角)其成分爲樹脂。色素。單甯及澱粉等。具有發汗之効。再梅毒。或痛風時亦可用之。

(菟絲子)爲強壯收歛藥之一。

(菖　蒲)爲健胃藥之一。

(訶　子)含有沒食子酸及沒食子鞣酸。爲收歛劑之一。泄瀉赤白痢時可以用之。

(雄　黃)其成分爲三硫化砒素。故用之爲腐蝕藥及脫毛劑也。

(硫　黃)硫黃內用時至胃雖無變化。至腸由腸內之溶解後。遂發生一種刺載。是時腹內稍痛。然後可以達到通便之功。故用之於常習便祕或痔腫之秘結時每生効。此外則用之於皮膚。吸收後其殺虫力甚大。

(犀　角)就袁君澂範所研究之成績約略述之如次。

(一)犀角之熱浸液。或其水蒸氣蒸溜液。試之於蛙。二十日鼠。家兔等。均無惹起中毒症狀之弊。

(二)犀角試之於發熱之家兔。無解熱作用之可言。

(三)犀角試之於正常動物時。對於該動物之心臟。則無強心作用。但試用之於心臟衰弱者。則確有強心作用。

(四)將犀角液。注入於試驗動物體內。則該動物之白血球卽減少原數之五分之一或二分之一。

(五)犀角之有効成分。爲其歐乳酸。

就以上言之。則犀角對於已衰弱之心。則確有強心作用。然泛用之爲解毒。解熱劑則未可也。可知犀角(暹羅角亦犀角之一種)之能收効者。蓋由其具有強心作用耳。

(當　歸)含有蔗糖甚多。用之爲通經。淸凉藥或有効。

(當　藥)據大島淺野及黑部等之硏究。則謂當藥內含有一種苦味素。由是推之。用之爲健胃劑或有効也。而一般則用之以治腹痛或驅虫也。

(鼠　婦)其成分雖未詳。但含有一種蟻酸者則無疑也。爲引赤發泡劑之一。

(鼠 李 子)爲下泄劑之一。

(蓖麻子油)乃熱帶所產生之蓖麻之種子之油也。此藥對於腸管之刺戟甚小。而其瀉下力則甚爲確實也。無論何症。凡欲驅除腸內之內容物時。均適用之。故凡單純便秘。以及腸管。尿生殖器性病症之經過中所發生之便閉。及妊產婦用之。均無不可。此外驅虫時之促其排泄。由汚物或不消化物所引起之腸病。或下痢等時用之。不但能排出以上各物。而且具有一種之止瀉作用。再赤痢及傷寒症。如欲瀉下時。則此油與甘汞之和劑。殆爲絕響也矣。此外對於常習性便秘之不適於久用者。則爲此藥之美中之不足耳。

(瑞　香)(又名風流樹。紫丁香。)梅毒及梅毒性風濕。或癩痢可用之。

(葶　藶)有利水兼袪痰之效。

(楓 香 脂)咳痰過多時可用之。有制止咳嗽。及吸收其分泌作用。

(硼　砂)具有防腐。利尿。通經。收斂諸作用。

(椰 子 油)爲膏藥之原料。能治皮膚腫脹。

(欵 冬 花)爲驅痰藥之一。

(楊　梅)下利。虫痰。諸毒。外傷時用。乃一種收斂藥也。

(葛　根)嘗用之爲發汗。淸凉及解熱劑。

(熊　膽)有健胃。殺虫。鎭痙及興奮諸作用。

(蒼　朮)有利水解熱之功。

(蒼　耳)爲發汗及鎭痙藥之一。

(綿 馬 根)乃生於歐洲之羊齒科植物之根莖之乾燥品也。此根如其品質良好時。對有鈎縧虫及廣節縧虫最爲有效。對於無鈎者之效力。則較之石榴根皮及苦蘇花稍遜耳。服用此藥後。如須瀉下時。須用甘汞爲宜。蓖麻子油切勿用之。蓋蓖麻子油能助有毒之綿馬酸之吸收耳。

(蒲 公 英)蒲公英於健胃作用外。尙有瀉下作用。故消化不良兼常習便秘。或肝臟鬱血時每嘗用之。

(藭 個 葉)產於南非亞之芸香科小灌木之葉也。其香味甚烈。爲一種興奮胃藥。慢性風濕。慢性皮疹。膀胱及尿道病時用之。爲發汗利尿劑有效。

(睡 菜 葉)乃睡菜之葉也。亦爲一種苦味健胃藥之一。凡消化不良時均可用之。

陸淵雷

辨太陽病脈證并治下

問曰。病有結胸。有藏結。其狀如何。答曰。按之痛。寸脈浮。關脈沉。名曰結胸也。何謂藏結。答曰。如結胸狀。飲食如故。時時下利。寸脈浮。關脈小細沉緊。名曰藏結。舌上白胎滑者難治。

此條辨結胸藏結之異。結胸是水毒與熱毒結於胸膈所致。更以藥效推之。則慢性病之龜胸龜背。亦是結胸之類也。藏結文甚簡略。下條云。無陽證。不往來寒熱。其人反靜。舌上胎滑。百七十五條云。病脅下素有痞。連在臍旁。痛引少腹。入陰筋者。此名藏結。與此共三條。證既不詳。又無方治。千古遂無定論。然結胸陽證。藏結陰證。則無可疑者。丹波元堅曰。結胸者何。飲邪相結。以盤踞胸堂。遂及心下是也。蓋陽明病之類變。而其證更有等差。藏結者何。陰寒上結。如結胸狀是也。此亦太陰之類變。乃與寒實結胸相似而有異。蓋深痼沉著。宗氣亦衰。故不任攻下。要錯惡最極者也。此證僅二條（案當云三條）難精其義。然既名藏結。則其病深重可知。且以理推之。寒實結胸有痰涎相得。藏結則似無痰涎。唯是寒結。勢逼君主者乎。吳氏倒飲食如故時時下利八字。蓋飲食如故一句難解。俟考。

藏結無陽證。不往來寒熱。（原注一云寒而不熱）其人反靜。舌上胎滑者。不可攻也。

此條似以藏結對結胸而言。上條云。藏結如結胸狀。故此條特舉無陽證不往來寒熱。明異於結胸之有陽證往來寒熱也。其人反靜。反字亦對結胸煩躁而言。丹波元堅云。舌上白胎滑者。舌上胎滑者。就二者字視之。則似藏結有胎不白滑而黃澀者。又似有陽證。往來寒熱。其人躁者。寒凝豈有此等證狀。然則二者字當虛講。曰難治。曰不可攻。並謂藏結之難治不可攻。不特爲舌上白胎滑而言也。

丹波氏云。案藏結。補亡論。王朝奉刺關元穴。非也。汪氏云。宜用艾灸之。纏要曰。灸氣海關元穴。宜人參三白湯加乾薑。寒甚者加附子。全生集曰。灸關元。與茱萸四逆加附子湯。以上宜擇用。

病發於陽。而反下之。熱入。因作結胸。病發於陰。而反下之。（原注一作汗出）因作痞也。所以成結胸者。以下之太早故也。

此條言結胸與痞。多因誤下所致。結胸主陷胸湯丸。痞主桂枝人參及瀉心諸湯。發於陽發於陰。注家多取太陽上篇第八條爲說。然義不明瞭。丹波元堅云。此所論陰陽。殊爲難解。張氏（案張璐傷寒纘論也）既疑之。秦氏傷寒大白。以爲表熱之輕重。亦未暢。軒邨（案日人軒邨甯熙字世緝）嘗謂此蓋虛實已。當時不詳其說。今推之意。蓋言就太陽中分其人虛實。其人實。有飲。邪激甚。故作結胸。其人虛。有飲。邪激微。故作痞。所釋如是。亦頗覺穩貼。

丹波氏云。病源候論。結胸者。謂熱毒結聚於心胸也。否（案即痞字）則心下滿也。按之自耎。但氣痞耳。不可復下也。又痞者塞也。言府藏否塞。不宣通也。釋名。曰。脴。否也。氣否結也。說文。徐曰。（案謂小徐繫傳也）痞。病結也。直指方曰。乾上坤下。其卦爲否。陽隔陰而不降。陰無陽而不升。此痞之所以否而不通也。傷寒百問經絡圖曰。但滿而不痛者爲痞。任人揉按。手不占護。按之且快意。

結胸者。項亦強。如柔痓狀。下之則和。宜大陷胸丸。

痓字當作痙。柔痙卽桂枝加葛根湯之證。詳金匱今釋。丹波元堅云。大陷胸丸證。是飲邪併結稍輕於大陷胸湯證。然勢連甚於上者也。項強殊甚。其狀似痙。但非如剛痙之背反張。故云如柔痙狀。柯氏云。頭不痛而項猶強。不惡寒而頭汗出。故如柔痙狀。山田氏云。凡結胸有熱者。宜用大陷胸湯下之。其無熱者。宜用大陷胸丸下之。論云。過經讝語者。以有熱也。當以湯下之。而醫以丸藥下之。非其治也。可見丸方本爲無熱者而設。案山田說是也。有熱者多急性病。宜用湯藥蕩滌。無熱者多慢性病。宜用丸藥緩攻。諸家泥定項強立說。殊隨文釋義。於陷胸丸之用法。未經實驗也。

和久田氏云。胸骨高起。心下亦按之鞕。而不痛。常項背強。俗稱鳩胸。亦所謂龜胸也。此證多得之胎毒。（案謂遺傳也下仿此）非一時之劇證。（案謂非急性病也）故無伏熱。或手不可近之痛。論曰。結胸者。項亦強。如柔痙狀下之則和。宜大陷胸丸。凡攻胎毒之病。或血塊等陳痼之證。湯藥反不能專攻其結毒。故以丸藥治之。是故所謂龜胸龜背及癥瘕。得自胎毒。其毒漸增。致成傴僂。終生廢疾者。皆大陷胸丸所治。然此方是攻擊之劑。不可日日用之。於是審其外證。每日用小陷胸。成旋復花代赭石湯。或半夏厚朴湯。或厚朴生薑半夏人參甘草湯之類。（湯本氏云小陷胸湯大小柴胡湯證最多）加以灸灼。每隔五七日。以大陷胸丸攻之。

大陷胸丸方

大黃半斤　葶藶子半升熬　芒硝半升　杏仁半升去皮尖熬黑

右四味。擣篩二味。內杏仁芒硝。合研如脂。和散取彈丸一枚。別擣甘遂末一錢匕。白蜜二合。水二升。煮取一升。溫頓服之。一宿乃下。如不下。更服。取下爲效。禁如藥法。

葶藶。本經云。辛寒無毒。主癥瘕積聚結氣。破堅逐邪。通利水道。別錄云。下膀胱水。伏留熱氣。皮間邪水上出。面目浮腫。利小腹。久服令人虛。藥徵云。葶藶。主治水病也。旁治肺癰結胸。又云用葶藶之證。浮腫淸涕。欬逆喘鳴者也。甘遂。本經云。苦寒有毒。主大腹疝瘕腹滿面目浮腫。留飲宿食。破癥堅積聚。利水穀道。別錄云。下五水。散膀胱留熱。皮中痞。熱氣腫滿。甄權云。能瀉十二種水疾去痰水。藥徵云。甘遂。主利水也。旁治掣痛。欬煩。短氣。小便難。心下滿。案。甘遂。爲逐水劑中最峻之藥。其力遍於全身。葶藶則較緩。其力限於胸部。杏仁之效用略如葶藶。而性則尤緩。

女科保經丸

〔主治〕月經不調。久不成孕。孕多小產。經來疼痛。經水停閉等症。

〔效驗〕此丸專能恢復子宮內卵巢之機能。對於經閉。有特殊之偉效。且有助長生育增益美容之功用。不生育久者服此。一索得男。可以預卜。

〔價目〕每瓶大洋五元。每打五十元。外埠寄費加一。　〔服法〕另詳仿單。

經痛除根丸

〔主治〕經期腹痛。

〔效驗〕此丸專能解除婦女行經時衝任帶脈所發生之障礙。既能除痛。又能補身。且無攻破之害。無論經前痛。經後痛。喜按。拒按。皆可統治斷根。

〔價目〕每瓶大洋一元五角。每打十五元。外埠寄費加一。　〔服法〕另詳仿單。

經漏神效丸

〔主治〕月經太多。過期不退。時時漏下。淋漓不斷。血崩血漏等症。

〔效驗〕此丸專能增益子宮之組織。凡患崩漏等症者服此。無不藥到病除。百試百效。

〔價目〕每瓶大洋一元五角。每打十五元。外埠寄費加一。　〔服法〕另詳仿單。

婦女白帶片

〔主治〕赤白帶下。子宮內膜炎。子宮膣部糜爛等症。

〔效驗〕此藥對於婦女白帶。能收根本治療之效果。輕者一瓶痊愈。重者三瓶斷根。功效準確。用敢保證。決非市間偽藥欺世以牟利爲目的者所可比也。

〔價目〕每瓶大洋一元。每打十元。外埠寄費加一。　〔用法〕另詳仿單。

精製通乳粉

〔主治〕產後乳汁缺少。

〔效驗〕本品取補氣養血等藥。佐以通利乳腺之品。精製而成。其增加乳液之功效。超過通草鯽魚穿山甲王不留行諸方。不啻在百倍以上。洵通乳第一聖藥也。

〔價目〕每瓶大洋二元。每打二十元。外埠寄費加一。　〔服法〕另詳仿單。

總發行處　上海東新橋北首中央大旅社後面公尙女科醫室

第一卷　　第一百號

HYGIENIC WEEKLY

衛生報

衛生報館發行
所
館址
上海浙江路
清和坊對過

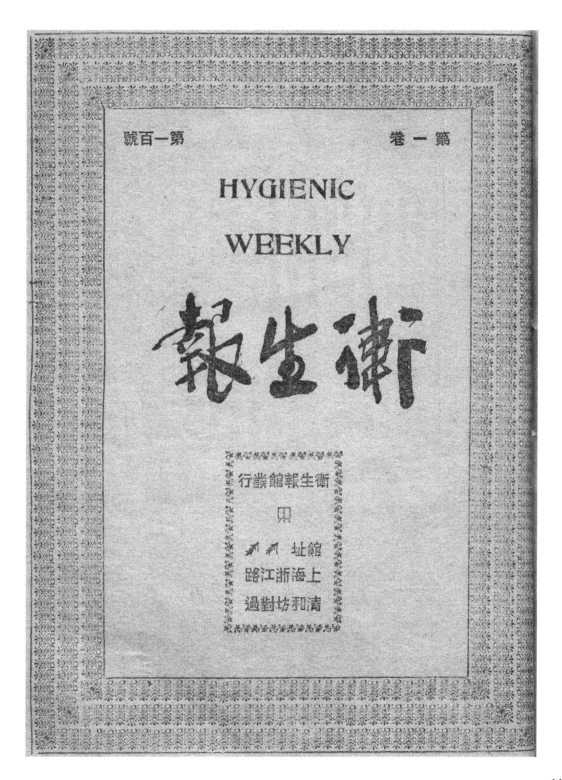

衛生報

第一卷 第一百號

中華民國十九年一月二十五日出版

本期要目

本報每逢星期六出版一册

全年五十期連郵費二圓四角（國外加半）

郵票代洋九五折扣

國民政府文官處致全國醫藥請願團書

「逕啓者奉 主席交下來呈。爲請願撤銷禁錮中國醫藥之法令。摒絕消滅中國醫藥之策略。以維民族民生一案。奉諭。據呈敎育部將中醫學校改爲傳習所。衛生部將中醫醫院改爲醫室。又禁止中醫參用西械西藥。使中國醫藥事業。無由進展。殊違總理保持固有智能。發揚光大之遺訓。應交行政院分飭各該部。將前項佈告與命令撤銷。以資維護。並交立法院參考等因。除函交外相應錄諭函達查照」

中華民國十八年十二月二十三日 文官處啓

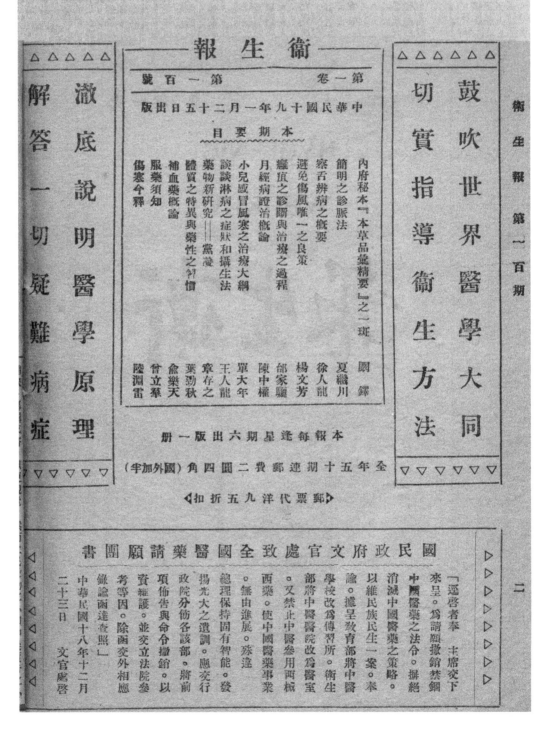

內府秘本『本草品彙精要』之一斑

闕鐸

本草品彙精要。係明弘治間鈔本。爲李時珍本草綱目未收之內府秘本。現存朱啓鈐先生處。按李時珍綱目以萬歷二十四年進呈。此鈔本。以弘治十八年進呈。在李氏前百年也。又按綱目始於嘉靖壬子。終於萬歷戊寅。在弘治乙丑後七十三年。此鈔本每品皆有彩圖。全文分朱墨色。與永樂大典同例。今特乞錄載其序例。凡例二篇。閱者窺其一斑。當亦同聲贊賞也。

△本草品彙精要序例

本草之興。神農既辨藥味。而卽有其目。蓋載之三墳者也。其三百六十五種。取以應度數耳。此卽神農本經上藥一百二十種爲君。主食命以應天。無毒多服。久服亦不傷人。故有輕身益氣。不老延年之說。中藥一百二十種爲臣。主養性以應人。無毒有毒。斟酌其宜。故有遏病補虛益損之用。下藥一百二十五種爲佐。使主治病以應地。多毒不可久服。故有除寒熱邪氣破積聚愈疾之功。逮後品第之者。率由此也。其伊尹湯液之興。本乎神農仲景。傷寒論作出諸湯液。至梁陶隱居始進名醫別錄。亦三百六十五種。唐顯慶中。命蘇恭李世勣等。摭其差謬。參考得失。又增一百一十四種。謂之唐本草。宋開寶中。詔劉翰馬志盧多遜李昉王祐扈蒙等。又取醫家嘗用有效者一百三十三種。刊定而附益之。謂之宋本。先附蜀孟昶命韓保昇等。以唐本圖經。稍加增廣。世謂之蜀本草。而漢唐宋千載之間。三經刊著增補。猶爲未當。厥後宋之嘉祐二年。復命掌禹錫等參究諸家本草。再加校正補注。而成名曰政和經史證類本草。世傳既久。經閱賢哲。不爲不多。每有識者。病其繁亂。卒不可正。雖有衍義之興。以其訛正並存。用之甄別。及王好古李明之朱彥修等。皆作本草。俱簡而略。皇上嗣登大寶。十有六年。嘗於萬機之暇。亦親覽之。特命臣等刪繁補缺。纂輯成書。以便觀覽。然而仁民愛物之心卽神農黃帝之心也。掌太醫院事右通政臣施欽臣王玉院判臣劉文泰臣王槃御醫臣高廷和等。與同總督修輯太監臣張瑜。膺命以來。夙夜驚惕。敢不竭庸闇膚見。考證諸家之說。刪定補輯。以副聖意。切維臣等醫固職業所當司預者。非聖君簡命。恐不能息偏執者之言。又何以垂乎綿遠也。前代之人。雖妍于辭章。而方技之理。恐有未諳。但臣等才識淺陋。不足以當付任。蓋陰陽五行。形而上者也。飛潛動植。形而下者也。皇極經世觀物篇云。五行之具。各有相兼。飛走之情。不無草木。故石有水火之分。水有木石之異。如斯之類。不可不明。品彙所生。尤當識別。鳥獸蟲魚。則胎卵濕化之生。草木果菜。分叢植散寄之長。其神農本經。朱書于前。名醫別錄。墨書於次。此蓋以舊本而參訂之者也。嘗觀舊本陶隱居已言于前。日華子復注于次。至於圖經。宋按蜀本。陳藏器。一物之名。言之二三。一品之情。序之再四。唐本既已辯其乖。衍義復以非其說。陶言既知少當。竟未刪除。宗奭已驗前非。不能盡釋。如此立言者。尙昧其眞。考用者何所取據。今則定爲二十四則。採諸家之確論。條陳于各則之下。取舊本之精微。參注于今昔之右。其圖經議論。經前人之講究者也。多有切當。故書於前。陶氏之言。擇備於次。日華子唐本蜀本云。次第其詳藥性。論衍義。陳藏器。各著其要。但重疊薦贅者。亦從而刪之。是非未決者。則考而擇用。如吳普禹錫沈括諸人之言。斗門博濟肘後等方之說。不必盡言其人。俱謂之別錄。若近代用之獲効。與論昭然者。則曰謹按。舊本不分者。如獨活羌活青皮陳皮白朮蒼朮青廣木香之類。切效顯殊。形質亦異。皆各立其條。舊本所遺者。若草果三賴八角茴香樟腦爐甘石之流。亦繪圖增品。此醫之所常用。而世之不能無者。其生長花葉形質性味先究之於用者貨者。復訪之於土產之人。一言而必叩其端。未嘗己意。增損其名。請定宸宮。制曰。本草品彙精要。臣等稽首奉行。是書既就。非敢欲超越前代。但舊本之文。而志士鴻儒。則能斟酌其是非。新本之條。雖初學庸材。不待參詳而即悟。大抵方技之書。何須義理淵微。治病之由。貴乎功能易曉。臣愚膚見如斯。條陳序次於後。

△凡　例

(一)本草品彙精要。首玉石。次草。次木。次人。次獸。次禽。次蟲魚。次果。次米穀。次菜。每部悉遵神農本經。分爲三品。共四十二卷。

(一)神農本經。朱書於前。名醫別錄。墨書於次。庶不紊亂。

(一)分二十四則。一曰名。紀別名也。二曰苗。敘所生也。三曰地。載出處也。四曰時。分生採也。五曰收。書蓄法也。六曰用。指其材也。七曰質。擬其形也。八曰色。別青黃赤白黑也。九曰味。著酸辛甘苦鹹也。十曰性。分寒熱溫涼收散緩堅輭也。十一曰氣。具厚薄陰陽升降之能也。十二曰臭。詳腥臊香臭朽也。十三曰主。專某病也。十四曰行。走何經也。十五曰助。佐何藥也。十六曰反。反何味也。十七曰製。明炮爁炙煿也。十八曰治。陳療疾之能也。十九曰合治。取相與之功也。二十曰禁。戒輕服也。二十一曰代。言假替也。二十二曰忌。避何物也。二十三曰解。釋何毒也。二十四曰贗。辨眞僞也。亦以朱書于上。而各墨書著於其下。

(一)玉石。按皇極經世書分天然人爲之異。蓋金石之類。天然者也。鹽礬之類。人爲者也。今據經世書而分石水火土加金。庶幾盡之。

(一)草木穀菜果。按皇極經世分草木飛走之四類。其草有草之草。草之木。草之飛。草之走。而木穀果菜。並如是例。以定物形。

(一)草木之生不一。今以特然而起者爲特生。以亂而生者爲散生。植立而生者爲植生。牽藤而緣散爲蔓生。寄附他木者爲寄生。依麗墻壁者爲麗生。自泥滓中出者爲泥生。各狀其形。以便採用。

(一)禽獸蟲魚。分羽毛鱗甲贏爲五類。每類又分胎卵濕化之四生。

(一)玉石草木禽獸蟲菜果米穀之類。舊本雖有名用。而無形質者。今悉博致之。繪圖增補。

(一)有世所經用而舊本未載者。如玉石之爐甘石。鵝管石。東流水。甘爛水。草之草果。三賴。木之樟腦。八角茴香。果之香圓。馬檳榔。平波。八擔仁。銀杏。株子。必思答。米之豌豆。青小豆。菜之胡蘆。甘露子。蘑菰。香菜。薇菜。胡蘿蔔。天花菜。禽之天鵝。鵓鴿。鶺永鳥。獸之塔剌。不花。毫豬之類。今則致其性質性味。各立其條。增補各部之內。

(一)有今名而異乎古稱者。用必致疑。今以通脫木名爲木通。木通爲通草。假蘇爲荊芥。薯蕷爲山藥之類。悉改世所通稱之名也。

(一)有種同而用異者。如薑石之有麥飯石。獨活之與羌活。枸杞之與地骨。樗木之與椿木。葉胡麻之與巨勝。木香之有青木香。括蔞根之與括蔞實。朮之有蒼白。芍藥之有赤白。豺之與狼。丹雄雞之有烏白雌雄之類。皆各析其條。使用者不難於揀用。

(一)如大鹽。戎鹽。光明鹽。綠鹽。俱係鹽類。取次於食鹽條後。又如殷孼孔公孼石花石牀之類。俱附於石鐘乳條後。又如益智子。鬱金香。藿香。皆草類也。俱自木部移附草部。阿魏。牡丹。蘆薈。皆木也。自草部移附木部。龍眼。椰子。榧實。皆果也。自木移附果部。棠毬自外經移附果部。凡係以類相從者。率皆移就一部之中。庶不乖紊。

(一)舊本諸家注釋。皆依漢唐宋年代先後次序。今議圖經之說。多爲切當。是經前人所推究者也。故首書之。其餘如陶隱居日華子唐本蜀本。陳藏器唐愼微等說。必擇考其當者錄之。其重言與論。皆不復瑣屑。又衍義之言多能折中。雖書其末。實以正諸家之疑也。又如近代李明之王好古朱彥注釋藥味之言。有切於治用者。悉附於左。

(一)藏器拾遺等本草之論。及華陀吳普徐之才。掌禹錫等注釋。不須逐一詳名。但曰別錄云。

(一)藥有近代用効而衆論僉同。舊本欠發揮者。今考著其詳。則曰謹按。

(一)天有陰陽風寒暑濕燥火三陰三陽。上奉之濕涼寒熱四氣是也。溫熱者天之陽也。寒涼者天之陰也。此乃天之陰陽也。地有陰陽金木水火土。生長化收。藏下應之。辛甘淡酸苦鹹五味是也。皆象於地。辛甘淡者地之陽也。酸苦鹹者地之陰也。此乃地之陰陽也。味之薄者爲陰中之陽。味薄則通酸苦鹹平是也。味之厚者爲陰中之陰。味厚則泄酸苦鹹寒是也。氣之厚者爲陽中之陽。氣厚則發熱辛甘溫熱是也。氣之薄者爲陽中之陰。氣薄則發泄辛甘淡平涼寒是也。輕淸成象本乎天者。親上重濁。成形本乎地者。親下是以辛甘發散爲陽。酸苦湧泄爲陰。今於各品之下。皆法東垣。詳其陰陽以辨升降浮沉之理。

(一)用藥法象有云。風升生熱浮。長濕化成燥。降收寒沉藏。此五者明五行稟五氣之所生也。故曰生物者氣也。成之者味也。以奇生則成而耦。以耦生則成而奇。寒氣堅故其味可用以火。熱氣耎故其味可用以堅。風氣散故其味可用以收。濕氣收故其味可用以散。土者冲氣所生。冲氣則無所不和。故其味可用以緩氣。堅則壯。故苦可以養氣。脈耎則和。故鹹可以養脈。骨收則強。故酸以養骨。筋散則不攣。故辛可以養筋。內緩則不壅。故甘可以養可養肉。堅之而後可以耎。收之而後可以散。欲緩則用甘。不欲則弗用。用之不可太過。太過亦生病。今於各品之下的分生長收藏氣味厚薄。以明五行五氣所稟而生也。

(一)人部舊本不圖。緣繪圖之說。蓋以取其便於識用耳。人身之物所同有者。故不復繪。

(一)如天名精之與地松。蘗蘡之與雞腸草之類。名雖不同。其實一物者。皆併去之。仍類附於退出之次。

(一)書方土生產多。依唐宋地名。欲更當代郡縣。恐先後不同。難以考據。今復考其世稱。附載卷末。

簡明之診脈法

夏繼川

診脈的道理。最精最細。歷來的脈書。嚕嚕囌囌。說了許多。後人總是難得明白。大約只要把浮沉遲數。這四樣脈。認得不錯。也就有頭緒了。另外的芤、滑、實、洪、長、大、緊、革、牢、動、疾、促、叫做陽脈。虛、細、濇、短、小、弦、濡、伏、微、弱、結、代、叫做陰脈。這許多都不必膩定。只有一個緩脈。是要緊的。浮沉遲數。四脈中有緩字在內。就是有神。就是有胃氣。病勢雖重。也是會好的。若無緩字的意思在內。病勢雖輕。亦是可怕的。總而言之。脈中有一分緩。就有一分的生機。有十分緩。就有十分的生機。這是一定的道理。浮沉二脈。從形象上辨認。浮脈浮在上面。手指一按就得。有這個脈。是病在表分。沉脈沉在下底。必定要用指重按才見。是病在裏分。遲數二脈。從至數上辨認。什麼叫做至數。人的一呼一吸。脈即動一動。叫做一息。遲脈一息三至。這是寒象。數脈一息六至。這是熱象。緩脈一息四至。或五至。不快不慢。形象和緩。叫做胃脈。又叫做神脈。

上面已將浮沉遲數緩。五脈說明。今再把其餘的脈。形象大畧。說出於後。

『微』似有若無。『細』似一絲牽著。『虛』按去沒力形散。

『實』按去上下都有力。『長』過乎本位。『短』不及本位。

『弦』形同弓弦。『弱』無力如綿。『滑』往來如珠走盤內。

『濇』往來極艱澁。『芤』同葱中空。『革』如按鼓皮。

『緊』形如彈索。『散』形同飛花。『濡』若萍浮水面。重按即無。

『牢』浮沉堅實。『洪』大而易見。『伏』重按始見。『結』遲中一止。

『促』數中一止。『大』按去闊大。『小』比細略大。

『動』無頭無尾。同豆粒一樣。

『代』或一動一止。二動一止。三五動一止。都有定數。

察舌辨病之概要

徐人龍

舌者心之竅也。病中於內。必顯於外。而生舌苔。現而後可察病於何臟。可決原於何因。爲臨床之一的據也。凡舌苔白風寒在表也。白而滑。在半表半裏也。滑而膩痰與濕也。非內停濕熱。即痰飲滯胃。薄白如無。則爲虛寒。白如積粉。則濕熱或痰熱也。黃而淡者。表邪將罷而入裏也。黃而膩厚者。濕熱中蘊也。濕痰秘結。腑氣不行。苔焦黃則熱盛。宜滑宜下。舌絳色而潤爲虛熱。絳而乾爲實熱。乾而刺爲熱盛。絳而光燥陰液不足。光而燥裂爲陰液大傷。但裂而不光絳爲胃陰不足。剝蝕而糙乾爲陰虛。剝蝕有膩苔爲濕痰停阻。黑苔而燥爲痰熱。黑潤爲虛寒夾濕。灰色苔爲濕熱滯停。病雖復繁。終不出數條也。

傷寒幻變。固屬極多。尤難於雜病也。風寒濕初中皮毛則爲白苔。仲景以爲表症。立解肌法。禁用攻下。以邪在表不宜攻裏也。濕病熱病初起。薄白而滑。或現絳色。以濕痰爲病。伏鬱在裏。故宜用清涼。禁用辛溫也。苔有根至尖分二條者。有一色而夾兩條雜色者是合病。或并病也。有一苔分二色者。表裏各半也。如白胎多邪尚在表。宜以辛解。如黃膩多而乾燥。甚則起刺。邪傳裏結。急宜攻下。有白胎而滑厚。寒飲積聚膈上也。易生忽變。須時時識防。臟結症亦有此胎。則傷寒論已明言矣。苔黃半裏。滑厚而膩爲熱未盡。結未定者未可遽下。待黃而乾。乾而糙。糙而裂。急宜攻下。以存一線之陰。有根黃而尖白舌短不伸者。痰夾宿食也。亦宜攻下。惟痰飲水血諸症。苔多不露燥象。不可因其未燥而躊躇憤事。陰虛夾食亦多黃而不燥。然黃終實象。應當攻下。惟下法微有輕重耳。

熱邪裏結。津液灼爍。少陰真水垂涸。苔色爲黑。急宜攻下。其熱滯以存將絕之陰。黑而膩爛者。心腎俱絕也。黑潤而滑陰寒也。黑而中爛或刺。皆不治也。凡苔黑黃白雜見。或中燥邊滑。或尖乾根潤。悉并病或合病也。大抵尖黑稍輕。根黑則死。始自漸黃而灰黑者。傳經之象。或生刺點。燥裂不拘。在根在尖。宜急行下。有舌灰而潤並無苔。更不變色。始病即見。非由白黃漸變者。爲夾飲食中寒。及停飲蓄血症。當用溫甲燥用攻。因病而治。又有屢經汗下。而灰黑不退。或滋潤或不潤不燥者。脈必虛微無力。此因汗下太過。傷陰使然。宜急救陰津。以冀萬一。

溫病。熱病。瘟疫。熱灼心胞。津液枯涸。則苔顯絳色紅而尖起刺。心有熱也。紅而碎裂。胃傳熱於腎也。紅色柔嫩。似潤而實燥乾者。數行汗下。津液告竭也。有紫如豬肝色。上罩浮滑胎者。邪熱傳裏。表邪未淨。既不可攻。又不可表。治宜清中以解外。若紫而光暗者急下之。間有得生者。酒後中寒。及痰熱鬱久者。往往見類此之胎也。

舌之大義。不外此數端。而要在辨其潤澤與枯濇。蓋津液之存亡。惟舌之枯潤最顯也。留得一分津液。便有一分生理。此葉天士之明論也。若不顧津液而妄議遽下。得無僨事乎。然則察舌之法。雖屬顯然。亦豈易言哉。亦豈易言哉。

避免傷風唯一之良策

楊文芳

人多以傷風爲無甚緊要。實則百病害人。未有甚於傷風者也。疾病之最危險最普遍者。莫癆病肺炎若。而傷風實爲二者之厲階。蓋肺炎之菌。常盤踞於喉鼻之間。癆病細菌。更無往而不有。其所以不能爲害者。賴有體內抵抗之力耳。傷風一起。體質遂弱。而細菌之猖獗益甚。癆病肺炎。於此而起。其危險爲何如耶。

人身皆有一定之溫度。（九十八度零四分）增之則熱。減之則冷。熱則求涼。冷則求煖。此人之恆情也。納涼有道。或沐於溪水。或憩於林中。要皆俟得適宜之溫度而止。過甚則有害也。禦寒者反是。烘衣服以除濕氣。厚被褥以禦冷氣。此屬於消極方面者。免飢餒。吸清氣。以加體溫。慎飲食。細咀嚼。以助消化。勤習運動。常宜菓蔬。以通大便。此屬於積極方面者也。由是觀之。欲免傷風。須注意左列八事。

（一）多吸清氣。（二）慎擇飲食。（三）疏通大便。（四）勤習運動。（五）加減衣服。（衣服當適體。輕鬆乾潔者佳。晨昏之時。風雨之日。務必加衣。）（六）毋當風口。（七）毋着濕衣。（八）勿令體濕。

能注意上列八事。則體溫常有餘。而傷風之患庶免矣。

癰疽之診斷與治療之過程

邰家驪

（1）『緒言』瘍科首在外治。其手術必有師傳。辨形察色。以定順逆。先後施治。皆有成法。學術與經驗。二者俱備。庶無誤焉。其外治各藥。當屢試屢驗。乃能應手而愈。至內服之方。必視其體質之強弱。病狀之陰陽。尤須明瞭。內科之學理。如病者本有宿疾。或患外症之時。而感他症。或因內症重極。內傷臟腑。則不得不兼內科之治法。必平日講通內科之道。然後能兩全無失矣。若所現內症。本因外症而生。如痛極而昏。釀膿而發寒熱。毒內陷而生脹滿。此則內症由外症而生也。祇治其外症。而內症自愈矣。但其道雖微。亦非淺學所能道其一二也。故外科之學。淺言之。惟記煎方數首。膏丹幾料。亦可自名爲一家。若深言之。則經絡臟腑。形位氣血。骨脉之生理。及奇病奇疾。千態萬狀。無不畢識。其方亦無病不全。其珍奇貴重難得之藥品。亦無所不備。雖極奇極險之症。亦了然無疑。今當學術革新時。如墨守成規。或膠柱而不知變。孰謂內科難而外科易哉。余素承家學。精習外科。丁卯孟春負笈滬濱。復研究內科於中國醫院。而外科求診者。日必數十人。經驗稍多。故不揣譾陋。不自量力。僅將癰疽之認識及其原因。與治療之過程。述於讀者之前。共同研究。匡我不逮。有厚望焉。

（2）『原因』經云。諸痛痒瘡。皆屬心火。癰疽固由火毒而生。每因榮衛不足。氣血凝結。經絡阻隔所致。尤以膏粱之體多犯之。蓋膏粱所食者。多屬醇酒肥鮮諸物。皆不離乎厚味。厚味之物。其製則炙煿煎炒。其味雖香燥甘美。適口充腸。而不顧消陰爍臟。或未飢先食。或未冷先棉。爐烘圍火。縱慾無度。猶嫌未足。服藥以壯陽。祇求片刻歡娛。詎知陰精虧損。至若藜藿之家。起居不時。飲食無常。風寒易襲。氣血虧少。舉凡憂思抑鬱。負挑跌蹼。皆能成也。夫癰疽之分。癰者壅也。爲陽屬六腑。毒腾於外。其發暴而所患浮淺。因病原稟於陽分之中。陽氣輕清而浮。浮故易腫。易膿。易腐。易斂。不傷筋骨而易治。疽者沮也。爲陰屬五臟。毒攻於內。其發緩而所患深沉。因病原稟於陰分之中。陰血重濁而沉。沉故不易腫。不易膿。不易腐。不易斂。傷筋蝕骨而難治。此爲癰疽原因之大概。

（3）『病狀』癰之爲狀。初起紅腫一塊。或有頭或無頭。腫如覆盆。焮赤疼痛。發熱惡寒。潰後膿色黃白夾雜。疼痛漸減。四週腫消。甚或潰後腐爛無膿。色黑而堅硬腐爛一塊。推之不移。此爲腐肉。待其脫去或化膿。即見鮮紅新肉。瘡口起白圈。即漸漸收口矣。疽之爲狀。初起堅硬一塊。皮色不變。不疼不癢。根盤散漫。并不高腫。多附生於骨之部位。潰後亦無稠膿。且有穢氣。色多紫黑相混。瘡口甚小。其內潰爛大。殊難收口。

(4)『診斷』癰疽原因與病狀。既如上述。然何者屬癰。何者屬疽。何時可潰。何時可斂。殊非易知。必審其本而探其源。又當詳細審辨之。如癰之初起。即根盤踰寸。不滿寸者則爲小癤。或有類似癰。而非癰者。如小兒丹毒。雖紅光一片。而無腫痛。又疔瘡根盤或滿一寸。必麻木癢痛。初起即有小白頭。顧癰症潰頭多在十四日左右。將潰之際。必根盤收縮。瘡頂漸高。中間皮色轉白。按之陷而不即高。頂雖溫而不甚熱者。膿尚未成。按之隨指而起者。膿已滿足。外皮色紫者多血。色白者多膿。膿盡而新肉自生。至診斷陰疽。必問其受病日期之遠近。日久多屬陰疽。日淺者非純粹陰疽。其主要見證。不疼不癢。初起令人不覺。逐漸腫大。皮色不變。堅硬如石。惟有類似陰疽而非陰疽者。爲風熱腫毒。濕痰腫毒。溫熱流注。初起亦白腫皮色不變。如認作陰疽。則失之毫厘。謬以千里。此等症候。日期最近。多則七日。身有寒熱。疼痛乍輕乍重。又有肝經結核。乳岩奇異等病。良由憂思抑鬱。當詢其身體之強弱。與平日所處之環境。不得概作癰疽論。

(5)『治療』癰與疽之治療。截然兩途。世人多以癰疽連呼并治。但癰疽二字之連呼。即如夫妻二字連呼也。若以癰藥治疽病。猶以安胎之藥服其夫耳。茲篇所論分內服外用二項。擇其最普通。分爲數首。備癰症時有所先後施治也。癰症疽症初起。外敷消散方法。當分兩例。潰後則相同。癰症消散。金黃散、鐵箍散。三黃散等藥。疽症消散。陽和膏。冲和膏等。潰後方法。余家有極靈效經驗藥方。已詳載於本報九十期。茲爲限於篇幅。恕不再列。內服方藥。癰症初起。連翹消毒飲。犀黃丸。醒消丸。潰後託裏透膿湯。將斂則十全大補湯。疽症初起。陽和丸。陽和湯。小金丹等。潰後與癰症相同。如兼有他症。又當別論矣。

月經病證治概論

陳中權

素問云。『女子七歲腎氣盛齒更髮長。二七而天癸至任脈通。太衝脈盛。月事以時下。』按其所謂任脈者。即西醫之所謂輸卵管。衝脈即卵巢。言女子年至二七。卵巢中始發生分泌作用。從子宮粘膜出血而發爲月經也。蓋卵巢爲女子生殖系統中最要之件。其重要與男子睾丸相埒。無卵巢之婦人無月經。猶如無睾丸之男子無腎精也。當幼年時。功不當顯。迨青春期近。卵巢分泌一種液素。名爲卵巢黃體。身體精神受其刺激。而起顯著變化。巢卵又開始排卵。卵之成熟有定期。爲四星一期次。從輸卵管而下子宮。于是子宮亦發生周期的出血。是名月經。故月經者。由卵巢中之內分泌而生者也。月經舊籍稱月信。亦稱月事。亦稱信水。其實一也。以上言月經之成因。今請言其疾病。舊說謂衝任皆爲奇經。奇經者。別於正經而言也。正經精血有餘。流入奇經。即有月經。反之身體虧弱。正經精血有病。以至衝脈不盛。任脈不通。即有月經病。月經病析之可五種。(甲)月經先期至。(乙)月經後期至。(丙)月經忽先至忽後至。(丁)月經不至。(戊)月經至而不止。

『甲』月經先期至

月經先期至。普通多由於熱。然有二種(一)血虛有熱。症見血色鮮紅。腹不痛。頭眩心悸眼花。脈細數。舌光剝。一派陰虛之象。治宜補血清熱。荊芩四物湯。加生地、阿膠、棗仁、遠志、丹皮、柏子仁、松子仁等。(二)血瘀有熱。症見血色鮮紅而紫。經前腹痛。經來時尤甚。經來不多。舌紅絳。脈弦滑數。治宜破血清熱。荊芩四物湯。以熟地易生地。白芍易赤芍。加紅花、桃仁、破血。如兼腹內有塊。此屬氣滯。加香附、延胡、橘葉、木香等。破瘀清熱理氣同用。屬虛寒者。爲脾胃中氣不足。氣不攝血。間三五日或七八日卽至。血色淡紅不多。腹不痛肌肉消瘦。面黃唇淡白。宜補氣血。補中益氣湯。或歸脾湯加減。此月經先期之症治也。

『乙』月經後期至

月經後期至者。有四因。(一)屬寒者但見經事落後。而不見虛象。亦不見實象。脉遲苔白。宜溫寒補血。大溫經湯。膠艾湯。膠姜飲等。加減用之。(二)血虛而寒。經來色淡紅 。或完全黃水。唇淡黃。宜補虛溫寒。歸脾湯。膠艾湯增損。(三)血寒且夾溼。血內夾黑水如豆汁。唇淡黃。苔淡白。面痿黑。脉弱而遲。是人必多肥也。宜溫寒去溼。四物加蒼朮、白芷、蛇床、覆盆、健脾化溼之品。甚者可加附子溫湯。(四)氣不條達。血阻有瘀。經來不多。紫黑有塊。腹痛且脹。宜疏氣通瘀。延附四物湯加減。勿作虛治。此月經後期之症治也。

『丙』月經忽先忽後至

氣爲血帥。氣行不調。血亦隨之。而月經之錯亂見矣。治求其本。必理其氣。然有差別。體實者行氣破氣。青皮、陳皮、烏藥、木香、香附之類。體胖多痰。理氣夾化痰。越鞠丸之類。體虛宜扶正夾和脾理氣。氣虛四君香附散。抑氣散。血虛四物湯。歸芎異功。抑氣散。加遠志、棗仁、木香、依法加減。治體虛經不調甚效。此外體虛而形羸者。又宜注意其肝菀。補中益氣。夾逍遙同進。如疏肝不進。可以加和脾。此月經忽前忽後之症治也。

『丁』月經不至

此症可分以下二種(一)室女經已行而忽不至。此屬肝菀氣滯。輕者理氣解菀。重者爲血瘀經閉菀熱。肝火蒸血成塊。血瘀於內。精俀不足。久成乾血癆。宜一方去瘀。一方清熱。養血不效。徑用大黃䗪蟲攻瘀可也。普通婦人經閉。或因血虛。或因氣滯。或因寒阻。或因熱瘀。宜隨症施治。若尼姑孀婦。經閉不通。此菀抑多火。脉弦數上衝寸部。治宜和肝理脾。若寒瀉心。火甚者亦爲乾血癆。依法治之。(二)月經始終不至。此症最宜靜養。隨症施治。不可造次用藥。此月經不至之症治也。

『戊』月經至而不止

經至不止。是曰漏經。其症有二。(一)屬虛熱者。初由血熱妄行。久則血去多而虛。點滴不止。血色鮮紅。脉細數。宜荊芩四物湯。涼血止血。(二)屬虛寒者。中氣不足。不能攝血。血多而色淡黑。唇淡。宜補中益氣。夾膠艾四物。或歸脾湯。夾膠艾四物。此症甚者血來不止。卽爲崩暴。崩多屬寒。宜溫補以固氣。如有脫象。宜重用黃耆、阿膠、炮姜炭、童便。或加人參。久崩多屬熱。宜涼血淸熱。進三甲煎。此崩漏症症治之大概也。

以上五者。于月經病證治。大致已備。倘有痛經一症。原因不一。亦宜隨症措施。此外如經期中之衛生。尤爲一般婦女所宜注意。以不在本題範圍。從略。

小兒感冒風寒之治療大綱

單大年

【總括】小兒氣血未充。肌膚最是柔脆。偶觸風寒。則邪氣入於腠理。其病在榮衛。輕者爲感冒。而病易痊。重者爲傷寒。而證難退。或有夾食夾熱。或夾驚之辨。或宜疏散。或宜和解。臨證之時。宜體會焉。

【傷風】衛主皮毛。內舍於肺。肺感受邪風。故令身體發熱。惜寒。頭痛。有汗嚏涕。其脉浮緩。鼻塞身重。咳嗽頻頻。宜杏蘇飲解散外邪。同金沸草散開通逆氣。此疏風解表法也。

【傷寒】小兒傷寒。乃榮分表感寒邪也。其證發熱無汗而惡寒。頭疼身痛。其脉浮緊。嘔逆煩渴。此病邪盛欲傳經也。初用九味羌活湯。如熱盛者。以雙解通聖湯治之。服此藥後。已汗下不解。而邪傳經者。用柴葛解肌湯。兼裏證者。用大柴胡湯。以解表通裏。

【感冒夾食】小兒平日飲食不節。內傷停滯。外復感受寒風。其證發熱惡寒。頭痛。惡食噯臭。吐出酸物。便閉尿澀。腹熱膨脹。熱盛者。用雙解通聖湯兩解之。內無熱者。用藿香正氣散和解之。表邪已解。然後調理其脾。用平胃散斟酌而行。

【感冒夾熱】小兒臟腑。平日素稟有熱。今復感傷風寒。風熱相搏。則火邪愈盛。故見證面赤唇焦。口鼻乾燥。惡寒壯熱。口渴飲冷。心神煩躁。譫語狂妄。二便多艱。治宜散其風寒。更宜兼瀉其熱。先宜用雙解通聖湯兩解之。若服藥後。汗出便利。病見少減。熱猶不退者。治宜清熱爲主。用涼膈散合天水散煎服。則表裏清而病愈矣。

【感冒夾驚】小兒感冒風邪未解。復爲驚異所觸。故見心驚胆怯。睡臥不安。身熱煩躁面色青赤之證。先以疏解散之。復與涼驚丸清鎮之。如病雖退。尚覺心驚不寐者。再以柴胡溫胆湯之劑和解之。則寧神定志其效如仙矣。

談談淋病之症狀和攝生法

王人龍

〔症狀〕淋病因其發生之狀態。及疾患之輕重。可分爲三期。即潛伏期。急性期。慢性期。患者大都由不潔之交接。或傳染而發生。約於二三日間。或一星期內。尿道內及口唇頗感不適。尿管發熱。小便刺痛。小便淋漓而不暢快。且時時發癢。此乃淋症最初期之症象。即所謂潛伏期是也。此時病者如無適當之治療。則即可轉入急性期。又可分爲前尿道炎。及後尿道二種。其症象之感覺。即尿道內愈覺奇異之不適。尿意頻數。小便疼痛。尿道口及包皮紅腫異常。且其尿道粘膜之一部。向外翻轉。狀如唇膜。小便點滴。不能直射。具有乳色之白汁。有時且有血絲等混入尿內。而尿道口則全被白色粘液所封固。愈形灼熱。同時尿道內粘膜。亦腫脹糜爛。尿道腔之內徑。因以挾窄。故小便時。苦楚異常。上皮脫剝。易發淫情。若偶一交媾。則陰莖發炎而發劇痛。且此時生殖器部。因感有奇癢灼熱之故。全身亦非常不適。夜難安眠。往往有不隨意之陰莖勃起及遺精等事。疼痛因而愈甚。且兼有頭痛便閉寒熱等發生。此爲淋症最甚之時。亦即淋病最痛苦之時期。如是約經過二星期之久。紅腫漸退。疼痛亦減。排尿時非復如前次之淋漓。而漸感暢快。尿內亦稍混有血絲淋濁等物。膿汁分泌物。逐漸減少。一切痛苦。可謂已去大半。惟此時病者如不設法根本治療。以殲除其淋毒病菌。則潛伏病菌。仍將及時滋生也。

後尿道炎。乃前尿道炎未經治療或治療未得其法後續之發症。其故由於淋毒病菌之未曾完全消滅。得由越外括約筋。而侵入後部尿道。其症象除前述前尿道炎各種病狀外。則排尿之次數愈覺增多。每小時內。竟有排洩至十餘次者。有時膀胱內。雖無尿積留。亦常有放尿之意。尿道後部。灼熱疼痛。且發生膿液。常爲收縮筋所隔斷。不能洩出。乃逆流至膀胱。與尿相混濁。且後尿道炎。因與膀胱副睪丸攝護腺精囊有直接之關係。故易使各器官之發生炎症。

慢性淋病。乃淋病之最後期。通常經急性淋病三月而未治療者。即謂慢性淋病。其病象至無一定。患者僅覺尿微混濁。或放尿時稍覺刺痛。有時小便時。甚覺爽快。亦不疼痛。惟前後尿道各部。似覺灼熱。膿汁時有時無。其他並無特異症狀發生。若上述各症。同時併發而增劇者。則爲之再發性淋病。又慢性病之發生。當侵及前後兩尿道。故又稱之爲全尿道炎。其持續之長久。往往有綿延數年。而不能就痊者。

淋病之區分。雖分爲濳伏急性慢性三期。然患者設於初期。不加適當之治療。及施行攝身法。則其爲禍之烈。實足使人驚懼。因淋毒病菌。若一旦由淋巴管吸入血中。則身體之各部。每能釀成膿毒壞血等症。又能封閉精道。使精液無由洩出。因以絕嗣。其他因淋病之根源而引起之合併症。在男子如膀胱炎。攝護線炎。尿道狹窄。及一切炎症。波及於精系及副睪丸或變化睪丸之組織。妨害精虫之製造。在女子如子宮炎。喇叭管炎。卵巢炎。子宮周圍炎。骨盤腹膜炎。均足爲生殖力之障碍。若炎症蔓延及於全腹部。則可以致傷死命。且患者往往心懷憂鬱。精神苦悶。以釀成生殖器性神經衰弱。

【攝生法】攝生法爲患淋病者最切要之工作。淋病之輕重。以及併合症之發生與否。每視能否實行攝生法爲斷。故既患淋症之人。如欲望其早愈除以藥物治療外。猶須謹守攝生法。今特錄要略如左。

(一)起居安靜　患者身體不宜過勞。須絕對安靜。凡長途旅行。提攜重物。以及乘車騎馬等事。亦宜禁止。

(二)珍重飲食　患者飲食不可過飽。油膩及不易消化食物。不宜多食。食料中亦不宜富有鹽質。最好淡食。舉凡一切烟酒酸辣等物。有興奮及刺激作用者。須一概屏除。

(三)清潔尿道　尿道口及包皮周圍。須時時以溫開水洗滌清潔。如有濃汁黃濁。宜設法去除。不能令其封固尿道。

(四)保持通便　患病者。每日宜有準時通暢之大便。若遇大便結者。宜服緩和瀉藥。不能惟服食鹽質之催瀉藥品。以增加小便時尿道之刺痛。

(五)嚴戒淫慾　患病者。須安靜休養。舉凡淫褻談話。以及各種小說圖畫等。能引起慾念。均不能寓目。晚上宜獨宿。睡時宜側臥。使陽物無由接觸被衾。減少其勃起之機會。再絕對不可與女子交媾。

藥物新研究——黨蔘

章存之

【科別】屬荳科。爲雙子葉植物部。離花瓣植物類。

【別名】潞黨蔘。遼黨。臺黨。交黨。大山蔘。川黨蔘。(又名南黨)南山蔘。野黨蔘。種黨蔘。白黨蔘。紅黨蔘。獅子盤頭蔘。防風黨蔘。

【釋名】黨地名。卽古上黨也，上黨禹貢屬冀州。殷爲黎國。春秋時爲高落氏地。後爲晉有。七國時屬韓。亦屬魏。秦治上黨郡。屬幷州古上黨關。楚漢之時。爲西魏地。漢上黨郡十四城。後漢改十三城。三國魏因之。晉及後周北齊仍爲上黨郡。隋開皇年別置上黨縣。大業初年復爲上黨郡。唐武德初改上黨郡爲潞州。上黨縣如故。後復潞州爲上黨郡。乾元又改爲潞州。五代梁唐晉漢周爲潞州。宋金元互改爲潞州及上黨縣。明初省上黨縣入潞州。嘉靖八年幷州爲潞安府。又置冀南道於此。清康熙六年。併潞安府於冀寧道。民國廢府道，存縣治。今長治、長子、屯留、壺關、潞城、黎城、襄垣、平順、八縣。卽古上黨也。按地理及山脈言。在山西省東南部。太行山之南端也。隋文帝由上黨發現蔘。名曰黨蔘。蔘卽草名也。故從草。蔘聲。蔘同浸。浸漸之意。卽年久浸漸長成之意也。蔘之名。攷古本本草。載有人蔘、玄蔘、沙蔘、丹蔘、苦蔘、紫蔘、六種。獨未載黨蔘。黨蔘爲隋文帝時發明。絕對無疑。唐書地理志。太原府土貢人蔘。非黨蔘而何。所貢之蔘。既爲人蔘。何以唐以前未聞太原有貢者。何以隋文帝發明時。不命名曰人蔘，而曰黨蔘。

【釋別名】潞黨蔘。產山西潞安府等處。故名。

(遼蔘)產山西遼縣。故名。

(臺蔘)產山西五臺縣。故名。
(交黨)產山西交城縣山野。故名。
(大山蔘)產歸綏區大清山。故名。
(川黨蔘)產四川山野。又名南黨蔘者。係各商多由河南漳德藥會販買。故名。
(南山蔘)產陝西終南山。故名。
(野黨蔘)產山野間。有生長數年採取者。有生長十餘年採得者。
(種黨蔘)爲人工栽種之黨蔘。有一二年收採者。有三四年收採者不等。現市所售者。此種居多。
(白黨蔘)原來之皮色。有牙白色者。有骨白色者。有土白色者。以色爲名。
(紅黨蔘)山西黎城縣各處。採收黨蔘後。用紅色之土搓染而成。非天然之色。
(獅子盤頭蔘)野黨蔘之蘆頭。生長多年枝枯之蒂痕。多至十餘個者。其蒂上之皮紋。螺旋纏繞。全蘆形狀。如見畫壁獅頭之毛蓬蓬盤繞。
(防風黨蔘)枲形之小者如防風形狀。故名。

【黨蔘與蔘之區別】近研究蔘者夥矣。以西醫研究者獨重人蔘。而不重黨蔘。以中醫研究者。人蔘黨蔘多有混合爲一而不別者。人蔘屬五茄科。黨蔘屬苣科。按人蔘之名。對五茄科蔘之根而稱也。長而成人形者謂人蔘。不成形祇可謂蔘。五茄科蔘苗葉生數柄。每葉分五歧。根長數寸。苣科蔘苗葉繁盛。簇生如豌豆。根長數尺。五茄科蔘爲興奮劑。苣科蔘爲強壯健胃劑。人蔘爲溫補峻烈之劑。用於峻補五臟陽氣之君藥。黨蔘爲平補和緩之劑。用於滋養脾胃之要藥。凡根成人形者。並不爲稀。如何首烏根成蛋形。枸杞根成狗形。橘中二叟。草下一虫。植物之根而成異形者。亦尋常之事實也。

【產地】上黨八縣。及和順、遼縣、交城、五臺、陝西終南山、四川各山，歸綏大清山。(在歸化城以北。距城不及二十華里。山脈東西長六百華里。西至西包頭。東至東包頭。因東西包頭之形勢。包圍大清山東西兩頭。故名東西包頭。)各處所產。以上黨八縣野生者佳。五臺野生者尤佳。人工種植者次之。大清山野生者最佳。惜產量極微。

【產量】黎城所產種黨蔘最多。四川產量亦不少。其他各處所產之野黨。爲數無幾。約計全中國之產量。在十五萬斤左右。野生以百分之一計之。每斤五元。值七千五百元。種蔘以百分之九九計之。每斤一元。值十四萬八千九百元。共十五萬六千元。此大概之數也。

【種植法】宜采依傍石山之土地。砂土地爲最善。其種植法。第一年爲秧苗培養期。於植樹節前後。先灌溉土地。耕掘鬆。而使平坦。播其種子。待蔘苗發生齊全。勿令土地乾燥。寒地冬時宜草掩覆之。可免凍傷之害。預備翌年分秧。第二年爲栽秧期。挖取第一年之蔘秧。於另一土地。依土地之優劣。相距四五寸。或七八寸各栽一苗。隨時澆灌。所上肥料。宜植物肥料。(豆餅類爲最)不宜[illegible]物肥料。(骨粉類最不相宜)第三年另地移植。使生長茂盛。如法澆灌。根莖則堅實矣。生長經過數年後。方可採收。採收之年。勿使開花結實。否則汁液即不能充於根莖也。須剪去花實。

【形態】莖長數寸至數尺不等。蔓長多少不一。苗由地下莖上端蘆頭處發生。多數簇生長柄。葉枝長三四尺不等。枝葉繁密。稠密如如豌豆之簇生狀。柔枝細長如蔓。葉嫩形如杏葉而薄小。葉之主脈明顯。支脈不甚分明。葉柄細長。全苗之葉。皆係對生。均呈綠色。微帶碧黃色。季夏枝間開梅花色豆花形之小花。秋季結莢角。長約寸餘。內儲豆形種子數粒。名曰黨淩豆。初結莢角呈青色。成熟時呈黃褐色。深秋苗則乾枯如白絲。明年春風吹過則日長。

【採取期】陰歷八月九月。翌年芽胞將發時。或二三月苗未發生而津液未充苗葉時。取其地下莖。陰乾供藥用。

【採集法】入山採收。務選多年野生者佳。上端近蘆處、横列凹凸之皺紋。必經一年。則有兩層。數得幾變皺紋。便知經過幾年。此紋之生。每年經氣候之寒暖。則自然榮枯漲縮。採時用鏟具掘取周圍之土。輕輕去其根鬚。謹防傷其莖。莖傷則失莖中之白色乳汁。藥效去其大牛。如誤斷莖。宜用線繩緊扎其斷處。或可保留乳汁之津液。收回陰乾之。採時隨用手揉握之。使皮肉緊貼而堅實。若不揉握。淩身皮肉分裂爲兩層。則輕鬆而不堅實。不能久藏。時值潮濕生虫之際。宜時時晾晒。

【鑑別】大山黨淩之鮮者。肥白細膩。身長粗大而乳汁足。皮顯横棱。無順皺紋。內部少纖維。味甘淡。有土香之氣。其嫩如白水蘆蔔。鮮者入藥。其效更著。產量極少。頗不易得。潞安等處。質粗味微濁均次。乾野黨莖根自蘆至梢。長六七寸至三四尺不等。莖根至梢根之圓徑八九分漸至梢漸細至一二分大小不等。近蘆處周圍有多數横縐紋。其至下梢有稀疏之深凹順縐紋。蘆頭上有多數葉柄脫落之螺旋突起葉痕。全身周圍有寬一二分至四五分之横列隆起棱。此棱爲乾野黨之極要點。全身色澤蒼老而瘦。有含而不露之油潤氣象。外皮灰白色。而又置黑色之薄薄一層土鏽。味甘而土香之氣稍濁。乾種黨莖根長三四寸至三四尺不等。上粗下細之圓徑。六七分至一二分。近蘆處有少數横縐紋。遠蘆處有多數順縐紋。及多數毛根。質潤而肥。不甚緻密。外像牙白色。而又置灰土色之土鏽。味甘而微有土香之氣。

【解剖】乾野黨之横斷面。質堅韌。微有空罅。或無之。爲周圍有圓凹沿不規則之圓面。自小白心至表皮處。有直線形輻射紋。貼表皮裏圈圓圈。有不足寬一分之褐色一環也。

野鮮黨之横斷面。質嫩軟而無空罅。爲非真圓之圓面。中心之白色小點。不甚明顯。自中心之輻射紋。略顯白色之最細綫紋。貼表皮之褐色環。其色極淡。圓面全部之色澤。如燈光之黃色。

【成分】澱粉。糖質。及少量脂肪。

【生理作用】補助胃腸之消化。促進乳糜之吸收。又對淋巴系及血行系。能增進新陳代謝之功用。

【醫療應用】西醫研究。用爲強壯健胃藥。治慢性腸加答兒。及胃弱症之吞酸嘈雜。消化不良。飲食不思。口渴。又用於糖尿症慢性胃病之初期。並恢復期。用量一回二・〇至六・〇瓦。在實驗上對於脾胃之虛弱症。多服久服雖有效。但減病甚緩。惟用於老年氣虛之體。肢面浮腫。水腫。配五皮飲加焦於朮。奏效殊速。

【用量】一錢至二錢。宜輕不宜重。甯可一日內多服數劑。不可一劑多用其量。

【禁忌】忌伍鐵劑及膩品。

【新舊】本年收採者。質柔而潤。藥效充足。舊存咀片。或整把。收藏妥當。雖三年以上。力不如新。但尚可入藥。若五六年以上。不問虫蝕黴朽與否。均不堪入藥。

【製劑】流動黨淩膏。取鮮黨淩壓榨其汁液。熬膏最佳。如取乾者製膏。切碎。用熱水浸數日。煎數次。盛布袋壓榨其汁液。須用粗紙過濾。取其汁液。熬至稠厚爲度。貯瓶供用。用量一・五至三・〇瓦。

硬固蠹凝膏。取前項煎成之稠厚流膏。盛模型中。入乾燥器內。烘乾為度。貯藏供用。用量〇·五至一·五瓦。

體質之特異與藥性之習慣

葉勁秋

圓頂方踵。同此人也。形態雖類。而各人之體功要不能盡同。晏臥晏起。起居之不同也。勞心勞力。職業之不同也。藜藿膏粱。食飲之不同也。人事不同。病變斯異。烟霞之客。毒劑亦能忍受。(嘗有以紅砒赤燐代雅片者)豪飲之徒。不醉無歡。一則天生異稟。一則習慣使然。其有對於某藥某食物始終深惡痛絕。強之即生或吐或瀉或發熱等症。或授以麻醉藥而反興奮。(例如有服烟酒振神。有服烟酒昏睡)或與以解熱劑而反發熱之類。此名之曰『特異體質』。以其體質之不類常人也。其有服用過久一定之藥物與食品。則體中必起代償機能。以謀其對抗。使之平衡。故藥力不能揮發其性而行使其作用。此之謂『習慣作用』。甚至飲啖藥品一如平常食物。絕其供給。則全身機能反起種種障碍。而現不快狀態者。煙酒是其顯例也。故凡究心藥物者。於此尤當注意之。

補血藥概論

俞樂天

貧血所用之藥物。謂之補血藥。補血藥中佔重要位置者。厥惟鐵劑。欲明鐵能補血之理由。先言貧血之原因。考貧血原因有二。一曰血量驟減。大出血及劇烈之下痢後。中樞神經機能減退。心臟營養障礙。往往陷於衰弱狀態。二曰血性變化。血液由血色素血球等結合而成。一旦此二者含量減少。雖體中血量如常。亦難免不發生疾患。鐵為赤血球及筋質之主要成分。既足以營養生活體。又為動物生活機能之要素。通常吾人所攝取之食物。其中均有鐵質。故健康人。全身常儲三瓦之鐵。貧血而投鐵劑。非鐵能生血。實緣鐵能刺戟骨髓。骨髓為造血機關。能使血量增加。鐵又能供給血色素形成與赤血球新生之材料。所以血性變化時用之。亦甚相宜。惟心臟血管有實質疾患者。肺癆之咯血者。有熱性病者。須絕對禁止之。恐鐵興奮症狀發生。以致求工反拙。鐵與鞣質相遇。則鞣質能使鐵質沉澱。妨礙吸收作用。茶及咖啡。均係含鞣質之品。凡以鐵劑補血時。切勿飲用之。鐵劑每致便祕。若欲免除此弊。當混以蘆薈。使成蘆薈鐵丸。鐵劑中常供吾人應用者。為還元鐵、沃度鐵、含利別、林檎鐵丁幾、蘆薈鐵丸等。其他新製之品。層出不窮。要皆力求其效用顯著。副作用減弱耳。

服藥須知

曾立羣

藥各有特效。醫者識其效用以治疾病。救苦救難。造福人羣。雖然藥各有量。量過少。則藥不靈。量過多。輕則中毒。重可致命。試以少量之砒。給乎成人。則補血養身。有益無損。轉以貽諸孩提。可使之中毒而有餘。是藥之量當依年齡之大小而增損矣。同量之嗎啡。嗜鴉片者服之。或無影響。且更舒適。普通人服之。或竟危及其生命。是藥量當依其習慣之不同而轉移矣。以此而推。男女有別。強弱有差。氣候與環境有不同。經期懷孕而各異。不僅此也。更有幾種藥焉。因其量之多少。乃得不同之效果焉。少量之吐根。可以祛痰。多量則促吐嘔。少量之酒醇。可以興奮。多量則醉而麻痺。醫者視其病狀。而定其治療之方針。經幾許參詳。幾番考核。然後處方而囑曰。每日幾次。每次若干。食前食後。先服後服。蓋所以治其當時之病。非可任意增減更動。或他人服之而冀得同效者也。誠如此。則服藥者勿以點滴之微而損益之。勿以幾分時之短而遲早之。勿以手續之繁簡而忽之。勿以吝惜金錢而姑息之。失之毫釐。差以千里。自傲聰明。智者不為也。

傷寒論今釋

陸淵雷

△續太陽篇大陷胸湯

錢氏云。大黃芒硝甘遂卽大陷胸湯。白蜜一合。亦卽十棗湯中之大棗十枚也。增入葶藶杏仁者。蓋以胸爲肺之所處。膻中爲氣之海。上通於肺而爲呼吸。邪結胸膈。鞕滿而痛。氣道阻塞。則有少氣煩躁。水結胸脇之害。故用葶藶甘遂。以逐水瀉肺。杏仁以利肺下氣也。所用不過一彈丸。劑雖大而用實小也。和之以白蜜。藥雖峻而佐則緩也。案結胸是水毒結聚。故用甘遂。病之重心在胸部。故用葶藶杏仁。胸部係肺之部位。故古人謂葶藶杏仁入肺。其實水毒之所結不可知。不必眞在肺中也。然水毒結聚之病。其重心何以常在胸部。則於醫學上大有研究之價値。古人謂肺爲水之上源。又謂肺主行。皆不合生理。而確有其事。蓋推察疾病之形能而得之。至時下俗醫。認定葶藶爲瀉肺之藥。凡過上氣喘促。不論是否水病。輒用葶藶。爲害多矣。

金鑑云。大陷胸丸。治水腫腸澼初起。形氣俱實者。

類聚方廣義云。東洞先生晚年。以大陷胸湯爲丸而用之。猶如理中抵當二丸之例。瀉下力頗峻。然如毒聚胸背。喘鳴欬嗽。項背共痛者。大陷胸丸爲勝。又云大陷胸丸。治痰飲疝癥。心胸痞塞結痛。痛連項背肩膊者。或隨其宜用[illegible]藥。兼用此方亦良。

結胸證。其脈浮大者。不可下。下之則死。

浮大是虛脈。故不可下。喻氏以爲表邪未盡。下之。是令其結而又結。王氏準繩引張兼善。以爲宜柴胡加桂枝乾薑湯和解之。未知其的。

結胸證悉具。煩躁者亦死。

成氏云。結胸證悉具。邪結已深也。煩躁者正氣散亂也。邪氣勝正。病者必死。程氏云。此時下之則死。不下亦死。唯從前失下。至於如此。

太陽病。脈浮而動數。浮則爲風。數則爲熱。動則爲痛。數則爲虛。頭痛發熱。微盜汗出。而反惡寒者。表未解也。醫反下之。動數變遲。膈內拒痛（原注一云頭痛卽眩）胃中空虛。客氣動膈。短氣躁煩。心中懊憹。陽氣內陷。心下因鞕。則爲結胸。大陷胸湯主之。若不結胸。但頭汗出。餘處無汗。劑頸而還。小便不利。身必發黃。

金鑑云。數則爲虛句。疑是衍文。案。不但數則爲虛句無理。卽動則爲痛句亦無理。雖應下文之頭痛。然動脈不主痛也。浮則爲風四句。疑叔和之沽注。成氏云。動數皆陽脈也。當責邪在表。錢氏云。表未解。乃桂枝湯證也。丹波氏云。竊疑當是柴胡桂枝湯證。

（未完）

缺页

咳嗽

張樹勛 住江蘇口岸浦頭

□感冒咳嗽

【病者】李左。年二十一歲。

【病狀】惡寒發熱無汗。頭痛骨痠。鼻塞。咳嗽咯痰不爽。脉象浮緊。舌苔薄白。

【病原】外受寒邪傷及肺經。

【診斷】肺主皮毛而司呼吸。一呼一吸。則周身毛孔一開一闔以應之。呼炭吸養。全體各部器官均賴之。寒邪外束。毛孔閉塞。肺氣不能外達。故惡寒。汗腺不能排泄汗液。炭氣內蘊。化熱。則體溫增高而無汗。鼻竅通於肺。肺氣被遏。不能呼炭吸養。故鼻塞咳嗽。全體老廢物不得外泄。血管混濁。所以頭痛骨痠。脉浮屬表邪。緊屬寒邪。薄白苔爲寒邪之象。

【療法】倣仲景麻黃湯加味。辛温開發。宣化肺氣。

【處方】淨麻黃五分　蘇梗葉各一錢　川桂枝錢半　光杏仁三錢　苦桔梗一錢

江枳殼錢半　薄橘紅二錢　京赤芍二錢　大紅棗三枚　嫩生姜二片

【二診】藥後得汗。表解。頭痛骨痠。咳嗽鼻塞。均見輕減。

【療法】和解肌肉。宣肺化痰。

【處方】細蘇梗二錢　光杏仁三錢　嫩前胡錢半　江枳殼錢半　薄橘紅錢半

苦桔梗一錢　京赤芍二錢　赤茯苓三錢　仙半夏錢半

【效果】二劑卽愈

◻風寒咳嗽　俞立人 住江蘇金山干巷

【病者】戈姓年約三旬住呂巷近鄉。

【病狀】初秋患咳。寒熱。痰中見血。

【經過】曾就近醫治均未見效。因至松郡挽某名醫診之。認爲勞傷。投以沙參川貝母等清潤之劑。寒熱愈甚。胃納轉呆。延至暮冬。適其同族邀予勘病。因商治于予。

【診斷】肺感風寒而爲咳嗆。宜用麻黃桂枝發汗之。俾邪從毛竅入者。仍從毛竅而出。若因循失治。或釀肺癰。或延勞嗽。往往致不起者甚多。諺云。傷風不醒變成勞。非虛語也。茲診脉弦緊。舌白滿佈。明係風寒逗留在肺。肺氣不宣。咳甚則震動血絡。血遂上溢。

【療法】治當峻洩肺邪。邪去庶咳自定而血自甯。所謂治病必求其本也。

【處方】方用小靑龍湯加杏仁橘紅。囑其服藥後溫覆取汗。

【效果】服後果遍身得汗。小便淸長。三劑而寒熱止。四劑而咳嗆除。胃納大增。精神亦爽。復診苔白盡化。脉轉靜細。改用調中理肺藥以善其後。夫以四月餘纏綿之病。竟收效於三四劑藥石之間。豈非醫界之快事乎。向使見血治血。見咳平咳。則此人者。與鬼爲鄰久矣。嗚呼難已。

◻暴寒咳嗽　郃家驪 住上海閘北梅園路同德里十五號

【病者】朱右。年五十四歲。

【病狀】咳嗽氣喘大發。日夜難于平臥。形寒怯冷。納少泛噁。苔白膩。脉浮弦而滑。

【診斷】暴寒外束。痰飲內聚。窒塞于肺。肅降失司。
【療法】小青龍湯加減。疏解外邪。溫化痰飲。
【處方】蜜炙麻黃五分　淡乾薑五分　五味子五分　川桂枝六分　炙白蘇子二錢
姜半夏二錢　煅鵝管石一錢　熟附片八分　雲　苓三錢　哮喘紫金丹另吞兩粒
【二診】投加減小青龍湯兩劑。氣喘咳嗽。日中已大減。入夜則依然納少泛嘔。苔薄膩。脈弦滑。依然如故。夫夜爲陰盛之時。飲邪竊居陽位。阻塞氣機。肺胃下降之令。于以失司。再以溫化飲邪。肅降肺氣。肺肅飲化。則納自增。泛自平。目下固無須急急于啓胃也。
【二方】淡乾薑四分　川桂枝八分　雲茯苓三錢　姜半夏三錢　熟附片一錢
炙遠志三錢　光杏仁三錢　炙蘇子五錢　全福梗三錢　煅鵝管石一錢
【三診】氣喘咳嗽。夜亦輕減。泛嘔亦止。惟素有飲邪。根株已深。一時難以驟化。脾爲生痰之源。肺爲貯痰之器。今擬理脾肅肺。溫化痰飲。
【三方】前方去全福梗遠志。加生白朮五錢。炒補骨脂四錢。
【效果】連服五六劑。始漸如常。

四　風寒包熱咳嗽

張明軒住揚州虹橋鎮

【病者】李左。年三十二歲。住瓜洲。
【病狀】咳嗽失音。咽痛蒂墜。氣逆胸悶。泛噁納少。苔膩。兩脈滑數。
【診斷】體豐之質。痰濕恆多。風寒外束。痰熱內蘊。上干肺系。肺氣窒塞。
【療法】麻杏石甘湯加味。

【處方】淨麻黃四分　苦甘草八分　枳實炭一錢　薄荷葉八分　生石膏三錢
苦桔梗八分　嫩射干一錢　熟大力子一錢五分　光杏仁三錢　浙貝母三錢
仙半夏一錢五分　胖大海三錢　海浮石四錢

【二診】服藥三劑。音聲漸啓。咽痛亦減。咳嗆咯痰不爽。納少泛噁。苔膩稍化。脉象滑數較平。再宜制小其劑。依法施治。

【二方】薄荷葉一錢　嫩射干一錢　焦枳實錢半　苦杏仁三錢　熟牛蒡一錢
仙半夏一錢　馬兜鈴一錢　生竹茹三錢　淨蟬衣三錢　象貝母三錢
苦甘草八分　胖大海二錢　冬瓜子三錢

【效果】再三劑全愈。

■風燥咳嗽

張樹勛住江蘇口岸浦頭

【病者】孫左。年十二歲。

【病狀】咳嗽發熱。口乾欲飲。已經月餘。咯痰帶紅。脉象滑數。舌苔微黃。

【病原】久旱無雨。空氣乾燥。口鼻觸之。直入肺管。

【經過】前醫不揣病理。見其咳嗽帶紅。以爲木火刑金。投淸熱止血之藥。服之無效。殊不知此因風燥咳嗽。而牽動血管。但治咳嗽而血自止。若再牽延。勢必風燥不能外達。引入肺勞門。

【診斷】風燥之邪。直入氣管。影響肺部全體。肺病不能佈津。故口乾。津停釀成痰熱。互阻于肺。氣管呼吸不甯。故咳嗽。斯時也。若以辛涼疎散。則病自愈。無如病家不此之圖。以致咳久氣逆。波及血管。血管破裂。故痰內帶紅。脉象舌苔。均是痰熱之象。

【療法】惟今之計。祛其風燥而止其咳嗽。擬清肺化痰法。

【處方】桑　葉三錢　熟牛蒡二錢　苦杏仁三錢　瓜蔞皮三錢　象貝母三錢

江枳殼錢　京赤芍二錢　川鬱金三錢　黑山梔二錢　鮮竹茹三錢去屑

【效果】服藥兩劑。咳減血止。四劑痊愈。

■表邪襲肺咳嗽

賈達齋住上海閘北和興里四十九號

【病者】政俊人君。年三十一歲。武進籍。在申任小學教授

【病狀】咳嗆頻頻。舌乾口燥。音聲帶沙。咳時咽痛。脉浮數不靖，

【診斷】掌教有年。終日宣講。肺津暗虧。聲帶受損。近日復感時令之邪。肺氣失于展布。上逆爲咳。激喉則痛。津不上潮則口舌乾燥。

【療法】先宜輕開肺氣而疎風熱。表邪得解。再圖滋陰潤喉。

【處方】淨蟬衣八分　苦桔梗八分　光杏仁三錢　淡竹茹二錢　嫩射干八分

生甘草五分　冬桑皮三錢半　炒大力子錢半　輕馬勃八分　象貝母三錢

炒蔞皮三錢　薄荷葉八分　鳳凰衣一錢五分　玉蝴蝶一對

【效果】二劑音開咳止。

■肺氣閉塞咳嗽

葉勁秋住上海浙江路中一醫院

【病者】鄺女。年七歲。住上海老北門。

【症狀】咳嗽頻頻。咯痰不爽。形瘦神呆。舌光苔薄、兩脉浮洪。

【經過】病起已延二月。疊經諸醫。概作童損治。所服方藥皆養陰止咳之品。

【診斷】夫童損之症。彷彿成人肺癆之類。肺癆雖由被染癆菌所致。必亦正氣有所虧損。斯癆菌有可乘之隙。繁殖之機。不然。人在氣交之中。何處無菌。無時不可以侵襲。其天下人不皆病癆者可以明矣。惟人身有天然之抗毒素。足以防禦。足以尅制。所以中醫列肺癆于勞怯虛損之門。良有以也。肺癆之患。童孩較少。正是沖齡天真一片。元神完固。六根清淨。絕無眷慕之情。該女平素壯健。活潑可愛。所處環境亦甚優裕。自非營養不良者可比。因此本病。決不可當作童損醫治。可斷言也。且所服沙參麥冬。所謂清金保肺之藥。不但不見效功。而病象之程度。反日趨于虛損之途。天下寧有補其虛而愈虛其虛。保其肺而肺愈不能保者。則其必另有別情可斷言也。雖然。細察病者之形容態度。確爲童損之狀。然則本病因病之何屬歟。癥結之何在歟。沉思默索。終不得要領。惟據上述二點。予決不敢蹈前覆轍。此非故意違俗。好奇立異。實理智上所有未許也。在以醫爲業者。遇此亦甚易措手。第一秘訣則據前方之意而和之。則將來過失。不致獨負。再則下藥輕淡。祗須聲明另請高明。不求有功。但求無過斯可矣。濟世利人之旨。原可勿問也。予實不識此病。但亦不敢形諸口。既來應診。又不得不製一方。爰就咯痰不爽處著想。夫肺藏清虛。治節全身。或者痰濁瘀滯。肺氣鬱結。清肅失令。展布違常。乃爲咳嗽。咳嗽者。其唯一之目的。在于振動肺藏。排除障碍。恢復自然。所以止咳二字。于名甚爲不妥。今久咳不已。咳吐不爽者。良以痰濁瘀滯。肺氣鬱結之故。鬱結得解。則肺氣自布。肺氣布則咳吐自爽。咳吐爽則痰濁自去。痰濁去則飲食自增。飲食增則神情復舊矣。總之人體是整個的。統有連環性。祗要找到癥結所在。不必從事于枝節。爰本此旨。議方如下。

【療法】咳肺病也。所以爲咳者。肺必有所壅滯也。法議宜肺疏壅。咳或可已。咳爲重。應先顧咳。徐圖其他。

【處方】浙貝母三錢　新會絡一錢　炒枳殼一錢　冬瓜子四錢　白前錢半

苦桔梗一錢　輕馬勃八分　炙欵冬二錢　絲瓜絡三錢　囑服三劑

【二診】咳痰較爽。咯吐略易。餘未差減。

【二方】原方不更。

【三診】據述昨晚咳嗽較前更劇。繼續不已。病者異常困苦。繼吐痰沫甚多。中有塊痰。破之獲瓜子壳半瓣。今日未聞咳聲。病家詳述至此。予不禁失聲曰。有是哉。病體不難調治矣。

【三方】川象貝各二錢　雲茯苓三錢　仙半夏錢半　絲瓜絡帶子打三錢　光杏仁三錢打

炒枳殼一錢　苦桔梗一錢　全福梗錢半　新會皮錢半　生甘草一錢。

【四診】前方服三劑。痰咳已止。胃納漸啓。神情亦振。

【四方】香砂六君湯加沙參麥冬薑棗。

【效果】平補養胃。調理一月。康復如常。

【說明】本病原因悞吞西瓜子壳。鬱于肺絡。疊進補肺之劑。肺氣愈益壅滯。咳痰愈益不爽。所幸該病家對予頗有信力。否則首方疏泄肺氣。適與前醫相反。必不敢遵服。故病家對于醫者之信仰。所關甚重。本案數方。一無深義。在稍明醫學者。類能爲之。其尙有一記之價値。不過明治病不難。用藥亦易。所難者在于診斷。診斷一錯。生死立判。今每有一知半解之病家。妄加議論。某藥性平。某藥性烈。某藥補濇。某藥剋伐。處處着眼藥物。忽視病症。貽悞實多。故本症之幸。竟全功者。無此障碍也。偉哉。

劉蔚楚住上海閘北廣舞臺後蔣餘里

■感風肺閉咳嗽

【病者】李君。年三十歲。嘉善楓涇籍。現任上海市黨部文書職。

【病狀】咳嗽胸悶。咯痰不爽。鼻塞不通。脉左細軟。右浮大而弦。寸部尤大。

【診斷】氣弱陰虧。感風束閉。肺氣氣虛兼燥。所以咯吐不易。咯吐不利則痰結。痰結則胸悶。

【療法】通肺活氣。即是開痰。惟藥宜清宜輕。

【處方】細蘇梗錢半　嫩射干錢半　甜桔梗二錢　炙杷葉錢半　嫩前胡二錢
粉甘草三分　陳廣皮五分　薄荷葉五分　鮮荷鼻二枚　冬瓜仁三錢

【二診】二服後病象差似。

【二方】紫蘇梗錢半　甜葶藶錢半　甜桔梗二錢　欵冬花錢半　嫩射干錢半
皂角仁打一錢　生甘草四分　舊廣皮八分　舊法夏錢半　炙杷葉二錢

【三診】近日公事繁忙。操勞過甚。以致睡眠不足。茲診脈更浮弦。左較大。舌亦乾。

【三方】廣鬱金錢半　全瓜蔞二錢　欵冬花錢半　元胡索錢半　鮮枇葉一片去毛
甜桔梗二錢　台烏欒六分　冬瓜仁三錢　紫蘇梗錢半　粉甘草五分
射干錢半　硼砂研細冲服一分

【四診】脈滑大。舌苔厚膩。純是燥痰壅盛。胸悶已緩。咳仍頻多。夜有盜汗。肺氣肝陰交虧。春升已甚。虛燥升動。故盜汗出。

【四方】浮小麥三錢　冬瓜子三錢　全爪蔞二錢　冬桑葉二錢　甜桔梗二錢
皂角仁打錢半　欵冬花二錢　生甘草五分　鮮杷葉二片去毛　大白前一錢
舊陳皮蜜水炙六分　川鬱金一錢

【五診】脈弦大。比前略減。而舌色滋滑。大便見難。宜清燥順氣活痰。

【五方】紫蘇梗錢半　風化硝研末後下二錢半　甜桔梗二錢　小薊三錢　桃仁泥一錢

中国近现代中医药期刊续编·第一辑

生甘草五分　天葵子一錢　冬瓜仁二錢　川鬱金錢半　射干錢半
甜葶藶錢半　舊廣皮淡蜜水洗七分　糯米水洗皂角刺三錢

【六診】舌白厚。前曾肩膊脇肋牽疼。便難。頃已得大便。痛亦隨緩。際此溫令。體弱人尤易感不舒也。

【六方】辛夷花一錢　皂角仁打錢半　紫蘇梗二分　佩蘭葉錢半　川鬱金錢半
乾小薊二錢　冬瓜仁三錢　生穀芽二錢　嫩桑枝二錢　厚朴花錢半
小白茶餅三枚煨　芒果核一枚

【效果】本病經過二月餘。換方八九。尋即痊可。

■痰熱咳嗽　姚十洲住金山張堰

【病者】某幼年週歲。住松江。

【症狀】咳嗽。氣逆驚惕。神煩。多啼少寐。

【診斷】經云痰即有形之火。火即無形之痰。痰火內蘊。得熱易升。鬱於肝肺兩經。則見神煩弄舌。多啼劇哭。寐欠酣。時作驚惕。咳嗽氣逆。脘脹。消化之機亦爲之稽遲也。脉來浮弦緩。舌苔薄白。

【療法】柔肝鎭驚。佐以淸化痰熱爲治。

【處方】乾桑葉錢半　佛手片八分　炒蔞皮二錢　白滁菊一錢五分　天竺黃一錢
竹瀝半夏一錢　白杏仁三錢　陳枳殼一錢　帶心連翹二錢　純鈎藤二錢
雷氏珍珠丸四粒冲

【效果】二劑而安。

■痰濕咳嗽　趙友如住鎭江張飯店巷

【病者】張劫。
【病狀】頓咳匝月。其勢甚烈。間或泛吐。苔薄膩。脉滑。
【病原】積滯生濕生痰。
【診斷】痰濕鬱滯生火。逗留肺胃也。
【療法】滌痰肅肺。
【處方】仙半夏二錢　萊菔子三錢　薄橘紅一錢　砂仁殼八分　浙貝母三錢
白芥子三錢　生枳實錢半　苦桔梗八分　山茨菇片四分　十棗丸五厘
【二診】咳嗽大愈。泛吐亦已。
【二方】前方去十棗丸。加生雞內金二錢。全福花一錢。
【效果】原方加減四五帖始已。

■痰飲咳嗽

姚十洲 住金山張堰

【病者】馮姓女。年廿一歲。住呂巷。
【症狀】咳嗽氣逆。小溲短濇。四肢浮腫。
【診斷】痰飲病者。先生痰而後停飲積水爲病也。人非水穀不能生活。水穀之精華納於胃。而化於脾。一納一化。生生之本也。土得淸天行健之常。化生食物之職。今脾爲滯下所傷。水穀日減。由是日用飲食不能生精微。阻塞隧道。厥陰之氣。因之不宣。遂至痰水挾衝氣上逆於肺。肺不得通調水道。不輸膀胱。小溲短少。欲解不得。氣逆有痰聲。其作有時。脉來沉弦帶滑。以脉合症。症屬支飲。經云。脾胃之液。行則爲津。阻則爲痰。流則爲液。止則爲涎。此非明証乎。古人云。治痰不理脾胃。非其治也。故調治之法。不外乎扶土。土和卽所以消痰。痰消水自化而氣自平矣。

【療法】仲師苓桂朮甘湯。合二陳十棗湯之意出入治之。

【處方】雲茯苓四錢　陳皮一錢五分　廣木香二錢　種白朮三錢　姜半夏二錢
甜葶藶二錢　薄桂片六分　川鬱金一錢五分　建澤瀉三錢　粉甘草一錢五分
粉豬苓三錢　炒扁豆四錢　伏龍肝一兩絹包入煎　大黑棗十四枚

【效果】原方增損出入。六劑後見大效。

[illegible]飲邪咳嗽

胡華賡住浙江嵊縣后山鎮

【病者】李某。年四十五歲。浙江嵊縣漁溪村。

【病狀】咳嗆嘔逆。痰涎面目浮腫。胸腹滿悶。倚息不得臥。微熱渴不欲飲。大便溏。小溲濇。有時鼻衄。涓滴。胃呆。苔色白滑。脈濇。

【病原】於一月前跑路後。大渴。抵家飲冷開水二碗。越旬日乃寒熱作。醫以小柴胡與服。咳益甚。更醫投三仁湯三劑。病不減。復以六君子等劑。服之如常。病延月餘。

【診斷】寒飲壅蓄。脾肺腎皆受其累。鼻衄乃陰盛格陽之候。

【療法】擬苓桂朮甘湯加薑附。使麗日當空。陰翳自散。

【處方】白茯苓三錢　川桂枝錢半　炒白朮二錢　炒甘草八分　淡附片錢半
生薑三片

【二診】一劑飲邪悉蠲。惟胃呆腰微痛。擬六君子加味以善後。

【二方】潞黨參三錢　白茯苓三錢　炒白朮二錢　綿杜仲三錢　淡附片三錢

姜半夏二錢　廣陳皮八分　炙甘草八分　姜棗爲引

【效果】三劑後全愈。

■火熱咳嗽

賈達齋住上海閘北和興里四十九號

【病者】袁左。年廿四歲。業電匠。

【病狀】咳嗽痰稠。目赤心煩。口鼻熱氣。口渴飲。喘促不得臥。脈象滑而數實。舌苔黃。舌質紅絳。大便乾急五六日未下。小溲短赤。

【病原】日與火爲鄰。感受火熱。

【診斷】火熱內迫。津液被刼。肺氣上逆。

【療法】急宜清熱養陰。庶免津枯液竭。

【處方】眞川連八分　生石膏四錢打　京元參二錢　大麥冬三錢　淡黃芩二錢

黑山梔三錢　中生地三錢　象貝母三錢　肥知母三錢　生川軍三錢

粉丹皮錢半　生甘草一錢　枇杷膏一兩沖

【二診】一劑頗有大便之意。惟仍未能如厠。口渴略減。喘促略平。火熱尚熾。昨投之藥。已屬大劑清涼。而所得之效殊鮮。亦可見其內熱之程度矣。

【二方】前方去丹皮黃芩。加元明粉二錢。

【三診】昨夜已得大便。固然火氣亦隨之大退。茲據病者言。大便猶未覺十分通暢。大有再可攻下之勢。因徇其意。仍投原方。以平爲期。

【三方】原方不改。

傷寒今釋卷二

陸淵雷

△辨太陽病脈證并治下

問曰。病有結胸。有藏結。其狀如何。答曰。按之痛。寸脈浮。關脈沉。名曰結胸也。何謂藏結。答曰。如結胸狀。飲食如故。時時下利。寸脈浮。關脈小細沉緊。名曰藏結。舌上白胎滑者難治。

此條辨結胸藏結之異。結胸是水毒與熱毒結於胸膈所致。更以藥效推之。則慢性病之鷄胸龜背。亦是結胸之類也。藏結文甚簡略。下條云。無陽證。不往來寒熱。其人反靜。舌上胎滑。百七十五條云。病脅下素有痞。連在臍旁。痛引少腹。入陰筋者。此名藏結。與此共三條。證既不詳。又無方治。千古遂無定論。然結胸陽證。藏結陰證。則無可疑者。丹波元堅曰。結胸者何。飲邪相結。以盤踞胸堂。遂及心下是也。蓋陽明病之類變。而其證更有等差。藏結者何。陰寒上結。如結胸狀是也。此亦太陰之類變。乃與寒實結胸相似而有異。蓋深痼沉著。宗氣亦衰。故不任攻下。要錯惡最極者也。此證僅二條（案當云三條）難精其義。然既名藏結。則其病深重可知。且以理推之。寒實結胸有痰涎相得。藏結則似無痰涎。唯是寒結。勢逼君主者乎。吳氏削飲食如故時時下利八字。蓋飲食如故一句難解。俟考。

藏結無陽證。不往來寒熱。（原注一云寒而不熱）其人反靜。舌上胎滑者。不可攻也。

此條似以藏結對結胸而言。上條云。藏結如結胸狀。故此條特舉無陽證不往來寒熱。明異於結胸之有陽證往來寒熱也。其人反靜。反字亦對結胸煩燥而言。丹波元堅云。舌上白胎滑者。舌上胎滑者。就二者字視之。則似藏結有胎不白滑而黃澀者。又似有陽證。往來寒熱。其人躁者。寒凝豈有此等證狀。然則二者字當虛講。曰難治。曰不可攻。並謂藏結之難治不可攻。不特爲舌上白胎滑而言也。

丹波氏云。案藏結。補亡論。王朝奉刺關元穴。非也。汪氏云。宜用艾灸之。蘊要曰。灸氣海關元穴。宜人參三白湯加乾薑。寒甚者加附子。全生集曰。灸關元。與茱萸四逆加附子湯。以上宜選用。

病發於陽。而反下之。熱入。因作結胸。病發於陰。而反下之。（原注一作汗出）因作痞也。所以成結胸者。以下之太早故也。

此條言結胸與痞。多因誤下所致。結胸主陷胸湯丸。痞主桂枝人參及瀉心諸湯。發於陽發於陰。注家多取太陽上篇第八條爲說。然義不明瞭。丹波元堅云。此所論陰陽。殊爲難解。張氏（案張璐傷寒纘論也）既疑之。秦氏傷寒大白。以爲表熱之輕重。亦未愜。軒邨（案日人軒邨甯熙字世緝）嘗謂此蓋虛實已。當時不詳其說。今推之意。蓋言就太陽中分其人虛實。其人實。有飲。邪激甚。故作結胸。其人虛。有飲。邪激微。故作痞。所釋如是。亦頗覺穩貼。

丹波氏云。病源候論。結胸者。謂熱毒結聚於心胸也。否（案即痞字）則心下滿也。按之自爽。但氣痞耳。不可復下也。又痞者塞也。言府藏否塞。不宣通也。釋名。曰。脴。否也。氣否結也。說文。徐曰。（案謂小徐繫傳也）痞。病結也。直指方曰。乾上坤下。其卦爲否。陽隔陰而不降。陰無陽而不升。此痞之所以否而不通也。傷寒百問經絡圖曰。但滿而不痛者爲痞。任人揉按。手不占護。按之且快意。

杏子湯麻杏甘石湯論

楊贊民

金匱麻黃附子湯方論曰。水之爲病。其脈沉小屬少陰。浮者爲風。無水虛脹者爲氣水。發其汗卽已。脈沉者宜麻黃附子湯。（麻黃附子甘草）。浮者宜杏子湯。杏子湯金匱未見。註金匱者。皆謂恐是麻黃杏子甘草石膏湯。余初讀金匱。亦以爲想當然耳。旣而課餘之暇。詳加考覈。始恍然大悟其非。玆試演繹其說。細列於後。聊備醫家之研究也。

麻黃附子湯。杏子湯。仲景治水之總方也。金匱之論水有五。有風水、有皮水、有正水、有石水、有黃汗、仲景於每症主治之方。皆明正病名於下。所以示人以不惑也。故金匱防己黃耆湯。金匱越婢湯。治風水者也。其本文卽直標風水。金匱防己茯苓湯。治皮水者也。卽直標皮水。金匱甘草麻黃湯。越婢加朮湯。治裏水者也。卽直標裏水。（按裏水卽正水也。仲景五水之中。惟風水皮水裏水爲水病正症。若石水爲少腹疝瘕之類。故內經以水與石水相對並論。不得稱爲水病也。且仲景亦無出方。黃汗則由濕熱藴鬱而成。其變遷及癰膿等症。亦非水也。）而麻黃附子湯杏子湯之方論。獨標曰。水之爲病……可知斯二方者。必爲水病主治之總方矣。

水脹之症。在表爲輕。在裏爲重。總而言之。不外以肺腎二經爲主。水熱穴論曰。少陰何以主腎。腎何以主水。對曰。腎者至陰也。至陰者盛水也。肺者太陰也。少陰者。冬脈也。故其本在腎。其末在肺。皆聚水也。水病之成。片言扼要。（此論其單純之水病耳。若衞虛則解表之中。須兼實衞。否則將如俞氏所云。水隨汗越。浸淫皮膚。不復順趨水道者矣。脾陽困者。須兼實土。卽古人所謂治水以實土爲先務是也。世人以水腫爲肺脾腎之症。竊謂未然。蓋脾祇可稱爲致水腫病之副原因。其主因實在肺腎。）仲景製此二方。卽本斯論。其言曰。水之爲病。其脈沉小屬少陰。浮者爲風。脈沉者。宜麻黃附子湯。浮者宜杏子湯。此治肺腎表裏之法也

雖然杏子湯果何物乎。以愚蠡測。當卽麻黃附子湯去附子而加入杏子。亦卽麻杏甘石湯去石膏是也。何以言之。蓋脈沉者屬少陰。故以附子佐麻黃。發腎水之汗。脈浮者。其症在表。皮毛者。肺之合也。亦卽肺之症也。風皮之水。雖未必卽連及肺經。然失今不治。則將內干於肺。而爲正水自喘之候。故乘其初起時。散水救肺。允爲當務之急。惟治之之法。不過就麻黃附子湯中。去附子加杏仁。便足發散皮膚之水以寧肺。固無需乎石膏也。更進而論麻杏甘石湯之主治。及察仲景水病用石膏之理。以證其謬。麻杏甘石湯之方論曰。發汗後。下後。不可更行桂枝湯。汗出而喘。無大熱者。此湯主之。蓋傷寒誤遭汗下。氣逆變喘。熱而汗出。（曰無大熱。則有熱可知。）遂變大青龍之製。而爲此方。石膏之用。無非以甘辛寒清熱而兼滋氣液之損耳。金匱越婢湯本文曰。風水惡風。一身盡腫。脈浮不渴。續自汗出。無大熱。越婢湯主之。其用石膏之理。同於麻杏甘石湯症。至於越婢加朮湯之論。則曰。裏水者。一身面目黃腫。其脈沉。小便不利。故令病水。水病小便利則愈。然假如小便自利。而仍不愈者則可知其所利小便非水也蓋津液也。此亡津液。則水精之氣不上供。故令人渴也。越婢加朮湯主之。仲景於此症。雖不明指內熱。然可以意消息。凡津液無故自動外出。兼渴者。皆爲內熱所迫。如消症之類是。舍石膏之養液清熱。其誰屬之哉。若夫裏水至一身面目黃腫。則脾陽之受困可知。加朮之意。所以實脾土也。此越婢湯加朮之義也。觀杏子湯之方論。但曰。……脈浮者爲風……發其汗卽已。……脈浮者宜杏子湯。其證治唯一之目的。不過在求發其汗耳。別無當用石膏之義。然則杏子湯之非麻杏甘石湯固矣。

館址　上海浙江路清和坊對過（電話　六二五五六）
每星期六出版一册
全年五十期連郵費二元四角　國外加半　郵票代洋九五折扣

衛生報

主編者　醫學家趙公尚
宗旨　鼓吹世界醫學大同　切實指導衛生方法　徹底說明醫學原理　解答一切疑難病症
發行者　上海衛生報館
中華民國十九年二月廿二日出版
第二卷　第二期
THE HYGIENE WEEKLY 780 CHEKIANG ROAD, SHANGHAI, CHINA

本期要目

中醫科學化之商兌

顧惕生

▲西醫所謂科學化乃打官話
▲中醫所謂科學化乃做時髦

今日有最流行之用語曰科學。而中醫亦受此用語之打擊。回憶上年之業西醫者。對於中醫之恨視。幾欲滅此而朝食。故衛生會開會之提案。雖吾人善忘者。當猶尚赫然湧現於腦際。眞可云醫恥等於國恥而永不能忘也。徒以中醫反抗之強烈。挾全國輿論之否認。爲最有力之後盾。而業西醫者不得不稍殺其兇燄。不然。中醫殆矣。於是經此劇烈奮鬥之結果。而得一暫時休戰之宣告。曰「中醫當科學化」。此言也。當分兩面而觀之。

（甲）業西醫者或偏袒西醫者正欲絕滅中醫。無如時機未到。譬之巴蛇吞象。一時不能下咽。則暫吐之而飾爲其辭曰「中醫當科學化。」此乃放棄其急進之手段。而用緩慢征服中醫之策畫。可謂善「打官話」者矣。

（乙）業中醫者或愛護中醫者誠恐中醫絕滅。不如趁早投降。譬之鸚鵡學舌。幾度受人調弄。則強習之而效爲其辭曰「中醫當科學化。」此乃自喪其獨立之資格。而偏走入盲從西醫之途徑。可謂好「做時髦」者矣。

是故由甲乙兩面而論。皆於中醫有百害而無一利。須知眞正之中醫。打不得半句官話。做不得一點時髦。是於中醫自己之人格。於對方病者之生命。皆有莫大之關係。爰不揣所見之檮昧。而敢貢愚者之一得。以與當世宏達君子。共揚榷焉。

法儒孔德 Comte 之言曰「人類智識之進步。由神學而進於哲學。由哲學而進於科學」此言也。表示今日爲科學萬能之時代。然已成過去之論調。須知人類之進化。乃爲複合之進化。而決非單一之進化。決非由神學而進於哲學。則止許哲學存在。而神學一切絕滅。亦決非由哲學而進於科學。則止許科學存在而神學哲學一切絕滅也。不見夫今世各種科學發達。而神學哲學未嘗稍絕其迹也乎。此無他。乃原於人類之心理。舊分爲知情意三大層級。而實則一意志而分爲知識及情感之兩面。其偏於情感一面者神學也。偏於知識一面者。科學也。而總持其中樞。能左右兩面者哲學也。由此觀之。則眞正中醫而科學化。宜如何者。不可由此而根本解決哉。

故中醫非不可科學化也。特宜知如何而後爲眞正之科學化也。夫中國造字。醫亦作毉。醫從酉。酉酒古同字。則內經所謂「湯液醪醴。」原來以酒爲療病主要之用也。毉從巫。則孔子所謂「人而無恆。不可作巫醫。」巫醫原本同類。彼基督教之牧師。亦名曰神巫。明醫原出於宗教者也。世界宗教主若佛陀若耶穌。莫不善醫而爲人治病。且治醫生所不能治之病也。獨孔子異是。則所以爲哲學家而非宗教家也。然讀墨子之書。則知墨子深達病理。而頗與耶穌相類似也。今不遑遠徵深論。而姑以外國醫學博士 Doctor 所爲人治病之狀況而一言之。吾曩見德國醫師之設備。宇牆崇閎。器械精良。由門而庭。儼如王者。病者受傳呼而入。則入於博士診病之室。白晝而玻窗也。必四圍周以黑幔。絕不通一線之陽光。張電燈而從事。病者仰視醫生。如見閻羅王。噫。此何爲者。非今之天驕西醫。猶未脫彼太古神學之生活也哉。而業西醫者顧囂囂然曰科學科學。抑何其顏之厚。豈自忘其祖師本來之面目耶。吾非好爲此抵巇之談也。實深有見於彼而不得不痛切言之。曩嘗輯人生二百年一書。已詳載言之。倘世之君子。卽此書而一覽之。當可益明其故焉。

且科學一名詞。原有嚴格之解釋。本非可如今人之濫用者。若如今人之打官話者做時髦者。以解剖死屍爲科學。以仿造西醫爲科學。則如是之科學化。無殊爲死豬化死狗化。無殊爲商販化商品化。而將使中醫之眞價掃地無餘。不獨不能爲中醫助長其光明。而轉爲中醫滋深其罪戾而已。最近世界衛生會之報告。各國人民壽命長短之統計。以德國及日本人爲最短。平均止有二十四歲零四個月云。（據日本健全教團雜誌）夫世界醫學聲譽之高。德國第一。日本第二。以爾國醫學之最發達。而其人民之壽命。適得最短之結果。豈非醫學最發達之國家。乃專以戕賊人命爲務者耶。是其衛生事業。乃非衛生。而實衛死。豈其政府及醫學者乃好爲此賊戕生命之兒戲耶。此無他。乃西醫之手段。與其目的相左者。一言以蔽之曰「違反自然。」此科學之罪戾耶。將科學之誤用耶。則毋甯斷言之曰科學之誤解誤用也。惟以太失之死豬化死狗化之過故。亦惟以太失之商販化商品化之過故。

今夫科學之範圍。千頭萬緒。正如一部十七史。從何說起。然而科學科學之爭。則顯分科學爲精神科學及物質科學之兩面。其舊者物質科學也。其新者精神科學也。新者將繼舊者而代興。以精神戰勝物質也。今吾國之談科學者。尚蒙蒙如未視之狗。徒震炫於物質科學之外耀。而未一覩夫精神科學之內眞也。抑何其所見之淺也。此外尚有曰自然科學曰社會科學者。（舊稱自然科學及模範科學二者改從今名）要之醫學者屬於自然科學者也。社會可得而驟革也。自然不可得而驟革也。大英帝國之國會萬能。而不能轉男爲女。此社會可變而自然不可變之鐵證也。故今者國民革命。政治成功。而昧者欲移其餘勢。以革醫學之命。然不審乎社會及自然之辨。其愚適等於割牡而當牝也。（未完）

【四診】續得大便頗暢。深感輕快異常。諸恙遞退。

【四方】肥知母三錢　細木通八分　京元參三錢　炒蔞皮三錢　淡黃芩二錢
黑山梔三錢　大麥冬三錢　光杏仁三錢　連翹心三錢　淨銀花三錢
生甘草八分　炒枳殼一錢　菊花露一兩頻飲　枇杷葉露一兩頻飲

【五診】諸恙均愈。惟咳嗽未已。良以內蘊餘熱未楚。衝激肺藏。肺氣被迫上逆爲咳。耳辛涼清解。肅化肺氣。當可漸已。

【五方】冬桑葉三錢　雲茯苓三錢　炒蔞皮四錢　淡黃芩二錢　甘菊花三錢
炒枳殼錢半　光杏仁三錢　淨銀花三錢　淨蟬衣三錢　輕馬勃八分
象貝母三錢　黑山梔三錢　熟牛蒡三錢　絲瓜絡三錢　冬瓜子四錢
生竹茹三錢

【效果】經治二旬。始告全愈。

■熱咳　丁濟華住上海四馬路中和里

【病者】岳左。年二十一歲。

【病狀】咳嗽氣急。喉痰難出。音啞。體形拘束。渴喜涼飲。舌苔黃糙。脈來浮數。

【經過】始起咳逆身熱形寒。繼則聲出不揚。經某醫診謂傷風不醒。勢將成勞。投以燕窩元參冬虫夏草。因病日增。變成以上諸症。

【診斷】此乃感受風寒。肺胃清肅不行。氣機膹鬱。即古賢所謂熱嗽是也。

【療法】邪在中上。宜揚宜散。

【處方】痲黃石甘湯加減。
【效果】三劑病若失。

□燥欬　許半龍住吳江盧墟

【病者】史小鶴住上海九畝地。
【病狀】初起咳嗽喉癢氣逆胸悶兩脅微疼。繼卽痰中挾血。血後咳嗽不止。入晚尤甚。痰多且粘。
【病原】中秋宴會對酒當風燥氣逗引歸而發咳。
【診斷】脈弦數不靜。舌質紅苔黃。血虛陰傷。肝火爍肺。津液凝滯而爲痰。清肅失令。有入損之虞。
【療法】擬補肺阿膠湯合清燥救肺湯加減。
【處方】蛤粉炒阿膠三錢　抱茯神三錢　粉丹皮二錢　蜜炙馬兜鈴二錢　淮山藥四錢
瓜蔞皮三錢　川象貝各二錢　川石斛三錢　霜桑葉三錢　甜光杏三錢
冬瓜子三錢　北秫米三錢包　乾蘆根一兩去節
【效果】服八劑頗見輕減。後調養而痊。

□燥咳　許半龍住吳江盧墟

【病者】周雲章。年十餘歲。奉賢人。任上海學校教員。
【症狀】咳嗽痰多。泛噁納呆。
【病原】秋深感風燥而發病。
【診斷】舌苔灰黑。脈象如無。此風燥之邪襲肺。痰濕不清。胃氣式微。津不上承。氣陰兩虛也。
【療法】方用前胡、桔梗、以宣肺。西洋參、杏仁、川象貝、半夏、冬瓜子、枇杷葉、以養陰化痰。佐以石解、穀芽、苡仁、生甘草等和胃。

【處方】西洋參一錢　生甘草八分　粉桔梗一錢　光杏仁三錢　仙半夏錢半
嫩前胡錢半　川象貝各二錢　川石斛三錢　生穀芽三錢　炒苡仁三錢
冬瓜子四錢　清炙枇杷葉三錢去毛

【效果】三劑後。舌苔灰黑已化而佈薄膩。嘔噁止。納穀漸香。脉象亦顯。咳嗽未平。前方去洋參、前胡、桔梗、加淮山藥等。其病遂失。

□喘欬

許半龍住吳江盧墟

【病者】陸其椿婦王氏。年逾五旬。住上海梵王渡。

【病狀】喘咳痰多。胸悶氣急。不能平臥。

【病原】素患痰飲。感寒而發。

【診斷】脉象沉細。舌苔白膩。良由氣弱生痰。因於啟蟄之時。氣上升。發宿飲。停痰。盡從上逆。肺降之道路蔽阻。出納皆失其常也。

【療法】飲爲陰邪。非温不化。所以飲家有當以温藥和之之例。古有成法可稽也。

【處方】炙麻黃五分　姜半夏三錢　淡乾薑八分五味子八分同打　川桂枝五分　雲苓三錢
光杏仁三錢　炒白朮錢半　新會皮三錢　葶藶子錢半炒　牽牛子一錢炒
姜汁四五滴冲服

【效果】一劑喘平。再劑霍然矣。

□喘欬

許半龍住吳江盧墟

【病者】馮光泰。業商。住上海北成都路。
【病狀】咳嗽氣喘。面浮足腫。形寒畏冷。
【病原】衝風冒雨。奔走道途。腠理空虛所致。
【診斷】脉形沉細。舌苔白膩。夫肺主皮毛。風濕由皮毛而侵及於肺。風邪既不外解。濕邪又不下滲。化爲痰濁。故動見咳喘也。
【療法】方用麻杏米苡湯以疏風滲濕。苓桂朮甘湯以溫肺化痰。
【處方】炙麻黃五分　連皮苓四錢　姜半夏三錢　連皮杏仁四錢　川桂枝五分
防風已各錢半　生苡仁四錢　炒蒼朮錢半　蘇梗葉錢半　象貝母三錢
生姜汁四五滴冲服
【效果】兩劑咳嗽氣喘。面浮足腫。均已盡退。惟納食胸悶。後服淸肺和胃之品而愈。

■喘咳

朱振聲住上海雲南路會樂里

【病者】王左。年四十四歲。湖北人。住上海法租界霞飛路寶康里。
【病狀】咳嗽氣喘。咯痰不爽。入夜不得平臥。甚則泛噁。口乾唇燥。發熱惡風。苔膩黃。脉浮數。
【病原】據述素患痰火。時輕時劇。近復感受風寒。以致氣喘大發。不得平臥。
【診斷】此乃風寒包於外。痰火鬱於內之證也。
【療法】用麻黃以疏在表之風寒。石膏以淸在裏之鬱火。杏仁順氣定喘。甘草調和麻石。再合溫胆湯化滌痰熱。以杜其根。表裏同治。亦仲聖靑龍湯之化裁法也。
【處方】蜜炙麻黃四分　光杏仁三錢　生石羔打三錢　生甘艸五分　仙半夏二錢

陳廣皮一錢　淡竹瀝一兩沖服　枳實炭一錢　炒竹茹錢半

【效果】一劑而喘平。二劑而咳減。後進調理乃愈。

【說明】此即麻杏石甘湯合溫胆湯意。因此症由於新寒引動痰火所致。表有寒而裏有熱也。此方妙在麻石同用。一開一清。互相假借。否則有麻黃之開而無石羔之清。則病必加劇。良以未收麻黃開肺之功。先受麻黃辛溫助邪之害矣。今並用之。則風寒得麻黃而外達。鬱火得石膏而內洩。痰熱得溫胆而盡滌。病勢雖劇。覆杯自愈。

■喘咳

樂幼門住漢口球場正街

【病者】岳左。年四十八歲。住漢口長墩子合興木廠。

【病狀】脉浮細而濇。氣逆咳嗽。喘欬不止。清涎外溢。呼吸困艱。喉中如拽鋸聲。舌紅無苔。

【病原】據病者云。七月初天氣炎熱時。在一未成之樓上。四壁通風。樓板亦係灰石翻砂。以席墊之。睡臥一夜。醒時身冷如冰。次日稍有咳嗽。似覺身體不舒。雖熱而身總無汗。亦未爲意。至九月間乃發是症。服藥十餘劑未效。前醫有用二陳湯加減者。有用五仁湯加減者。

【診斷】脉症合參。必爲寒濕傷於皮膚而傳於肺。肺受寒縛而氣遏。故清氣難以內吸。濁氣不能外泄。致使喘欬。

【療法】以溫中燥濕。宣達肺氣。

【處方】麻　黃三錢　炮　薑三錢　黑附子三錢　阿　膠三錢　冰　糖二兩

共煎。乘熱徐徐溫服。

【效果】連服二劑全愈。

【說明】麻黃爲肺家專藥。通九竅開毛孔。此症由寒濕客於皮膚。傳於肺竅。使氣不能外達於毛孔。則週身之氣盡壅於肺。故重用麻黃開達肺氣。佐以冰糖阿膠。使麻黃性緩而不致猛烈。用黑薑除胃冷而守中。脾胃相連。脾爲肺母。以虛則補其母之意。引以黑附能祛寒濕。此沉寒痼冷之症。非大熱回陽不能有效也。

(按)此案用此法頗近理。但無樂君之卓識。麻黃用量宜愼。

■勞咳

王耀堂住上海西門石皮弄廣益醫院

【病者】景右年五十二歲。

【病狀】咳嗽月餘。曾兩次見紅。刻下咳勢雖不劇。而食少肌削。右脇微痛。脉弦數。苔薄不膩。

【診斷】勞傷之候也。

【療法】治宜理勞杜其入損。

【處方】炙紫苑三錢　川鬱金錢半　粉甘草五分　炙桑皮一錢　雲茯苓二錢
炙蘇子錢半　粉丹皮錢半　嫩前胡錢半　粉桔梗一錢　澤蘭葉錢半
薄橘紅錢半　甜杏仁二錢　鮮藕節三枚

【二診】症勢與前較輕。

【二方】前方加川貝二錢。鱉板三錢。

■勞咳

王耀堂住上海西門石皮弄廣益醫院

【病者】趙右住南滙。

【病狀】咳嗽三載。時輕時劇。曾經吐血。入夜潮熱。夜半卽退。泛噁頻頻。舌質紅。苔黃膩。脉象濡數。病象凶惡。圖治非易。

【診斷】此乃外感而致內傷已入于肺損一途。

【療法】補肺阿膠湯加味。

【處方】蛤粉炒阿膠三錢 福橘絡一錢 蘇子霜三錢包 淮山藥三錢 蜜炙馬兜鈴二錢
竹瀝半夏二錢 北秫米包三錢 川象貝各二錢 抱木茯神三錢 甜光杏仁三錢
全福花包二錢 生甘草五分 清炙枇杷葉三錢包

【二診】潮熱較輕泛噁亦減咳嗽久而不止痰帶白沫舌質仍紅苔黃膩脉象濡數伏風痰熱留戀肺失清肅之令。

【二方】水炙桑葉三錢 川象貝各二錢 炒瓜蔞皮三錢 蜜炙兜鈴錢半 水炙桑皮二錢
抱茯神三錢 竹瀝半夏二錢 炙款冬錢半 光杏仁三錢 水炙遠志一錢
廣橘白一錢 海蛤粉一兩 清炙枇杷葉三錢包

【三診】咳嗽略減。

【三方】仍守前法。

【效果】連診六七次守法不更至二月餘停藥每日沖服瓊玉膏三錢漸愈。

▣久咳

江士先 住浙江遂昌城區南里

【病者】顧左年四十二歲住南京藁家巷。

【病狀】咳嗽半年自分不起體倦力乏不能動作動則微喘舌苔如常微覺帶燥脈象微弱左尺右寸尤虛。

【診斷】久嗽不止羣醫均謂邪聚所進藥餌無非發散之劑愈散愈嗽無怪其藥之不效也。

【療法】擬用清補肺金。佐以收斂之品。使肺氣漸復。咳嗽自除。再商善後之法。

【處方】雲天參錢半另蒸冲　麥冬三錢　五味子一錢搗　黑驢皮膠錢半蛤粉炒珠　馬兜鈴錢半蜜炙

白芍錢半炒杵　酸棗仁錢半　白蘇子八分炒杵　益智仁五分炒杵

【二診】二劑嗽減。四劑全愈。兩脈較前稍好。右寸亦較有力。惟左尺仍然不起。誠以連服前方。雖見功效。而從前久服散藥。眞陰亦虧。宜用生脈散六味地黃丸複方。養肺金而滋腎水。俾腠理緻密。方無後患耳。

【丸方】大原地八兩　山萸肉四兩去核淨蒸　乾山藥四兩微焙　粉丹皮三兩　白茯苓三兩

白澤瀉三兩　雲天參三兩　大麥冬二兩　五味子一兩

右九味爲末。煉白蜜爲丸。梧桐子大。每服五六十丸。早晚二次。淡鹽湯下。

【效果】連服月餘。從此未發。身體康健如常。

▣虛咳

楊志一　住上海雲南路會樂里一弄

【病者】浦左。住上海西門。

【病狀】咳嗽便溏。納少神疲。動則氣急。午後虛寒虛熱。顴紅盜汗。脉虛數。

【病原】病者初以爲起居如常。凶象未著。式微咳嗽。不加注意。此由於人謀不臧者一也。及知延醫進藥。又誤投淸涼敗胃劑。此由於醫工不良者二也。

【診斷】此乃肺病及脾。土不生金。陰不歛陽。虛陽外越之重症也。

【療法】擬投以培土生金爲主。育陰潛陽助之。

【處方】銀柴胡八分　米炒白朮錢半　淮山藥三錢　炙甘草六分　抱茯神三錢

旋覆花錢半包　御米殼三錢　炒訶子皮三錢　煅龍骨一兩　煅牡蠣一兩

熟苡仁四錢　冬虫夏艸錢半　糯稻根鬚一兩煎湯代水

【效果】二劑便溏減盜汗止。虛寒虛熱略輕。咳嗽顴紅未退。更進五六劑。漸見佳象。囑其善加休養而愈。

葉勁秋住上海浙江路中一醫院

■虛咳

【病者】吳左住上海法租界霞飛路。

【病狀】咳嗽綿延。痰不爽利。甚則嘔逆氣喘多汗。脉數而細。

【診斷】氣弱肺傷勢將成怯。

【療法】培土生金法。

【處方】北沙參三錢　焦白朮三錢　雲茯苓三錢　淮山藥三錢　全福花二錢

半夏粬二錢　炒於朮二錢　白石英三錢　寸麥冬二錢　甜杏仁三錢

大紅棗四枚　浮小麥三錢

【二診】未見差減。

【二方】南沙參三錢　血燕根錢半　煅牡蠣四錢　淮山藥三錢　甜杏仁三錢

生白芍三錢　冬虫草錢半　半夏粬二錢　川貝母二錢　眞川斛三錢

生竹茹三錢　鮮枇杷葉三張去毛

【效果】兩劑漸痊。

■虛寒咳嗽

李眞原住揚州嘶馬鎮東鄉

【病者】周左年六十七歲。

【病狀】咳嗽痰多。腰痛乏力。頭暈喘急。午後脘脹。已延一載。

【診斷】年邁陰虛血氣不足。肺腎虛寒。水泛爲痰。

【療法】法用景岳金水六君煎。痰之本水也。茯苓利水以治其本。半夏降逆。陳皮順氣。尤爲咳痰喘急之君藥。熟地寒潤當歸辛潤。互相爲用。可益肺腎之虛寒。黨參白朮補氣而壯健運。面面周到。以收分治合作之效。

【處方】潞黨參三錢　大熟地三錢　雲茯苓三錢　廣陳皮錢半　蘇　梗錢半
炒白朮三錢　全當歸三錢　仙半夏二錢　炙甘草八分

【二診】氣較平。痰較稠。既見效機。宜再益其量。

【二方】前方參朮歸地各加一錢。另加川斷肉三錢。杜仲三錢。

【三診】諸恙均見輕減。

【三方】原方不更照服。

【效果】疊進十餘服告平。

▣脾腎陽虛咳嗽

錢佩三作上海南市油車馬頭

【病者】洪右年五十九歲。

【病狀】痰飲咳嗽。已有多年。乘之遍體浮腫。大腹脹滿。氣喘難以平臥。大便不實。飲納式微。舌苔淡白。脈象沉細。

【診斷】此乃脾腎之陽衰憊。水邪泛濫橫溢。上激于肺則喘。灌溉肌膚則腫。凝聚膜原則脹。陽氣不到之處。卽是水濕盤踞之所。陰霾瀰漫。眞陽埋沒。症勢至此地步。已入危險一途。

【療法】勉擬振動腎陽以驅水濕。健運太陰而化濁氣。眞武腎氣五苓五皮合黑錫丹複方圖治。冀望離照當空。濁陰消散。始有轉機之幸。

【處方】熟附塊二錢　連皮苓四錢　大腹皮二錢　補骨脂五錢炒　生於朮三錢

豬　苓二錢　炙桑皮二錢　陳葫瓢四錢　川桂枝一錢　澤　瀉二錢

淡薑皮五分　黑錫丹一錢　濟生腎氣丸二錢清晨吞下

【二診】前方已服五劑。氣喘較平。小溲漸多。腫亦見消。而大腹脹滿納食不香。咳嗽夜盛。脉象沉弦。陽氣有來復之漸。水濕有下行之勢。既見效機。無庸更張。

【二方】原方去黑錫丹。加冬瓜皮二兩。煎湯代水。

【三診】又服五劑。喘漸平。遍體浮腫減其大半。腹脹滿亦鬆。已有轉機。惟納食不香。神疲肢倦。脉左弦右濡。舌雖乾不欲飲。腎少生生之氣。脾胃運輸無權。津液不能上潮。猶釜底無薪。鍋蓋無汽水也。勿可因舌乾而改弦易轍。致反棄前功。仍守溫腎陽以驅水濕。烇脾土而化濁陰。

【三方】熟附塊五錢　澤　瀉五錢　陳　皮一錢　淡薑皮五分　生於朮三錢

連皮苓四錢　大腹皮二錢　補骨脂五錢　川桂枝六分　豬　苓二錢

炙桑皮五錢　陳葫瓢四錢　濟生腎氣丸五錢晨吞

【四診】喘平腫消。腹脹滿亦去六七。而咳嗽時輕時劇。納少形瘦。神疲倦怠。口乾欲飲。舌轉淡紅。脉象左虛弦。右濡滑。脾腎虧而難復。水濕化而未盡也。今擬平補脾腎。順氣化痰。

【四方】潞黨參五錢　連皮苓四錢　仙半夏二錢　大腹皮二錢　生於朮三錢

炙遠志一錢　炙桑皮五錢　冬瓜子皮各三錢　破故紙三錢　陳　皮一錢

炙蘇子五錢　陳葫瓢四錢　濟生腎氣丸三錢晨吞

【五診】喘平腫退。腹滿亦消。惟咳嗽淸晨較甚。形瘦神疲。納食不香。脉濡滑無力。脾腎虧虛。難以驟復。痰飲根株亦不易除也。今以丸藥緩圖。以善其後。

【五方】六君子丸每早服三錢　濟生腎氣丸午後服三錢

【效果】月餘漸復。

■衝氣上逆咳嗽

潘玉藻住江蘇海門

【病者】錢左。年三十六歲。業商。海門籍。

【病狀】咳嗽喉痒。咯痰不爽。背脊痠楚。俯仰不利。夜不安寐。納食呆滯。脉細滑。舌色厚膩。

【診斷】陽元不入于陰。陰虧不納于陽。心腎失濟。胃不和降。衝氣上逆。

【療法】先宜和胃豁痰。養心宣絡。

【處方】半夏粬二錢　辰茯神三錢　紫丹參錢半　蓮子心三十根　北秫米三錢
炒棗仁二錢　煅龍齒四錢　旋覆梗二錢　炙遠志一錢　眞珠母四錢
珠砂安神丸三錢

【二診】咳嗽較稀。惟背脊痠楚。夜臥不酣。多夢紛紜。脉沉細滑。

【二方】仙半夏錢半　紫丹參錢半　炒川連四分　辰茯神三錢　炒杜仲三錢
北秫米三錢　製川斷三錢　童白蒺藜各三錢　焦苡米四錢

【三診】咳嗽已止。腰背脊楚亦鬆。惟覺心煩少寐。

【三方】原生地四錢　炙遠志一錢　夜交籐三錢　蓮子心三十根　杭白芍二錢
酸棗仁三錢　夜合花三錢　紫丹參三錢　煅龍齒三錢　硃砂安神丸三錢

傷寒今釋

陸淵雷

結胸者。項亦強。如柔痓狀。下之則和。宜大陷胸丸。

痓字當作痙。柔痙卽桂枝加葛根湯之證。詳金匱今釋。丹波元堅云。大陷胸丸證。是飲邪併結稍輕於大陷胸湯證。然勢連甚於上者也。項強殊甚。其狀似痙。但非如剛痙之背反張。故云如柔痙狀。柯氏云。頭不痛而項猶強。不惡寒而頭汗出。故如柔痙狀。山田氏云。凡結胸有熱者。宜用大陷胸湯下之。其無熱者。宜用大陷胸丸下之。論云。過經譫語者。以有熱也。當以湯藥下之。而醫以丸藥下之。非其治也。可見丸方本爲無熱者而設。案山田說是也。有熱者多急性病。宜用湯藥蕩滌。無熱者多慢性病。宜用丸藥緩攻。諸家泥定項強立說。殊隨文釋義。於陷胸丸之用法。未經實驗也。

和久田氏云。胸骨高起。心下亦按之鞕。而不痛。常項背強。俗稱鳩胸。亦所謂龜胸也。此爲多得之胎毒。（案謂遺傳也下仿此）非一時之劇證。（案謂非急性病也）故無伏熱。或手不可近之痛。論曰。結胸者。項亦強。如柔痙狀下之則和。宜大陷胸丸。凡攻胎毒之病。或血塊等陳痼之證。湯藥反不能專攻其結毒。故以丸藥治之。是故所謂龜胸龜背及癧癇。得自胎毒。其毒漸增。致成傴僂。終生廢疾者。皆大陷胸丸所治。然此方是攻擊之劑。不可日日用之。於是審其外證。每日用小陷胸。成旋復花代赭石湯。或半夏厚朴湯。或厚朴生薑半夏人參甘草湯之類。（湯本氏云小陷胸湯大小柴胡湯證最多）加以灸灼。每隔五七日。以大陷胸丸攻之。

大陷胸丸方

大黃半斤　葶藶子半升熬　芒硝半升　杏仁半升去皮尖熬黑

右四味。擣篩二味。內杏仁芒硝。合研如脂。和散取彈丸一枚。別擣甘遂末一錢匕。白蜜二合。水二升。煮取一升。溫頓服之。一宿乃下。如不下。更服。取下爲效。禁如藥法。

葶藶。本經云。辛寒無毒。主癥瘕積聚結氣。破堅逐邪。通利水道。別錄云。下膀胱水。伏留熱氣。皮間邪水上出。面目浮腫。利小腹。久服令人虛。藥徵云。葶藶。主治水病也。旁治肺癰結胸。又云用葶藶之證。浮腫淸涕。欬逆喘鳴者也。甘遂。本經云。苦寒有毒。主大腹疝瘕腹滿面目浮腫。留飲宿食。破癥堅積聚。利水穀道。別錄云。下五水。散膀胱留熱。皮中痞。熱氣腫滿。甄權云。能瀉十二種水疾去痰水。藥徵云。甘遂。主利水也。旁治掣痛。欬煩。短氣。小便難。心下滿。案。甘遂。爲逐水劑中最峻之藥。其力遍於全身。葶藶則較緩。其力限於胸部。杏仁之效用略如葶藶。而性則尤緩。

錢氏云。大黃芒硝甘遂卽大陷胸湯。白蜜一合。亦卽十棗湯中之大棗十枚也。增入葶藶杏仁者。蓋以胸爲肺之所處。膻中爲氣之海。上通於肺而爲呼吸。邪結胸膈。硬滿而痛。氣道阻塞。則有少氣煩躁。水結胸脇之害。故用葶藶甘遂以逐水瀉肺。杏仁以利肺下氣也。所用不過一彈丸。劑雖大而用實小也。和之以白蜜。藥雖峻而佐則緩也。案結胸是水毒結聚。故用甘遂。病之重心在胸部。故用葶藶杏仁。胸部係肺之部位。故古人謂葶藶杏仁入肺。其實水毒之所結不可知。不必眞在肺中也。

流行病叢談

邰家驪

夫春夏溫熱之邪。能傳染者。卽流行疫癘也。吳又可曰。瘟疫之邪。皆從口鼻而入。不在經絡。舍於伏脊之內。去表不遠。附近於胃。乃表裏之分界。是卽內經瘧論所謂橫連募原是也、凡人本氣充滿。邪不易入。適然虧欠。因而乘之。感之淺者。待有所觸而發。感之深者。中而卽病也。其始先陽氣鬱伏。凜凜惡寒。甚則四肢厥逆。旣而陽氣鬱發。中外皆熱。發卽昏昏不爽。壯熱自汗。此邪伏於募原卽使汗之熱不能解。必俟伏邪外發。表氣潛行於內。精氣自內達外。此時表裏相通。大汗淋漓。邪從外解。此名戰汗。當卽脈靜身涼而愈。若伏邪未盡。必復發熱。至伏邪已發。方有變症。其證或從外解。或從內陷。更有表裏先後不同。有先表而後裏者。有先裏而後表者。有但表而不裏者。有但裏而不表者。有表而再表者。有裏而再裏者。有表勝於裏者。有裏勝於表者。有表裏分傳者。此爲九傳。從外解者。或發斑。或戰汗。狂汗。自汗。盜汗。從內陷者。胸膈痞悶。腹痛燥結。熱結傍流。協熱下利。或嘔吐惡心。讝語舌強。當因證用治。疫脈不浮不沉而數。日夜發熱。日晡益甚。頭疼身痛。宜用達原飮以透達募原之邪氣。若見少陽陽明太陽。隨經加柴胡葛根羌活爲引。以提其邪出陽分也。然證有輕重不等。藥之多寡隨宜。務在活法。感之輕者。舌上白胎亦薄。熱亦不甚。脈亦不數。其不傳裏。一二劑自解。稍重者。必從汗解。如不能汗。邪氣盤居於募原也。只以本方主之。感之重者。舌上胎如積粉。服藥後。不從外解而從內陷。舌根先黃。漸至中央。此邪漸入胃也。前方加大黃下之。若脈長而洪數。大汗多渴。此邪適離募原。欲表未表。白虎湯證也。如舌上純黃色。兼見裏證。此邪已入胃。乃承氣湯證也。有二三日卽離募原者。有半月十日不傳者。有初得之四五日。而淹淹攝攝。五六日後。陡然勢張者。元氣勝者毒易傳化。元氣薄者。邪不易化。卽不易傳。如他病久虧。適逢時疫。能感不能化。安望其傳。不傳則邪不去。淹纏日久。愈沉愈伏。設誤認虛證。而進參耆。愈壅愈固。不死不休也。

疫邪爲病。有從汗解者。有無汗竟傳入胃也。有自汗淋漓。熱渴反甚。終得戰汗方解者。有胃氣壅鬱。必從下乃得戰汗而解者。有汗解裏未和。越三日復發者。有發黃因下而斑出者。有竟從發斑而愈者。有裏急雖有斑不愈者。此雖傳變不常。亦爲傳常也。又有局外之變。男子適逢接內。或向來下元空虛。邪熱乘虛陷於下焦。氣逐不舒。以致小便祕塞。小腹脹滿。至夜發熱。與導赤五苓不効。得大承氣一服。小便如注而愈。女子經水適來適斷。失血崩帶。及心痛疝氣。痰火喘急。凡此皆非常變。蓋因疫而發舊病。但治其疫。而舊病自已。然大勞大慾。大病久病後。此病爲四損以正氣先虧。邪氣自陷。多不救也。

瘟疫發熱一二日。舌上白胎如積粉。早服達原飮一劑。午後舌變黃色。隨現胸膈滿痛。大渴煩躁。此邪毒傳裏也。前方加大黃下之。煩渴少減。熱去六七。午後復加煩躁發熱。通舌變黑生刺。鼻如煙煤。此邪混合三焦復浹到胃。急投大承氣。傍晚大下。至夜半熱退。次早胎刺如失。此一日之間。而有三變。數日之法。一日行之。因其毒盛。傳變亦速。用藥不得不緊。設用緩劑。必死無救。嘗見瘟疫二三日卽死者。皆此類也。

（未完）

運動前後，須隔半小時方可食物，以防消化障碍！

館址 上海浙江路清和坊對過（電話六二五五九六）

每星期六出版一冊

全年五十期連郵費二元四角 國外加半 郵票代洋九五折扣

衞生報

主編者 醫學家趙公尚

宗旨 鼓吹世界醫學大同 切實指導衞生方法 徹底說明醫學原理 解答一切疑難病症

中華民國十九年三月一日出版

第二卷 第三期

發行者 上海衞生報館

THE HYGIENE WEEKLY 780 CHEKIANG ROAD, SHANGHAI, CHINA

本期要目

中醫科學化之商兌（續）

顧惕生

不知夫中國者古國也。其智識之開展。亦自有其神學哲學科學三期演進之階級。凡百學術皆具有心物一貫之色彩。抑且無精神。即無物質者也。尤其是醫學之特色。實根據臨床之經驗。左氏傳曰「醫不三世。不服其藥。」可知中醫原始之由來。故精神與物質之一貫。吾人讀孫眞人千金方之論大醫。而尤可昭然也。此其所以至今歸然有獨立存在之價值。發揮而光大之。是惟吾人之天職。傷寒症以下各方書勿論矣。即如本草一門。惟吾民族自炎黃以來。子孫帝王玉食萬方。上自天空。下至地底。舉凡有形之物。幾於無一不取而嘗之。以為有利害於吾人生命之絕大記錄也。此正是何等積久之經驗。實之重之。使斯民共登於仁壽之域者。孰有逾於此者哉。德國大學早設吾國本草講座。日本近來尤努力於漢醫之復活。英美各國亦多有對於中國醫學之研究者。然歐美人民涉入於反自然之生活。恐難得中醫妙契自然之良效。無已。則惟日本與我國同文同種。風土人情均甚接近。故其得我中醫之一端。猶如得一陽明之學而已妙用不窮也。此乃彼國醫學史之所明示也。吾聞無歷史則無科學。然則吾中醫袞袞諸公。蓋先自整理其固有之醫學歷史。而再談中醫在於精神科學及物質科學之兩面。果佔何等之位置。

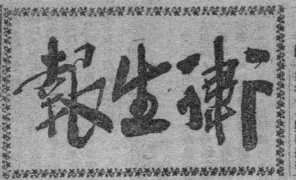

申言之。則西醫之分科煩碎。各不相照。肛門與口腔為吳越。生殖以淫樂為旗鼓。解剖雖精密。早絕生命。藥物雖美觀。多失本眞。吾嘗偏覽其所為各科之學說

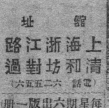

。聽其言雖洋洋盈耳。而按其實。則太牢等於八股家之敲門磚。日本語之屁理窟也。是其根本錯誤。在於精神與物質之不一貫也。而吾中醫安可復蹈其覆轍也。故吾中醫自有眞價。幸毋喪其千年來根據臨床經驗之寶典。而即是爲眞正科學之基礎。又從而吸集西醫西藥。再加以臨床經驗之鑽研。取其長而去其短。以愈益張大吾中醫本來存仁濟世之宏業也。庶幾所謂中醫之科學化者。不至偏流於爲死豬化死狗化。爲商販化商品化。當世多宏達君子。倘亦有取於斯言之不謬。（完）

咽喉分類之治法談

秦丙乙

（一）『喉痧』　此證最易傳染。甚者一人患病。一家同罹。蔓延之烈。直堪驚人。良由疫毒醞釀而成。故其證喉間紅腫。腐爛疼痛。身熱如燔。煩躁昏厥。傳變最速。治療至難。用藥權衡。厥分三大端。第一步辛涼透表。第二步苦寒洩熱。第三步甘寒救涸。此一定不易之理也。

甲、辛涼透表。（清咽湯）荊芥穗、防風、薄荷、牛蒡、桔梗、前胡、殭蠶、杏仁、枳殼、甘草、青菓。

乙、苦寒泄熱。（清咽涼膈散）元參、犀角、天花粉、銀花、山梔、連翹、黃芩、大黃、貝母、薄荷、風化硝。

丙、甘寒救焚。（清咽復脈湯）西洋參、生地、阿膠、天冬、麥冬、玄參、白芍、鼈甲、龜板、牡蠣、麻仁、鷄子黃、甘草。

（二）『喉風』此證種類不一。擧其犖犖大者言之。約有五項。即爛喉風。纏喉風。鎖喉風。緊喉風。慢喉風。是也。此外名目尚多。不甚重要。故從略。

（一）爛喉風　所謂爛喉風者。喉關紅腫。連及兩項。且見腐爛。症由風火交煽所致。治宜六味湯。（荊芥穗、防風、薄荷、白殭蠶、桔梗、甘草、）加丹皮、黑山梔、連翹、知母、黃柏。

（二）纏喉風　所謂纏喉風者。除喉關紅腫疼痛。連及兩項外。紅絲緊繞。麻而發癢。甚則手冷甲青。寒熱痰壅。患者必素性躁急。肝旺善怒之人。治宜六味湯加玄參、天花粉、大豆卷、牛蒡、馬勃。

（三）鎖喉風　此證喉關腫大。痰氣壅盛。喘塞不通。較纏喉風尤爲危重。乃肺胃陰陽相結所致。治宜六味湯。加細辛、皂角、蘇子、萊菔子。

（四）緊喉風　此證喉內紅腫。痰聲漉漉。湯水不入。語言不出。患者必膏粱肥厚之人。肺胃間風熱相搏所致。治宜六味湯。加硝石、黃芩、川連、牛蒡子。

（五）慢喉風　此症咽乾口燥。紅腫疼痛。不甚利害。舌白脉細。唇如礬色。二便自利。外證雖輕。其實病勢之危重。乃超緊喉風而上之。良由平素體虛。用心過度。或肝火夙旺。故其發較緩。治宜六味湯。補中益氣湯。兼主之。（未完）

西醫所稱『加答兒』是什麼

王人龍

加答兒。病名也。原名 C.tarrh。即臟腑粘膜所生之炎腫也。種類甚多。如生於大腸者曰腸加答兒。生於胃者曰胃加答兒。有急性慢性之別。

腸加答兒。急性者腹痛。下痢甚劇。慢性者。腹痛或下痢。或便秘。

胃加答兒。即胃炎。急性胃炎。多因食腐敗或過熱或冷之物而起。患者常覺食物不進。肢部不舒。時時嘔吐。宜節食。慢性者。徵候畧似。惟治較難。

醫界小言

（林杏）

風雨飄搖。不絕如縷。此今日中醫界自傷之語也。

【效果】三劑見效。

■痰紅咳嗽

盧震春住江蘇如皋驛亟巷

【病者】何殿元年三十五歲縣黨部勤務。

【病狀】咳吐稠痰甚則帶紅不思飲食夜臥不甯盜汗間作午後微熱舌苔淡紅脈象尺部細弱而寸關濡數。病經半載。

【病原】素有烟酒癖且終日從事油印工作不純潔之氣味時激鼻管以致肺部不得舒暢又感風寒遂成咳嗽延西醫診治謂爲肺病三期不治延至數月余始診之。

【診斷】素嗜烟酒上刑肺金又不能節勞節慾下耗腎水致入損途。

【療法】清金保肺壯水柔肝。

【處方】川百合三錢　川貝母二錢　地骨皮三錢　花龍骨五錢　清水半夏錢半

黑元參三錢　蜜炙桑葉錢半　穭豆皮三錢　柏子仁三錢　括蔞皮三錢

杭白芍二錢　粉甘草五分

【效果】照方加減服十二帖後以枇杷膏雪梨膏調治而愈。

■格陽咳嗽

趙友如住鎮江張飯店巷

【病者】王金福年四十二歲松江籍。

【病狀】久咳音啞喉痛痰涎盈碗食減神羸口乾不欲飲冷脈豁按之不鼓苔白

【診斷】水虧於下火越于上格陽症也

【療法】實火宜瀉虛火宜補格陽之火衰之以屬法宜金匱腎氣導龍入海。

【處方】大熟地四錢　熟附片六分　福澤瀉一錢　京元參一錢　山萸肉三錢

川桂枝六分　生甘草一錢　淮山藥三錢　雲茯苓三錢　苦桔梗一錢

【二診】三服後諸恙均減。惟五心覺熱。舌乾便堅。陰虧火旺。治宜滋陰。六味合三才爲劑。

【二方】大熟地四錢　吉林參鬚八分　川象貝各二錢　炙款冬三錢　山萸肉三錢

明天冬三錢　光杏仁三錢　淮山藥三錢　雲茯苓三錢　生炙草各六分

【三診】諸恙無甚增損。

【三方】同前。

【效果】病者頗能信服余言。不躁不怒。調養甚爲合度。前方隨症加減。前後共計四十餘劑。經歷二月。始漸告痊。

喬濟普 住上海浦西鄉

■蚘咳

【病者】秦幼。住浦東。

【病狀】咳甚必嘔。嘔甚吐蚘。延已旬日。

【診斷】濕熱積滯內鬱生虫。

【療法】安蚘止咳。

【處方】川楝子二錢　陳皮一錢　川黃柏一錢　炙烏梅一錢　陳鶴虱二錢

法半夏二錢　使君肉三錢　元胡索八分　白雷丸錢半　大白芍二錢

雲苓三錢　炙甘草五分　鷄內金二錢　焦查炭二錢

【效果】三劑咳止嘔平。

徐人龍住嘉定西門

□心咳

【病者】衛君年二十八歲。南京籍。

【病狀】咳嗆咯痰不爽。喉中介介如梗狀。苔黃。兩寸脉數。

【診斷】操勞過度。五志化火。火刑於肺。肺失安寗。此即內經所謂心咳之症也。

【療法】宜滋少陰之陰。以制炎上之火。火降水升。則肺氣自清。

【處方】京元參錢半　大麥冬錢半　生甘草八分　雲茯神三錢　甜光杏三錢打

炙遠志錢半　玉竹三錢　蘆根一兩　川象貝各二錢　栢子仁三錢

蔞皮二錢　冬瓜子三錢　梨膏三錢冲服

【效果】五六劑全愈。

魏生榮上海中醫學會轉

□肝咳

【病者】吳姓婦年四十二歲。

【病狀】咳嗽。咳則兩脇下滿。得噯稍解。飲納如常。

【經過】多方調治不應。

【診斷】上升之氣。自肝而出。肝脉布脇肋。抑鬱則傷肝。肝氣上逆。所以咳則兩脇下滿。得噯稍暢。陳修園氏所謂肝嗽者。即此症也。

【療法】聖濟木乳散法。

【處方】木乳三錢即皂莢樹根皮　杏仁四錢　川貝二錢　粉甘草三分　烏扇錢半

蔞皮三錢　枳殼錢半

【效果】三四帖後。病即脫然。

肝咳

劉筱庭住江西安義幣門村

【病者】郭右年二十歲。

【病狀】每至不適。則咳逆。苔黑。小腹悶或作脹。

【病原】起於肝鬱。

【療法】擬逍遙散加味法主治。

【處方】生白芍錢半　北柴胡一錢　當歸身錢半　雲茯苓二錢　東阿膠錢半另包烊冲服

焦白朮一錢　蘇薄荷三分　粉甘草一錢　生薑三片　紅棗三枚

【二診】二劑苔黑已退。咳逆漸平。仍宜從解鬱疏肝爲治。

【二方】生白芍錢半　當歸身錢半　酒北胡一錢　雲茯苓錢半　西砂仁半錢

東阿膠錢半另包烊冲服　泡薑炭五分　粉甘草一錢　紅棗三枚

【效果】三劑後霍然。

肝咳

陸耀熙住上海江灣鎮

【病者】宋君。年十八歲。廣東籍。銀行職員。

【病狀】乾咳。音啞。喉痛。脉細。苔光。

【診斷】腎陰虧損。肝火爍金。

【療法】滋水生金。兼制肝陽。

【處方】沙參三錢　龜板三錢　元參錢半　石斛三錢　麥冬三錢

鱉甲三錢　冬虫草二錢　蔞皮三錢　川貝二錢　生地三錢
蛤粉三錢　桑葉三錢　鷄子清一枚攪勻冲服

郜家驪住上海閘北梅園路同德里十五號

【效果】三劑後較瘥。

□脾欬

【病者】錢慧民年二十一歲。滬江大學肄業。上海藉。

【病狀】咳痰不爽。右脇牽疼。引及肩背。痰沫涎水殊多。甚或氣逆不得平臥。苔白膩。

【診斷】體質素弱。苦攻力學。役腦過度。愁思傷脾。脾氣鬱滯。健運違常。水穀不爲精微。凝聚則爲痰沫。痰滯氣阻。肩背于以疼痛。

【療法】溫化痰飲。

【處方】川桂枝八分　薄橘紅一錢　光杏仁三錢　炙欵冬四錢　生白芍三錢
仙半夏二錢　象貝母三錢　淡乾薑錢半　雲茯苓三錢　清炙草五分
炙紫菀一錢　五味子八分　生薑汁十滴

【效果】三劑後原法增損二三味。續服三劑全愈。

郭紹仁住鎮江九如巷

□肺咳

【病者】蔣右年三十四歲。

【病狀】咳嗽咯痰不多。喉奇癢。喘息。大便乾結。微有寒熱。

【診斷】良由家庭多故。憂愁傷肺。燥氣外襲。氣益上逆。

【療法】肅降肺氣法。

【處方】冬桑葉三錢　象貝母三錢　冬瓜子四錢　淨蟬衣三錢　雲茯苓三錢
苦桔梗一錢　光杏仁三錢　大力子三錢　嫩前胡一錢　炒蔞皮四錢

【二診】三劑喉癢較差。大便未下。

【二方】原方去雲苓加郁李仁四錢。

【效果】二帖大便下。諸恙均退。

■腎咳

朱振聲住上海雲南路會樂里

【病者】陳左。年三十二歲。上海藉。住城內小南門。

【症狀】初則夢遺。繼而滑泄。近則咳喘盜汗。顴紅寐少。且覺有氣自丹田上冲。脉細數。舌質絳。

【病原】由於年輕時誤患手淫。壯年後。復因房勞過度。

【診斷】此乃腎咳也。

【療法】宜用益腎納氣。上病下治之法。

【處方】大生熟地各三錢　淮山藥二錢　粉丹皮錢半　五味子三分　花龍骨三錢
煅壯蠣三錢　蛤蚧尾一對　冬蟲夏草二錢　潼沙苑二錢　熟女貞三錢
糯稻根鬚一兩煎湯代水

【效果】此方連服三劑。諸恙均見輕減。繼又服五劑。病去七八。後因湯藥不便。改用七味都氣丸吞服。其病遂愈。

【說明】此卽七味都氣去山萸澤瀉茯苓。加龍骨牡蠣沙苑女貞蛤蚧冬虫糯稻根鬚之方也。蓋此症由於腎陰大虧。攝納無權。衝氣上逆。則為咳嗽氣喘。虛陽浮越。則為顴紅盜汗。加以精關不固。心腎不交。故為遺精爲不痳也。用七味以納上逆之衝氣。龍牡以潛浮越之虛陽。蛤蚧冬蟲之治虛咳。沙苑女貞之益腎陰。更用糯稻根鬚以斂其汗。俾腎陰充。則虛陽自潛。下元足。則衝氣自平。不治咳而咳自愈。故見效如斯之速也。

□膽咳

朱炳熙住海寧郭村

【病者】徐渭容。海甯籍。年二十八歲。

【病狀】咳嗽不已。喉癢。咳時引痛脇肋。不便轉側。頻頻嘔噁。色青綠。味苦異常。

【診斷】病得之于大怒驚恐之後。此卽方書所謂膽咳也。

【療法】當用疏肝泄膽之法。

【處方】銀柴胡八分　煅牡蠣三錢　川雅連四分　絲瓜絡三錢　炙烏梅五分

薤白頭一錢　炙甘草五分　細蘇梗錢半　大白芍二錢　嫩前胡錢半

福橘絡八分　仙半夏錢半　胆汁炒山梔二錢

【效果】三劑愈。

□藥悞變重咳嗽

高崙住吉林糧米行

【病者】高姓女。年約十四五。浙江籍。

【病狀】咳嗽久不愈。無痰。喉中時常作癢。肌肉瘦削。飲食無味。脉沉細而滑。

【經過】經某醫診治。謂久咳不愈。肺氣必虛。遂投以斂肺之品。希止其咳。果一劑而咳止。其家目以爲神。某醫亦深得意。不料數日而咳復作。較前益甚。再以前法投之。咳亦隨愈。如是反覆者數次。其後則咳終不得止矣。某乃束手告敗。日服如許止咳之藥。而咳終不止。必成勞症無疑。遂辭以不治。自此亦不復醫治。還延可十月之久。咸謂其無生望矣。

【診斷】喉中作癢。風邪尚有欲出之象。症雖遷延日久。尚可背城一戰。但服藥後風邪果然外出。必有驚人之現象。令人恐懼。奈何。其父曰。與其束手待斃。不若挺而走險。設有不測。乃彼之天命。與先生無關。

【療法】仍從疎化法。

【處方】杏仁三錢　桑葉錢半　菊花二錢　前胡錢半　紫菀錢半
桔梗二錢　化橘紅錢半　蔞皮仁各三錢　大貝二錢　南北沙參各三錢
半夏錢半　荷葉絡一圈

【效果】服頭煎至二鼓後。咳喘大作。喉中痰如曳鋸。氣逆不得臥。狀極狼狽。舉家驚惶無措。此皆風邪痰濁外達之機。佳兆也。翌日進二煎。與服吐出濁痰痰沫數碗之多。胸次頓寬。咳稀喘平。嗣後隨症加減。平復如初。

■肺癰咳嗽

郁家驥　住上海閘北梅園路同德里十五號

【病者】黎君。年二十三歲。丹陽籍。在滬業商。

【病狀】咳嗽一月餘。脇肋牽痛。痰有腥味。清晨泛噁。甚則氣急。舌苔膩黃。脉濡滑而數。

【診斷】肺爲五藏六府之華蓋。位居最高。濕熱薰蒸。肺葉暗傷。勢成肺癰。

【療法】葶藶瀉肺湯合千金葦莖湯加味。

【處方】葶藶子二錢　象貝母三錢　生竹茹三錢　生蛤殼八錢　水炙桑葉三錢
生苡仁四錢　赤茯苓三錢　廣鬱金二錢　地骨皮三錢　冬瓜子四錢
光杏仁三錢　活蘆根一兩　生蔞皮四錢　枇杷葉露二兩頻頻飲服

【二診】二服後。出腥痰頗多。氣急略平。惟咳嗽尚甚。脇痛未已。苔尚膩黃。脈尚滑數。仍宜前法出入爲治。

【二方】葶藶子三錢　生蔞皮四錢　桃仁泥三錢　苦桔梗一錢　炙桑皮四錢

地骨皮三錢　杏仁三錢　廣鬱金錢半　生苡米四錢　炙兜鈴三錢

枇杷葉三張去毛

【三診】咳嗽脇痛十愈其七。

【三方】前方減葶藶兜鈴。加馬勃八分。冬瓜子四錢。

【四診】諸恙皆瘥。惟餘邪未楚。

【四方】前方去桃仁。加炒枳殼錢半。

【效果】四劑獲安。

肺痿咳嗽

趙友如住鎮江張飯店巷

【病者】駱左。年三十三歲。

【病狀】鼻流清涕。咳吐痰沫腥穢。飲食減少。脈洪自汗。寒熱往來。形體消瘦。聲啞喉痛。

【病原】症由肺癰遷延日久。變成痿症。

【診斷】痿者枯也。肺葉已有一部損壞。熱度已達極點。病勢危險。

【療法】清潤之劑。速減其熱。以免肺葉損部擴張。

【處方】鮮石斛三錢　冬桑葉三錢　生甘草一錢　瓜蔞皮三錢　金銀花二錢

苦杏仁三錢　川貝母三錢　潤元參三錢　旋覆花二錢包　鮮枇杷葉三片去毛

【二診】連服三劑。穢氣已減。寒熱亦蠲。

【二方】原方加川百合三錢。白芨片一錢。

▣跌傷咳嗽

張樹勛住江蘇口岸浦頭

【病者】王左。年三十歲。軍界。

【病狀】咳嗽脇痛。呼亦痛。微有紅腫。不能轉側。

【病原】因奉公赴烏衣。由浦鎭乘騾。適新雨之後。路上泥滑。加以山路崎嶇。行頗不便。騾蹄失愼。致前腿雙跪。從背跌下。脇伏石上。咳嗽脇痛。

【診斷】忽然跌下。脇部觸石。血管受傷。陣動肺部。氣血兩管。以致氣之升降。血之循環。均失其常度。故咳嗽脇痛。血凝氣滯。局部紅腫。若不早爲圖治。日積月累。瘀血釀熱作膿。治療不易。

【療法】內外並治。內仿金匱肝着湯。外貼陽和膏。和血通絡。

【處方】旋覆花包二錢　杏仁三錢　枳殼錢半　赤芍二錢　川玉金三錢
貝母三錢　當歸鬚二錢　丹參二錢　葱管五寸　新絳一錢
橘皮絡各錢半　炙乳沒各錢半

【效果】前後共服四劑。病竟霍然。

▣咳吐白沫

趙友如住鎭江張飯店巷

【病者】韓左。年五十餘。住高資鎭西包家窰。

【病狀】咳吐白沫。全無粘質。延已五六月。

【病原】風寒襲肺。投藥過劑。傷及肺經。

【診斷】病者於十冬月因受風寒。以致咳嗽。延醫診治。其咳愈甚。更就他醫。治以疎風散寒。咳亦未已。延至次年四五月。全吐白沫。且無粘性。就余診治。察其病狀。除吐白沫咳嗽以外。人亦如常。夫白沫俗云白血。久吐非宜。顯係肺傷有熱。治以桑葉枇杷葉川貝母之類。無效。囑其將前醫之方帶來。一閱共有二三十紙之多。俱是疎風散寒。惟首醫三方用炙麻黃三錢之多。且服至五六劑。得知肺傷之由。乃麻黃之咎。因擬斂肺補肺之劑數帖。乃痊。

【處方】蜜炙馬兜鈴二錢　五味子十四粒　雲茯苓三錢　蜜炙冬桑葉三錢
麥門冬二錢　阿膠珠二錢　蜜炙款冬花二錢　生甘草六分
連皮胡桃肉三錢　囑服式劑

【二診】咳吐白沫已減其半。

【二方】原方未改。

【效果】連服三劑。咳嗽白沫全蠲。

【說明】此症如不閱前醫三方。焉知麻黃之誤。執生死權者。可不慎哉。

■瘄後咳嗽

錢尙言住崑山玉山市第四街一一八號

【病者】吳女。年五歲。住崑山后龍廟村。

【病狀】瘄疾足腫。愈後。咳嗆陣作。夜分爲甚。每咳必連串數十聲。甚則痰血並出。手足舞蹈。動則嘔吐。其氣上衝之劇烈。見之甚慘。嗆定吐出黏痰數口。然後氣平。似無病。惟兩目上胞浮腫。脉浮。苔白舌淡。

【病原】病後不避風邪。外感于肺之氣分。不能由汗外達。鬱于氣管枝中。漸成黏膩痰沫。蓄咳出于喉。而責在肺。余憶前王淸任先生有出痘飲水卽嗆之論。治責之瘟毒燒煉會厭。血凝不能嚴蓋氣門。今之風邪刺激肺部。外面面目尙且微腫。喉頭會厭。豈有不腫。必因腫而不能嚴蓋氣管。所以一有全體轉動。或笑怒啼哭。氣暴上衝。會厭一開。或一粒米一滴水。入于氣管。均可立時咳嗆。蓋喉者候氣。不受水穀。咽者嚥物。專納水穀。其舌後薄片之會厭。必有所阻。不能嚴蓋。致起咳嗆。

【診斷】咳乃氣逆。嗽爲痰逆。咳甚震破肺中微血管。血亦因之而出。風邪刺激喉管黏膜。往往引起咽管痰沫上升。如有飲食在胃。亦即吐出。風字從虫。是風中有微生虫類。繁殖痰內。所以得氣即易傳染他人。即西醫所謂肺部流行性慢性氣管枝加答兒症是也。

【療法】肺主氣。胃貯痰。當用辛涼宣劑。升降肺胃。則會厭腫退。咽管痰消。而咳自平矣。

【處方】牛蒡子三錢酒炒打　桑白皮錢半　苦桔梗八分　光杏仁三錢　薄荷尖八分後下

嫩雙鈎三錢　廣陳紅八分鹽水炒　象貝母錢半去心　淡枯芩錢半酒炒　粉前胡錢半

代赭石三錢搗細　枇杷葉二片老葉拭去毛洗

【效果】依法診治三四次而漸愈。

■孕婦咳嗽

趙公尙 住上海浙江路七八〇號

【病者】曹右。年二十三歲。

【病狀】帶孕七個月。咳嗽氣粗。面部色赤。勢若喘狀。

【病原】每孕至七八個月時。即咳嗽。產後自愈。

【診斷】孕至七八個月。胎氣壯盛。熱度增高。嬌嫩之肺。受其薰蒸。則嗽。名爲子嗽。

【療法】宜清胎火。潤肺金之劑。

【處方】生地三錢　黑山梔二錢　黃芩一錢　麥冬二錢　肥知母二錢

生甘草五分　冬桑葉三錢　川貝母錢半　款冬花二錢　鮮枇杷葉二片去毛

傷寒今釋

陸淵雷

然水毒結聚之病。其重心何以常在胸部。則於醫學上大有研究之價値。古人謂肺爲水之上源。又謂肺主行。皆不合生理。而確其有事。蓋推察疾病之形能而得之。至時下俗醫。認定葶藶爲瀉肺之藥。凡過上氣喘促。不論是否水病。輒用葶藶。爲害多矣。

金鑑云。大陷胸丸。治水腫腸澼初起。形氣俱實者。

類聚方廣義云。東洞先生晚年。以大陷胸湯爲丸而用之。猶如理中抵當二丸之列。瀉下力頗峻。然如毒聚胸背。喘鳴欬嗽。項背共痛者。大陷胸丸爲勝。又云大陷胸丸。治痰飲疝癥。心胸痞塞結痛。痛連項背肩膊者。或隨其宜用湯藥。兼用此方亦良。

結胸證。其脈浮大者。不可下。下之則死。

浮大是虛脈。故不可下。喻氏以爲表邪未盡。下之。是令其結而又結。王氏準繩引張兼善。以爲宜柴胡加桂枝乾薑湯和解之。未知其的。

結胸證悉具。煩躁者亦死。

成氏云。結胸證悉具。邪結已深也。煩躁者正氣散亂也。邪氣勝正。病者必死。程氏云。此時下之則死。不下亦死。唯從前失下。至於如此。

太陽病。脈浮而動數。浮則爲風。數則爲熱。動則爲痛。數則爲虛。頭痛發熱。微盜汗出。而反惡寒者。表未解也。醫反下之。動數變遲。膈內拒痛。（原注一云頭痛即眩）胃中空虛。客氣動膈。短氣煩躁。心中懊憹。陽氣內陷。心下因鞕。則爲結胸。大陷胸湯主之。若不結胸。但頭汗出。餘處無汗。劑頸而還。小便不利。身必發黃。

金鑑云。數則爲虛句。疑是衍文。案。不但數則爲虛句無理。即動則爲痛句亦無理。雖應下文之頭痛。然動脈不主痛也。浮則爲風四句。疑叔和之沾注。成氏云。動數皆陽脈也。當責邪在表。錢氏云。表未解。乃桂枝湯證也。丹波氏云。竊疑當是柴胡桂枝湯證。

太陽病。脈浮而動數。其證頭痛發熱。微盜汗出。若邪已入裏。當不惡寒。今反惡寒者。是表證未解也。表證未解者。不可下。當用桂枝等湯先解其表。下之若早。則浮數之脈變爲遲脈。蓋太陽表病時。體工因欲驅病毒從肌膚汗腺而出。使血液體溫充量輸送於軀表。故脈浮而數。此時軀表雖見實熱證。腸胃則比較的虛寒。若誤下之。胃腸愈益空虛。體工因誤下而起救濟。竭力斂澀上升。於是體液之當行者不行。軀表之熱。亦因救濟誤下之故。隨血液以入裏。是爲陽氣內陷。亦即百三十七條所謂熱入。熱既內陷。不復有表證。則心搏無須加速。故浮數變遲。體液與熱相併而爲結胸。則膈內拒痛。心下因鞕。其斂澀上升之救濟力。則爲客氣動膈。遂致短氣煩躁。心中懊憹。此時水毒與熱毒結聚在裏。則不復可以汗解。結處不在胃中。則不可用吐法。惟有用行水之藥下之。使熱與毒皆從陰道出。故主大陷胸湯也。祝君味菊以爲結胸是淋巴。液結於胸導管所致。以證候及藥效推之。良是。惟遍考西醫書。殊無此種病。未知其詳。

流行病叢談（續）

邵家驪

瘟疫初起。脈雖數。未至洪大。其邪尙盤踞於膜原。宜達原飲。誤用白虎湯。既無破結之能。但求清熱。是揚湯止沸耳。若邪已入胃。非承氣湯不愈。誤用白虎。既無逐邪之能。徒伐胃氣。反抑邪毒。致脈不行。因而細小。又認陽証陰脈。益不敢下。湯藥雜進。愈投愈危。當此急投承氣。庶可救也。邪伏於膜原表裏之間。至其傳變。或出表。或入裏。或表裏雙傳。醫見有表復有裏。乃引經論先解其表。乃攻其裏。此大謬也。嘗見大劑麻黃。一毫無汗。轉加煩躁者。何耶。蓋發汗之理。自內由中以達表。今裏氣結滯。陽氣不得敷布於外。即四肢未免厥逆。又安能氣液蒸蒸以達表。譬之水注。閉其後竅。則前竅不得涓滴。與發汗之義同。凡見表裏分傳之證。宜承氣湯。先通其裏。裏氣一通。不得發散。多有自汗而解。裏證下後。脈浮而微數。身微熱。神思不爽。此邪熱浮於肌表。裏無壅滯也。雖無汗。宜白虎湯。邪從汗解。若大下後。或數下後。脈空浮而數。按之豁然如無。宜白虎加人參湯。覆杯即汗解。下後脈數而浮。原當汗解。遷延五六日。脈證不改。仍不得汗者。以其反覆數下。致周身血液枯涸故不得汗。白虎加人參湯。以助周身之血液。鼓舞元氣。開發腠理。即得汗解也。裏證脈沉而數。當下之。下後脈浮。當得汗解。今不得汗。後二三日。脈復沉者。募原餘邪復淤於胃也。宜更下之。更下後。而脈再浮者。仍當汗解。宜白虎湯。裏證下後。熱退身凉。越四五日。復發熱者。此非關飲食勞復。乃募原尙有餘邪隱匿。因而發熱。此必然之理。不知者。每每歸咎於病人。誤也。宜再下之則愈。但當少與。愼勿過劑。以邪氣微也。應下失下。口燥舌乾而渴。身熱反減。四肢微厥。欲得近火擁被。此陽氣伏也。既下厥回。去火減被。脈大而數。舌上生津。不思水飲。此裏邪去而鬱陽暴伸也。

瘟疫下後。二三日。或一二日。舌上復生胎刺。邪未盡也。再下之。胎雖未去。已無芒刺而輭。然渴熱未除。更下之。熱渴減。芒刺脫。日後更復熱。又生胎刺。更宜下之。凡下不以數計。有是證。即投是藥。醫人見理未透。經歷未周。中道生疑。往往遇此證。反致擔擱。但其中有間一日一下者。有應連下二三日。或三四日者。有下二日間一日者。其緩急之間。有應用小柴胡湯。去參半加括蔞根知母者。有應用犀角地黃湯者。至投承氣。某日應多與。某日應少與。此非可與言傳也。但數下之證。百人中之一二人而已。

瘟疫愈後。脈證俱平。大便二三旬不行。時時作嘔。此爲下膈之證。蓋下不通。必返於上。宜調胃承氣熱服。宿垢頓下。嘔吐立止。愼勿驟候。少與參耆。下焦復閉。嘔吐仍作也。凡客邪貴乎早治。勿拘於下不厭遲之說。若應下之證。見其無結糞。以爲下之早。而引初鞕後溏爲例。此誤也。不知承氣本爲逐邪。非專爲結糞而說。必俟結定。血液爲熱所搏。變證迭起。是猶養虎遺患也。况有平素多濕熱之人。溏糞失下。但蒸作極臭如敗醬藕泥。臨死不結者。假如經枯血燥之人。或老人血液衰少。多生燥結。在經所謂不更衣。十日無所苦。有何妨害。是知燥結不致損人。毒邪爲殞命也。暇令滯下初起。質實而頻數。窘急者。與大黃下之。此豈所謂結糞而然哉。

（未完）

糙米雖不適口。然含滋養質甚豐。因養生上主要之維他命未去故也。故欲防脚氣。宜食糙米。

館址 上海浙江路清和坊對過 （電話六二五五六）

每星期六出版一冊

全年五十期連郵費二元四角 國外加半 郵票代洋九五折扣

中華民國十九年三月八日出版

衛生報

主編者 醫學家趙公尚

宗旨 鼓吹世界醫學 切實指導大同衛生方法 澈底說明醫學原理 解答一切疑難病症

發行者 上海衛生報館

第二卷 第四期

THE HYGIENE WEEKLY 780 CHEKIANG ROAD, SHANGHAI, CHINA

本期要目

科學哲學與中醫

葉勁秋

科學與哲學這個問題。誰都知道它高深而遠大。非養學功深者。無敢道隻字。現在中醫界中「科學化」與「哲學化」兩句話。似乎頗能引起全中醫界的注意。爲決定將來中醫運命的重心。或謂中醫必須科學化。或謂中醫不須科學化。或竟有謂凡西醫即科學。科學化不啻西醫化之轉語。予愧不學。對此不敢有所妄論。茲謹將當今博士先生對於科學與哲學已下之定義和解釋。盡些介紹的義務之責。

科學與哲學。不是根本上的差異。乃在進行上的手續不同而已。科學與哲學。是相助相成的。不是彼此衝突的。

這是北京大學教授某博士見於自來科學方法與哲學方法。當立於反對地位。以說明科學與哲學彼此皆不能兀然獨立。必然兩相調劑。以科學爲基礎。以哲學爲依歸。庶能得到一貫的功效。與萬殊的應用。哲學的定義究竟怎樣。且看胡適之先生之論曰：

凡研究人生切要的問題。從根本上著想。要尋一個根本的解決。這種學問。叫做哲學。

怎叫做科學方法。胡先生又曰：

科學的方法。說來其實很簡單。只不過「尊重事實。尊重證據。」在應用上科學的方法。只不過「大胆的假設。小心的求證」。

哲學與科學這兩節分說得很明白。大概一般看了。都容易懂得。科學與哲學固然是相助相成。而本身上又各有利弊。再看某博士之論曰：

現時爲人所最崇拜的科學方法。原不過爲許多思想方法中的一種。並且是最粗淺的一種呢。凡一切學問的研究。固當從經驗入手。於經驗之後。自然又要經過一番科學方法的工夫。故科學方法自然是入手求學問時不可少的一種歷程。它的價值。卽在以有條理的心思。去統御那些複雜的現象。而求得其間一些相關係的定則。而它的粗淺處。乃在用呆板的方法爲逐事的經驗與證明。殊不知世間的事物無窮多。斷不能事事去經驗。件件去證實。所以科學方法的應用有時也不得不窮。由是思想上覺得極欠缺。不美滿。與覺得有別求方法的必要。於是哲學方法遂應運而生。

哲學方法與科學的不同處。它不重經驗與證實。而重揣想與假設。他用了乖巧的心靈。擬議世間的事物必如此如此。他的長處在泡製由科學方法所得到的材料。而爲有系統的作用。若無哲學方法的假設做引導。則凡一切所經驗的事物。勢無異於破爛朝報。事雖繁多而無一點的歸宿。但哲學方法常不免於憑空揑造。想入非非。究……它們有利而無弊。惟有使它們的長處聯合爲一氣。則思想上自然不至陷於科學方法的呆板。與哲學方法的空虛。而且能得到科學方法的切實、與哲學方法的乖巧。

於此我們要回顧自己中醫界的自身上來了。中醫既有幾千年歷史。爲怎麼得不到世界醫學的位置。反日在風雨飄搖之中。遭人排斥。要其自有不健全之處。梁漱溟先生說來甚是扼要：

中國人講學說理。必要講到神乎其神。詭秘不可以理論。才算能事。若與西方比看。固是理論的缺乏。而實不只是理論的缺乏。竟是「非理論的精神」太發達了。……雖然於醫藥上很用過一番心。講醫藥的書比講別的書……如農工法政……都多。而其間可認爲確實知識的依舊很少很少。用心用差了路。卽是方法不對。

非理論的精神太發達。用心用差了路。僅不過犯了假設方法過分大胆。便想入非非。以致詭祕不可以理論。陰陽的說法。五行的說法。原是概說天地間一切的一切。原屬假設的方法。所惜不能再去小心的求證。非但不能小心。竟連求證二字都忘卻。或者竟連事實證據都不要。這種謬誤……古書上常常見到「閉門造車。難以合轍。」一類的文句。若說不是不要求證。爲何王勳臣這種精神無人繼起。而醫林改錯不見重醫林。現在既有人明白揭示它的差誤。我們就應當立刻去糾正。用不着空喊科學化或是哲學化。一手拉進細胞神經。一手掩蔽陰陽五行。這皆非革新中醫的必要條件。也不是中醫科學化的妥善辦法。

咽喉分類之治法談（續）

秦內乙

（三）『喉痺』此證喉間壅塞不通。腫疼連項。面赤心煩。發熱惡寒。湯水不下。聲音不出。宜六味湯。加豆豉、蘇葉、半夏、前胡、杏仁、貝母、此風熱喉痺之治法也。若傷寒喉痺。傷寒之後。還熱未清。內陷厥少二經。以致熱毒上炎。宜清咽利膈湯主之。至於走馬喉痺。內外俱腫。急如星火。宜治以六味湯。加葛根、梔子、犀角、連翹。

（四）『喉蛾』喉蛾俗稱乳蛾。其證至爲普通。勢亦不甚危重。共有雙單二種。單重而雙輕。生於咽喉之旁。紅腫疼痛。狀如蠶蛾。故名。亦有不痛者。宜清咽利膈湯。（卽六味湯去殭蠶。加芩連朴硝大……

（未完）

■小產後嗆咳燒熱　錢大某住淮陰西壩楊家碼頭隄下恆德昌藥號

【病者】滕右。年二十八歲。

【病狀】嗆咳無痰。身熱作燒。脉象弦數。

【病原】小產後血虛感冒。

【診斷】肺津被肝火所灼。延防失血之虞。

【療法】擬用甘酸化陰法。以滋水養陰。俾肝血足而肝火平。

【處方】當　歸二錢　首　烏二錢　桑白皮二錢　銀柴胡一錢　北沙參三錢

白　芍二錢　生　地四錢　地骨皮三錢　甘　草八分　丹　皮二錢

牡　蠣八錢　阿　膠五錢烊化冲服　青　蒿一錢　藕　皮三錢

【二診】五劑嗆咳作燒皆減。飲食亦增。脉象微平。已漸入佳境。仍以前方爲主。佐以兩和肝腎。

【二方】大麥冬三錢　潞黨參三錢　五味子十四粒　當　歸二錢　白　芍錢半

阿　膠四錢烊化冲服　牡　蠣八錢　地骨皮二錢　茯　苓三錢　甘　草六分

料豆皮二錢

【效果】共服二十餘劑。始告全愈。

■產後咳嗽　陸耀熙住江蘇崇明油車橋乾茂號

【病者】袁右。年二十七歲。

【病狀】咳嗽多痰。虛寒虛熱。自汗盜汗。脈虛苔白。

【診斷】產後百脈空虛。陰陽並傷。

【療法】先宜壯健陽氣。

【處方】熟附片一錢　煅龍骨三錢　新會皮二錢　浮小麥三錢　清炙黃芪三錢
煅牡蠣三錢　全當歸二錢　大紅棗四枚　清炙草錢半　生山藥三錢
大白芍二錢　癟桃三個　米炒於朮三錢

【二診】寒熱已退。汗出亦止。

【二方】熟附片一錢　生山藥二錢　川象貝各二錢　浮小麥三錢　米炒於朮三錢
全當歸二錢　新會皮錢半　癟桃三枚　清炙草八分　大白芍二錢
左牡蠣三錢　大紅棗四枚　紫丹參二錢

【三診】咳嗽痰多。尚未全愈。

【三方】順風化痰之劑。

【效果】半月後逐漸平復。

□肺癆咳嗽　趙友如住鎮江張飯店巷

【病者】夏左。年二十五歲。住鎮江城內四牌樓。米業。

【病狀】咳嗽三閱月。音啞喉乾。痰中帶血。形銷骨立。顴紅目赤。嗆咳咽疼。自汗胃呆。時有寒熱。

【病原】初由嗆風咳嗽。自覺小病。無庸延醫。專服涼性單方。風部爲其所遏。延久更以猪肺及鷄鴨等湯滋補。以致失音。

【診斷】症因失表。邪無出路。加以涼性物品治療。及滋補等物。釀成肺癆重症。

【療法】仍從初步表劑入手。務必將風邪提出。始有生機。禁忌一切生冷及葷腥油膩等物。

【處方】蘇　梗二錢　防　風一錢　六和麯二錢　桔　梗二錢　法半夏二錢
焦査肉二錢　光杏仁三錢　陳廣皮錢半　雲茯苓三錢　枇杷葉三錢布包

【二診】前方服三劑。咳聲較暢。餘恙依舊。

【二方】原方去防風查肉加海浮石二錢旋覆花五錢。

【三診】前方連服三劑。咳聲大暢。飲食略增。寒熱已蠲。餘症如常。連進表劑。既能轉機。仍仿原法增損。

【三方】桔　梗一錢　海浮石二錢　雲茯苓三錢　光杏仁三錢　法半夏二錢
川貝母二錢　旋覆花一錢布包。陳廣皮錢半　紫　苑二錢　枇杷葉二錢布包

【四診】前方連服二劑。嗆咳咽痛俱減。聲音亦暢。風邪外達。勢有轉機之象。風邪既能外達。咳久肺傷。法宜清潤理肺之品治之。

【四方】南北沙參各二錢　旋覆花二錢布包　紫　苑一錢　甜苦杏仁各二錢　海浮石二錢
雲茯苓三錢　甜桔梗三錢　川貝母二錢　濂橘紅八分　枇杷葉二錢布包。

【五診】前方服三劑。咳嗽音啞。痰中帶紅。咽痛自汗。一切現症俱減。惟形銷骨立。顴部時紅。飲食未能大進。肺絡久傷。脾陽亦困。於理肺方中。仍寓補土生金之法。

【五方】北沙參三錢　野於朮二錢　川貝母二錢　光杏仁二錢　淮山藥三錢
紫　苑二錢　炒阿膠二錢　五味子十四粒　雲茯苓三錢　荸　薺二枚
陳海蜇一兩洗淨鹹味同煎。

【六診】前方服五劑。諸恙肅清。飲食大進。

【六方】以原方加重四倍熬膏每晚開水冲服三錢。

【效果】此症乃病人自誤幾成癆怯連擬五方步步應靈未及兩旬諸恙告痊

□喘咳三年

趙友如 住鎮江張飯店巷

【病者】高左年三十餘住句容東北鄉高家邊

【病狀】喘咳三年終日彎腰曲背一經俯仰則喘勢尤甚三年之久未離居屋一步

【病原】始因傷風咳嗽並未延醫診治兼以境遇維艱勞心勞力漸成喘症該鄉距城距鎮較遠又因經濟問題以致遷延日久愈喘愈甚余因代乃兄診病順邀一診

【診斷】喘咳既久肺病及腎腎少攝納則氣逆不平上下交虛謹防來汗有暴脫之虞

【療法】補肺劑中加以攝納腎元之品

【處方】南北沙參各三錢　蛤粉炒阿膠二錢　甘枸杞三錢　野百合三錢　大熟地三錢磁石一錢拌
胡桃肉三錢　川貝母二錢　野於朮二錢　炒補骨脂四錢　五味子十四粒搗
乾姜四分搗

【效果】立此方後並未復診後聞乃兄云伊弟照方服二劑則喘平咳定第三日自行持方到葛村伊之岳家藥店又配三劑服後即不再發葛村距高家道十五里往返三十里之遙居然不喘三年沉痾一劑而愈病家醫家俱稱快事倘廢中醫藥吾知此類之病醫法醫理非西醫所能夢到

吐血

■肝火吐血

王瑞如 住蘇州齊門

【病者】張左年三十五歲。

【病狀】喉癢嗆咳痛牽脇肋以致吐血。苔黃。脈浮弦。

【病原】肝火上升。風邪外襲。

【診斷】嗆甚防有湧血。

【療法】先宜去風兼涼肝清肺。

【處方】紫蘇葉八分　茜草根二錢　川貝母二錢　鮮竹茹錢半　冬桑葉二錢

甜杏仁三錢　生石决八錢先煎　白茆根二錢　枇杷葉二錢布包　炒荊芥一錢

左牡蠣六分先煎

【二診】前方投兩劑咳嗽平。痰中仍有血。色紫。胃呆食少。

【二方】前方去蘇葉荊芥加丹參二錢穀芽三錢。

■風燥吐血

王孟圓 住松江東門外六九號

【病者】王左年二十四歲。

【病狀】咳嗆吐血。肋脇牽痛。脈數苔黃。慮其血湧狂吐。

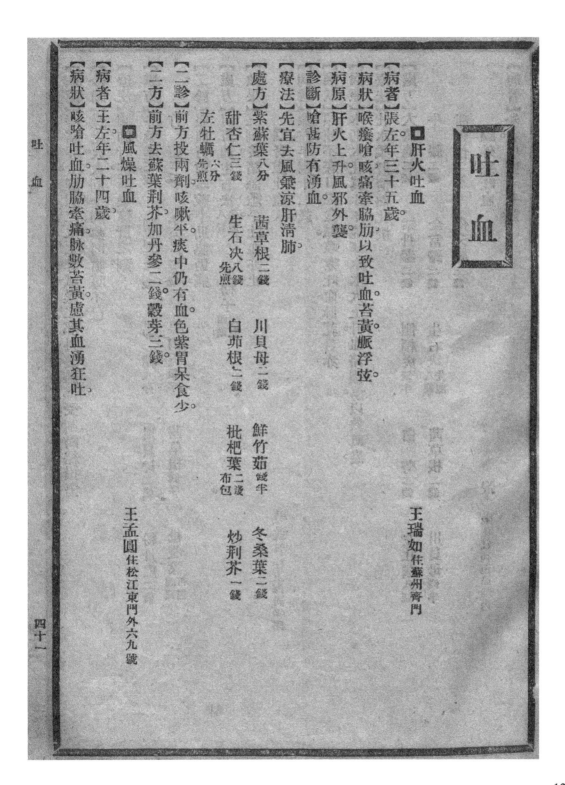

【病原】時當春令。肝胆之火上升。風燥之邪外襲。肺部受制。陽絡損傷。

【診斷】燥化火。火刑金。肺熱則嗆咳不已。

【療法】潤肺行瘀。清燥涼肝之劑。

【處方】冬桑葉三錢　側柏葉二錢　馬勃八分　川貝母二錢　粉丹皮二錢
竹茹二錢　光杏仁三錢　黑山梔錢半　茜草根錢半　枇杷葉四錢布包

【二診】服前方嗆咳較平。肋脇仍痛。

【處方】前方加生石决八錢先煎　瓦楞子四錢先煎

【效果】三劑後。諸恙悉平。吐血亦止。

吳致平住上海同孚路

□腎虛吐血

【病者】陳左。年四十二歲。

【病狀】頭眩不寐。口渴食減。咳嗽吐血。脉芤舌赤。

【病原】水虧火旺。眞水不能涵木。木火上升。血絡損傷。以致血溢。

【療法】壯水柔肝。清熱化瘀。

【處方】大熟地二錢　紫丹參二錢　側柏炭錢半　白芍二錢　左牡蠣八錢
牛膝二錢　全當歸三錢　生石决八錢先煎　茜草根二錢　川貝母錢半
甜杏仁二錢　夜交籐三錢

張少甫住江西南昌城內

□外感吐血

【病者】朱右。年四十七歲。

【病狀】寒熱喉癢。咳嗽吐血。舌紅苔薄。脉浮芤而數。

【病原】外邪襲肺。引動伏熱。

【診斷】伏熱與表邪相搏。咳甚仍慮增劇。

【療法】清理伏熱。疎解表邪。

【處方】炒荆芥錢半　輕馬勃八分　象貝母三錢　京赤芍二錢　冬桑葉二錢

茜草根二錢　光杏仁三錢　粉丹皮二錢　廣陳皮錢半　白茆根三錢

【二診】寒熱已蠲。咳嗽痰中帶血。症勢漸減。

【二方】原方去荆芥桑葉。加荷葉絡三錢。枇杷葉二錢。

丁濟仁住上海法界格洛克路

□病後吐血

【病者】張左。年四十一歲。

【病狀】吐血盈盆。形寒骨楚。咳嗽。脉浮芤而數。

【病原】病後陰傷。肝旺。復感新邪。

【診斷】重病後復感新邪。肝火暴動。損傷血絡。血不歸經。邪不外達。病勢已入險途。勉擬一方。以冀萬一。

【治法】先宜輕劑解表。達邪祛瘀。行血歸經。

【處方】蘇薄荷八分　川貝母錢半　側柏炭二錢　黑荊芥一錢　馬勃八分

粉丹皮錢半　清豆卷三錢　茜草根錢半　參三七三分研末冲服　藕汁二兩冲服

□陰虧吐血

朱伯銘住江蘇泰縣

【病者】周右。年四十五歲。

【病狀】吐血盈盈。其色不解。脈芤。苔淡白。

【診斷】陰分素虧。陽亦不足。不能導血歸經。以致妄行。症勢危險。

【療法】側柏葉湯增損

【處方】側柏葉三錢　茜草根二錢　炮姜炭六分　黑山梔二錢　懷牛膝錢半

蛤粉炒阿膠三錢　川貝母錢半　丹參二錢　茺蔚子二錢　清童便一酒杯冲服

方友梅住湖北江夏

□陽虛吐血

【病者】鄭左年三十六歲。

【病狀】吐血盈盞。便血色黑。舌苔淡白。脈芤。

【病原】陽虛氣滯。不能導血歸經。以致吐血便血。

【診斷】陽絡陰絡俱損。以致上下血溢。

【療法】理中湯加減。

【處方】潞黨參二錢　全當歸二錢　懷牛膝一錢　生白朮錢半　大白芍二錢

丹參二錢　炮姜炭八分　炙甘草五分　陳皮錢半　藕節炭二錢

【二診】前方服兩劑後。血漸止。惟飲食不思。

【二方】原方加益智仁二錢。焦穀芽二錢。

景雲芳住上海黃家闕路久安里三號

□氣虛吐血

【病者】程右年五十三歲。

【病狀】吐血三晝夜。盈盈未止。神志恍惚。肢冷過膝。舌紅苔黑。脈似有若無。

【病原】體質素弱。又因經營過度。耗氣耗神。

【診斷】陰不潛陽。陽不抱陰。氣不導血。血不歸經。脫象就在目前。

【療法】仿古人血脫益氣之例。大進益氣納氣之品。以期萬一。

【處方】吉林人參三錢另煎兌服　左牡蠣八錢　白歸身二錢　野於朮二錢　花龍骨五錢

炙蘇子二錢　阿膠珠三錢　懷山藥三錢　川貝母二錢　清童便一酒杯冲服

【二診】前方連服五劑。氣平血漸止。手肢微溫。脉有起色。有轉機之象。

【二方】原方加抱木茯神二錢。懷山藥三錢。

【效果】連服十餘帖。始告就痊。

▣常久吐血

陳廷敬住常州南門外

【病者】包左。年四十五歲。任小學教員。

【病狀】吐血時發時止。遷延日久。面色萎頓。所吐淡紅不鮮之血。脉細舌紅無苔。

【病原】勞心過度。心脾兩傷。絡血外溢。氣不能納。

【療法】歸脾湯加減。

【處方】潞黨參三錢　炙甘草六分　大白芍二錢　炙黃耆二錢　炙遠志一錢

懷山藥三錢　白歸身二錢　酸棗仁二錢　橘絡八分　紅棗二枚

藕節二個

【二診】前方服三劑。症勢減輕。精神似覺稍振。

【二方】仍以原方加益智仁二錢。柏子仁二錢。常常煎服。

■邪熱吐血

徐人龍住嘉定西門

【病者】熊左年二十五歲。

【病狀】忽然口鼻來血。晝夜不止。所幸脈象不洪。神識尚清。

【病原】傷寒半月。邪熱入營。因而吐血。

【診斷】氣分爲熱所傷。邪氣乘間入營。逼血妄行。雖然症可衄解。危險尚在其時。

【療法】炎上之火。非大劑清營育陰。何能制止。

【處方】京元參三錢　西洋參三錢　生地一兩　大白芍三錢　犀牛角片四分另煎冲服

側柏葉二錢　全當歸二錢　大麥冬三錢　元武版六錢　白茆根三錢

【二診】據述服藥後安眠一宵。口鼻之血全止。知飢。此乃轉危爲安之象。

【二方】原方去犀角。囑服二帖。

■久咳吐血

張溯源住浙江定海

【病者】毛右年四十三歲。

【病狀】咳經兩月。頻頻失紅。

【病原】久咳肺傷。肝火上升。以致肺絡傷損。

【診斷】症因久咳。肝火升騰。傷及肺絡。

【療法】柔肝兼育陰之品。

【處方】甜杏仁三錢　北沙參錢半　生石決六錢　川貝母五分　大麥冬二錢

粉丹皮錢半　煅蛤殼四錢先煎　瓜蔞皮二錢　冬桑葉二錢　抱木茯神二錢

淮山藥三錢　枇杷葉二片去毛

沈德修寓漢口百子巷九十八號

■肝鬱誤升吐血

【病者】雷左。湖南籍。年六十二歲。體素壯。住郭家巷。業商。

【病狀】吐血盈盆。心神恍惚。飲食不思。勉進亦不能受。久之身轉羸瘦。

【病原】據述本年仲夏。因工友悞傷人命。遠颺自恃年高。且戀財不忍避。因被拘清季差役。肆行無忌。飽受私刑。（時宣統元年）及辨白釋歸。生意倒塌。資本耗盡。雖子輩竭力奉養。心常不寧。循致斯疾。

【經過】曾延某醫診治。予藿香正氣散不應。繼改保元湯加減。仍不應。後更某醫處補中益氣原方。忽吐血。間或盈盌盈盆。遷延十餘日。病益劇。其醫諉為不治。始延余診。

【診斷】脉兩寸弦數而促。關尺沉細有力。舌絳苔黃。肢冷。合參症象。知係肝鬱誤升。以致吐血。設先處舒肝解鬱之品。不難立愈。醫者不察。反予溫提。令氣火上升。血亦隨之上湧。與素問氣血併走于上之火厥症無異。幸氣已反。脈有根。雖瀕于危。或可挽救。

【療法】先富後貧者。其氣奪。蓋謂肝氣奪也。凡人當橫逆之餘。肝火未有不上升者。但彼發于倉卒。茲由于藥誤。來源不同。治法則一。試仿近賢張伯龍潛陽鎮逆例。以消息之。請服三帖再商。

【處方】生赭石八錢研極細煎冲各半　生杭芍四錢　法半夏三錢　檳咀錢半　黑山梔二錢打細
粉丹皮三錢　錦紋軍三錢酒洗泡汁童便半杯冲引

【效果】連服三帖。脈和苔退。血止肢溫。且能食薄粥。惟口渴喜飲。餘熱未盡故也。復予滋陰清降等味。服數帖而愈。

【說明】生赭石色赤入血。質重降氣。用以為君。使氣血下行。而不上湧。檳咀法夏性皆沉降。用之以輔赭石之不遠。猶恐瘀血鴟張。復佐以梔炭丹皮大黃諸苦寒。直入血分。清熱逐瘀。用生杭芍者。以其酸收。能平肝而防脫也。童便取其熱者。以鹹寒之性未減。一以滋陰降火。一以引熱下行也。

■勞心吐血　王文蘭 住武進湖塘橋

【病者】金鷄亭。江蘇武進籍。住湖塘橋。年二十一歲。在中學讀書。

【病狀】口鼻出血。顏色鮮紅。盈盂盈盆。脈細數而芤。舌質紅絳無苔。

【病原】平素陰精虧虛。君相之火不寧。值此立秋之交。誦讀又勞其心。數因相奏。以致相火上炎。迫動血絡。血無所依。則上溢妄行。

【診斷】此乃陰虛火亢。勢如燎原之象。慮防大吐。血脫涉險。

【治法】彷先哲治血先治火意。泄其上炎沸騰之火。庶可血止熱退。由危而安。

【處方】甜杏仁三錢　鮮生地五錢　山茶花一錢　霍石斛四錢　旱蓮艸二錢
南沙參三錢　粉丹皮二錢　地骨皮二錢　川貝母一錢　烏元參二錢
茜艸根二錢　天花粉三錢

【效果】服三劑血止。後又服十餘劑而全愈。

■奔走咯血　楊志一 住上海雲南路會樂里

【病者】趙左。住丹陽。

【病狀】咯血色紫。胸膺悶痛異常。

【病原】趙君充當商團團員。荷鎗奔走。偶而受傷。頓時胸痛如刺。即見咯血。

【經過】服清熱潛陽之劑。不下百餘帖。如童便藕汁韭菜汁萬年葉汁。以及市上出售之吐血肺癆草。均遍嘗

傷寒今釋

陸淵雷

若誤下熱入而不結胸。則是但有熱毒而無水毒。卽爲通常之陽明病。陽明病遍身出汗者。不致發黃。但頭汗而出小便不利者。身必發黃。主茵蔯蒿湯。釋在陽明篇。

大陷胸湯

大黃六兩去皮　芒硝一升　甘遂一錢匕

右三味以水六升。先煮大黃。取二升。去滓。內芒硝。煮一兩沸。內甘遂末。溫服一升。得快利。止後服。

成氏云大黃謂之將軍以苦蕩滌。芒硝一名消石。以其鹹能耎鞕。夫間有遂。以通水也。甘遂若夫間之遂。其氣可以直達透結。陷胸三物爲允。案千金翼陷胸湯。無芒硝。而有括蔞甘草黃連。千金又無甘遂。玉函大陷胸湯。無大黃芒硝。而有桂枝大棗括蔞實人參。皆與本論不同故成氏謂三物爲允也。

柯氏方論云。以上二方。比大承氣更峻。治水腫之痢疾之初起者甚捷。然必視其人之壯實者施之。如平素虛弱。或病後不任攻伐者。當念虛虛之禍。

類聚方廣義云。脚氣衝心。心下石鞕。胸中大煩。短氣可得息者。產後血暈。及小兒急驚風。胸滿。心下石鞕。咽喉痰潮。直視痙攣。胸動如奔馬者。眞心痛。心下鞕滿。苦悶欲死者。以上諸證。非治法神速。方劑駿快。則不能救。宜大陷胸湯。惟用摧堅應變之兵者。貴能得其肎綮。執其樞機耳。又云。肩背強急。不能言語。忽然而死者。俗稱早打肩。(當是日本俗名)急以鍼放血。與此方取峻瀉。可以回九生於一生。湯本氏云。余亦嘗用本方於此證。得奇效。

勿誤藥室方函口訣云。此方爲熱實結胸之主藥。其他胸劇痛者。亦有特效。一士人。胸背徹痛。晝夜苦楚不可忍。百治不效。自分欲死。服大陷胸湯三帖而霍然。又脚氣衝心。昏悶欲絕者。服此方則蘇。凡醫者臨死地。不可不具此手段。又治留飲凝於肩背者。有速效。小兒龜背。當用此方。輕者宜大陷胸丸。小兒欲作龜胸。早用此方。亦甚效。

橘窗書影云。笠間候臣澤內右內。嘗患腹痛。一日大發。腹堅滿。自心下至少腹刺痛不可近(參看百四十四條)舌上黃胎。大小便不利。醫施寒疝藥。反生嘔吐。晝夜苦悶不堪。余診爲結胸。與大陷胸湯。爲有嘔氣。不能下利。因以唧筒灌蜜水於穀道。爾後大便快利數十行。嘔止。腹滿痛頓減。後與建中湯而全愈。又云。通四丁目松屋源兵衛男。年十一。腹滿而痛。嘔吐甚。不能納藥。醫以爲疝。療之增劇。胸腹脹痛。煩燥令人不忍見。余作大陷胸湯，令淡煎冷飲。須臾。吐利如傾。腹中煩躁頓減。後與建中湯。時時兼用大陷胸丸而平復。湯本氏云。此病。胸腹脹痛煩躁爲主證。嘔吐爲客證。故用陷胸而嘔吐自止。若誤以嘔吐爲主證。而用小半夏湯等鎮嘔劑。其死可立而待矣。故證有主客。不可不察。

傷寒六七日。結胸熱實。脈沈而緊。心下痛。按之石鞕者。大陷胸湯主之。

此條及下條。皆論不因誤下而自成結胸之證。傷寒六七日。乃由表入裏之時。通常不爲少陽。則爲陽明。若其人本有水飲。則傳

流行病叢談（續）

邵家驪

疫邪傳裏。遺熱下焦。小便不利。邪無輸泄。經氣鬱滯。其傳爲癉。身目如金。宜茵陳湯。若用茵陳五苓。不惟不能退黃。小便亦難得利。此乃胃家移熱是以大黃爲專功也。瘟疫邪在胸膈滿悶。心煩喜嘔。腹不滿。欲吐不吐。欲飲不飲。欲食不食。此邪熱與痰飲結聚胸中也。宜瓜蒂散吐之。邪留血分。裏氣壅閉。非下之則斑不出。斑出爲毒邪外解。下後斑漸出。更不可大下。設有下證。宜少與承氣緩緩下之。若大下則中氣不振。斑毒內陷則危。宜用白芍當歸以和血。升蘇柴胡白芷以託邪。大劑穿山甲投以透毒。名托裏舉斑湯。如下後斑出復大下。斑毒隱伏。反見循衣摸床撮空脈微者。前方加人參一錢。得補發不出者死。凡發斑有汗出不徹。而熱不退者。宜白虎湯。斑出不透。而熱不退者。宜舉斑湯。有斑汗並行。而並不透者。二湯合用。

凡時疫日久失下。自利純臭水。晝夜十數行。口燥唇乾舌裂。此熱結傍流也。急與大承氣一服。去其宿垢頓止。

凡失下以致循衣撮空。肉惕振戰。目不了了。邪熱愈盛。元神將脫補之。則邪毒愈甚。攻之。則幾微欲絕。不得已用陶氏黃龍湯治之。此證不下必死。故用此法。庶幾囘生於萬一也。得下後。用生脈散。加地黃當歸白芍知母陳皮甘草調之。如方食肉而適病。致停積在胃。用大承氣湯連下。惟是臭水稀糞。其病不退必加人參一錢在內。雖月餘所積之物。一服便下。

凡病疫有首尾能食者。此邪不傳胃。切勿絕其飲食。但不宜過食耳。有愈後十數日。微渴微熱。不思飲食。此微邪在胃。正氣衰竭。若強與之。即爲食復。

凡舌胎自白而漸變黃。邪在募原。故曰。在胃則黃。胎老變沉香色者。白者不可下。黃者宜下。黑者急下。下後胎不脫。舌刺舌裂。舌短舌硬舌卷。皆當下。白砂胎。黑硬胎俱下。惟白潤滑澤者。邪當在募原也。如別有下證。宜達原飲加大黃。若大汗脈洪長而渴。未可下。宜白虎湯。汗更出。目赤咽乾。氣噴如火。小便赤黃。涓滴作痛。揚手擲足。脈沉而數。皆爲裏熱之極。下之無疑。潮熱讝語。善太息。此胃實也。心下滿。心下高起如塊。心下脹痛。腹脹滿痛。按之愈甚。皆下。頭脹痛下之立止。若初起未可下。小便祕。大便不通。氣結不舒。大便行小便立解。有血液枯竭者。無表裏證。爲虛燥。宜導法。

凡陽證似陰者。瘟疫與溫病熱病傷寒俱有。其陰證似陽者。惟傷寒有之。在瘟疫必無此證也。陽證似陰爲外寒內熱。故小便赤澀。陰證似陽爲上熱下寒。故小便清白。但以小便赤白爲據。萬不失一。

夫疫四時皆有。但盛與不盛耳。盛行之際。沿門闔戶。病皆一般者。謂之時行大疫。人皆知之。不盛之時。不過發熱頭痛。與尋常感冒相似。即有傳染。不過左右服役之人。又烏能知其爲疫也。病人無處追求。每每妄訴病原。醫家不善審察。未免隨情錯認。誤引東垣勞倦傷脾爲例。壅邪轉熱。多致危殆。

喻嘉言曰。四時不正之氣。感之因而致病。初不爲疫也。因病致死。病氣屍氣。混合不正之氣。以故雞瘟雞死。豬瘟豬死。牛馬瘟牛馬死。推之於人。何獨不然。所以饑饉兵凶之際。疫病盛行。大率春夏之交爲盛。蓋溫暑濕熱之氣交互結蒸。人在其中。無可隙避。病者當之。魄汗淋漓。一人病氣。足充一室。況於連床並榻。沿門闔境。共釀之氣。益以出戶屍蟲載道。腐殣。燔柴掩席。委巷投渠。種種惡穢。上溷蒼天清淨之氣。下敗水土物產之氣。人受之者。親上親下各從其類。有必然之勢。如世俗所稱大頭瘟者。頭面腮頤。腫如瓜瓠者是也。所稱捻頸瘟者。喉痺失音。頸大腹脹。如蝦蟆者是也。（未完）

館址
上海浙江路
清和坊對過
（電話 六二五五六）

每星期六出版一册
全年五十期連郵費二元四角國外加半郵票代洋九五折扣

衞生報

主編者
醫學家趙公尚

宗旨
鼓吹世界醫學大同
切實指導衛生方法
徹底說明醫學原理
解答一切疑難病症

發行者
上海衛生報館

第二卷 第五期

中華民國十九年三月十五日出版

THE HYGIENE WEEKLY 780 CHEKIANG ROAD, SHANGHAI, CHINA

本期要目

咽喉分類之治法談（續）

秦內乙

（五）『喉癬』此症別無他異。惟喉疼紅腫而已。乃肺胃熱毒過盛所致。患者平日必嗜食辛辣煿炙等物。症勢尙輕。宜荆芥、桑葉·銀花、薄荷、連翹、姜蠶、桔梗、貝母、杏仁、甘草、等品主之。重者用犀角地黃湯。

（六）『喉疳』此症由水虧木旺。火爍肺金所致。其證喉間時覺哽哽。咽乾口燥。嘔吐酸水。初起腫痛尙微。日久喉中腐爛。喘急痰壅。音啞嘶妨。虛火益熾。治宜知柏八味丸。或甘露飲。加丹皮、山梔、玄參、黃連、知柏八味丸。（熟地、山萸、山藥、茯苓、丹皮、澤瀉、知母、黃柏、）甘露飲、（天麥冬、生熟地、石斛、黃芩、甘草、茵蔯、枇杷葉。）（完）

醫界小言

（杏林）

社會排擠。外侮頻仍。此今日中醫界自危之語也。

固有文化。適合國情。此今日中醫界自慰之語也。

發揚國粹。提倡國產。此今日中醫界自勉之語也。

無遺絕無寸效。

【診斷】蓋由肺絡損傷血瘀阻滯所致。瘀不祛則肺絡不固。絡不固則咯血不止。用藥不以祛瘀爲主焉能奏效。

【療法】擬瘀熱湯加味降氣導瘀。瘀祛則不必止其血而血自止。先賢止血必先祛瘀。良有以也。

【處方】旋覆花錢半包　眞新絳八分　參三七錢半研冲　黛蛤散六錢包　桃仁泥錢半

杜紅花八分　懷牛膝三錢　光杏仁三錢　絲瓜絡錢半　十灰丸三錢鹽湯吞

【效果】服二劑胸膺悶痛之勢大減。大便下瘀血甚多。四劑後胸膺舒適。咯血全止。

徐人龍住嘉定西門

■負重吐血

【病者】黃左年三十四歲。

【病狀】吐血盈碗。痛牽脇肋。轉側維艱。胸部隱痛。

【病原】負重行遠。努力傷肺。

【診斷】血絡損傷停瘀作痛

【療法】化瘀生新活血理氣

【處方】全當歸二錢　紫丹參二錢　茜草根二錢　川芎一錢　劉寄奴錢半

懷牛膝錢半　白芍二錢　仙鶴草三錢　川玉金錢半　眞新絳八分

王潤之住九江西門口

■傷力吐血

【病者】吳左年二十五歲。

【病狀】吐血甚湧。脘部隱痛。脈芤神疲。

【病原】負重過橋傷及內絡脘痛吐血。

【療法】去瘀生新。

【處方】全當歸二錢　劉寄奴錢半　眞新絳八分　川鬱金錢半　茜草根二錢

白茆花一錢包　紫丹參二錢　仙鶴草三錢　參三七三分研細末冲服　鮮藕節二枚

囑服二劑。

【二診】血來已減脘部仍痛。

【二方】原方加淸童便一酒杯冲服。

傷寒吐血

繆長庚住丹陽城外

【病者】賈左年二十五歲。

【病狀】口渴目紅心境懊憹吐血盈盂夜臥不安舌紅苔薄脈來浮數而洪。

【病原】傷寒未解邪氣入裏醞釀成熱逼血上行。

【診斷】傷寒失治邪氣內逼釀成壯熱以致吐血。

【療法】仿昔賢治血先治火之例泄其上炎之火庶可血止熱退。

【處方】磨犀角五分冲服　牡丹皮錢半　麥冬二錢　生地黃四錢　大白芍二錢

大地栗二枚

經期吐血

趙公尙住上海浙江路七八〇號

【病者】李右年四十六歲。

【病狀】經水到期不行由口吐出餘如常人。

【病原】寡居二載。情志不節。抑鬱已久。當經期時。經水隨慾火上溢。

【診斷】鬱既久。發自暴。

【療法】歸脾湯加減能於適性怡情。不藥亦可。

【處方】元　參三錢　炙甘草八分　生白朮二錢　大白芍二錢　茯　神二錢
木　香八分　當　歸錢半　遠　志錢半　酸棗仁錢半　紅　棗二枚

趙公尙 住上海浙江路七八〇號

□孕婦吐血

【病者】沈周氏。年二十六歲。

【病狀】初病寒熱交作。經表後外邪已解。內熱燔熾。煩躁不安。口渴脈洪而數。苔黃吐血盈碗。色鮮紅。

【病原】帶孕數月。冬季畏寒。每日圍爐。喜食煎炒等物。近感寒邪。表裡兼病。

【診斷】伏熱胎火並作。勢若燎原。熱度過甚。防有損胎及狂吐之虞。

【療法】速宜涼血安胎。

【處方】鮮生地四錢　連　翹二錢　大麥冬三錢　元　參三錢　側柏葉三錢
鮮竹茹二錢　鮮石斛三錢　知貝母各二錢　金銀花二錢　鮮藕節三枚
淸童便半酒杯冲服

趙友如 住鎮江張飯店巷

□新婚後吐血

【病者】石左。年十八歲。

【病狀】嗆咳月餘。形銷骨立。喉乾顴紅。頭痛自汗。吐血盈盞。舌光色赤。脈來芤細而數。入夜燒熱。已入癆瘵一途。防有湧吐暴脫之虞。

【病原】體質素弱。加以新婚三閱月。節慾保身。恐非青年所樂爲。以致腎陰大傷。咳甚則喘。

【診斷】陰不潛陽。陽不攝陰。龍雷之火上升。肺氣不能下降。以致嗆咳吐血。勢入虛損一途。陰陽脫離。卽在旦夕。

【療法】仿昔賢血脫益氣之例。以期挽回暴脫之險。法用大劑益氣納氣。得效則吉。

【處方】吉林參鬚三錢　五花龍骨五錢　川貝母二錢　西洋參二錢另煎兌服　左顧牡蠣五錢

生鱉甲五錢　蛤粉炒阿膠三錢　白歸身二錢　元武版五錢先煎　猪脊髓兩條

淸童便一兩冲服

【二診】前方連服二劑。自汗頭痛已蠲。餘恙未見進退。

【二方】原方服三劑。

【三診】吐血已減其七。脈靜神疲。咳勢亦減。所幸胃氣大好。日進薄粥多餐。入夜仍有燒熱喉乾見象。

【三方】西洋參三錢另煎兌服　川貝母二錢　左牡蠣六錢　蛤粉炒阿膠二錢　甜杏仁三錢

元武版六錢先煎　白歸身二錢　青蒿梗錢半　生鱉甲五錢先煎　猪脊髓二條

【四診】前方連服十劑。吐血已蠲。精神稍振。惟嗆咳燒熱喉乾未能蠲淨。

【四方】原方連服十五劑。

【效果】此症所幸病者年青。體質正在發育之際。依法調治。着着應手。一月之經過。乃告全可。若在中年後得此症功效卽無如此之速。愈後囑其獨處一年。淸心寡慾。以免復發。

■吐血愈後復發

辛瑞鋒住上海黃家闕路中國醫學院

【病者】洪左年三十四歲。住上海方斜路。

【病狀】吐血盈盆。鼻衄如注。大便下血。發熱頭痛。舌苔薄白。脈象芤浮而數。脇肋牽痛。轉側維艱。

【病原】吐血甫。愈三月體質尚未復原。陰分久傷。肝木易動。加以復感外邪。引動木火上炎。血絡傷損。以致妄行。

【診斷】久損之軀。表裏兼病。其勢已入險途。用藥最難着手。若泥古法。血家不可發汗。則表邪無由自解。而變症百出。更難收拾矣。

【療法】以清輕三劑。透表袪瘀。引血歸經。以期應手乃吉。

【處方】荆芥炭二錢　川貝母三錢　側柏葉三錢　蘇薄荷一錢　茜草根一錢
紫丹參錢半　光杏仁三錢　粉丹皮錢半　鮮竹茹二錢　鮮藕節二枚

【二診】表邪已解。頭痛亦蠲。吐血稍減。餘症依舊。

【二方】吉林參鬚三錢另煎兌服　粉丹皮錢半　側柏葉二錢　歸身二錢　茜草根錢半
甜杏仁三錢　大白芍二錢　川貝母二錢　白茆根三錢　生藕節二枚

【三診】進清肺補氣理血三劑。血勢大減。苔黴黃。脈較平。便血色紫。病勢雖緩。未可云竟入坦途。仍以原法增損。

【三方】吉林參鬚二錢另煎兌服　生石決五錢先煎　茜艸根一錢　當歸身二錢　炒槐花三錢
川貝母二錢　大白芍二錢　粉丹皮二錢　側柏葉二錢　白茆根三錢
活蘆根五錢

【四診】連進補氣理血三劑。吐血已蠲。惟陰液久傷。津液不能輸布。口渴痰稠。時有嗆咳。仍仿原法加減。

【四方】蛤粉炒阿膠二錢　天花粉二錢　粉丹皮二錢　西洋參二錢　川石斛三錢

茜草根一錢　川貝母錢半　炒槐花二錢　甜杏仁三錢

【效果】上藥連進三劑。諸恙悉減。仍以原方又服五劑。吐血便血俱無。後以枇杷葉膏瓊玉膏調理全愈。

柳逸仙住江西南昌城內

■吐血危症

【病者】石左。年五十餘歲。

【病狀】吐血過多。氣喘多汗。脈細。勢有將脫之象。

【病原】眞水早虧。相火無制。逼血妄行。

【診斷】陰不潛陽。陽不攝陰。將有脫離之險。危在旦夕。

【療法】遵經血脫補氣之例。大補其氣。以期挽回於萬一。

【處方】吉林人參四錢　當歸身二錢　陳皮錢半

劉子貞住揚州張綱鎮

■血後調理

【病者】劉右。年二十四歲。

【病狀】口吐涎沫。精神不振。食少胃呆。肌肉消瘦。

【病原】吐血初愈。陰損及陽。

【診斷】脾陽不健。則涎沫頻吐。肺氣久損。土亦無暇生金。

【療法】培土理肺。

【處方】淮山藥三錢　炙甘草六分　甜杏仁三錢　製半夏二錢　野於朮二錢

川貝母二錢　薄橘紅八分　潞黨參三錢　旋覆花包一錢　紅棗三枚

童少如住六合南門

■痰中帶血

【病者】胡左。年三十五歲。
【病狀】風温初愈。痰中帶血。脘痛多痰。脈來滑數。舌苔微白質紅。飲食不思。
【病原】症由温邪傷及肺胃絡損血溢。
【診斷】病後餘邪未盡。肺為嬌臟。受其熏灼。以致絡損。延久防成肺勞重症。
【療法】治以清潤肺胃之劑。
【處方】冬桑葉三錢　潤元參三錢　雲茯苓三錢　金銀花二錢　川貝母二錢
枇杷葉二錢布包　川石斛二錢　瓜蔞皮三錢　粉丹皮二錢　甜杏仁三錢
肥知母二錢　梨皮三錢
【二診】連服二劑。痰血俱減。
【二方】仍以原方加白茆根二錢。茜草根一錢。
【效果】服三劑後卽愈。

■痰中帶血　黃竹樓 住金華

【病者】趙左。
【病狀】春末痰中夾有血點。散漫。夜臥口乾。不能成寐。按脈芤弦。
【病原】腎陰不足。木火上炎。肺臟受其薰灼所致。
【診斷】春季為厥陰肝木司令。痰中夾有血點。乃由腎經虧損。水不涵木。擾攘心營。肝氣本通于心。心不能下交于腎。所以夜不成寐。夜臥口乾。蓋夜為陰中之陰。皆由液不上承所致。
【療法】法宜柔肝以養心營。

【處方】南北沙參各三錢　女貞子三錢　仙鶴草二錢　抱茯神三錢　茜根炭一錢　鹽水炒牛膝錢半　夜交藤三錢　冬瓜子三錢杵　炒竹茹八分　次生地三錢蛤蜊粉拌　柏子仁三錢

【效果】連服四劑而諸證皆釋。

◻伏熱咳血

曹仁伯住南昌城內

【病者】何左年四十五歲。

【病狀】久咳肺傷更兼伏熱內擾。絡傷血溢。或有痰。或無痰。咳必有紅。延已匝月。

【病原】伏熱咳嗽絡傷血溢。

【診斷】脈象弦數鼓指。內熱可知。所幸飲食能進。無表邪外搏。尚易治療。

【療法】重用滋陰養肝以平伏火。

【處方】鮮生地三錢　瓜蔞皮三錢　海浮石二錢　杭白芍二錢　大麥冬二錢　黑山梔二錢　川貝母二錢　淨元參三錢　左牡蠣五錢先煎　白茆根三錢

【二診】連進二劑。咳減痰多血少。更以原方加易。

【二方】原方加荸薺三枚海蜇二兩。

【效果】前方連服五劑。咳止血愈。後以荸薺海蜇煎湯連服十日。以清淨伏熱。

◻捲烟嗆咳痰紅

茅幼衡住松江東門

【病者】江左年二十五歲。

【病狀】伏熱內鬱嗆咳痰紅。肺絡久傷。逼血妄行。

【病原】捲烟之嗜好甚深。終日無時或釋。近因感邪咳嗽。偶爲捲烟所嗆。以致痰紅。

【診斷】本質陰分素虧。乘嗜烟捲以致伏熱傷肺。近爲風邪所搏。伏熱不能外達。更爲捲烟所嗆。勢必血隨痰出。

【療法】治宜辛涼清解。乘理伏熱。

【處方】薄荷葉二錢　光杏仁三錢　炒牛蒡二錢　淡豆豉三錢　瓜蔞皮三錢
茜草根錢半　冬桑葉三錢　象貝母二錢　粉丹皮二錢　白茆根三錢

【二診】連服二劑。咳嗽較減。痰紅未清。

【二方】原方去豆豉牛蒡。加元參三錢。生地二錢。梨皮三錢。

【效果】連服五劑。咳止紅蠲。捲烟宜戒。以免後患。

■溫邪鼻衄　張幼軒住蕪湖

【病者】吳右年十六歲

【病狀】初起身熱形寒。鼻衄如湧。煩躁夜臥不安。脈濡數。口乾不多飲。舌邊紅。苔薄膩。

【病原】溫伏于內。風襲于外。以致營分受邪。

【診斷】伏溫之邪在營。逼血妄行。

【療法】大忌驟用滋陰。恐溫邪不得從陽明而解。

【處方】黑荊芥三錢　象貝母二錢　粉丹皮二錢　淡豆豉三錢　黑山梔錢半
赤芍二錢　薄荷葉一錢　側栢葉二錢　白茆花三錢　白茆根二錢

【效果】二劑後。衄止。身熱轉盛。乃伏邪外達。原方去荊芥豆豉。加連翹二錢。銀花二錢。四劑即痊。

□積熱鼻衄　張蘊石住常熟閘老坊

【病者】陳左年二十八歲。業醫。住常熟引線街。

【病狀】兩鼻孔流血不止。在左尤多。血色極紅。間有瘀塊。頭昏面赤。心宕畏煩。舌絳脈弦。

【病原】身體陰虛陽旺。內熱素盛。近因診務勞心。且又受熱。昨夜半醒後。覺兩鼻孔癢甚。以指挖之。竟致流血不止。已去盈碗矣。

【診斷】此肝陽挾肺胃積熱上亢。逼血聚於頭面。血管脹裂所致。

【療法】用龍牡石決。潛陽鎮逆。參斛蘆茅。清熱養陰。犀角地黃。涼血以凝血管。更入牛膝。引血下行。血自止矣。

【處方】青龍齒五錢　鮮石斛三錢　牛膝炭錢半鹽水炒　左牡蠣一兩　烏犀角五分磨濃

粉丹皮錢半　石決明一兩　鮮生地五錢　白蘆根八錢　鮮沙參三錢

西赤芍錢半　白茆根花各二錢

【效果】服後血出卽止。越一日。左鼻孔復流。改投知柏八味。加龍牡龜斛。二劑而安。

□伏暑秋燥鼻衄　高崙住吉林糧米行

【病者】程左年四十三歲。江蘇籍。

【病狀】發熱兩候。早輕暮重。煩躁不寐。夢語如讝。鼻衄發紅。便糖汗少。苔黃。

【病原】症係伏暑。加以秋燥。

【診斷】伏暑化熱。蘊蒸陽明胃絡。上通心包。淸竅受蒙。心神不安。煩躁少寐。夢語如詁。鼻衄雖曰紅汗。究屬熱迫妄行。邪熱猖獗。陰液暗傷。倘傳厥陰。卽有神昏痙厥之險。

【療法】治以甘寒淸解伏暑。

【處方】青蒿梗二錢　天花粉三錢　益元散三錢布包　冬桑葉二錢　連翹二錢

酒炒黃芩一錢　金銀花二錢　鮮竹茹一錢　白茆根三錢　鮮竹葉卅片

【二診】身熱略減。夜寐稍安。鼻衄亦止。惟胸悶懊憹。汗泄不多。舌紅苔黃。脈數。伏邪仍在陽明。未達氣分。陰液暗傷。作汗之資料缺乏。仍防增劇。治以甘寒生津。解肌清熱。冀其正勝邪却。方可入於坦途。不生枝節乃幸。

【二方】青蒿梗二錢　大豆卷三錢　熟石羔五錢　鷄蘇散三錢　天花粉二錢

硃茯神二錢　鮮石斛三錢　粉丹皮二錢　連翹殼二錢　活水蘆根一兩

【三診】服藥後津津汗出。胸部及腹滿佈白痦。胸悶懊憹已愈。此乃伏邪外達。已有轉機之象。既已轉機。仍從原法增損。

【三方】冬桑葉三錢　鮮石解二錢　連翹二錢　瓜蔞皮三錢　粉丹皮二錢

生苡仁三錢　大豆卷三錢　熟石羔四錢　飛滑石三錢　北秫米三錢

【效果】此方服二劑。減石斛石羔。加冬瓜子三錢。川貝母二錢。生甘草五分。三劑後諸恙肅清。

俞立人住金山千卷

■酒熱鼻衄

【病者】莊藹然。年五十歲。住張堰北鄉寒字圩。業堪輿。

【病狀】鼻血傾盈盈碗。脈象弦洪緊數。剛勁無倫。面赤心煩。不得安睡。

【病原】據述少時嘗有是症。數十年來未致飲酒。遂無此症。去冬偶服葡萄酒數瓶。今春遂發此症。

【診斷】酒熱之毒。迫血妄行。上衝於腦。腦中積血太多。從鼻中微絲管迸裂而出。可無疑義。

【療法】釜底抽薪。峻瀉血中之火。庶足以殺其炎上之威。若僅僅以清熱涼血為治。則揚湯止沸。仍難濟事。

【處方】犀角地黃湯合三黃湯加生軍四錢另以青麟丸早晚各吞服三錢。

【效果】一劑而便通二次鼻衄遂止再劑而衄不復來起居仍舊復診以養陰清肺善其後此症收效之速無以復加然非大黃通腑之功又曷克臻此哉。

■僞鼻衄

楊巨川住鎮江城內

【病者】童左年二十六歲。

【病狀】吐血盈盆加以鼻衄四年宿恙每年或發一次或二次形銷骨立入夜燒熱脈芤細而數舌質紅苔薄白勢入損途誠不易治之症也。

【病原】病者乃中學五年級學生天資素鈍立志勤學以補天資之未逮用心過度以致失血每發則吐衄齊下不一遏止。

【診斷】勉力求學腦部受傷心肝脾俱失其固有之權既無藏統之能以致湧吐至於鼻衄乃湧力過甚假道於鼻不治當自愈也。

【療法】歸脾湯加減治之。

【處方】野於朮三錢　當歸身二錢　茯神三錢　潞黨參四錢　大白芍二錢
遠志三錢　生綿耆二錢　粉甘草八分　左牡蠣六錢先煎　青香蒿錢半
茜草根二錢　生藕節二枚　生鱉甲五錢先煎

【二診】連服三劑鼻衄已止吐亦減少餘如前狀。

【二方】原方加粉丹皮二錢。白茆根二錢。

【效果】日漸告痊。

傷寒今釋

陸淵雷

變不循常軌。熱與水結。而爲熱實結胸矣。病在裏。故脈沈。心下痛。故脈緊。不按自痛。按之石鞕。其証視前條稍重。

傷寒十餘日。熱結在裏。復往來寒熱者。與大柴胡湯。但結胸。無大熱者。此爲水結在胸脇也。但頭微汗出者。大陷胸湯主之。

傷寒十餘日。爲陽明時期。此時熱已入裏。與腸胃中之糟粕相結。當以承氣下之。若復往來寒熱。則尚有半表之邪。非純陽明證。故宜大柴胡。若結處不在腸胃。則於糟粕無與。故不用承氣。肌表既無大熱。可知亦無往來之寒。故不用大柴胡。但頭微汗出。明熱之所結在上部也。然使無有形之物爲之憑藉。則熱雖入而不得結。今結在上部。可知所結者是水毒。故曰水結在胸脇。既是水毒與熱毒相結。則大陷胸湯在所當用矣。活人書謂結胸之外。別有水結胸一證。主小半夏加茯苓湯。非是。

太陽病。重發汗。而復下之不大便五六日。舌上燥而渴。日晡所小有潮熱。（原注一云日晡所發心胸大煩）從心下至少腹鞕滿。而痛不可近者。大陷胸湯主之。

此條兼有胃實之證。爲結胸證中最劇者。喻氏云。不大便。燥渴。日晡潮熱。少腹鞕滿。證與陽明頗同。但小有潮熱。則不似陽明大熱。從心下至少腹手不可近。則陽明又不似此大痛。因是辨其爲太陽結胸兼陽明內實也。緣誤汗復誤下。重傷津液。不大便而燥渴潮熱。雖太陽陽明。亦屬下證。但痰飲內結。必用陷胸湯。由胸脇以及胃腸。蕩滌始無餘。若但下腸胃結熱。反遺胸上痰飲。則非法矣。丹波氏云。舌上燥乾而渴。與藏結之舌上滑白。天分別處。

小結胸病。正在心下。按之則痛。脈浮滑者。小陷胸湯主之。

玉函千金翼俱作小結胸者。似是。結胸大陷胸證。從心下至少腹鞕滿。此則正在心下。不及腹部。結胸不按自痛。此則按之始痛。同是水熱相結。而證候較輕。故謂之小結胸。成氏云。結胸脈沈緊。或寸浮關沈。今脈浮滑。知熱未深結。與小陷胸湯。以除胸膈上結熱也。喻氏云。其人外邪陷入原微。但痰飲素盛。挾熱邪而內結。所以脈見浮滑也。湯本氏云。小陷胸湯之腹診。以指頭輕打胸骨劍狀突起之直下部。其人卽訴疼痛。此輕打與疼痛。間不容髮。非其他壓痛之比。脈浮滑者。病位不如大陷胸湯之深。其結實較弱也。

小胸胸湯方

黃連一兩　半夏半升洗　括蔞實大者一枚

右三味。以水六升。先煮括蔞。取三升。去滓。內諸藥。煮取二升。去滓。分溫三服。

別錄云。括蔞實。苦寒無毒。主胸痺。藥徵云。括蔞實。主治胸痺也。旁治痰飲。所謂胸痺者。胸膈痞塞是也。傷寒直格云。括蔞實。惟劉其殼。子則不到。或但用其中子者非也。

錢氏云。夫邪結雖小。同是熱結。故以黃連之苦寒。以解熱開結。非比大黃之苦寒蕩滌也。邪結胸中。則胃氣不行。痰飲留聚。故以半夏之辛溫結滑利。化痰蠲飲。而散其結滯也。括蔞實之甘寒。能降上焦之火。使痰氣下降也。

流行病叢談（續）

邵家驪

所稱瓜瓤瘟者。胸高脇起。嘔汁如血者是也。所稱楊梅瘟者。遍身紫塊。忽然發如黴瘡者是也。所稱疙瘩瘟者。發塊如瘤。遍身流走。旦發夕死者是也。所稱絞腸瘟者。腸鳴乾嘔。水洩不通者是也。所稱軟脚瘟者。便清瀉白。足腫難移。即濕溫遍行者是也。小兒痧痘尤多。已上疫證。不明證治。咸委劫運。良可傷悼。然而盛夏溼溫之證。即藏疫癘在內。一人受之。則爲濕溫。一方傳遍。則爲疫癘。所以疫癘之發。每每盛於春夏者。以其熱著濕三氣交蒸故也。蓋春主厥陰肝木。秋主陽明燥金。冬主太陽寒水。各行其政。惟春分以後。至秋分以前。少陽相火。少陰君火。太陰濕土三氣合行其事。天本熱也。而益以日之暑。日本烈也。而蒸以地之濕。三氣交動。時分時合。其分也。以風動於中。勝濕解蒸。不覺其苦。其合也。天之熱氣下。地之濕氣上。人在是氣之中。無隙可避。故病之繁而且苛者。莫如夏月爲最。以無形之熱蒸動有形之濕。即無病之人。感之尙未免於爲患。況素有濕熱。或下元虛人。安得不患濕溫之證乎。是以濕溫之證。最忌發汗。發汗則濕熱混合爲一。而中氣盡傷。多成死證。惟宜分解。先扶中氣。使中氣徐領其表其裏。而上下盡消。故多愈也。至於疫證。則邪正混合。邪極勝。正極衰。轉眼立斃。苦寒傷胃。補溫助邪。如人中黃丸之類。始爲合法也。夫傷寒之邪。先行身之背。次行身之前。後行身之側。由外廓而入。瘟疫之邪。則直行中道。流布三焦。上焦爲清陽。故清邪從之上入。下焦爲濁陰。故濁邪從之下入。中焦爲陰陽交界。凡淸濁之邪。必從此區分。甚者三焦相混。上行極而下。下行極而上。傷寒邪中外廓。故一表即散。疫邪行在中道。故表之不散。傷寒邪入胃府。則腹滿便堅。故可攻下。疫邪布在中焦。散漫不收。下之復合。此與治傷寒表裏諸法。有何涉哉。或問春夏蒸氣成疫。豈冬溫獨非疫耶。蓋冬月過溫。腎氣不藏。感而成病。正與不藏精之春溫無異。計此時。有春無冬。三氣即得交蒸成疫。然遇朔風驟發。則蒸氣化爲烏有矣。是以東南冬月患正傷寒者少。患冬溫及痘瘡者最多。西北則秋冬春皆患傷寒。殊無瘟疫痘瘡之患。此何以故。西北土地高燥。即春夏氣難上升。何況秋冬之凝冱。東南土地卑濕。爲霧露之區。蛇龍之窟。其濕熱之氣。得風播之。尙有可耐。且暮無風。水中之魚。衣中之蝨。且爲永揚。況於人乎。蒸氣中。原雜諸穢。益以病氣屍氣。無分老少。觸之即同一病狀矣。此時朔風了不可得。故其氣轉積轉暴。雖有薰風。但能送熱。不能解涼。盛世所謂解愠阜財者。在兵荒反有注邪佈穢之事矣。

按吳又可所論皆是尋常所有疫癘。喻嘉言所言乃天地不正之氣大疫。不可彼此膠執也。夫瘟疫證類多端。豈可一律而論。若傷寒氣。則頭項腫脹。傷於血。則肢體痠痛。傷於胃。則嘔汁如血。傷於腸。則水泄不通。至入臟。則不知人。不待救藥則斃矣。大法以證爲則。無以脈診。其傷之輕者。二三日尙能行動。至四五日後。忽然大熱。慎勿誤認傷寒。而與表藥發汗。不惟不解。其熱轉甚而危殆矣。其初病患惡寒。發熱頭痛。宜敗毒散。躁熱不得汗。通解散。頭痛如破。十神湯。兼瘴癘脚膝疼軟。獨活散。此皆爲表證多者立方也。若一病便壯熱無汗。神昏嘔逆。痞滿等證。又嘗從涼膈雙解三黃石膏黃連解毒。兩解表裏法治之。古人以普濟消毒飲。治大頭瘟。荊防敗毒散。治捻頸瘟。生犀飲。治瓜瓤瘟。清熱解毒下人中黃丸。並刺塊出血。治楊梅瘟。三稜針刺入委中三分出血。及服人中黃散。治疙瘩瘟。蒼朮白虎湯。治軟脚瘟。雙解散探吐。治絞腸瘟。此皆昔人已驗之方。是補仲景之未逮也。

（未完）

館址：上海浙江路清和坊對過（電話六二五五六）

每星期六出版一册

全年五十期連郵費二元四角　國外加半　郵票代洋九五折扣

衛生報

主編者：醫學家趙公尚

宗旨：鼓吹世界醫學　大同衛生方法　切實指導　徹底說明醫學原理　解答一切疑難病症

中華民國十九年三月廿二日出版

第二卷　第六期

發行者：上海衛生報館

THE HYGIENE WEEKLY 780 CHEKIANG ROAD, SHANGHAI, CHINA

本期要目

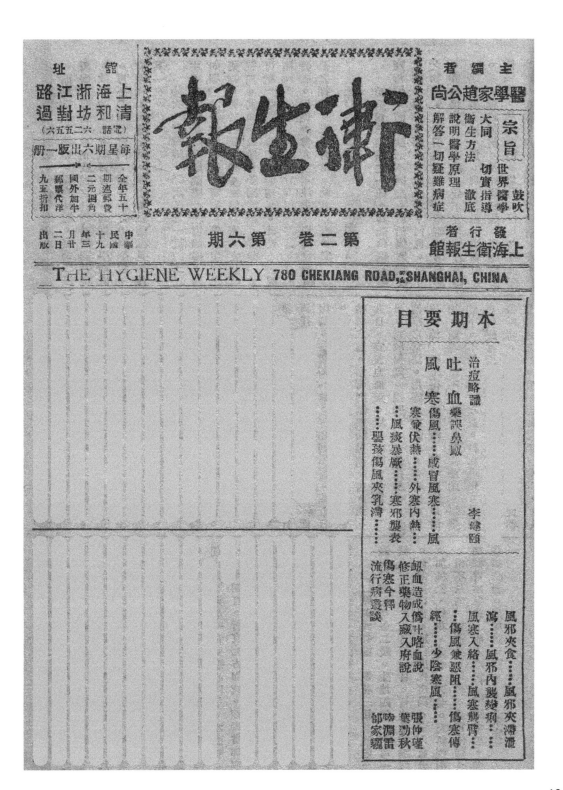

治痘略識

李健頤

痘瘄爲傳染病之一種。其症與傷寒瘟疫相似。而治法則不同矣。若治傷寒瘟疫之法。以治痘則必致敗事者。何也。蓋痘之初起。雖略似傷寒。而乃痘毒遍傳五臟。非比傷寒只在一經。故不宜用麻桂等湯。若悞爲太陽中風。與桂枝湯。添薪救火。痘必轉成黑陷。及痒塌破爛。悞認爲太陽傷寒。與麻黃湯。以發其汗。必致腠理虛疎。衛陽不固。痘變灰白凹陷。或不起脹灌膿。然悞爲傷寒治之。其變症倘見如此險惡。况悞爲瘟疫乎。瘟疫之症。熱毒之發。如火燎原。洵爲急症。急宜急治。庶可濟事矣。故宜消瘟敗毒飲。速服急追。以平其熱。熱退病瘳。奏效神速。治痘之法則不然。夫痘瘡之毒。是由裏以出於表。治宜疏托以使其痘之蒸長。而起脹。而灌漿。而收靨。而脫痂。庶爲上法。否則變症叢生。豈可不慎乎。古云。走馬醫風寒。回頭治痘疹。是謂痘之變症不測。醫者宜回頭審察。此語誠有卓見。翁仲仁云。治痘當察其表裏虛實。寒熱六者而已。如外重則治表爲本。內重則治裏爲要。熱者平之。虛者益之。實者損之。一二日與托表解毒。使痘易出。亦有氣弱而不能出者。當微補其氣。氣和則出快。四五日。與清涼解毒。使痘易長。清涼則無血熱枯腸之患。解毒則無壅滯黑陷之害。六七九日。宜養血補氣。以助成膿。十與十二日。爲收靨期。溫脾利水。使痘易靨。此治痘之常法。用藥之方針也。苟毒未盡出以清涼。則痘得寒而凝滯。熱毒未解以溫補。則毒蓄而不能化漿。熱甚壅閉。須帶潤下。不然。毒迫攻裏。轉成斑疹。及痘色乾燥紫黑。漿未滿足。必大補氣血。兼帶解毒。不然。恐有癰毒泡瘡之患。此治痘變通之妙。宜於診斷之時。愼以權衡也。觀此法眞爲後學之津梁。治痘之良法也。鄙人研究痘瘡。歷有年所。見其古書之藥方冗雜。用者未免躑躅。特選其最靈之藥。簡單之經驗數方。臚列於後。並附加減等法。爲醫者。即可舉一反三。按圖索驥矣。

(一)十神解毒湯　牡丹皮二錢。紅花錢半。桔梗二錢。生地四錢。當歸身二錢。赤芍二錢。川芎一錢。大腹皮錢半。連翹三錢。通草一錢。燈心四莖。水煎服。一日至四日。皆宜此方加減。如表實加荆芥銀花蟬退。虛表加西洋參。熱甚口渴。加白虎。痘色紫赤。便秘腹脹。加大黃當歸。毒伏血分。痘色黑陷。火熱詁語。加安宮紫雪元參犀角豬尾血。痘色灰白。大便常瀉。加參苓白朮散。或四苓湯。聚積不消。胸滿噯氣。加山查麥芽。

(二)銀翹四物湯　銀花三錢。連翹三錢。當歸赤芍各二錢。生地四錢。川芎一錢。水煎服。四日至六日。皆宜此方加減。如熱甚口渴。加白虎化斑湯。毒入血分。加桃仁、紅花、紫草、天葵。表熱壅閉。痘不長者。加荆芥、葛根。裏實便秘。加調胃承氣湯。毒入心包。痘脚紫黑。神昏譫語者。加犀角至寶。

(未完)

藥誤鼻衄

辛元凱 住上海黃家闕路中國醫學院

【病者】張右年四十八歲。

【病狀】沉睡昏迷不省人事脈浮而數身灼熱且痛口渴鼻衄。

【病原】症由春行夏令途中受熱。

【診斷】病乃熱厥前醫誤用補中之劑以致煩躁口渴身灼如火幸而鼻衄之後人事稍甦惟身熱焦痛乃溫邪火逆之症也。

【療法】治宜辛涼解表兼清理之品。

【處方】薄荷葉一錢　牛蒡子二錢　連翹殼二錢　淡豆豉三錢　瓜蔞皮三錢
金銀花三錢　黑山梔二錢　象貝母二錢　冬瓜子三錢　白茆根三錢

【二診】服藥後得透汗身熱較減人事亦清惟煩躁口渴熱邪未能全解仍以原法加減

【二方】天花粉二錢　象貝母二錢　小生地二錢　淨元參三錢　肥知母二錢
粉丹皮二錢　瓜蔞皮二錢　金銀花三錢　冬瓜子三錢

【三診】熱邪漸解煩躁稍安仍宜原法進步

【三方】淨元參二錢　象貝母一錢　冬瓜子三錢　粉甘草八分　粉丹皮二錢
淨連翹一錢　金銀花錢半　黑山梔錢半　肥知母三錢　麥　冬三錢
竹捲心廿片　瓜蔞皮二錢

【效果】連服二劑諸恙悉減原方又服三劑乃痊。

風寒

□傷風

何少臣住蕪湖

【病者】賈右年三十四歲。蕪湖籍。

【病狀】惡風頭痛身熱鼻塞乾嘔。

【病原】天氣驟寒易衣爲冷風所搏。

【診斷】脈浮而緩舌苔白滑鼻塞乾嘔。乃胃氣不和。肺氣不降。

【療法】解表和裏冀其得汗。則表解氣降。

【處方】川桂枝一錢　桔梗二錢　砂仁殼八分　淡豆豉二錢　法半夏二錢

茯苓三錢　光杏仁三錢　陳廣皮錢半　葱白二枚　煨薑一片

【二診】一劑後得汗表解。鼻塞乾嘔較減。

【二方】原方去桂枝豆豉葱白加穀芽三錢。苡仁四錢。二劑痊愈。

□感冒風寒

朱阜山住寶山劉行奚徃町

【病者】劉孩年六歲。

【病狀】咳嗽痰鳴。經前醫投旋覆代赭湯。咳嗽陡止。喘促痰粘。氣急鼻搧。煩躁不安。脈搏一百五十二至而弦細。體熱攝氏表三十九度五分。舌苔薄膩。病狀已瀕危境。

【病原】感冒風寒。全是表症。

【診斷】症乃表邪得疏風化痰即可全愈而醫反用旋覆代赭湯以致風寒不能外達肺氣壅塞。釀成危境。

【療法】以疏風解表兼化痰之品。

【處方】川桂枝六分　宋半夏一錢　五味子五分　炙麻黃五分　杭白芍二錢

炙甘草八分　北細辛五分　淡干薑五分　陳胆星六分

【效果】服後喘急遂平。咳嗽有聲咯痰爽利而安

■風寒兼伏熱　葛益民 住河南開封

【病者】朱右年四十三歲。

【病狀】咳嗽鼻塞。時流清涕。寒熱頭痛。口渴脘悶。脈象浮緊。舌苔薄白而膩。

【病原】內熱素重。偶感風寒。以致頭痛鼻塞

【診斷】口渴乃肺胃伏熱。表邪外擽以致寒熱頭痛。

【療法】麻杏石甘湯加昜

【處方】麻黃四分　甜桔梗二錢　廣陳皮錢半　光杏仁三錢　池菊瓣錢半

雲茯苓三錢　生石羔三錢　象貝母二錢　炒枳殼二錢

【二診】服藥後三時。即得透汗。寒熱已蠲。頭痛亦減。胸次亦舒。口仍作渴。

【二方】原方去麻黃桔梗加天花粉三錢肥知母二錢

■外寒內熱　王孟圓 住松江東門外六九號

【病者】張左年六十二歲。

【病狀】表寒未解。痰飲內搏肺絡。壅塞氣機不宣。失其清肅之令。寒熱無汗。咳喘不得平臥。胃有鬱熱而煩躁。脈浮緊而數。舌苔黃膩不厚。

【病原】既有內熱。復感寒邪。以致氣機壅塞。

【診斷】表邪不解。裏熱不能外達。因而喘咳難於平臥。

【療法】宜宣肺氣以解外邪。化痰飲而清胃熱。

【處方】炙麻黃四分　法半夏二錢　生石羔三錢　象貝母三錢　薄橘紅八分

炙欵花錢半　旋覆花錢半包　雲茯苓三錢　光杏仁三錢　川桂枝六分

甘草六分

【二診】藥後得汗表解。

【二方】原方去麻黃桂枝。加瓜蔞皮三錢。冬瓜子三錢。

【效果】藥後得大便兩次。氣機宣暢。喘息亦平。

■風痰暴厥　趙友如住鎮江張飯店巷

【病者】嚴鏡川之子。年三歲。住鎮江城內湯圓巷。

【病狀】先一日身微熱咳嗽。於次日陡然暴厥。喉間痰聲如拽鋸。手足抽搐。此兒身體肥壯。自暴厥後。由朝至夕。一身大肉盡脫。醫以熄風化痰之劑無效。即延余診。

【病原】乳滯夾甜粘食物。未能盡化。即感風邪。

【診斷】宿滯未消。即感外邪。痰滯互結。蒙蔽清竅。以致暴厥。

【療法】急則治標。用蘇子降氣。加生鐵落竹瀝姜汁。能於竅開再爲商治。

【處方】黑白蘇子各二錢　前　胡二錢　製川朴六分　薄橘紅一錢　杏　仁三錢

炒枳殼二錢　製半夏三錢　萊菔子二錢　雲茯苓三錢　陳胆星錢半

竹　瀝一兩冲服　姜　汁五滴冲服　生鐵落五錢煎湯代水

【二診】於是夜漸有轉機之象。列方如下。

【二方】生玉竹一錢　麥　冬二錢　粉甘草五分　杏　仁二錢　象貝母二錢

荸　薺二枚　西洋參一錢　雲茯苓二錢　薺菜花三錢

【說明】第一劑當晚六時至九時陸續服盡。至下午半夜三時。喉中痰聲漸漸低微。天將明時。全無聲息。病家驚恐。來敲余門。其聲甚急。開門後。問伊病勢若何。伊云恐難挽回。服藥後漸漸聲息低微。此時全無聲息。四肢亦不稍動。全家無法。再請一診。余卽隨往。見小孩已睡在地上。預備掩埋之象。余卽靜聽此孩呼吸出入雖微。氣息平均。並無或大或小之象。當卽囑其家人切勿擾亂。聽其自醒。此乃佳兆。速備淸米飲。俟醒後與服。並立次方。囑其午後煎服。卽此一劑卽痊。後聞至十時纔醒。醒後毫無痛苦。惟神疲倦怠而已。

▣寒邪襲表

茅遇春住安慶太平

【病者】朱左。年五十八歲。

【病狀】表分爲寒邪所束。中脘爲濕痰盤踞。兩陽爲病。寒熱交作。無汗頭疼。脘悶泛嘔。納食減少。脈浮而滑。苔薄而膩。

【病原】年高體弱。寒邪襲表。陽微無抵抗之力。

【診斷】經云。體若燔炭。汗出而散。卽此症之謂也。

【療法】透表得汗則諸症自退。

【處方】淨麻黃四分　法半夏二錢　砂仁殼八分　淡豆豉三錢　廣陳皮三錢
赤　苓二錢　炒枳殼三錢　六和麴二錢　炒苡仁三錢　煨　姜一片

【二診】服藥後煩躁不安四時之久。得汗安眠其病若失。惟脘次當未舒適。飲食不思乃濕痰未能盡淨。治以化痰利濕。

【二方】西砂仁八分後下　扁豆衣二錢　炒枳殼二錢　製川朴八分　炒苡仁三錢
赤苓皮二錢　法半夏三錢　廣陳皮五錢　福澤瀉二錢　煨　姜一片

■嬰孩傷風夾乳滯

張少軒住丹陽城內

【病者】施幼。八個月。住丹陽西門外。

【病狀】憎寒壯熱。晝夜啼哭。筋紋色紫。面色黃而晦。舌苔垢膩色白。

【病原】外感夾邪滯

【診斷】孩小症重。防有驚厥之變。

【療法】以發汗解表爲先。加以化滯之品。宜速解爲是。

【處方】蘇　葉錢半　炒枳殼一錢　薺菜花三錢　荊芥穗六分　杏仁泥二錢
廣陳皮一錢　炒牛蒡三錢　炒麥芽二錢　白寇衣五分

【二診】服藥後煩躁啼哭二時許。得汗安睡三小時。則身熱盡退。仍不思食。

【二方】原方去蘇葉荊芥加六和麴一錢。鷄內金一錢。兩服後卽愈。

■風邪夾食

華筱亭住浙江餘姚

【病者】馮左年三十五歲。浙江藉。

【病狀】頭微痛。鼻塞咳嗽。似有寒熱。胸悶氣急。脈象浮滑有力。舌苔白膩。

【病原】感受風邪。加以油膩雜物。以致輕症變重

【診斷】脈浮苔膩。脈症合參。乃風邪食積爲患。肺胃受其壅塞

【療法】疏表化滯之劑

【處方】蘇梗葉各二錢　光杏仁三錢　山查炭三錢　防　風錢半　製川朴八分

萊菔子二錢　桔　梗二錢　六和麯二錢　炒枳殼二錢　葱　白二枚

【二診】二劑後表症已解。矢氣臭穢。

【二方】桔　梗二錢　炒枳殼一錢　元明粉二錢冲服　光杏仁三錢　萊菔子二錢

雲茯苓三錢　陳廣皮錢半　蔞　皮三錢　象貝母二錢　枇杷葉二錢布包

【效果】三劑後得大便一次。諸恙悉減。飲食漸增。囑忌油膩乃痊。

■傷寒夾食

許莘耕住宜興徐舍慶豐號

【病者】姚左年三十八歲。

【病狀】寒邪襲於太陽。濕滯阻於中脘。遍體酸脹。有汗惡風。胸悶泛嘔。腹內作脹。

【病原】先因停滯。復感寒邪

【診斷】食阻中焦。寒襲太陽。加以濕邪盤踞。以致腹脹體骨酸痛。

【療法】治宜疏表解肌。化滯理濕。

【處方】川桂枝八分　製川朴一錢　法半夏二錢　紫蘇梗二錢　炒枳殼二錢

廣陳皮一錢　苦桔梗一錢　六和麯二錢　白蔻仁五分後下　生姜一片

【二診】藥後表解脘悶嘔噁亦減。惟遍體酸疼腹部仍脹。

【二方】製川朴一錢　法半夏二錢　大腹皮二錢　白蔻仁五分後下　廣陳皮一錢

川玉金錢半　炒枳壳錢半　炒穀麥芽各三錢　赤苓二錢

【效果】連服二劑。諸恙悉減。三診去厚朴加海南片錢半。得大解即痊。

■風邪夾滯泄瀉

徐人龍住嘉定西門

【病者】周幼年四歲

【病狀】泄瀉色青一日八九次。腹鳴作痛。飲食不思。溲赤而短。舌苔邊白中黃。

【病原】外感風邪。宿食不化。

【診斷】風邪從臍而入。腸胃挾滯交阻。中土不運。清濁不分。

【療法】疏風化滯

【處方】炒防風一錢　煨木香八錢　生白朮二錢　黑荊芥一錢　萊菔英三錢

焦查炭三錢　藊豆花三錢　廣陳皮一錢　赤苓三錢　炒雞內金二錢

【二診】服藥後得微汗。腹痛即減。一日泄四五次。仍以原方加減。

【二方】炒防風一錢　煨木香八分　焦查炭三錢　藊豆花三錢　大腹皮一錢

生白朮二錢　廣陳皮錢半　冬瓜皮三錢　赤苓三錢　雞內金二錢

【效果】二劑後。症勢已減其八。減去防風木香。加生苡仁三錢。飛滑石二錢。生甘草一錢。三劑全愈。

■風邪內襲變痫

高崙住吉林糧米行

【病者】楊左年五十七歲浙江籍。

【病狀】滯下色青肛門脹墜七八日之久。片刻不能安適。飲食減少。舌苔薄脈虛弦。

【病原】陰分素虧。向有結燥之病。每用西法灌腸。因而轉爲下痢。

【診斷】灌腸之時。風從肛門而入。肝臟受邪。下痢色青。脾受木侮。穀食不能化精液。而變敗濁。風邪從中鼓蕩驅濁下注。中氣素虛。以致清陽不升。溲便爲之變也。

【療法】用補中益氣加袪風化濁之品。

【處方】炙黃芪二錢 蜜炙升麻五分 全當歸二錢 炒防風一錢 苦桔梗一錢

炒白芍錢半 銀柴胡二錢 潞黨參二錢 廣陳皮一錢 炙甘草六分

炒赤砂糖三錢

【二診】前方連服二劑。脹墜已蠲。下痢亦減。

【二方】當歸身二錢 野於朮二錢 法半夏二錢 炒白芍五錢 雲茯苓三錢

廣陳皮五錢 潞黨參三錢 炙甘草六分 廣木香八分 炒赤砂糖三錢

【效果】連服三劑。諸病若失。後立潤腸之劑。並結燥之病亦蠲。

▣風寒入絡

任步青住南京城北

【病者】婁右年三十三歲住南京三牌樓南首。

【病狀】尺脈沉細。寸關弦濇。舌苔薄膩。腰部痺痛。連及胯腹。痛甚則泛噁。納食減少。難於轉側。

【病原】產後血虛。風寒入絡。

【診斷】產後血虛。風寒濕乘隙入太陽少陰厥陰之絡。榮衛痺塞不通。厥氣上逆。挾痰食阻於中焦。胃失下降。

【療法】獨活寄生湯合吳茱萸湯加味。温經達邪。

【處方】川獨活一錢　青防風一錢　厚杜仲三錢　桑寄生二錢　北細辛三錢
大白芍錢半　川桂枝八分　全當歸二錢　淡吳萸五分　淮牛膝二錢

【二診】連服四劑。腰腹痺痛大減。泛噁亦止。惟數日不更衣。飲食不知味。

【二方】前方去細辛。加砂仁七分。半硫丸錢半吞服。

【三診】二劑後腑氣已通。食入知味。

【三方】去半硫丸吳萸。加白朮錢半。生黃芪三錢。

【效果】連服八劑。諸恙皆愈。

▣風寒攣臂

趙友如住鎮江張飯店巷

【病者】夏左。年二十餘。業木匠。住鎮江焦山對過五圩關帝廟。

【病狀】兩臂彎曲。左手中指及第四第五指。曲如鈎形。右手第四第五指亦然。兩臂肌肉盡削。兩手亦祇有皮骨而已。乃氣血不得流通。所以拘攣。延已七八個月之久。

【病原】因受風寒。始則臂痛。雖經該處醫士診治。未能獲效。後因人既殘廢。更無力可醫。以致拘攣成廢。

【診斷】熱主弛張。寒主收縮。兩臂脈絡重受風寒。以致筋縮臂曲。已具殘疾之象。

【療法】仿昔賢治風先治血。血行風自滅之例治之。

【處方】金毛狗脊三錢　延胡索二錢　陳木瓜三錢　全當歸三錢　製乳沒各五分
橘絡一錢　大熟地三錢　川桂枝二錢　炒白芍二錢　陳酒二兩沖服

【二診】前方連服五劑。手心及手指不似初診時之板硬。鈎處略能微動。既稍得效。囑其用原方連服十劑。

【效果】前後共服十五劑。兩手十指俱能伸屈。臂亦能轉動。不似前次之屈而不伸。既獲大效。用原方加三倍泡酒五斤。每晚開水燙熱。飲二兩。所泡之酒。未及飲完而殘疾已全愈矣。

【說明】此症已成殘疾。而能獲痊如初。誠意料所不及。亦病者所不望。甲午年初夏。余應吾友王君之邀。而病者之鄰。懇商於予。代爲診治。衆鄰出藥資。配藥救彼青年殘疾。免爲餓莩。如此高鄰。有此熱心。可敬可仰。而醫家本以濟世爲懷。該鄰如此誠意。焉有不代診之理。遂立前方。先後共服十五劑。其疾十去其九。後立酒方。未及飲完。而該疾已告全瘳。病人喜出望外。特至吾廳叩謝。誠畢生之快事耳。

吳子舟住太平

□傷風惡阻

【病者】楊右。年二十八歲。住安徽當塗。

【病狀】嘔吐不止。延已三月。食入則吐。痰多便燥。

【病原】據述經期後傷風咳嗽。服滋潤藥品。以期止咳。而寒痰凝結胸中。遷延三月。骨立形銷。嘔吐未止。

【診斷】傷風爲滋潤藥品所誤。以致寒痰凝結。延已三月。病家醫家俱束手無策。余細按其脈滑數有力。兩尺不斷。乃孕脈也。蓋初孕後。卽傷風。疑其將入痨瘵。而不如其已有孕也。

【療法】大半夏湯加減

【處方】姜半夏一兩　廣陳皮三錢　潞黨參六錢　白　蜜一兩五錢

【安胎方】白歸身二錢　漂於朮二錢　法半夏二錢　撫川芎一錢　潞黨參三錢

眞阿膠三錢　大熟地三錢　條　芩一錢

【效果】初方服後。嘔止便潤。接服安胎方四劑。而胎安無恙。後以飲食調養。身體健全。

趙公尙住上海浙江路七八〇號

□傷寒傳經

【病者】江右。年三十五歲。

【病狀】太陽表邪兩候未解。陽明之熱連朝燔熾。薰及心包。神明不能自主。發熱譫語。口渴背寒。脈象浮滑而數。苔黃而膩。

【病原】始由傷寒遷延未治。加以未能忌口。又傷於食。以致表裏俱重。

【診斷】傷寒遷延兩候未經醫治。太陽未解。傳及陽明。以致神志不爽。口渴思飲。

【療法】治以桂枝白虎。加消導之品。

【處方】川桂枝八分　六神曲二錢　廣陳皮一錢　熟石羔四錢　焦査肉二錢
硃茯苓一錢　肥知母二錢　天花粉三錢　小枳實八分

【二診】表邪已解。內熱未除。

【二方】原方去桂枝神曲。加瓜蔞仁二錢。冬瓜子二錢。

▣少陰風寒

蘇子和住濟南

【病者】孫左。年三十六歲。住濟南。任省立中學教員。

【病狀】腎氣素虧。向有腰痛宿恙。近因深夜改課。風寒乘隙而入。身熱頭疼。遍體酸楚。脈來沉細而滑。舌苔薄白。經醫診治五日。疎解風寒無效。

【病原】冬季嚴寒。入夜尤甚。加以腎虧之體。風寒焉得不入。

【診斷】風寒直入少陰。以太陽表劑治療。乃誅伐無過。宜其無效。仍防增劇。

【療法】麻黃附子細辛湯加味。

【處方】生麻黃一錢　川桂枝一錢　法半夏二錢　附片一錢　厚杜仲三錢

傷寒今釋

陸淵雷

汪氏云。大抵此湯。病人痰熱內結者。正宜用之。

內臺方議云。小陷胸湯。又治心下結痛。氣喘而悶者。張氏醫通云。凡欬嗽面赤。胸腹脇常熱。惟手足有凉時。其脈洪者。熱痰在膈上也。小陷胸湯。湯本氏云。小陷胸湯雖不如大陷胸湯丸之能起重症。然以余實驗。應用較廣。凡腺病質癆瘵質之人及肺結核病者。皆胸部扁平。而胸骨部常多少凸出。然以扁平之故。胸部之前後徑不如橫徑之大。橫徑大者。柴胡之胸肋膨脹證也。胸骨部凸出者。本方證也。此即二方合併之證。而柴胡證強。本方證弱。故此等病宜此二方之合方。更細察其他證候。隨證兼用大黃䗪蟲丸下瘀血丸等。至於是否感染結核菌。可以不問。如此施治。苟無死證。皆可全愈。不唯理論上然。余之日常經驗。可以證明之。

赤水玄珠云。徐文學三泉先生令郎。每下午發熱。直至天明。夜熱更甚。右脇脹痛。欬嗽吊疼。坐臥俱疼。醫以瘧治。罔效。逆予診之。左弦大。右滑大搏指。予曰。內經云。左右者。陰陽之道路也。（斷章割裂可笑之至）據脈。肝胆之火為痰所凝。必勉強作文。過思不決。鬱而為痰。夜甚者。肝邪實也。乃以仲景小陷胸湯為主。瓜蔞一兩。黃連三錢。半夏二錢。前胡青皮各一錢。水煎飲之。夜服當歸龍薈丸。（錢仲陽方治肝經實火。頭暈目眩耳聾耳鳴。或胸脇作痛等證。當歸、龍胆草、梔子仁、黃連、黃檗、黃芩、大黃、蘆薈、青黛、木香、麝香。）微下之。夜半痛止熱退。兩帖全安。湯本氏云。孫一奎氏治此症。專憑脈。不據腹診。沒却師之本旨。雖幸而得治。不免偶中之譏。又本方加前胡橘皮。即本方加柴胡橘皮之意。是亦不徹底。此時當本方合用小柴胡湯。

建珠錄云。越中小田中村勝樂寺後住。年十三。生而病癇。其現住來謁曰。余之後住。不敢望其能通言語。幸賴先生之術。倘得稱佛名。足矣。其劑峻烈無所畏懼。縱及死。無悔。東洞診之胸肋妨脹。如有物支之。乃作小陷胸湯及滾痰丸。（治胸中苦煩痰喘者甘遂大黃黃芩青礞石中土通行之滾痰丸無甘遂有沈香）與之。月餘。又為七寶丸飲之。數日。如此者凡六次。出入二歲所。乃無所不能言。

成蹟錄云。丹州一獵夫。乘轎來告曰。一日入山逐獸。放鳥銃中之。獸僵。乃投銃欲捕之。獸忽蘇。因與之鬥。遂克捕之。爾後雖無痛苦。然兩肘不能屈伸。普求醫治。未得寸效。南涯診之。胸滿太甚。異於他所。乃與小陷胸湯。服之而愈。湯本氏云。余亦隨腹證。用本方。治吞酸嘈雜。兩脚攣急。行步難者。得速效。方伎雜誌云。小西久兵衛之息。年十四五。乞診。父母曰。伏枕已三年矣。藥餌祈禱。無所不至。而病加重。羸憊瘦削。至於如此。余診之。薄暮發寒熱。胸骨呈露。肌膚索澤。身面黧黑。眼胞微腫。腹滿。臍旁之皮。輕撫即劇痛。且每夜腹痛而微利。其狀腹脹而四肢柴瘦。恰如乾蝦蟇。臥床不能起。飲食不進。舌上黃胎。小溲黃赤。脈沈而微數。仰臥則臍邊攣痛。余告其父母曰。是所謂痞勞重症。非余所能治也。父母愀然曰。固不敢望其生。然愛子之情。不能自已。猶冀其倖萬死於一生。故舉兒命以託於先生。請垂玉愛恤。懇請不已。余不能辭。

衄血造成僞吐咯血說

張仲璉

衄者何。蓋鼻黏膜血出也。其研究之需有二。所謂全體性。與局部性是也。全體性者。即全體機能亢盛之義。如傷寒表邪鬱久不解。體溫鬱而充血。第充血必先充於顏面。鼻黏膜爰受其刺激焉。衄也蓋自此始。本報傷寒論四十八四十九及五十七條所論者。其是謂乎。觀夫羸弱之人。和血燥於上。其鼻黏膜嘗易於破裂。稍有觸犯。即充而致衄。更有婦人因汛事閉而致衄者。不一而足(按此屬一種代償性)以上雖爲一部之患。究其所以然致衄之因。實緣全體影響所釀成耳。局部性者。即外介物質觸傷。或打傷。或生瘤。及小潰瘍剤鼻等。所造成。(閱者鑒顧外界二字。自知非內部影響所致)既如此言。則衄血出於鼻。吐血出於胃。咯血出於肺。理不明且至乎。乃謂衄血至於吐咯血者。將何謂耶。然余以一僞字立說。實常識所感知。乃經驗於心得。爰濡筆錄之如左。

友人端木雪君字子瑜黎陽人也。幼嗜讀書頗精書法。其鼻衄宿疾頻年已久。每一鮮紅勃勃。其勢洶洶。惟衄後或一夜間。必嘔點血或咯血少許。其家人乘疑爲吐咯血焉。於是延醫爲之療。醫者亦依吐咯藥法治之。是以施法雖勤。卒未一效。一日余偶會之於秦川。暢敍別後數載情誼。君語其況。且告其痾。乃詢其衄血時。其血曾否有回流喉嚨之象曰。余衄後疲極。每以一睡。冀養精神。其爲回流與否。則未之悉也。當是之時。余不禁幻想叢生。幾夜無眠。結果獲有三項原理。遂武斷其吐咯血皆緣衄血時。瘀紅返歸肺胃所造成。是敢謂之僞。(一)吐咯血之發現必在衄血之後。(二)眠則其瘀趨徑易歸於肺胃。(三)每以吐咯藥法療治。未嘗一效。執此三因。夫復何疑。矧徒有吐咯血之痾。而不具吐咯血之病形。甯有是耶。於是以礬水蘸濕棉花。塞其鼻孔內。以歛血管。一面囑其倘再衄時。須注意其回流。後果愈云云。

修正藥物入藏入府說

葉勁秋

內服藥之作用。以意度之。不外改變氣血之質汁。或促進與迂緩其流行。氣血之總紐。原有一定。藏府之功用。各有天賦不同之工作。藥物之入於口腔也。至胃而溶解。其有用部分。則由各營養細管吸攝以去。無用之渣滓則循大小腸以下泄。西法以內服藥功效之遲緩。而又藥及無辜之胃府。乃改變方法。注射法於以大行。僅數十秒鐘可以環行周身。使藥液直接注入血脈或腺管。以免消化系之吸取與排泄之二層無謂歷程。我國先前本草。莫不滿載某藥入脾。某藥入肺之說。最爲附會之至。至如以肺補肺。以脾補脾。同氣相感。物聚其類。自亦有理。設謂每藥各有所入。恐未必然。究草木之氣味。終與血肉之軀有異。以是今後應加以相當之修正。庶藥學易趨於光明之途。此義也。古人已先我而言之。玆節其說如下。語頗警切。頗堪玩味。惟出自何書。刻已遺忘待查。藥有載明入何藏府及何經絡者。不知其所主何病。即知其藥力能至何處。究之服藥後。藥隨氣血流行。無處不到。後世之詳爲分疏其藏府經絡者。似轉貽後學以拘虛之弊也。

流行病叢談(續)

邰家麟

凡時疫流行之際。小兒亦多傳染。傷寒例所謂小兒女子。益以滋甚。以小兒筋骨柔脆。一染時疫。即驚搐發痙。誤作驚治必死。治稍遲延亦死。其治與大人彷彿。但幼科專於痘疹驚疳。而傷寒甚畧。但知其不思飲食。不知其疫邪傳胃。但知其嘔渴瀉泄。不知其協熱下利。凡此何暇致思其爲疫證乎。

(完)

館址
上海浙江路清和坊對過
（電話 六二五五六）

每星期六出版一册

全年五十期連郵費二元四角
國外加半
郵票代洋
九五折扣

衛生報

主編者
醫學家趙公尚

宗旨
鼓吹世界醫學大同
切實指導衛生方法
徹底說明醫學原理
解答一切疑難病症

中華民國十九年三月廿九日出版

第二卷第七期

發行者
上海衛生報館

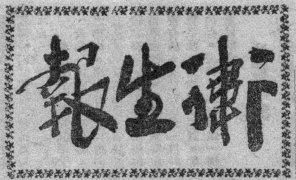

THE HYGIENE WEEKLY 780 CHEKIANG ROAD, SHANGHAI, CHINA

本期要目

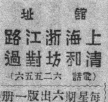

治痘略識(續)

李健頤

(三)保和湯　生地四錢。西洋參一錢。紅花錢半。紫草二錢。桔梗二錢。山查錢半。川芎一錢。木通一錢。甘草五分。燈心四莖。糯米一勺。水煎服。六日至九日皆宜此方加減。如氣血虛者。加黃耆、白朮。脾虛泄瀉。加參苓白朮散。血熱毒者。加犀角、元參、神犀丹、天葵。熱甚火熾。不能成膿者。加化斑湯。四順飲。

(四)保嬰百補湯　西洋參一錢。白朮錢半。茯苓二錢。藥山二錢。當歸錢半。白芍(酒炒)二錢。生地三錢。水煎服。十與十二日皆宜此方加減。九十日。殼中出清水者。或不濃漿者。此氣至而血不至也。宜加黃蓍二錢。官桂三分。血熱氣騰而痘不收靨者。加犀角地黃。身熱口渴。痘色紅艷者。去參朮淮山。加化斑湯。血分熱甚。神昏譫語者。加安宮紫雪。熱甚便秘者。加大黃紫艸。

(完)

中國藥物與氣味

葉勁秋

氣味兩字。爲我國歷來研究藥物之基礎條件。然試觀每一藥物之下而所註氣味。漫無界說。常混淆其辭曰氣味苦寒。或辛溫。究竟孰爲氣。孰爲味。從未有明切之分解。夫氣爲無形無質之物體。常從某一有形物體而產生。至其所產生之氣而辨別之爲香爲臭。則全在嗅覺器官之功能。而臭氣香氣之本質。種類之繁多。迄今心理學家猶無一定之分類法。無從加以明晰之解說。僅不過假物質之名而名之曰花香藥香酒香等等而已。我國先醫學家。以直接感受氣體之刺激。嘗分腥羶焦臭香腐等類。所惜本草上不多明載。深爲引憾。味之辨別。全在味覺器官之功能。而味覺器官之感覺。又以其部位不同而分銳鈍。如感甘及鹹。以舌尖最爲敏銳。舌根則利于感苦。舌緣則利于感酸。我人病感冒時。食物每覺變味者。乃味覺常與嗅覺溫覺冷覺。互有關係。準此。可知人身是整個之軀體。其生理作用。輒各牽制與互助。必不可以過事分析偏重局所療法。理亦明甚。西法之短劣。正坐此病耳。然而治學方法則舍分析法外。其學必不能精進。有斷然者矣。玆我所欲言者。在治學。在治藥學。非所語于治療。治療是一事。治學是又一事。故當分氣別味。再從氣味上以明其功能。其惟一之目的。祇在于確定物品。使後者易于尋認。不致迷惑。中國藥物之所以必欲明氣味者。一以確定名實。以免貌似之弊。一以氣味之激刺。在在與生理病理。有不少之成效。然藥物獨具之良能。恆有出于氣味之外者。是學者又未可以過泥也。

服藥免嘔法

病人服藥。每多嘔噦。若用生薑一片。先冒舌上。少頃去之。飲藥。則自不嘔吐。

茺蔚子三錢　細　辛三分　廣陳皮二錢

【二診】服藥後週身汗出熱退頭痛亦愈脉有起色惟腰部仍覺酸痛轉側不便此乃宿恙未易除根

【二方】原方去麻黃細辛加甘枸杞三錢炒白朮二錢

□中寒　張蘊石住常熟閣老坊

【病者】張左年二十五歲住閣老坊

【病狀】四肢厥逆頭出冷汗所瀉皆水作噁噁甚則嘔吐呃忒少腹拒痛面色青晦唇白

【病原】平素陽氣本虛偶啖生冷輒卽腹痛日前天氣極寒夜半後忽爾上嘔下瀉自服施德之藥水及痧藥等無效

【診斷】脈沉伏舌淡白此陰寒直中脾腎陽氣汨沒之候也

【療法】回陽救逆溫中驅寒

【處方】製附子一錢　東白芍二錢　台白朮三錢　白茯苓二錢　淡干姜一錢

炙甘草八分　上桂片一錢　煅龍骨三錢　煅牡蠣四錢　公丁香一錢

乾柿蒂一錢　台人參二錢

【效果】一劑惡象俱退再劑而愈殊出意外

□傷寒身痛　毛錫如住黑龍江

【病者】范左年五十七歲

【病狀】表邪未罷形寒怯冷遍體痠楚脘悶咳嗽納少苔白脈緊而弦

【病原】重受風寒

【診斷】風寒襲絡遍體痠楚。

【療法】桂枝湯加味。

【處方】川桂枝錢半　炒枳殼三錢　全當歸三錢　炒赤芍三錢　法半夏四錢

海風藤四錢　紫蘇梗四錢　廣陳皮二錢　光杏仁四錢　佩蘭梗錢半

【二診】藥後表邪已解。諸恙均減。

【二方】原方連服三劑即愈。

▣奪精傷寒

雷引之住金山錢家圩鎮

【病者】徐左。年三十餘。業農。住本鎮費家橋東北。

【病狀】病覺凜凜惡寒。不覺發熱。頭微痛。嗜臥。不思飲食。

【病原】精氣先虛。適感外寒因得是病

【診斷】診得兩手脈沉細而左手微帶數象。舌乾而中心脫液。是邪氣欲內傳矣。夫當此寒威凌厲。人易傷寒。但此人素稱強壯。何一病即內外告警。若是意者有所奪於內。精氣先傷。所以一感外邪。即有刦營之朕兆。所幸者病方二日。裏症未深。表症爲重。或可一擊而解散也

【療法】法當辛涼解表。以仲景麻杏石甘湯合肘後葱豉湯加味。以徹外邪。兼和裏氣。

【處方】去節麻黃三分　帶皮杏仁三錢　生石膏三錢　炙甘草五分　麥門冬三錢

淡豆豉二錢　新會皮錢半　雲茯苓三錢　連翹殼錢半　葱白頭三枚

【效果】服藥後溫覆久之。得微似有汗。翌日復診。表解裏和。早晨已進粥湯少許矣。遂於原方除麻黃石膏。加北沙參三錢。春砂仁八分。又服二劑。安臥數日。旋即向愈。

□陰症傷寒　　雷引之住金山錢家埣鎮

【病者】周氏女。年二十歲。軀幹偉大。田間工作。不讓諸兄。住浙江平湖縣衙前鎮西之虎山頭地方。

【病狀】病之始發。肌膚栗起。身發寒顫。不思食。而時時躁擾。不能安臥。輒欲起而走。且自言熱。欲飲冷水。於是夜間使人環伺之。第二日。卽延予診。

【病原】因灘渡石坍。廢爲之修理。赤足在水久之。時値隆冬。遂得是病。

【診斷】兩手脈全無。舌苔潤而不乾。亦不膩。其母云。昨晚似乎有熱。予以形症參觀。知其爲陰寒之氣。從兩足直入三陰經。所謂陰症傷寒也。及聞其母之言。則又疑爲少陰反發熱症。一時游移未能遽決。

【療法】姑以麻黃附子細辛湯消息之。

【處方】麻　黃七分　細　辛五分　附　子錢半

【二診】病家云。昨晚服藥後。汗出頗大。汗時兩手之脈隱隱然。既仍不見。寒瘧之象。與狂躁欲飲冷水等症。一一如昨。予又細爲診察。知前方未合病機。改用四逆湯加佐

【二方】淡乾薑一錢　炙甘草八分　淡附子二錢　白茯苓三錢　姜半夏錢半
新會皮錢半　葱白頭三枝

【效果】此方服兩劑。邀復診。脉已續。而寒亦已轉。覺倦怠。不復如向之狂躁。欲走索飲冷水之時矣。略進粥湯。乃改用溫養法。又服三四劑全愈。

□房後中寒　　張蘊石住常熟閭老坊

【病者】周左。年三十歲。住報本街。

【病狀】人事不省。手足厥逆。背部流汗。額鼻尤多。冷而且粘。唇紫。面白。胸腹按之堅硬。前陰縮入如臍。口噤脈

伏。

【病原】軀體倭胖。平日食量倍人。強壯無病。已生子女七八。十年前。曾誤入花叢一次。迨後亦未發生遺患。日前晨起。忽然腰脊空痛。兩腿酸疼。少腹亦隱隱作痛。小溲不利而惡寒。翌日延法醫學博士黃承熹先生診治。斷是梅毒。打九一四一針。空痛益加。以重棉疊覆稍緩。是夜卽覺少腹有一股硬冷之氣上衝及胸。有如舂米。不能平臥。起坐急急扶之下牀。竟搖頭口噤而厥。約一時許。微聞腹中鳴响。旋漸甦醒。（仲景所謂大氣一轉。其氣乃散。）信然。醒則人事了了。仍扶上牀。身踡似寐。晝日尚安。惟空痛不減。尚有虼忒。大便曾行溏薄。今夜突又幻變。見症愈形嚴重。已歷兩時矣。

【診斷】此時既不能與病者接談。詢其究竟。而家人又畏羞不言。然揆諸症象。起因必係房後不愼。陰寒乘虛直中少陰。挾厥氣橫逆。上干淸道。汨沒眞陽。有一厥不返之虞。

【療法】勉擬大劑眞武四逆湯。招納微傷。迅掃羣陰。加入人參。轉運大氣。肉桂溫肝行血。重用龍骨牡蠣。塡塞汗竅。制姜附之猛烈。鎭厥氣之上衝。以與諸藥相贊成功。

【處方】臺人參三錢煎冲　雲茯苓四錢　熟龍骨一兩　台白朮二錢　白芍三錢　熟附子一錢炒

熟牡蠣二兩　炮姜炭一錢　炙甘草一錢　上桂心五分去皮研末飯丸另送

【二診】昨夜至一句鐘。又聞腹中轆轆鳴响。漸又甦醒。急以湯丸並進。少傾肢暖汗收。胸腹柔和。腰空腿酸亦減。陽物微露。且得小便。兩脈微細如無。舌白強。小語言蹇濇不淸。詰其所自。乃索紙秉筆書云。病起之前一夜。曾一度同房。事後卽覺凛寒入骨。誤針病加。恐防虛脫。拜乞大力援救。永感不盡。余謂之曰。藥已中的。今當猛進。病者點頭稱是。量其體溫。祇三十五度半。

【二方】臺人參五錢煎冲　雲茯苓四錢　熟龍骨一兩　厚川仲三錢　白芍錢半　熟附子錢半炒

台白朮錢半　熟牡蠣二兩　補骨脂錢半胡桃肉三個鹽水炒　炮姜炭一錢　炙甘草一錢

吳茱萸六分　肉桂心四分伽楠香四分同研飯丸另送

另用肉桂末塡入臍內。少加麝香。以煖臍膏蓋貼之。

【三診】昨藥服後。至夜九時。少腹氣仍上衝發厥。移時卽平。並無肢冷汗出逆象。惟腰脊空痛。腿腹挨疼。雖減不除。舌能伸屈。尙白。面色稍形活潑。陽物又微露長。呃忒亦止。脈頗耐按。大氣漸有轉運之機。陰霾消散。會當不遠。是日同夢旦道長百城夫子議方。

【三方】臺人參三錢煎冲　台白朮錢半　熟龍齒骨各一兩　白芍四錢製附子一錢炒　鹿角霜錢半鹽水炒

炮姜炭六分　熟牡蠣二兩　厚川仲三錢鹽水炒　龜甲心五錢醋炙　茯神苓各四錢

大茴香一錢鹽水炒　炙甘草一錢　香穀芽六錢　上桂心四分伽楠香四分同研飯丸另送

【四診】昨夜衝厥未作。且得酣寐。痛亦大減。便解不薄。舌色略華。脈神漸振。陽物已出大半。而知肌欲食矣。病者欣謂余曰。嘗聞大病須大藥。亦惟大藥能治大病。良然良然。

【四方】臺人參三錢煎冲　台白朮錢半　熟龍齒骨各二兩　鹿角霜三錢鹽水炒　炮姜炭六分

熟牡蠣二兩　龜甲心六錢醋炙　茯神苓各四錢　大茴香錢半鹽水炒　白芍四錢

杜仲三錢同續斷錢半鹽水炒　炙甘草八分　上桂心研末飯丸另送　香穀芽二兩煎湯代水

【五診】服藥後。入夜衝痛雖又未作。上半夜寐中。忽夢身墜水中。狂喊驚醒。醒後汗出頗多。旋復得寐。而夢境益加離奇。如登春台。精遺不禁。此腎虛君相之火不寗。當茲滴水成冰之時。陽氣尙未舒佈。最恐外寒再由此內襲。則前功盡隳矣。快須淸心。未可以能食爲足恃也。

【五方】製熟地三錢熟附六分打　龜甲心一兩醋炙　棗仁三錢枸杞錢半炒　東白芍[illegible]錢肉桂四分炒　菟絲子三錢鹽水炒

紛歸身錢半小茴香錢半炒 熟龍齒骨各二兩 生熟牡蠣各二兩 帶心麥冬錢半辰拌 炙杜仲三錢 續斷二錢鹽水炒

茯神苓各四錢 製半夏錢半 香穀芽二兩煎湯代水

另用臺人參一錢。血麋茸五分。二味研末飯丸另送。

【效果】右方陰陽並補。連服兩劑。夜寐安。酣粥食漸加。兩脈平調。舌亦紅潤。而腰脊空痛。腿腹痠疼。遂不覺矣。

病者感同再造。除先登報聲謝外。且欲製贈遍額以留紀念云。

許半龍住吳江盧墟

◻夾陰傷寒

【病者】周左。年二十一歲。

【病狀】寒熱不清。腹痛如絞。逕及少腹。大便泄瀉。次數無度。

【病原】新婚燕爾。慾後受寒。

【診斷】脈弦緊。苔薄膩。症屬夾陰傷寒。寒邪直中三陰也。

【療法】傷寒云。裏症急。宜先治其裏。再治其表。治裏宜四逆湯溫經達邪。

【處方】熟附片一錢 雲茯苓一錢 六神麯三錢 淡乾姜八分 焦白朮二錢

藿香梗錢半 淡吳萸六分 陳廣皮一錢 焦苡仁四錢 炙甘草一錢

肉桂心三分

【效果】一劑寒熱退。腹痛便泄亦減。二劑全愈。

◻厥陰傷寒

葉勁秋住上海浙江路中一醫院

【病者】朱左。年四十六歲。

【病狀】傷寒十日。壯熱譫語。煩躁不安。無汗。舌無津液。脈來沉數。四肢逆冷。六日不更衣。邪已化熱。由陽明而傳厥陰。陰液已傷。熱深厥深之象。

【病原】傷寒失治。傳變增劇。

【診斷】熱久陰傷。津液銷鑠。迨盡燥矢不下。熱深厥深。防有風動痙厥之虞。

【療法】急擬下則存陰。清熱生津之劑。勢不宜緩。

【處方】生石膏四錢　鮮石斛三錢　天花粉二錢　肥知母二錢　鮮生地三錢
郁李仁三錢　生甘草六分　潤元參三錢　火麻仁四錢

【二診】服藥後得解未暢。譫語煩躁略減。仍以原方加易。

【二方】原方加天門冬三錢。青甯丸三錢同煎。

【三診】藥後三時得大解甚暢。壯熱漸減。微汗蒸蒸。肢有轉溫之象。裏氣既通。表邪自和。仍以原法加味調治。

【三方】生石羔四錢　鮮石斛三錢　鮮生地三錢　肥知母二錢　元　參三錢
天花粉二錢　粉甘草錢半　川貝母錢半　粉丹皮二錢　活水蘆根一兩

【四診】三進生津清熱。譫語已止。壯熱亦微。惟口仍乾。脈數溲赤。陰液久傷。不易上承。再以甘凉生津清熱逐邪。

【四方】羚羊片五分　潤元參三錢　大麥冬三錢　鮮石斛三錢　生石羔四錢
粉甘草錢半　鮮生地三錢　肥知母二錢　天花粉三錢　白茆根一兩
活蘆根一兩

▣太陽少陰同病

沈繼堯住江蘇泰縣

【病者】朱左。年三十六歲。

【病狀】腎陰早虧。風寒外襲。寒熱交作。遍體酸楚。腰痛如折。脈象尺弱。寸關浮緊。舌苔薄膩而黃。

【病原】腎虧風寒易入。以致兩感。

【診斷】太陽主一身之表。腰爲少陰之府。風寒乘隙而入。榮衛不能流通。

【療法】疏達表邪。以期速解爲幸。

【處方】川桂枝一錢　北細辛三分　絲瓜絡三錢　蘇梗葉各一錢　厚杜仲三錢
晚蠶砂三錢　淡豆豉三錢　炙甘草錢半　黃芩錢半酒炒　生姜一片

【二診】寒熱已減。腰痛較輕。

【二方】原方去桂枝蘇梗葉。加宣木瓜三錢。茺蔚子三錢。

□傷寒兼陽明裏症

陶懋軒住浙江蘭溪

【病者】平右。年三十八歲。

【病狀】身熱背部微寒。脈來浮滑而數。口乾不多飲。唇焦。苔薄膩而黃。五六日不更衣。

【病原】因感寒復停滯。延已十餘日。太陽之邪未解。陽明之熱復熾。腸中宿垢不能下達。

【診斷】表邪未解。裏邪復盛。熱勢薰蒸。防有神糊詁語之變。

【療法】疏太陽之邪。淸陽明之熱。助以通腑。以期表裏兩解。

【處方】川桂枝一錢　生川軍二錢　生甘草六分　生石羔三錢　全瓜蔞三錢
元明粉一錢　鮮竹茹二錢　法半夏二錢

【二診】得微汗。寒熱已減。大便雖解未暢。

【二方】原方去桂枝。加海南片二錢。枳殼二錢。

中国近现代中医药期刊续编·第一辑

【三診】已得暢解。諸恙皆痊。惟神疲體倦。未思飲食。

【三方】砂仁殼六分　大麥冬二錢　穀芽三錢　生苡仁三錢　益智仁二錢
潤元參三錢　廣陳皮錢半　赤苓二錢

傷寒傳變

繆鳴岐住大通城西

【病者】何右年十九歲。

【病狀】傷寒一週。經水適來。邪熱陷入血室。瘀熱交結。發熱惡寒。早輕暮重。神糊譫語。脇痛胸悶。口苦苔黃。少腹拒按。臍氣不行。脈來弦數。症勢甚險。

【病原】表邪未解。天癸當期。勢必乘隙內陷。釀成危險之候。

【診斷】症勢已入險途。熱瘀速宜清解。否則一入厥陰。更爲棘手。

【療法】和解兼清熱逐瘀。以期應手乃吉。

【處方】柴胡一錢　靑皮一錢　桃仁泥二錢　炒黃芩一錢　赤芍三錢
通草八分　羚羊片八分　紅花八分　生蒲黃二錢　清寗丸三錢包

【二診】藥後寒熱已減。餘恙依舊。

【二方】原方去柴胡。加犀角尖四分（磨汁）鮮生地三錢。瓜蔞仁三錢。

【三診】服藥後得大解二次。胸悶較舒。譫語亦減。勢有轉機之象。

【三方】去犀角羚羊蒲黃清寗丸。加元參三錢。生石羔三錢。甘草五分。

傷寒結胸

奚承謙住湖南瀏陽

【病者】顧左年四十三歲。

【病狀】胸脘脹痛拒按。嘔吐不能食。苔膩脉滑。脘爲陽明之所。痰食阻於中焦則脹痛。胃氣不得下降則嘔吐。
【病原】始因傷寒。經醫早下。邪不能外達。復因飲食不慎。痰滯盤踞中州。
【診斷】症因早下。加以飲食不慎。淸陽爲邪所阻。以致脾胃升降失常。此乃結胸之症。
【療法】擬以小陷胸湯增損。
【處方】姜川連四分　瓜蔞皮三錢　炒枳實二錢　姜半夏二錢　姜竹茹二錢
萊菔子二錢　製川朴一錢　大砂仁七分　六和粬三錢
【二診】脘部較舒。嘔吐間作。仍以原方加減。
【二方】原方加焦查炭三錢。生姜一片。

◻傷寒結胸

邰家驪 住上海閘北梅園路同德里十五號

【病者】高左。年四十二歲。
【病狀】舌苔厚膩。脉滑。脘爲陽明之所。痰食阻於中焦。則脹痛拒按。胃氣不能下降。則嘔吐脘悶。
【病原】始因風寒夾痰滯。阻遏陽明。以致脘部脹痛。
【診斷】表邪既解。裏滯未除。痰滯互結中脘。以致脹痛拒按。甚則嘔吐不食。此結胸之重症也。
【療法】化痰滯和胃氣。則脹痛自除。嘔吐自止。擬以小陷胸湯增損。
【處方】姜川連四分　炒枳實錢半　西砂仁六分後下　姜製半夏二錢　瓜蔞皮三錢
萊菔子二錢　製川朴六分　姜竹茹一錢　六和曲二錢
【二診】連進二劑。不甚拒按。嘔吐亦止。惟脘次尚未舒暢。仍以原方加易。
【二方】姜川連三分　姜竹茹一錢　炒穀芽三錢　製半夏二錢　西砂仁五分後下

中国近现代中医药期刊续编·第一辑

炒枳壳二錢　瓜蔞皮三錢　萊菔子二錢　廣陳皮錢半

【效果】連服二劑。減川連砂仁。加益智仁三錢。雲茯苓三錢。三劑後卽思飲食而愈。

莘實夫住黑龍江

◻傷寒內陷

【病者】陳左年四十八歲。業商。黑龍江籍。

【病狀】裏熱表不熱。口渴不欲飲。四肢逆冷。脈沉苔膩。嘔噁呃逆。大便不實。

【病原】始由發熱惡寒。繼則無表症而中脘煩躁。

【診斷】症因邪陷太陰。風寒不得外洩。陽氣被遏。胃陽不宣。此卽傷寒內陷之症。

【療法】四逆湯加減。以通陽氣。和胃降濁。

【處方】熟附片三錢　公丁香一錢　廣陳皮三錢　淡乾姜二錢　川厚朴二錢

法半夏三錢　川桂枝二錢　六神曲三錢　炙甘草一錢　柿蒂五枚

生姜二片

【二診】藥後四肢轉熱。脘部稍安。勢有外達之象。

【二方】原方減附片一錢。厚朴一錢。加炒穀芽三錢。炒枳壳二錢。

郭紹仁住鎮江九如巷

◻傷寒嘔穢

【病者】吳右年三十八歲。

【病狀】據述始病惡寒發熱。此時表熱已微。裏熱正旺。口渴不欲食。四肢逆冷。脈沉苔膩。嘔穢大作。大便不實。

【病原】初感寒邪。失治。未由表泄。以致傳裏。

【診斷】表邪未能泄越於外。陽氣被遏。胃陽不降。以致嘔穢。脈象沉伏。裏熱邪陷之徵。四肢逆冷。乃爲寒厥。

【療法】法以四逆湯加味。以達陽氣。而降胃濁。

【處方】熟附塊錢半　製川朴八分　丁　香五分　製半夏二錢　淡乾薑八分

廣陳皮錢半　柿　蒂七枚　炒穀芽三錢　川桂枝一錢　六神曲二錢

生甘草六分　生　姜一片

【二診】藥後嘔穢已止。四肢稍轉。不似昨日之冷。勢有轉機之象。

【二方】原方去丁香柿蒂加全瓜蔞三錢。冬瓜仁四錢。再進一服。

【三診】得大解二次。諸恙悉減。

【三方】北沙參三錢　生白朮一錢　製半夏二錢　廣陳皮一錢　穀　芽三錢

甘　草八分　茯　苓三錢　鷄內金錢半

◻風痰互病

徐人龍住嘉定西門

【病者】張左。年五十七歲。

【病狀】惡寒發熱。脘悶嘔吐。舌苔薄膩。邊紅中白。脈來浮弦而滑。渴不引飯。不飢不食。

【病原】年高體弱。陽不外衞。加以痰飲宿恙。兼感風邪。以致表裏壅塞。

【診斷】風邪阻遏衞陽發泄之機。痰飲盤距中宮。以致清陽不升。濁陰不降。故有脘悶嘔吐鬱抑之象。

【療法】治以梔豉湯合溫胆湯表裏兼施。

【處方】淡豆豉三錢　製半夏二錢　連皮苓三錢　川桂枝一錢　鮮竹葉二錢

福澤瀉二錢　廣陳皮二錢　淡黃芩一錢　白蔻衣八分

【二診】二服後表解。胸次未舒。嘔吐雖減。濁陰未除。

傷寒今釋

陸淵雷

乃用小陷胸湯四逆散合方。䗪蟲丸每日五分。每日通利二三行。雜以穀物。飲啖稍進。父母喜悅。自冬徂春。仍貫前劑。其間數日。用鷓鴣菜湯（鷓鴣菜係彼邦治蚘藥鷓鴣菜湯主治蚘蟲及驅逐腸胃宿毒鷓鴣菜大黃甘草）下蚘數條。自此腹痛豁然而止。腹滿攣急亦大和。能自身上厠。用前方半歲餘。舉動略如意。其父携浴於滙堂。益覺快暢。服藥不怠。初秋始止藥。此兒之得治。眞意外也。湯本氏云。此症恐是結核性腹膜炎之重症也。余未嘗不治斯等篤疾。其初期中期。用小陷胸湯四逆散合方。兼用大黃䗪蟲丸或起廢丸。（主治陳久瘀血乾漆桃仁反鼻霜大黃一方無大黃有地黃反鼻霜者蝮蛇灰也）其兼肺及淋巴腺結核者。用小柴胡湯（或加石膏）小陷胸湯四逆散（或排膿散）合方。及前丸方。又兼用黃解丸。（或第二黃解丸案黃解丸方黃連黃芩梔子大黃第二黃解丸方以黃蘗易大黃皆本外臺方）屢得全效。

太陽病二三日。不能臥但欲起。心下必結。脈微弱者。此本有寒分也。反下之。若利止。必作結胸。未止者。四日復下之。此作協熱利也。

玉函脈經千金翼。但欲起下有者字。此本有寒分也。作此本寒也。四日作四五日。外臺。寒分作久寒。神巧萬全方。寒分作寒故。義並較長。

太陽病二三日。乃表邪未解之時。不能臥但欲起。殆即俗所謂竪頭傷寒。所以如此者。心下結故也。心下結。是水毒積聚。丹波元堅以為桂枝加茯苓朮湯之類證。是也。若脈微弱者。是不但有水毒。且心臟能衰弱。乃寒證也。表不解而寒者。雖有水毒。不可下。今反下之。則誤下之變證起矣。若下後得利。旋即自止者。必作結胸。何以故。利之所以止。乃體工自起濇斂。以抗誤下之藥也。然因本有水毒而寒。則體工之濇斂力。與水寒相結。而作寒實結胸。此即下文百四十九條三物小白散之證。又太陰篇云。腹滿而吐。食不下。自利益甚。時腹自痛。若下之。必胸下結鞕。可見寒證誤下者。常有胸下結鞕之變。若下後得利而利遂不止。醫以為下之不盡。於四五日復下之。則一誤再誤。遂為協熱利矣。桂枝人參湯條云。（百七十一）太陽病。外證未除而數下之。遂協熱而利。利下不止。心下鞕痞。表裏不解者。桂枝人參湯主之。即協熱利之證治。協熱。玉函脈經千金翼俱作挾熱。程氏云。裏寒挾表熱而下利。是曰協熱。

太陽病。下之。其脈促。（原注一作縱）不結胸者。此為欲解也。脈浮者。必結胸。脈緊者。必咽痛。脈弦者。必兩脇拘急。脈細數者。頭痛未止。脈沈緊者。必欲嘔。脈沈滑者。協熱利。脈浮滑者。必下血。

此條以脈法逆測病證。理論難通。事實亦無徵。斷是叔和所為。非仲景原文。惟太陽誤下而脈促。是事實。語在太陽上篇。金鑑云。脈促當是脈浮。始與不結為欲解之文義相屬。脈浮當是脈促。始與論中結胸胸滿同義。脈緊當是脈細數。脈細數當是脈緊。始合論中二經本脈。脈浮滑當是脈數滑。浮滑是論中白虎湯證之脈。數滑是論中下膿血之脈。細玩諸篇自知。丹波氏云。金鑑所改。未知舊文。果如是否。然此條以脈斷證。文勢略與辨平二脈相似。疑非仲景原文。柯氏删之。可謂有所見矣。

蕎麥粉之功效及其試驗

楊贊民

余曾閱古人驗方。有治頭風頭痛不可忍者。以蕎麥粉炒熱。加醋再炒。乘熱敷上。用布包緊。勿令見風。冷則隨換。日夜不斷。雖十餘年頭風久症。無不斷根。神效之至。初不解其義。謂頭風何病。蕎麥何物。乃能治之乎哉。顧余性喜探討。苟理有未明。輒汲汲求之。必得而後快。當懷疑之際。即檢本草閱之。見其有治潰爛與灼傷之文。恍然悟曰。蕎麥粉之治頭風。消炎之力也。以此推之。則頭風之疾。爲充血性之炎症矣。（按炎症與充血俱有連帶之關係。未有炎症而不充血者。亦未有充血而不起炎症者。頭風之症。古人多主風火立說。所謂肝也。少陽也。氣虛血虛也。羣疑衆難。罔所適從。獨徐靈胎則曰。頭風之症。輕者易愈。其重者風每上攻。絡血橫溢。重則厥耗。久則傷目。必以重劑及外治諸法。方能奏效。又曰。頭風有偏正之殊。其病皆在少陽陽明之絡。以毫針刺痛處數穴。立效。可謂獨有見地矣。且頭重者。常成厥症。厥症爲充血之候。以彼例此。當爲充血性炎症無疑。）

余既知其治炎之效。而料其用必不局于頭部一隅。周身上下。當無不可治者。欲試之而未便。適有友葉君。因遠足而趾大痛。覺其熱如火。不能安眠。向余求簡便之方。余察爲骨節炎。四末之地。藥力難達。須以外治爲速。于是即以余所欲試驗者告之。依法製治。塗二三次。即炎退痛止。余始確信斯藥消炎之功。誠偉大也。

其後余友偶以此事告之菜君。菜君曰。果哉。斯物之靈也。蓋其母昔患頭風。發則痛不可忍。頭面壽腫。治以醋炒蕎麥粉。竟獲斷根。即以此方轉報他人。治愈頭風斷根者。已不下十餘人矣。古方用之得當。其效如此。

（未完）

主編者 醫學家趙公尚

宗旨 鼓吹世界醫學 大同切實指導 衛生方法 說明醫學原理 澈底解答一切疑難病症

衛生報

發行者 上海衛生報館

館址 上海浙江路清和坊對過（電話六二五五六）

每星期六出版一冊

全年五十期連郵費二元四角 國外加半 郵票代洋九五折扣

中華民國十九年四月五日出版

第二卷第八期

THE HYGIENIC WEEKLY 780 CHEKIANG ROAD, SHANGHAI, CHINA

本期要目

藥作用與藥物學

葉勁秋

醫藥之學。一而二。亦二而一也。有醫無藥。則終不能已病。有藥無醫。則亦莫識其已病之由。不能已病。等於無醫。不知已病之由。勢必謬妄。所以世未有醫學精進而藥學不隨之精進者。亦未有藥學卓超而醫學窳陋者。我國地大物博。動植蕃庶。凡物必有性。有性必有能。地帶縱有寒溫之別。土質雖有肥瘠之殊。秉性不同。亦各有用。天生萬物。原無棄材。我國國勢雖弱。要其出產之動植。原未失性。物未失性。豈無治病之功能。生藥之功能。本乎天成。學理之明晦。在乎人為。凡加人力者得謂之學。其未加人力而天成者。皆不得謂之學。所謂西藥者。大概指修治。或精製。或提煉後之藥而言也。所謂中藥者。係指天然塊然之物而言也。其已經修治者。如各種泡製是。精製者如各種膏丸是。至於提煉則舍升降二法外。未易言也。提煉之藥。世已通用。國人亦知其重要。惟提煉之藥。對於治療功能上。是否最為妥善。將來治藥學者是否以提煉法為終極標準。此皆另一問題。當作別論。茲即據現勢而言。正未可以執天然生產品而揚言於衆曰。是皆中國產也。中國天產即中國之所能也。要知中國所產之藥之治病功能。決不就是中國所治藥學之成績。藥物之作用。與藥物之學理。豈可混為一談。嘗聞之鎮咳祛痰之愛泛特甯。就由國藥麻黃中提煉所得。療治風濕痛之喜那美仁。就由國藥防已中提煉而成。作是語者自慰乎。自豪乎。自欺乎。要亦視乎其人學問知識之不同而別也。所以我國除半公開之泡製法外。精製之阿膠等少數外。提煉除升降等少數外。簡直可曰無藥物學。或曰桂附下咽覺熱。膏黃入腹生涼。參朮補虛。硝黃瀉實。非中國之藥物學而何。不知此皆人類自然知識之經驗。絕不可以語以學也。非然者。火焚水溺。飢食渴飲類之普通常識。亦皆謂之學乎。

談談旅行暈船之常識

△暈船之原因

暈船何爲而起乎。其說種種。殊不一致。一、五官受不慣的印象。其神經遂生異樣之感覺說。二、神經中樞受振動而發揚說。三、身體中之一部份。貧血與充血交換說。四、於腦之身體平均變化。及消化器之異狀刺戟說。五、運動方向起急劇之變化。腦分子內部之強烈振動及刺戟說。六、內耳之三半規官。及存於前庭之平均神。其外圍之激動連綿刺戟說。七、身體搖動血壓之異狀變化說。八、延髓貧血說。九、交感神經異常說。十、小腦疾患說。十一、吸入含有海水之空氣說。十二、炭酸中毒說。十三、尿素中毒說。十四、腦震盪說。十五、交感神經不全說。十六、腦貧血說。十七、腦貧血兼腦質之頭蓋壁衝突說。十八、腦貧血充血交發說。十九、脊髓充血說。二十、視覺之平均障害說。二十一、恐怖說。二十二、身體動學的障害說。二十三、精神說。以上諸說。學者各偏己見。莫衷一是。茲因其與普通人無必要之關係。說明從略。

△暈船之症狀

暈船之症狀。大抵不外惡心。嘔吐。步履蹣跚。加之尿量減少。便祕。出汗。覺冷。瞳孔縮小等。言其輕者。則精神身體皆異於常時。動作不活潑。頻作呵欠。覺熱。頭痛。頭重。惡心。人如酒醉。不能行步。稍有汗液。食慾全無。強食即覺欲嘔。微陽似烈日。微響如礮聲。喉覺銳敏。而心胸沈悶。厭談話。懶讀書。記憶力思想力皆大減。言其重者。則汗出如雨。嘔吐不止。初爲宿食。繼爲胆汁。終混血液。顏色蒼白。眼目無光。四肢乏力。動作斗顫。失其自由。雖然。症狀無論輕重。皆無關於生命。船一近岸。即諸病若失矣。

△暈船之豫防法

交通機關發達。留學外國者。日益增加。古之行海。畏暴風。畏暗礁。暈船不及言。今已不虞風礁。遂以暈船爲行海者第一可畏之事。我國門戶大開。外國之交涉頻繁。東至美。西至歐。類不能不越重洋以前赴。則暈船之豫防法。不可不研求也。

(一)乘大船。居船之中央。

(二)當船開行時。不可即行入室休息。在一小時中。宜在甲板上。然不可。爲過劇之運動。其後則將所居室中之窗戶。盡行開放。以通空氣。

(三)乘船前一日。宜多服通便之藥劑。蓋上船後大抵患便祕之症。此所以補助腹部之固定力。以與船體之搖動相抵抗也。是雖不合於生理。然人之素患便祕症者。非如此不能肅清腸胃間之污穢物。

(四)乘船前暴飲暴飲。或房事過度者。上船後。易於暈船。其次或因送餞者多。連日醉飽。休息睡眠反常。身體疲乏之者。亦爲暈船之一原因。故行海之人。於乘船前一日。必須完全休息。

(五)飲食物必取平素所慣適者。然在船中。不可得也。則先行少食。俟口胃間已無阻礙。而後多食。

(六)居於船中。不可過飢。亦不可過飽。宜將食物分作數次而食之。食後十五分鐘內。必須休息。

(七)葡萄酒麥酒茶咖啡湯水等。不可多飲。

(八)運動於甲板上。或步行於船內。皆不可與船體之搖動相抵抗拒。宜隨其搖動之方向。以爲轉移。

(九)船中食物。若以肉食爲主。則晝餐後。宜服消化藥劑。此在豫防暈船上。大有功效也。

(十)橙、醋、等物。不宜多食。蓋酸味足以引起惡心嘔泛也。然有含酸性之果物。具消化蛋白質之功用者。肉食後食之誠佳。

(未完)

【二方】川桂枝一錢　薄橘紅八分　炒苡仁四錢　製川朴八分　西砂仁六分後入
福澤瀉一錢　製半夏二錢　雲茯苓三錢　通　草八分

【效果】二劑後減川朴加枳殼二錢杏仁三錢穀芽三錢。飲食漸進。

▣寒痰互病

卜達哉住浙江定海

【病者】李右年四十六歲。

【病狀】寒邪外搏飲邪內蓄阻遏清陽。以致肺絡壅塞。失其清肅之令表陽不達。蘊釀成熱。

【病原】素有痰飲衞陽爲表邪所遏以致化熱。心煩或嘔。

【診斷】表不解則裏不和。陽氣抑遏。飲邪無從宣化以致煩悶嘔噁坐臥不安。

【療法】治當解表清裏。

【處方】炙麻黃四分　薄橘紅八分　炙欵冬二錢　川桂枝一錢　光杏仁三錢
象貝母二錢　製半夏二錢　熟石羔四錢　雲茯苓三錢

【二診】藥後得汗。嘔噁頓止。痰飲宿恙。仍宜通陽。

【二方】川桂枝錢半　光杏仁三錢　生苡仁三錢　法半夏二錢　雲茯苓三錢
炒穀芽三錢　薄橘紅八分　象貝母二錢　炒枳殼錢半

【效果】連服三劑。諸恙肅清。

▣寒嘔腹脹

吳少和住漢口法界輔堂里外廿九號

【病者】徐曰安繼室年十七歲。江蘇人。住漢口偉英里四十二號。

【病狀】兩顴發赤。唇辣口痛。嘔吐不止。飲食入口立即嘔吐盡淨。腹硬如石。脹痛劇烈。大便全無。小溲點滴難出。乍寒乍熱。兩足如冰。無轉温時。舌前紅。中後苔白薄。兩旁略帶灰膩。脈芤弦而數。證延兩月有餘。服中西藥數十劑。無效。

【病原】食啜無倫。或飢或飽。飯必加餐。饌則偏嗜。忽而生冷。忽而枯焦。取多用宏。務盡其量。想其壯夫幼婦。得無外強中乾者乎。

【診斷】飲食傷其脾。牀第傷其腎。脾腎兩虧。眞陽不潛。虛火上浮。腎水上泛。釜底無薪。不能蒸騰水氣。消化飲食而成內飲之證。因腹中水滿。反無鳴聲。應直斷爲虛寒蓄水之重證。

【療法】金匱痰飲門曰。夫短氣有微飲。當從小便去之。苓桂朮甘湯主之。腎氣丸亦主之。仲景一見短氣而有微飲。即出二方以治之。不待飲邪甚時始治之也。蓋飲微尚易治。飲甚則難治矣。非謂飲邪微時用此二方。飲邪甚時不用此二方也。注者謂呼氣短宜前方。吸氣短宜後方。此又別呼吸之短長而知用二方之各宜也。外飲治脾。內飲治腎。此證飲邪已甚。脾腎兩傷。乃取二方而合用之。因其病造極端。正氣大虧。去朮之燥。草之壅。而益以高麗參之補五臟。金釵石斛之養脾胃。去熟地之膩。山藥之濇。丹皮之涼。而益以杜仲續斷故紙蓯蓉之温補下焦。五味之歛浮陽。助山茱萸之酸以鎭胃。

【處方】高麗參三錢　雲茯苓二錢　金釵石斛五錢　山茱萸三錢　五味子一錢
澤瀉二錢　杜仲二錢　續斷二錢　破故紙二錢　淡蓯蓉二錢
肉桂一錢　熟附子二錢

【二診】一劑嘔吐大減。小溲得通。腹中脹痛頗減。腸鳴有聲。頗進飲食。脈反軟緩。確係蓄水冰伏之候。加蘇條桂化膀胱之氣。加製川烏以行寒水。

【二方】高麗參二錢　雲茯苓二錢　金釵石斛三錢　山茱萸二錢　五味子一錢

澤　瀉二錢　杜　仲二錢　續　斷二錢　破故子二錢　巴戟天二錢
肉　桂五分　蘇條桂五分　熟附子一錢　製川烏五分

【三診】二劑嘔吐已止。小溲暢行。腹消不痛。
【三方】高麗參一錢　雲茯苓二錢　金釵石斛三錢　山茱萸二錢　五味子五分
澤　瀉二錢　杜　仲二錢　續　斷二錢　淡蓯蓉二錢　巴戟天二錢
蘇條桂五分　熟附子五分

【效果】四診減輕藥味。諸證悉除矣。後數日誤食燉鴨。腹中微痛。一診而愈

■血虛脾寒

吳玉振（住閩泉晉北河市官洋街保安醫院）

【病者】某右。年三十餘。
【病狀】面色痿黃。舌白潤。腹脹。時吐白沫。坐則唾尤甚。脈右寸浮虛。右關沉遲。左關濡弱。
【病原】寒濕積脾胃。脾不生血。肺液枯涸。時唾白沫。又據病人云。始因產後服西藥而致斯疾。
【診斷】不知西醫與服之藥。是何性質。服後即現斯疾。祇得照病診斷。是爲血虛脾寒
【療法】擬以理脾爲治。
【處方】木　香四分　茯　苓四錢　法半夏一錢　砂　仁一錢　生白朮一錢
炙甘草一錢　黨　參二錢　陳　皮七分　枳　殼錢半　桔　梗二錢
【二診】前方服二劑。腹脹已寬。
【二方】黨　參三錢　全當歸二錢　炙甘草七分　附　子一錢　乾　薑一錢
錦大黃錢半

【三診】服後瀉沫二次。唾沫頓減。

【三方】原方減大黃五分。又下沫二次。再減大黃一錢。加生白朮錢半。服二劑旋以猪肚同白朮調養全安。

張明軒 住揚州虹橋鎮

□傷寒頭痛

【病者】沈左。年四十七歲。

【病狀】發熱頭痛項強惡寒遍體痠疼重被蒙臥戰慄無汗病勢甚暴。

【病原】淸晨步於庭中。積雪未消寒風凜凜因而傷及太陽

【診斷】脉左浮緊而數。右關尺亦緊數。參其脈症。知爲風寒傷及太陽經之症也。

【療法】蓋初傷風寒。法宜解表。仿仲景麻桂各半湯主之

【處方】淨麻黃六分先煎去沫　光杏仁二錢　生甘草一錢　桂枝尖一錢　杭白芍二錢
鮮生姜二片　大紅棗三枚

【二診】服藥後得汗熱減各症均已小愈。惟口乾思飲。大便不通。寒已化熱。改用仲景白虎湯加味。以逐餘邪。

【二方】生石羔五錢研細　生甘草錢半　杭白芍二錢　肥知母二錢　粳米一兩布包
廣陳皮一錢　蘇薄荷八分

【效果】此方連服二劑。十日內諸症皆痊。

丁濟華 住上海四馬路中和里

□傷寒誤藥

【病者】陳左。年四十餘。

【病狀】惡寒發熱淅淅惡風。口渴鼻乾。頭痛骨節痛。咳喘煩躁。小便熱赤。

【病原】中途遇雨。頭面淋漓。因感冒而身熱。誤服白虎湯。表邪內陷。寒熱如瘧。西醫又進治瘧三劑。病勢遂劇。

【診斷】脉來浮緊右尺洪實參其脈。症風寒兩感邪從熱化肺經亦爲其所犯以致咳喘。

【療法】九味羌活湯加減。

【處方】西羌活二錢　撫川芎一錢　生苡仁三錢　青防風錢半　漂蒼朮一錢
細木通一錢　香白芷錢半　淡黃芩錢半　連皮苓三錢

【二診】藥後得透汗。寒熱頭痛俱減。惟咳喘未平。

【二方】葶藶子二錢　桑白皮三錢　桔梗一錢　牽牛一錢　地骨皮三錢
紫菀二錢　蘇子二錢　法半夏二錢　杏仁三錢

【效果】三劑後肺病漸全飲食亦進。

□傷寒延期

王耀堂住上海西門石皮弄廣益醫院

【病者】顧左年三十八歲。

【病狀】頭痛項強煩躁異常大熱無汗。口渴多飲。小便色赤而短。大便不通者旬餘矣。

【病原】傷寒遷延旬餘。寒化爲熱。津液大傷。

【診斷】症延日久。脈來洪數鼓指。舌苔邊白中黃。表症未除。裏症又急。再延防變。

【療法】大青龍湯兩解之。

【處方】麻黃六分　生石羔八錢　天花粉三錢　桂枝尖八分　杭白芍二錢
連翹二錢　光杏仁三錢　生甘草一錢

【二診】藥後得汗熱減。病有能機之象。惟口渴煩躁未除。仿仲景竹葉石羔湯加減治之。

【二方】淡竹葉二錢　白粳米一兩布包同煎　廣陳皮錢半　生石羔五錢　生甘草一錢

天花粉三錢　杭白芍二錢　麥門冬三錢　連翹錢半

【效果】連服三劑調養旬餘始愈。

■陽虛傷寒

章璧如 上海中醫專門學校轉

【病者】妻右年三十九歲。

【病狀】頭痛惡寒不思飲食。

【病原】素禀陽虛偶感外邪而發。

【診斷】脈來小滑苔白而滑症勢方張。愼防增變。

【療法】擬葱豉二陳湯加疏風散寒之劑。從表達之。

【處方】淡豆豉三錢　荆芥穗一錢　紫蘇葉一錢　姜半夏三錢　廣陳皮一錢
鮮葱白三枝

【二診】服藥後忽然喘息不能平臥。似覺熱氣上升及腦。小腹作痛嘔吐痰水。畏寒手指厥冷。脈息沉弱。蓋陽虛受寒。得表藥而陽氣益虛。腦力素弱。寒氣逼龍雷之火上越。是以腦中覺熱。肺腎兩虛。不能納氣。一經表散則喘息不平。寒氣內擾。氣血不能通調。以致腹痛嘔吐痰水。法宜理中合六君子加味。

【二方】吉林人參一錢　黑炮姜一錢　雲茯苓三錢　東白芍二錢　炒白朮二錢
炙甘草八錢　姜半夏二錢　五味子二分　廣陳皮一錢　上肉桂八分

【三診】一服後喘吐俱平。腹痛亦止。仍覺畏寒手冷。益信其陽虛。再擬理中湯主之。

【三方】吉林參一錢　炒白朮二錢　黑炮姜一錢　炙甘草八分　姜半夏二錢

【四診】前方連服二劑。汗止安臥。手足轉溫。能進稀粥。

【四方】潞黨參三錢　雲茯苓三錢　法半夏二錢　野於朮二錢　炙甘草一錢
廣陳皮一錢。淮山藥三錢　山萸肉二錢

【效果】照方服三劑調養半月而愈。

景雲芳住上海黃家闕路久安里三二號

口傷寒熱厥

【病者】何右年三十餘。

【病狀】手足厥冷不省人事。面部皆現白色。惟指甲尚有紅活之象。

【病原】勤勞過度。伏熱體瘦。醫以生地麥冬與陰凝之藥與服。次日病即增劇。

【診斷】六脈俱伏。切診無由可考。是寒是熱。何能武斷。當此危急之際。不可輕以藥試。乃令其兄以雪梨一小片置於病者之唇。居然能知觸於涼物。而大嚼之。竟有再索之勢。遂知爲熱厥。

【療法】達鬱通陽。泄熱宣痞。治以四逆散加味。

【處方】川柴胡一錢　杭白芍三錢　粉甘草六分　枳　實二錢　細木通錢半
黃　芩錢半　藏紅花七分

【效果】古方中病。其應如響。此病一劑後手足轉温。連進一劑。則諸恙皆退。隨後調養一週。竟能如常。

錢佩三住上海南市油車馬頭

口傷寒戴陽

【病者】畢左年四十五歲。

【病狀】表裏俱熱。似覺頭部微痛。舌苔白而微黃。

【病原】嚴冬之候。感受風寒。三四日後煩躁無汗。乃大青龍證。醫以桂枝湯誤投。病勢益甚。

【診斷】脈來洪滑。兩尺不任重按。傷寒化温。熱入陽明之府。而猶微兼表症。

【療法】內以涼潤之品。以清府熱。少加表散之藥以輔之。
【處方】生石羔一兩　元　參五錢　青連翹三錢　粳　米五錢包　葱　白四枝
【二診】前方分數次徐徐服下。得微汗表解。煩躁較安。
【二方】生石羔五錢　元　參三錢　連翹殼二錢　肥知母二錢　銀　花三錢
麥門冬二錢

▣傷寒戴陽

邰家驪住上海閘北梅園路同德里十五號

【病者】柳左年四十三歲。
【病狀】發熱惡寒。舌苔黑潤。渴不引飲。氣急痰鳴。面現嫩紅色。手足厥冷。大汗淋漓。昏迷不語。
【病原】平日多痰。氣逆。近又偶感寒邪。
【診斷】寸脈浮滑而細。兩尺豁大而空。參其脉症。是傷寒戴陽之症。痰聲漉漉。陰霾四布。其陽飛越。故面赤汗流。手足如冰。病勢至此。一髮千鈞。救急之法。舍挽正回陽。必無他策。
【療法】先鎮上越之陽。虛復用參附耆朮炙草。以固其表裏之衰。
【處方】潞黨參三錢　生白朮二錢　茯　苓三錢　附　片二錢　法半夏二錢
牡　蠣五錢　炙黃芪三錢　炙甘草二錢　黑錫丹五錢先服
【二診】藥後痰平氣順。汗止能言。手足溫和。惟神色未清。
【二方】原方加龜板八錢。鱉甲五錢。生白芍二錢。熟地三錢。
【效果】三劑後。諸恙皆痊。調養月餘。精神如常矣。

▣傷寒夾濕

徐人龍住嘉定西門

【病者】毛左年四十九歲。

【病狀】寒熱交作遍體骨軟疼痛。腰肢不能轉側。

【病原】濕邪素重近感寒邪以致表裏兼病

【診斷】脈左浮右緩。乃傷寒蘊濕之候。

【療法】寒濕互病。氣機阻塞不宣非辛温不能勝任。

【處方】麻　黃四分　光杏仁三錢　宣木瓜二錢　生甘草二錢　川桂枝一錢

絲瓜絡三錢　薏苡仁四錢　福澤瀉二錢

【二診】服後寒熱較減。身痛未除。改用三仁湯加減。

【二方】白蔻仁五分後下　西羌活錢半　宣木瓜三錢　飛滑石三錢　杏苡仁各三錢

青防風一錢　絲瓜絡三錢　連皮苓二錢

【效果】連服三劑。疼痛已減再服五劑。一切現症俱痊。

■傷寒夾痰

朱炳熙住海寧郭村

【病者】朱左年三十七歲。

【病狀】寒熱頭眩而痛。脘悶多痰。不飢不食舌苔白膩。

【病原】素有濕痰。近又感寒。以致寒熱脘悶。

【診斷】脈象浮滑。浮為風寒。滑為多痰。傷寒夾痰。以致脘悶頭疼。

【療法】治宜辛温解表化痰

【處方】淨麻黃五分　廣陳皮錢半　白蔻衣八分　製川朴八分　炒只殼二錢

炒苡仁三錢　法半夏二錢　光杏仁三錢　連皮苓三錢

【效果】一服表解寒熱已蠲。減麻黃加焦白朮錢半。鷄內金二錢。連服三劑。飲食大進。

▣太陰傷寒

高嵛住吉林糧米行

【病者】呂左年四十三歲。

【病狀】吐瀉交作。腹部大痛。肢冷苔滑而灰。

【病原】夏令炎熱貪凉。過食生冷。陰寒凝結。

【診斷】脈來沉遲似伏。腹痛劇烈非常。顯係太陰傷寒。

【療法】症勢危急。非大劑附子理中湯何能挽救。

【處方】黑附子三錢　焦白朮二錢　炙甘草一錢　杭白芍三錢　潞黨參三錢

炮姜炭二錢　雲茯苓三錢　廣木香八分

【二診】前方連服二劑。吐瀉腹痛俱減。

【二方】前方減去附子一錢。炮姜一錢。加砂仁七分。吳茱萸一錢。

【效果】二劑後。厥起痛止。諸恙已痊。飲食亦進。

▣太陰傷寒

王瑞如住蘇州齊門

【病者】沈左年三十九歲。

【病狀】脘腹脹痛。嘔吐清水。四肢厥逆。舌苔邊白中灰而滑。

【病原】時當冬令。清晨赴鄉。未進飲食。中虛受寒。

【診斷】脈左弦大右弦遲。參以脈證。乃太陰傷寒。腹滿而吐。食不下自利。

【療法】治以附子理中湯加味。

【處方】黑附子二錢　炮薑炭錢半　上肉桂一錢　炒白朮二錢　潞黨參二錢

炙甘草一錢　雲茯苓三錢　吳茱萸二錢

【二診】前方連服三劑。四肢轉温。脹痛嘔吐十去其七。

【二方】原方加法半夏一錢。廣陳皮二錢。

【效果】接服三劑。腹痛吐水全蠲。飲食亦進。

□少陰傷寒

吳致平住上海同孚路

【病者】熊左。年三十八歲。

【病狀】全體壯熱。手足如焚。舌強不能言。苔黑而燥。

【病原】操勞過度。日夜辛勤。一感寒邪。即傳少陰。傳經之症。多從火化。

【診斷】脈來微細而數。少陰脈夾喉嚨。縈於舌底。其火一升。故舌強。苔黑者。火極似水也。

【療法】黃連阿膠湯主之。

【處方】黃　連三錢　阿　膠三錢　黃　芩一錢　白　芍二錢　鷄子黃二枚

上四味。先煮。俟阿膠烊化去滓後。入鷄子黃。温服。

【二診】連服二劑。諸恙漸減。再進一劑。症勢已去其八。

【二方】原方再加杭白芍二錢。粉甘草二錢。減去鷄子黃。

【效果】二劑後。調養二週。身體如常。

□少陰傷寒

丁濟仁住上海格洛克路

【病者】蔣左年五十九歲。

【病狀】寒熱甚劇。頭疼腰痛。雖厚衣重被。亦不能禦其寒威。舌苔黑潤。

【病原】高年腎陽本弱。一妻一妾。近又納寵。寒邪乘虛。深入骨髓。遂成斯症。

【診斷】脈來沉細而緊。外熱內寒。經云腎病卽少陰傷寒之謂也。

【療法】麻黃附子細辛湯。

【處方】生麻黃六分　淡附子一錢　北細辛五分

【二診】藥後得透汗。諸症俱已就痊。繼以和脾理腎之劑。緩爲調治。

【二方】焦白朮二錢　廣陳皮錢半　厚杜仲三錢　甘枸杞三錢　西砂仁五分後下

雞內金二錢　茺蔚子三錢　上油桂五分

【效果】連服三劑。調養一週。身體健全。

◻陰經傷寒

朱伯銘住江蘇泰縣

【病者】范左年四十六歲。

【病狀】非常惡寒。甚則戰慄。雖圍爐重被。亦不能禦此寒威。舌苔邊白中黑而滑。

【病原】元陽素弱。不勝陰寒之侵逼。

【診斷】脈沉而緊。無熱惡寒。傷寒論所謂發於陰也。

【療法】方用附子理中湯加味。温下理中以祛寒。

【處方】高麗參一錢　淡附片錢半　炙甘草一錢　炒於朮二錢　炮薑一錢

葱白四枚　生姜二錢

傷寒今釋

陸淵雷

病在陽。應以汗解之。反以冷水潠之若灌之。其熱被刧不得去。彌更益煩。肉上粟起。意欲得水。反不渴者。服文蛤散。若不差者。與五苓散。

潠。全書脈經千金翼並作噀。俗。說文云。潠。含水噴也。灌。漑也。病在太陽者。脈浮而熱聚於表。有出汗之傾向。宜因其勢而發汗。使熱從汗解。乃爲順體工之自然。若見其表熱甚高。而以冷水潠之。或灌之。則肌表之知覺神經感寒冷。於是肌膚收縮。汗腺閉塞。表熱不得放散。體溫愈益集中於肌表。以潠噀灌之寒冷。故彌更益煩也。肉上粟起者。肌膚汗腺收縮而虬結也。意欲得水者。煩熱不得散越故也。反不渴者。熱仍在肌表。不在胃中故也。冷水潠灌之法。古人以治熱鬱不得外越之證。乃利用體工之反射力。使體溫達表而汗解也。千金外臺之治石發。華元化之治寒熱注。皆用此法。然病在太陽者。熱本集中於肌表。非鬱不外越之比。此法即不適用。今西醫遇高熱之證。動輒用冰。其失正同。

鐵樵先生云。本條是當日時醫手筆。大約自仲景書公布之後。冷水潠灌之法。已共知其非。無用之者。然在今日。西醫之用冰。與時醫之濫用甘涼遏抑。其弊正同。肉上起粟。與濫用石斛之後出白痔者，病能亦未相同。以白痦與膚粟。皆汗腺與神經末梢變化也。本節之五苓散。利水而兼解肌。文蛤散之用。主意亦在解煩導水。不問膚之粟不粟。是吾儕之治熱鬱不達。而成白痦之症。祇當解鬱熱。不當問白痦。此甚易曉之理也。時醫方案往往有白痦已透字樣。其語氣似以白痦之透歸功於藥。是何異以膚粟歸功於潠水耶。

文蛤散當作文蛤湯。詳下。若不差。謂意欲得水反不渴之證不差也。此即五苓散證之渴欲飲水水入則吐。故與五苓散。

文蛤散方

文蛤五兩

右一味。爲散。以沸湯和一方寸匕服。湯用五合。

文蛤。本經云。鹹平無毒。主惡瘡蝕。五痔。別錄云。欬逆胸痺。腰痛脇急。鼠瘻大孔出血。女人崩中漏下。與本條之證不合。惟時珍云。能止煩渴。利小便。化痰輭堅。其下即引傷寒文蛤散。蓋據本條之文而爲之說也。本草海蛤條本經云。苦鹹平無毒。主欬逆上氣。喘息煩滿。胸痛寒熱。蘇恭云。主十二水滿急痛。利膀胱大小腸。甄權云。治水氣浮腫。下小便。治嗽逆上氣。蕭炳云。止消渴。潤五臟。蓋海蛤文蛤。治效畧同。故方氏云。文蛤即海蛤之有文理者。王氏準繩云。文蛤即海蛤粉也。河間丹溪多用之。大能治痰。

柯氏云。文蛤一味爲散。以沸湯和方寸匕。服滿五合。此等輕劑。恐難散濕熱之重邪彌更益煩者。金匱要畧云。渴欲得水而貪飲者。文蛤湯主之。兼治微風脈緊頭痛。審證用方。則移彼方而補入於此而可也。其方麻黃湯去桂枝。加文蛤石膏薑棗。此亦大青龍之變局也。丹波元堅云。冷水潠灌。水邪鬱表。故主以驅散之劑。此條從柯氏作文蛤湯。證方始對。

馬錢子功能之新說　宋大仁

馬錢子。卽番木鱉。俗作馬前。又名牛良。味極苦。其作用及應用如下

▲甲作用

(一)局所作用。由其苦味。可亢進胃腸之機能。

(二)吸收作用。亢進神經之反射性。而脊髓之反射機尤甚。卽極輕微之外來刺激。忽發強直。但由內發刺激。無此現象。於延髓、分呼吸中樞、心藏制止中樞、血管運動中樞、興奮。而呼吸旺盛。心動緩慢。血壓升騰。於大腦五官之感受性爲銳敏。

(三)毒作用。番木鱉有劇毒。雖用藥用量。連用之。亦成中毒。此概因其與神經系強有親和力。一相結合。不易解離。漸次積蓄。而生所謂積蓄作用也。(極量〇・一)

▲乙應用

(一)酒精蛇毒等中樞痲痺時。

(二)強視及失明而無解剖的變化者。

(三)四肢運動痲痺試之有效。但恐有危險。此外則膀胱痲痺、夜尿、陰萎、亦可用之。

(四)消化不良。胃腸弛緩下痢用之。

蕎麥粉之功效及其試驗（續）　楊贊民

前年申報常識欄。載有盧哲夫君對於此方試驗之經過。謂雖能治愈頭風。後仍復發。治之又愈。如此反覆。終未斷根。此實哲夫君製治之不當。非藥之無驗。蓋醋之用。有散血消腫之功。以之佐蕎麥。則使蕎麥有倍靈之效。而據申報所載。則哲夫君乃係以水代醋。無怪其不能奏全功也。且炒法塗法。亦須研究。否則亦能減少其力。玆將其手續細列于下。

(一)炒法　擇鮮蕎麥粉入新銅銚。慢火炒至黃色爲度。愼勿過焦。然後以醋和入共炒。醋之量。視蕎麥粉之多少爲定。須炒至不稠不稀。摶之成團。敷之不墜。爲最合用。

(二)塗法　炒完。乘熱敷之。厚大爲妙。然後取布包紮。切忌見風。冷卽隨換。輪流敷之。以愈爲度。

按有此妙方。天下殆無不愈之頭風矣。且其用不僅此。以下諸症。亦可獲效。

(一)【肋膜炎】如上法和醋炒熱敷之。

(二)【湯火灼傷紅腫起泡潰爛】以蕎麥粉和痲油敷之。

(三)【癰瘍發紅焮腫】蕎麥粉和醋涼敷。

(四)【熱病及肺炎胸腹大熱】如上法和醋涼敷。

如遇以上諸疾患。願一試之。方知其功效之確實也。（完）

主編者 醫學家趙公尚

宗旨 鼓吹世界醫學大同 切實指導衛生方法 徹底說明醫學原理 解答一切疑難病症

發行者 上海衛生報館

衛生報

館址 上海浙江路清和坊對過（電話六二五五六）

每星期六出版一冊

全年五十期連郵費二元四角 國外加半 郵票代洋九五折扣

第二卷第九期

中華民國十九年四月十二日出版

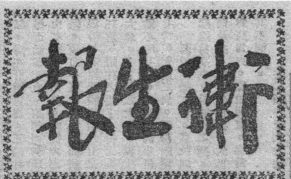

THE HYGIENIC WEEKLY 780 CHEKIANG ROAD, SHANGHAI, CHINA

本期要目

癲狂病之證治與經驗

楊贊民

癲與狂。皆精神異常之病也。其候有動靜之別。治有難易之殊。是最值吾人之研究。茲將証治諸法。並參以年來閱歷所得。誌之如左。

（甲）癲狂證之現象

狂者多動而常醒。癲者多靜而常昏。狂者力猛氣粗。癲者力弱氣餒。狂者初起略有知識。癲者初起即若迷蒙。久而全無知識。狂病先驅證狀。時頭痛。不欲食。或多食無饜。不欲寐。無精神。懶言語。厭操作。多憂多怒。及狂病既成。則性質忽變。或無故煩鬱驚恐。或時欲自殺殺人。或脫裂衣裳。不知羞恥。毀屋踰牆。罵詈不避親疎。種種幻妄不可殫述。大抵有靈性全亂者。有半亂者。有僅亂一二分者。由漸而起。至其面色之紅白晦暗。亦迥異平日。舌乾大渴。便溺俱少。汗氣臭惡。不畏寒。不困倦。久暫無定。有數日止者。有月餘止者。有經年累歲者。新者力尤猛。然治療易過癲證。據西人之統計。每百人中。可治者七十至八十人云。

癲證大概軟弱無力。無所思想。或啼笑如嬰兒。或坐立惟人所使。或專看一物。專念一語。或終日默坐。全不曉事。有因狂而致者。有初起即癲者。治療較狂證為難。其因癱瘓而致者更難。先癲後癱者。每多不救。有愈後復發至三四次者。靈性全失。俗稱呆子。言其略無知覺也。

凡癲狂病患。每在三十至四十歲間。亦有三十歲以下即患者。若四十至五十歲。則患者更少矣。又凡二十五歲至三十歲患者易愈。四十歲以後患者難愈。

(乙)癲狂證之病理

古人論癲狂之理曰。陽併於陰則癲。陰併於陽則狂。蓋從難經重陽者狂。重陰者癲化出。無稽之談也。狂者。由大驚大怒。病在肝膽胃經。三陽幷而上升。故火熾而腦部充血。痰湧而神經錯亂。癲證除由狂病轉變以外。大抵神志不遂。積憂積鬱。蘊而不宣。故氣鬱而痰迷。靈性爲之混淆。其因腦體震撞者有之。內經靈樞癲狂篇。謂狂之生……得之憂飢。……得之大恐。……得之大喜。素生氣通天論曰。陰不勝其陽。則脈流薄疾併。乃狂。是主七情與充血之病。理論頗精實也。

西說謂癲狂者。其故同在於腦。然非腦體自病也。是靈性之病。累及於腦。語則是矣。惟亦欠周到。大抵狂證屬實。多爲痰爲火。癲證屬虛。多爲靈性之病。此其不同耳。

(丙)癲狂證之治法

癲雖屬虛。狂雖屬實。然癲亦有實證。狂亦有虛證。當參形證脈候以辨之。漢醫治法。狂之實者。以承氣白虎。直折陽明之火。生鐵落飲。龍薈丸。重降肝膽之邪。虛者當壯水以濟火。二陰煎之類主之。癲之實者。以滾痰丸開痰之壅。清心丸清火之鬱。虛者當養神通志。歸脾枕中之類主之。約言之。肝風痰火者。苦辛以開泄。神虛火炎者。則清補兼施。肝膽厥陽化風旋逆者。以極苦之藥鎮之。神志兩虛者。用交心腎法。勞神太過者。宗靜以生陰意。而爲斂補鎮攝。

西醫治法。大意相同。其治狂證初起。與治腦膜炎相似。旋轉其身體。使之嘔吐困倦。更服瀉藥。身熱脈浮者。勿先服鴉片安神等劑。宜先瀉之。外治以凍水或冰囊灑戴頭部。更貼斑蝥膏藥。癲證之虛者。率治以補腦安神之藥。若見頭熱證狀。多是火多血多。應用斑蝥膏以引血下行。與治狂證略同。

狂證易愈。故藥石可收其效。若癲證則恐未必然。癲證除藥石治療外。尤須令怡情適性。娛悅耳目。使其有自愈之機。近者歐人某氏。發明用美麗香花。以療精神病。頗著偉效。斯其故可知矣。

狂病不療。多能自愈者。若過三月不愈。恐變癲疾。不治。若患過一年以上者。難治。癲證靈性過失者。不治。嘔多沃沫。氣下泄者。不治。

(丁)癲狂證經驗之蠡測

癲狂暴起。皆爲痰積阻塞胃口。故古人治此。率多清降痰火之劑。蓋交感神經與腦神經。有密切之關係。常能互相影響。而最易令人感覺者。即胃交感神經也。蓋因腦體之第八對神經。傍氣喉而下入胃。故腦與胃相互之關係。尤比他臟爲顯。胃體既受痰食阻塞。則胃之交感神經。受其壓迫。而起種種障碍。於是精神錯亂。腦部充血。……諸證遂起矣。然溯其原。究非腦神經自病。故但以清胃逐痰法治之。可愈。

此外食積亦能致狂。壺山某氏姑媳二人。於夜間食冷春餅。(以薄麵皮裹豆乾竹筍等物。製之形如圓筒)果腹而睡。越早俱狂。歌哭無常。毀衣露體。不知羞恥。如是三月夜。乃吐出芽菜豆乾竹筍及痰涎無數。遂瘥。其所吐物。皆前夜所食而未消化者。

大病久病之後。榮養空虛。有成爲神經病者。其行走知覺。一如常人。特言語錯亂耳。無洶洶之勢。當屬癲證範圍。此正神經衰弱之病。常以硃砂納猪心燉食之。而佐以滋養膳食緩調。即瘥。(未完)

小醫界言
(杏林)

民族民生。關係甚大。此今日中醫界自壯之語也。

【二診】藥後遍身大汗。寒邪悉退。再以調和營衛之劑。

【二方】潞黨參二錢　炒白芍二錢　粉丹皮二錢　炒白朮錢半　炙甘草一錢

炒穀芽三錢　益智仁二錢　砂仁殼八分

【效果】兩劑後諸恙悉減。飲食漸進。

■傷寒夾陰

方友梅住湖北江夏

【病者】胡左年十八歲。

【病狀】腹痛非常大寒小熱。腰痛如折。睾丸收縮。冷汗淋漓。膝脛拘急。

【病原】好色之徒。久別家園。返程感冒。熱尚未清。入房被奪。以致寒邪乘虛直入。

【診斷】尺脈沉細。尚有一毛之存。參其脈症。乃少陰傷寒兼夾陰之症。既感寒邪。復又耗精。宜其腰腹俱痛。冷汗陰莖拘急。症勢危險。

【療法】治宜四逆陽。

【處方】黑附子錢半　炮姜炭一錢　上肉桂八分　艾葉八分　甘草六分

【效果】一劑後陰莖伸出。腰腹痛減。連進二劑而愈。後服桂附八味丸。調理月餘而安。

■傷寒夾陰

陳廷敬住常州南門外

【病者】李右年四十五歲。

【病狀】始則腹微痛。繼而痛不可支。少腹如瓢覆拒按。

【病原】孀居三載。自由戀愛一美男。當避暑時苟合。隨後即食瓜菓冷茶等物。以致此疾。

【診斷】寒傷於表。兼夾陰。已屬難治。此症寒傷於裏。兼夾陰。實症尤不易治。

【療法】治以解毒雄黃丸加麝香峻攻之劑。

【處方】巴豆霜二分　雄　黃錢半　麝　香一分　玉　金二錢

左藥共搗如泥。入蜂蜜爲丸三十粒外以廣蠟爲匱。每服十五粒。紅糖生薑冲開水送下。

【效果】藥後得大解三次。再服十五粒得大解二次。腹痛全蠲。後用大補之劑。調理旬日即痊。

▣傷寒陰結

謬長庚住丹陽城外

【病者】夏左。年三十餘歲。

【病狀】全身惡寒。腹滿脹痛。大便數日未行。

【病原】的係傷寒現症。醫以寒藥誤瀉。以致腹脹大而痛更甚。

【診斷】脈來浮大而緩。舌苔薄白。顯係風寒誤服大黃芒硝攻下之品。以致寒氣凝結。上下不通。幸在中年體壯。否則未有不僨事者。

【療法】治以辛溫運行寒結。乃此病對症之法也。

【處方】桂枝尖一錢　炙甘草八分　廣陳皮二錢　黑附子錢半　生　姜二錢

紅　棗二枚

【二診】一劑後暢瀉二次。腹部脹痛全蠲。惟飲食未思。

【二方】西砂仁六分後下　炙甘草六分　廣陳皮一錢　炒白朮錢半　益智仁二錢

炒穀芽三錢　生　姜一片　紅　棗二枚

▣太陽風寒

趙友如住鎮江張飯店巷

【病者】夏左。年六十二歲。住鎮江小京口。

【病狀】形寒怯冷。咳嗽胸悶。遍體痠楚。納少苔白。脈來浮弦而緊。渴不思飲。

【病原】體質久衰。正氣不足。外感內傷。俱易受病

【診斷】衛陽不充。表邪易入。形寒怯冷。是乃榮衛循序失常。遍體痠楚。顯係風寒羈留未去。年衰體弱。勿以表症而忽略視之。

【療法】透表勿傷衛。去邪宜扶正。

【處方】川桂枝錢半　桔　梗一錢　法半夏二錢　炒枳殼一錢　厚朴花一錢
西秦艽二錢　杏　仁二錢　福橘絡一錢　雲茯苓三錢　枇杷葉二錢包

【二診】藥後脘次較舒。表症已退。惟骨仍痠楚。

【二方】原方去桂枝厚朴花。加宣木瓜三錢。絡石籐二錢。全當歸一錢。北沙參二錢。焦白朮錢半。

【效果】連服三劑。飲食大進。骨楚亦愈。調養五日。精神如常

◻外邪夾濕滯

方友梅 住湖北江夏

【病者】章左。年三十七歲。

【病狀】惡寒發熱。遍體痠疼。胸悶泛噁。腹內作脹。有汗惡風不解。

【病原】宿有濕邪。近因停滯。兼感表邪。遂成斯症。

【診斷】脈象浮而有力。舌苔色白厚膩。因滯結於中。風襲於表。以致內外阻塞。氣機不能流暢。而現胸悶泛噁腹脹等痞塞之象。

【療法】治以疏邪解肌。及宣中之品。以啓達邪之路。

【處方】川桂枝一錢　製川朴八分　廣陳皮錢半　白蔻仁六分後下　紫蘇梗錢半

苦桔梗一錢　法半夏二錢　大腹皮二錢　炒枳殼一錢　六和曲二錢
生　姜一片

【二診】一服後胸悶較舒。泛噁亦減。寒熱已蠲。
【二方】原方去桂枝蘇梗枳殼。加枳實炭錢半。瓜蔞仁三錢。
【效果】二劑後得大解。甚暢。腹脹亦痊。調理數日而安。

▣外感夾濕痰

陳廷敬住常州南門外

【病者】馬左。年五十八歲。
【病狀】惡寒發熱無汗。頭疼胸悶。泛噁納食減少。脈來浮滑。舌苔薄膩色白而滑。
【病原】內蘊濕痰。外感風寒。
【診斷】外爲風寒所束。內有濕痰盤踞。以致太陽陽明兼病。
【療治】擬重用表藥發汗化滯。經云體若燔炭。汗出即散。
【處方】淨麻黃四分　青防風一錢　姜半夏二錢　六和曲三錢　炒麥芽三錢
淡豆豉三錢　炒枳殼二錢　廣陳皮一錢　赤茯苓二錢　生　姜一片
【二診】藥後得汗。寒熱已蠲。頭疼脘悶亦減。
【二方】原方去麻黃防風。加砂仁六分。製川朴八分。炒苡仁三錢。
【效果】連服二劑。諸恙已愈。飲食亦增。

▣風寒夾痰飲

張溯源住浙江定海

【病者】馬左。年四十九歲。

【病狀】惡寒發熱。咳喘不得臥。頭痛身疼。脘悶不舒。心胸脹痛及背。
【病原】風寒外襲。痰飲內蘊。肺氣阻塞。不得下降。遂成斯疾
【診斷】脈來浮滑。舌苔白膩。浮爲風。滑爲痰。以致內外搏結。肺氣不降。致成肺脹重症。
【療法】以小青龍湯加豁痰之品治之。
【處方】淨麻黃五分　淡干薑八分　姜半夏三錢　生白芍二錢　川桂枝錢半
北細辛三分　乾薤白三錢　廣陳皮錢半
【二診】藥後得汗。寒熱已蠲。喘息較平。仍以原方增損。
【二方】原方去麻黃桂枝細辛。加五味子雲茯苓三錢苦杏仁三錢。
【效果】連服三劑。調理兩週。咳喘亦愈

▣傷寒夾伏熱　王潤之住九江西門口

【病者】劉右年三十二歲。
【病狀】腹痛踡臥。畏寒戰慄。乾嘔不止。面青唇縮。手足厥冷過膝。
【病原】房後不慎。衣被單薄。爲寒所傷。形如冷痧。雖經針治。未能獲效。
【診斷】脈來三至。且無力。按之時止。乃房後傷寒。實非急痧。雖針無益
【療法】回陽救急湯加減。
【處方】潞黨參三錢　熟附片錢半　淡吳萸六分　廣陳皮二錢　香肉桂二錢
淡干薑一錢　法半夏三錢　炙甘草一錢
【二診】藥後腹痛雖止。而發熱大作。脈息六至。口苦而渴。熱象全現。此症熱藥過劑。實病者先有伏熱。今從熱

化祇得見症治症法以苦辛開透。

【二方】淡枯芩二錢　黑山梔三錢　粉丹皮二錢　天花粉二錢　大連翹三錢

姜炒川連一錢　牛蒡子錢半　薄荷尖一錢

【效果】一服後非常舒適。原方加減再進二帖。精神依舊。

■傷寒誤瀉　謬長庚住丹陽城外

【病者】許左年二十餘。

【病狀】四肢厥冷。腰及少腹俱痛。大泄不止。遍體俱冷。呼吸如絲。似有若無。

【病原】感冒寒邪。乃傷寒正病。前醫誤認爲傷暑。於清暑方中加黃連石羔大黃等藥。以致大泄不止。

【診斷】診得兩手寸關脈全無。惟尺脈尚有一線之存。察其家人所述。因服涼藥後始現此態。度脉症合參。乃少陰傷寒。今幸尺脉猶存。猶木之尚有本也。然亦危矣

【療法】麻黃附子細辛湯加味

【處方】淨麻黃六分　炮薑炭一錢　焦白朮二錢　炒白芍錢半　黑附子五錢

北細辛四分　吳茱萸一錢　茯苓二錢

【效果】服藥後身體轉溫。泄瀉亦減。脈象較現。原方減麻黃去附子二錢。連服二劑。卽收全功。

■心腹寒痛　俞立人住金山干巷

【病者】戈安甫室人。住呂巷。

【病狀】脘腹疼痛。便泄胃呆。形體困憊。脈右弦無力。舌光而剝。口不渴。

【病原】積寒腹痛

【診斷】症延有日。乙巳暮冬。延予診治。試以寒暑針含之。在平度內二三分許。斷為胃中生氣大傷。陰寒盤踞不化。火虛致不能運行水穀。乃中氣凝滯之症也。

【療法】方用附桂理中湯。參以調中理氣。

【處方】熟附片一錢　上肉桂三分　炙甘草八分　廣陳皮錢半　炮　薑五分
潞黨參三錢　野於朮二錢　法半夏二錢　製香附錢半　西砂仁七分後下
益智仁三錢　吳茱萸五分

【二診】連服十餘劑。痛定瀉止。惟食輒塡脹。易於停滯。蓋陰霾雖化。胃氣驟難恢復。消化之機。尚未暢達也。

【二方】原方去陳皮半夏。加淮山藥三錢。藿斛二錢。穀芽三錢。雞內金錢半。

【效果】如是連診五次。胃強食進。遂以全愈。

□寒結腹痛

高　崙住吉林糧米行

【病者】余左。年二十左右。

【病狀】四肢倦怠。食量減少。腹痞腸鳴。咽乾口渴。延及月餘之久。腹中絞痛。晝夜不止。口渴肌肉消瘦。腹中膨脹。氣逆喘急。全體大熱。大便結燥。旬日不行

【病原】瘧疾愈後。身體未能復元。加以過食生冷。停滯未化。腸胃為生冷所傷。以致濕鬱氣滯。肝氣抑遏。

【診斷】脈素浮大而數。按之無力。參以脈症。乃為寒結腹痛。病後元氣未復。生冷過傷。結寒蓄濕。陽氣愈衰。前醫治以清熱利濕之方。則腹痛更甚。大便更結。以致陰凝於內。陽越於外。成為危急。外象大熱。內實凝寒。幸脉尚未散。尚可施治。

【療法】治以附子理中湯加味。

【處方】熟附子四錢　潞黨參三錢　焦白朮四錢　吳茱萸一錢　炮　薑三錢
炙甘草一錢　廣木香二錢　炒白芍二錢

【效果】一劑後腹痛已減。體熱稍退。脈息略緩。口亦不甚燥渴。仍照原方略爲增損。連服二劑。得大解二次。腹滿已消。痛渴全除。脈轉沉遲。速進二劑。諸症俱痊。調養兼旬。元氣亦復

□虛寒氣滯脘腹痛

柳逸仙住江西南昌

【病者】江左。年四十七歲。

【病狀】脘腹俱痛。延已一載。飽食後則痛較緩。而腹脹。微飢則痛增劇。而心悸。舌苔淡白。脈左弦細。右虛遲。

【病原】症因久病後。勞心勞力。身體未能復原。以致體虛生寒。氣滯而痛

【診斷】虛寒氣滯。以致脘腹脹痛。飽則食減。顯係中虛求食自救。兼以肝木來侮。脾土受刑。則痛脹交至。

【療法】小建中加柴胡湯增損。

【處方】大白芍三錢　烏梅肉五分　炙甘草一錢　油桂心四分　雲茯苓三錢
銀柴胡一錢　全當歸二錢　法半夏二錢　潞黨參三錢　廣陳皮錢半
飴　糖五錢　煨　姜二片　紅　棗四枚

【二診】前方連服五劑。自覺諸症均減。

【二方】原方照服。另配妙香散。每日服二錢。陳酒送下。錄方如下。
吉林參三錢　淮山藥五錢　花龍骨三錢　桔　梗二錢　甘　草一錢
炙黃芪三錢　茯苓神二錢　遠志肉二錢　木　香一錢
右藥爲細末。每日陳酒送下。

【效果】半月後諸症漸愈。調養月餘。恢復原狀。

■傷風誤藥

賴畏吾 住廣東梅縣

【病者】賴恬園。年三十二歲。廣東省梅縣人。

【病狀】頭痛身熱。飲食俱難下咽。疲倦至極。足力全無。稍一行動。卽若地板不平。畏風怕寒。平人穿單衣時。必穿棉衣。大便閉結。日必數次如廁。

【病原】天久不雨。空氣異常乾燥。又值秋令如夏。惟午夜則冷如初冬。初患頭痛發熱。爲藥所誤。

【診斷】病屬感受秋燥之氣。及不正之氣。爲寒邪所驅。宜託邪扶正。

【處方】用荊防敗毒散。加銀花白菊之類。

【效果】服藥六劑。病瘥。惟虛弱如故。後食雞子十餘隻。復原。

【說明】病者旬日間服括蔞桂枝湯。合蘇丸等不效。改服西藥濟衆水。服後神昏氣感。故用敗毒散加減與服。

■寒痢

劉子貞 住揚州張綱鎮

【病者】張左。年六十二歲。

【病狀】痢下色赤瘀晦稀淡。痛則墜墜而痢。

【病原】年近古稀。眞陽不足。每到夏令。嗜食瓜果生冷等物。漸致陰寒凝血。釀爲赤痢。

【診斷】脈來細濇遲緩。舌色淡紅。苔薄白。此乃脾胃虛寒。血爲寒凝。浸入大腸。故下赤痢。此爲腸澼下血是也。

【療法】凡赤痢血色紫黯。當作冷痢治。附子理中湯加味。

【處方】熟附片一錢　西黨參一錢　廣陳皮一錢　升麻三分　炮薑一錢

炒於朮二錢　木香八分　生黃芪一錢　炙甘草一錢　酒炒當歸二錢

【二診】二劑後。赤痢減少。脹墜亦輕。

【二方】原方連服三劑。

【效果】先後共服五劑。腹痛赤痢全蠲。調養月餘。恢復原狀。

■傷寒夾痢　茅幼衡住松江東門

【病者】劉左。年四十九歲。

【病狀】寒熱交作。下痢腹痛。

【病原】內有濕熱積滯。外感風寒而成痢。

【診斷】脈象弦大。舌苔淡黃。脉症合參。即俗謂傷寒帶痢疾也。外來寒邪。引動腸胃濕熱。釀爲下痢之症。

【療法】治以達表和裏。搜肝清營。所謂逆流挽舟。合仲景葛根黃芩黃連之法。

【處方】柴胡一錢　全當歸錢半　西羌活五分　獨活五分　茯苓二錢
生葛根一錢　生白芍三錢　枳殼錢半　黃芩八分　甘草四分
川桂枝一錢　川芎一錢　桔梗一錢　黃連三分

【效果】二劑後。熱退痢止。諸恙即痊。

■虛寒久痢　楊巨川住鎮江城內

【病者】鄭左。年十四歲。

【病狀】下痢紅白。延已月餘。面色淡白。腹脹。四肢不溫。大孔不合。次數無度。

【病原】體質素弱。貪食瓜菓生冷等物。以致脾陽不振。食滯成痢。

【診斷】詢得前情。中醫清熱導滯。西法灌腸攻下。中藥西法。俱拘定痢無止法之例。以致元氣已大受蹂躪。胃氣又被戕伐。愈治愈重。中氣日虛一日。是以脈沉細欲絕。症有脫竭之虞。何堪再痢。

【療法】急以參附湯甘溫大補之氣。

【處方】別直參二錢先煎　炮附子錢半

【二診】昨進參附。肢體轉溫。大孔亦合。仍從原法加味。

【二方】別直參錢半　生白芍二錢　炙甘草一錢　炮附片五分　炒銀花三錢
烏梅肉一錢

【效果】兩劑後納穀加增。陽氣有數舞之意。原方去參附。加土炒白朮二錢。新會皮一錢。鮮荷蒂二個。服三劑諸症俱痊。

曹仁伯住南昌城內

▣寒瘧

【病者】蘇左。年二十餘。

【病狀】目閉不語。狀若尸厥。四肢發冷。延已數日。

【病原】初病便溏。後發寒熱。前醫誤認熱症。妄投涼劑。以致邪閉不出。

【診斷】脉來緩大。舌苔灰白。乃眞寒假熱之症。便糖者內寒也。寒熱往來者表未解也。

【療法】治以溫中散寒。兼救寒藥之誤。

【處方】潞黨參一錢　撫川芎錢半　青防風一錢　淡附子二錢　生黃芪一錢
北細辛五分　西羌活錢半　炮薑二錢　嫩桂枝一錢　炙甘草八分

【效果】一劑後大汗能言。再服一劑。瘧疾分明。調理數日而安。

張幼軒住蕪湖

▣寒瘧發厥

【病者】包右年十八歲。

【病狀】先寒後熱發時覺寒氣從少腹上攻則厥面青肢冷目上竄至一時之久厥回轉熱所吐稀涎甚多得汗乃退。

【病原】厥少兩經干犯大寒。

【診斷】脈象弦細不甚鼓指苔白舌淡乃厥少二經伏邪竊發症勢極險切勿輕視。

【療法】治以辛溫鎮逆之法

【處方】代赭石一兩生打　淡干薑六分　淡吳萸五分　川厚朴一錢　熟附片八分
上肉桂五分　旋覆花錢半包　枳實片二錢　製半夏二錢

【二診】二劑後病減厥止繼以當歸四逆湯加減

【二方】當　歸一錢　北細辛五分　清炙草五分　生　姜一片　炒白芍錢半
桂枝尖一錢　漢木通一錢　紅　棗三枚

【效果】三劑後瘧止胃氣大振調養一週卽愈。

▣傷寒轉噤口痢

明仲偉 住漢口大智門華景街興康南里二十六號

【病者】王左年三十歲河南息縣人爲馮部旅長駐漢大智門第一賓館內。

【症狀】始患傷寒頭疼痛身脹惡寒二便不舒。

【病原】時値長夏暑濕行令之際前醫昧於治法以時令固執當表而不表專投以清滲之品不特不能透表。邪反內陷以致胸滿口噤飲食不進太陽寒水之氣不化干於陽明陷入胃府傷及脾氣樞轉不得運。中土不相和間隔上下者脾不能運化也延綿月餘狀若尸厥。

傷寒今釋

陸淵雷

且金匱渴欲得水而貪飲者。豈發散所宜。一味文蛤。自似切當。蓋其方互錯也。案柯氏丹氏說是也。文蛤湯方。出金匱嘔吐噦下利篇。文蛤五兩。麻黃甘草生薑各三兩。石膏五兩。杏仁五十個。大棗十一枚。蓋卽大青龍湯去桂枝。加文蛤也。故方後云。汗出卽愈。其文蛤散方。亦見金匱消渴篇。云渴欲飲水不止者。文蛤散主之。吉益氏云。文蛤湯。治煩躁而渴。惡寒。喘欬急迫者。互詳金匱今釋。

寒實結胸。無熱證者。與三物小陷胸湯。白散亦可服。（原注一云與三物小白散）

原本。此條與上文蛤散合爲一條。今從張氏周氏柯氏金鑑丹波氏。分爲二條。玉函千金翼無陷胸湯及亦可服六字。作與三物小白散。與原注或本同。爲是。小陷胸湯之黃連括樓。皆苦寒之藥。自不宜於寒實結胸。白散亦三味爲方。所服不過半錢匕。謂之三物小白散。亦允。金鑑云。結胸證。身無大熱。口不燥渴。則爲無熱實證。乃寒實也。與三物白散。然此證脈必當沈緊。若脈沈遲。或證見三陰。則又非寒實結胸可比。當以枳實理中丸治之矣。丹波元堅云。寒實結胸。蓋係太陰之類變。此膈間素有寒涎。邪氣內陷。相化爲實。或是有膈痛心下鞕等證。其勢連及於下。而陽猶持者。故峻利之也。

白散方

桔梗三分　巴豆一分去皮心熬黑研如脂　貝母三分

右三味。爲散。內巴豆。更於臼中杵之。以白飲和服。强人半錢匕。羸者減之。病在膈上必吐。在膈下必利。不利進熱粥一杯。利過不止。進冷粥一杯。身熱皮粟不解。欲引衣自覆。若以水潠之洗之。益令熱却不得出。當汗而不汗則煩。假令汗已出。腹中痛。與芍藥三兩。如上法。

此方外臺第十卷肺癰門引仲景傷寒論。名桔梗白散。亦見金匱附方。玉函桔梗貝母各十八銖。巴豆六銖。研下無如脂字。千金翼。冷粥一杯下注云。一云冷水一杯。玉函外臺。並無身熱皮粟以下四十八字。錢氏柯氏張錫駒氏注本並删之。案身熱皮粟云云。似前條文蛤湯下之文。然文義仍不允愜。删之爲是。

桔梗。本經云。辛微溫。小有毒。主胸脇痛如刀刺。腹滿腸鳴。幽幽驚恐悸氣。別錄云。療喉咽痛。下蠱毒。甄權云。治下痢。破血。積氣。消聚痰涎。去肺熱。氣促嗽逆。大明云。破癥瘕肺癰。養血排膿。補內漏及喉痺。藥徵云。主治濁唾腫膿也。（濁唾卽粘痰）旁治咽喉痛。

巴豆。本經云。辛溫有毒。破癥瘕結聚堅積留飲痰癖大腹。蕩練五臟六腑。開通閉塞。利水穀道。去惡肉。除鬼毒蠱疰邪物。殺蟲魚。別錄云。療女子月閉。爛胎。金瘡膿血不利。丈夫殺斑蝥蛇虺毒。打破剝其皮。刮去心。不爾令人悶。和語本草云。（丁氏化學實驗新本草引）巴豆生者。有毒甚猛。炒熟則性緩。巴豆須炒熟用之。是純由經驗而得之成績。頗與當時之學理爲一致。湯本氏云。巴豆含「クロトン」油。瀉下作用甚峻烈。洋醫亦所知悉。惟彼等不知陰陽虛實之法則。

一個似懷孕的童養媳

蔡祖澤

去年冬。寒假歸。終日圍爐。無所事事。一日至醫士張君診室閒話。適來一年逾不惑婦人。偕一豔齡女子乞診。大腹便便。頗似懷孕。然睨若齡正幼稚。決不有此。方寸間方始疑臌疑脹。因竊問張。張方診脈曰非也。蓋張亦正疑團莫釋。乃見張問其病情。該婦乃曰。此女我之童養媳也。去年六月間。昏夜在後園納涼。伊坐牆根懷石臼之上。朦朧睡去。我即令回家安睡。詎知次日伊即云肚痛腹脹。雖曾數請醫士診治。迄無效驗。故一年來腹漸大。日不能安。月前聞鄰人云先生妙手。特來請治。張診脈察色。竟面現驚訝之色。問曰。該時石臼內曾有何物否。婦沉思半晌曰。似曾積有雞毛。餘無他物。張曰脈實唇白。且云臼內積有雞毛。雞毛能穉蜈蚣。況當夏令。正值虫虺發生時期。當夢入黑甜鄉時。蜈蚣得人之氣味。相緣而上。或由尿道鑽入。或由肛門。亦未可知。由肛門而大腸。而小腸。小腸爲收盛水穀之海。儘可潛伏。亦有時上達胃部。此腸胃被毒虫作祟。故痛瘕諸病發生。乃令該婦預備雄雞三隻。小罏一只。約能盛三四斗物品。口約一尺周圍。烹飪資料備齊。我聽其一番妙論。疑信參半。即睹其物品備好。並備煎劑。用生軍、二丑、使君子、雷丸、桃仁、巴豆霜、杭木通、瞿麥、扁竹、川楝子、等藥。合併包好。先將煎劑煎好。給病者服下。隨即將雄雞用全副作料烹好。盛於罏內。扶病人坐其上。周圍以絮衣掩好。使香味不得透出。約一時許。病人腹中絞痛。狀若難堪。少停遍身腥臭之汗如雨。張恐其虛脫。令人扶好。正危急間。大便下。病者語曰。痛雖少止。但前後陰奇痒難堪。三小時後。胸腹居然縮小。不痛亦不痒矣。乃置病者於榻上。以參湯灌之。病竟霍然若失。余視罏中蜈蚣挾穢物。約有半罏。始驚嘆張君之神。後進八珍湯數劑而愈。余親見之怪病。不敢湮沒。因貢獻於諸君之前。一加討論焉。

談談旅行暈船之常識

(續) 單大年

(十一)寢前飲炭酸水一杯。則翌日必覺爽快。然不問晝夜。屢加飲用。如西人之樣者。殊非所宜。

(十二)堅束腹帶。以固定腹中之臟器。亦豫防暈船之要道也。

(十三)碁、歌、讀、專心一意。使忘已之居於船上。是法亦甚有效。他如下船則吸。上船則呼。又一法也。

(十四)大便通暢者佳。

(十五)宜多備豫防暈船之藥劑。

△暈船之治療法

重炭酸鈉	三・〇克羅姆
迷朦精(有痲醉性)	三・〇克羅姆
蒸溜水	一〇〇・〇克羅姆

上列三項所配製之藥劑。當暈船初起時。分三次服用

嘔吐時緊縛腹部。則覺爽適。嘔吐後多飲冷水。必將續吐。吐後再飲。屢飲屢吐。終至不吐而止。可以洗腸胃。可免苦悶。可無吐出膽汁血液之虞。而平日消化不良者。反足增進食欲。且爲慢性腸胃病之治療良法也。

欲使身體安靜。則宜仰臥。然有宜於伏臥者。是無定例。惟視其人之所適而已。

(完)

雷震時勿打電話，
波急處勿事游泳，
是故知命者，不立
乎危牆之下也！

主編者 醫學家趙公尚

宗旨：鼓吹世界醫學大同　切實指導衛生方法　澈底說明醫學原理　解答一切疑難病症

衛生報

館址 上海浙江路書和坊對過（電話 六二五五六）

每星期六出版一册

全年五十期連郵費二元四角 國外加半 郵票代洋九五折扣

發行者 上海衛生報館

第二卷 第十期

中華民國十九年四月十九日出版

THE HYGIENIC WEEKLY 780 CHEKIANG ROAD, SHANGHAI, CHINA

本期要目

中國藥物與用量之標準

葉勁秋

『藥有君臣。人有強弱。有君臣則用有多少。有強弱則劑有半倍。多則專。專則效速。倍則厚。厚則力深。』——見日知錄——惟藥有君臣。人有強弱。故我國藥物之用量。頗不易言其標準。嘗有用石膏十四斤以透癍者。——見筆花醫鏡——用痲黃二兩以治腫脹者。——見吳鞠通醫案——附子毒烈。有習用生熟兩外未曾僨事者。當歸爲一切婦女病之聖藥。然有目爲產後禁條者。清燥救肺湯之用人參。僅不過七分。獨參湯中則必以兩計。用量多寡踰恆之方案。記載殊多。頗不難於檢閱。雖曰中藥植物爲多。類皆整個生物。成分駁雜不純。非比西藥精製品之猛烈。自不妨增益其用量。然而植物品之含有毒質者亦夥。殺人亦烈。自非斲輪老手。何敢輕於一試。而超軼常規之法。終不可以爲訓則。我國今後醫藥。如不欲躋於世界醫之一途。則亦已矣。否則自當有以設法規定之。以便後學者之研求。而藥物學之精進。自不難日趨於無窮之境域矣。

癲狂病之證治與經驗（續）

楊贊民

若夫了無他因。自幼即癲。其人癡呆如醉。靈性消失。此其先天臟腑榮養器官。必有不完滿之處。無法可治。蓋人之精神。藏於腦。而根於全體之榮養。全體榮養十足。則精神亦十足。全體榮養缺一二分。則精神亦缺一二分。彼臟腑器官不完滿。則精神亦不完滿。必然之勢也。西人精於解剖。剜瘡剔骨。割換臟腑。蔚爲新科學之能事。其元氣壯盛。賴以起沉痾者有之。因官能不全。而致癲證者亦多。精神既失之後。皆無法可使其復原也。舉例兩則如下。

（一）壺山黃某。謀生海外。前年患腸病。被西醫割去小腸二三寸。接以橡管。割後病愈。而精神大失。恆惘惘如癡。近乃榮養漸就衰弱。幾乎死矣。

（二）日本大正御極之初。患肺結核。醫以刀割治。精神完全昏失。僅能飲食而已。所有國政。俱由昭和代理。此事日人極祕。不肯洩也。

更有大病之後。突遭大驚。多變狂證。余遇此凡三人。一遇賊攻刼。一鄰右火警。一則未詳。其狂也。踰牆毀屋。裸奔不捉羞恥。罵詈不避親疎。鄉人迷信。多以爲犯鬼祟。余審其病因。獨力排衆議。以爲不必醫治。久之自愈。聞者固笑而不信也。既而果然。此三人一在壺山。一在厦。一則霞陽人。今俱存。斯病由余閱歷所得。古人未之論及。爰誌於此。亦可供醫家之參攷也。（完）

疾病與年齡的關係

許半龍

病因的發起。往往視年齡而差異。約分幼年期、少年期、壯年期、老年期、四期。

幼年期——小兒生後至十四五歲期間。易罹痲疹、百日咳、痘瘡、腸胃加答兒等。

少年期——十五歲至二十五歲。爲發育完成期及婚嫁期間。易罹生殖器疾患。及肺癆等。

壯年期——二十五歲至四十五六歲期間。易罹傳染病及神經系疾患。

老年期——四十五六歲至六十五歲以上。易罹癌腫性疾患腦溢血（卒中中風類）等。

鷄內金之功用

李健頤

本草備要云『鷄內金。即鷄之脾。能消水穀。除熱止煩。治膈噎反胃。小兒食瘧等證。』考鷄內金。含有胃酸。及百布聖。胃酸即胃中天然之酸素。胃臟之強弱。與胃酸之多寡。有關係。百布聖爲健胃助消化之聖藥。然二質相合。故消化之力宏著。鄙人治小兒胃弱疳積之病。常用鷄內金。用米微炒。同淮山藥蘇芡實炒麥芽白糖等。研末。甑熟。滾水冲食。最有奇效。去年平潭有張姓者。年四十餘歲。患膈噎之症。數月之間。病勢垂危。諸藥罔效。余適治月餘。亦將束手。最後想出一法。用鷄內金米糠二味。煎湯常飲。一月零。果然病魔退舍。蓋膈噎之病。是因胃酸及胃液缺乏。消化遲滯所致。鷄內金。能補胃酸。米糠含有維他命。能健胃液。夫胃酸胃液充滿。則胃之運動猛捷。消化之力強健。而噎膈之病立瘳矣。

皮膚的疾病

黃華

（1）疥癬的成因怎着。豫防怎樣。療治怎樣。

（2）癩病的成因怎樣。豫防、怎樣。療治怎樣。

皮膚的疾病很多。最平常的是疥癬和癩病。

疥癬是由疥癬蟲寄生皮膚而起的。常起於指間。手腕等處。以及於全身。有時發丘疹。並覺奇癢。最後起許多膿水疱。這病有傳染性。

豫防疥癬。最好使害病的人和不害病的隔離。直到治好爲止。病人的衣服用具。也易傳染。故宜遠離。治法。先用熱水洗澡。然後用百分二十的硫黃軟膏揸擦。最好用滅疥藥塗擦。治愈最快。

癩病是由癩桿菌惹起的一種慢性傳染病。大概先發生於頭部。然後及於全身。能使頭髮、眉毛、手指、完全脫落。

癩病是一種極凶險的疾病。故凡患癩病的。務使送入隔離病房。免致傳染。療治很難。普通內服大風子油或注射昇汞水等。

【診斷】診其脈。六部沉遲而弱。面目乍赤乍白。口噤大張。氣息奄奄。但氣出則多。入則少。大便隨流而下。無有度數。糟粕若有若無。清濁不分。此險脫之症矣。再查以前所服之方。純係苦寒甘淡之品。服之太過。胃氣耗竭。如此之症。治則棘手。不治則違濟世之初衷。兔擬治法如左。

【療法】急主以固中之品。使上氣不收者得其收。下泄不止者得其止。冀甦生於萬一。除獨參以外。無能爲功。

【處方】上黨參二兩。濃煎頻頻服之。服後一日。大有轉機。又煎二兩。服後二日。正氣稍和。復煎二兩。服至第三日。大氣已還。上氣自主。下泄自止。如法服至半月。病象全愈矣。

【說明】黨參甘平。生於上黨。歷代諸賢。謂可代人參。而人參亦生於上黨。同一道地也。其味同。其氣稍有些微之分。而補中益氣之功。都有獨擅其長。況人參產生太少。頗不易得。諸家用之大多。以上黨參相代而王君之疾。余臨症認清。說明由傷寒誤治傳變而來。此刻汗不可。下不可。大吐大攻更不可。若舍上黨參。更以何藥何法而救之哉。

徐人龍 住嘉定西門

■太陽陽明合病

【病者】金左。年四十六歲。

【病狀】身熱背脊微寒。延已十餘日不解。脈浮滑而數。口渴不多飲。唇焦苔薄膩而黃。五六日不更衣

【病原】傷寒積滯。治未得法。以致陽明受病。

【診斷】太陽之邪未罷。陽明之熱薰蒸。腸中宿垢不得下達。

【療法】治以桂枝白虎湯加減。疎太陽之邪。清陽明之熱。

【處方】川桂枝一錢　肥知母二錢　元明粉一錢　瓜蔞皮三錢　生姜一片

生石羔五錢　粉甘草六分　生大黃二錢　竹葉二錢　紅棗二枚

【二診】前方連服二帖。寒熱已解。餘恙未瘥。
【二方】前方去桂枝連服二劑。
【效果】藥後得大解甚暢。陽明之熱已減。隨服清理肺胃之劑。旬日告痊。

▣邪陷太陰

陳汝霖 住浙江奉化

【病者】朱左年三十七歲。
【病狀】口乾不引飲。四肢逆冷。脈沉苔膩。嘔噁呃逆。大便不實。
【病原】初由傷寒惡寒發熱。繼則表不熱而裏熱。
【診斷】表邪由太陽而陷於太陰。不得洩越。陽氣被遏。胃陽不宣。以致四肢厥逆。脉沉如無。此爲傷寒內陷之現症。
【療法】治以四逆湯加減。通達陽氣。和胃降濁。
【處方】熟附子一錢 丁香六分 川桂枝一錢 六和曲三錢 淡干薑五分 柿蔕五枚 製川朴八分 廣陳皮錢半 製半夏二錢 炙甘草八分 炒穀芽三錢 生姜一片
【二診】一帖後手足轉温。嘔噁已止。惟呃逆未已。
【二方】原方再進一劑。
【效果】藥後諸恙已痊。後服健脾理胃之劑。數帖而安。

▣邪陷少陰

林少庭 住泰縣白米

【病者】林左年八歲。

【病狀】始則惡寒發熱。現已十餘日。熱勢不揚。氣陰已傷。陰盛格陽。痰濕瀰漫。嗜臥神疲。二便如常。
【病原】邪由傷寒。繼而傷食。雖延醫診治。而藥終不吃。遷延日久。釀成重症。
【診斷】脉象沉細。舌苔薄膩。陽不流行。陰自盤踞。邪盛正虛。頗慮生變。
【療法】治以温化痰濕。扶正達邪。
【處方】熟附子六分　法半夏二錢　焦白朮錢半　雲茯苓三錢　柴胡七分
廣陳皮錢半　白蔻衣八分　炒穀芽三錢　炙甘草五分　紅棗三枚
生姜一片
【二診】一服後症勢較減。連服一帖。吐痰甚多。症勢大有轉機之象。
【二方】原方去附子柴胡。加北沙參二錢。炒苡仁三錢。
【效果】連服三帖。諸恙若失。調理旬日而全。

▣傷寒陽越

王孟圓住松江東門外六十九號

【病者】尤左。年三十七歲。
【病狀】身熱不揚。微有惡寒。咳嗽氣逆不能平臥。咽痛淡紅不腫。兩顴赤色。
【病原】據述症起於奪精之後。
【診斷】脈象浮緊而弦。舌苔乾白而膩。寒邪由皮毛而入於肺。乘虛直入少陰之經。逼其水中之火。乘越於上。乃戴陽重症。
【療法】擬以小青龍合二加龍骨湯。以温解寒邪。收攝浮陽。
【處方】炙麻黃四分　法半夏二錢　大白芍三錢　左牡蠣五錢　川桂枝一錢

光杏仁三錢　生甘草六分　花龍骨三錢　熟附片一錢　炙桑皮二錢

五味子八分干薑三分同搗　遠志肉三錢

【二診】服藥二劑後氣息漸平去麻黃又服二劑。

【二方】光杏仁三錢　炙甘草八分　桑皮錢半　冬瓜子三錢　象貝母二錢

茯神二錢　苡仁三錢　陳秫米三錢

【效果】接服五六劑恢復原狀。

■腎虛寒痛

孔幼儒住揚州西門外

【病者】姚左年五十八歲。

【病狀】發熱微寒遍體痠楚腰痛如折舌苔薄膩微黃。

【病原】腎陰素虧寒邪外受。

【診斷】脈來尺弱寸關浮緊而數腰爲腎府風寒乘隙而入榮衛不能流通以致兩感重症。

【療法】治以陽旦湯疎達表邪以期速效爲幸。

【處方】川桂枝一錢　淡豆豉三錢　厚杜仲三錢　絲瓜絡三錢　蘇梗葉各一錢

北細辛四分　炙甘草八分　晚蠶砂三錢　葱頭三枚　生姜二片

【二診】藥後得微汗表解痛處較鬆仍以原方加減。

【二方】原方去蘇梗葉淡豆豉加川續斷菟絲子焦白朮各二錢。

【效果】連服三劑諸恙均減再去細辛又服二劑全愈。

■經後傷寒

趙公尚住上海浙江路七八〇號

【病者】柳右年三十四歲。
【病狀】汗多如雨。惡風發熱不解。遍體酸楚。少腹疼痛拒按。脈來浮弦。舌苔薄白而膩。
【病原】病從房勞經後而得。
【診斷】風入太陽。皮毛開而經閉。瘀滯少腹。積蓄多而氣阻。乃兩感之重症也。
【療法】治以溫經達邪。去瘀消滯
【處方】川桂枝一錢 西砂仁六分後下 焦查炭三錢 炙甘草八分 兩頭尖錢半酒浸包
熟附子錢半 炒白芍二錢 雲茯苓三錢 五靈脂三錢 生姜二片
【二診】藥後汗止。寒熱已解。惟瘀行未暢。徧體仍酸
【二方】原方去桂枝。再進二帖。
【效果】兩劑後瘀行頗暢。諸恙悉減。調理一週卽痊。

趙公尙住上海浙江路七八〇號

■經後傷寒

【病者】劉右年三十六歲。
【病狀】寒熱多作。頭痛無汗。胸悶腹痛拒按。嘔噁不食、腰疼骨楚、舌苔白膩。脈來沉細而遲。
【病原】病因經後房勞而得。下焦有瘀血。防其傳經增劇。
【診斷】傷寒兩感。挾滯交阻太陽少陰同病
【療法】麻黃附子細辛湯加味。溫經達邪。去瘀導滯。
【處方】淨麻黃四分 北細辛三分 枳實炭錢半 法半夏三錢 熟附片錢半
製川朴八分 焦查炭三分 延胡索一錢 兩頭尖錢半酒浸包 生姜二片

【二診】藥後得暢汗。寒邪已有外達之勢。熱勢漸退。腹痛亦減。惟頭脹且痛。胸悶不思納食。脉象沉遲。舌苔薄膩。餘邪瘀滯未淨。陽氣不通。脾胃健運失司。仍以原法加易

【二方】川桂枝一錢　金鈴子二錢　西砂仁七分後下　炒赤芍二錢　紫蘇梗錢半

枳實炭錢半　雲茯苓三錢　炒穀芽三錢　生　姜一片

【效果】連進二劑。諸恙漸減。調理旬餘始痊。

寒濕陰黃　　吳粽墨住上海老西門方斜路

【病者】尹左年四十九歲

【病狀】遍體及面目黯黃。小溲清白。大便溏泄。不渴不熱。倦臥無神。

【病原】時值長夏天氣酷熱。一切飲食喜冷。兼飲冷水。坐臥喜在當風陰涼之處。以致汗不得泄。溫邪蘊蓄日久。釀成陰黃

【診斷】脈來遲緩而沉。來去無神。脈症合參。知爲寒濕所釀

【療法】治以茵陳蒿湯。加附子乾薑。溫通之法主之。

【處方】綿茵陳二錢　淡乾薑一錢　雲茯苓三錢　黑附片一錢　炒苡仁三錢

【效果】連服二劑。大解不溏。黃亦漸轉。以原方加焦於朮二錢。杭白芍二錢。廣陳皮一錢六。一散四錢。連服三劑。諸恙者痊。

寒厥　　王景祥住浙江麗水王衕弄

【病者】龔寶福。年三十左右。住麗水北鄉青岡。業農。

【病狀】初起寒熱頭痛。繼則神識昏迷。直視不語。牙關緊閉。唇舌瓜甲淡白。四肢清冷。

【病原】寒邪外侵。眞陽被遏。

【診斷】寒者陰凝之氣也。寒邪在表。與榮衞交爭。故見發熱惡寒頭痛。邪勝正敗。眞陽爲寒氣所困。不得進展。故致厥。厥者陰陽不能交泰之謂也。按此病雖非亡陽厥脫。然陰寒之氣亦有殺滅眞陽之可能。况邪勝正敗。勢亦危矣。

【療法】陽生陰殺。天道不易之理。邪勝正敗。病機危惡之候。際此陰霾瀰漫。陽光殆滅之秋。非用斬關奪門之藥。難望有濟。故用麻黃附子細辛湯以退陰霾。合白通湯加桂以震陽光也。

【處方】淨麻黃一錢　熟附片二錢　北細辛五分　淡乾薑一錢　鮮葱白五根

嫩桂枝一錢

【二診】據病家所述。前方服一劑。即索熱飲。哀求不已。自云若得飽飲熱湯。死亦無怨。第二劑服後。口渴反止。且能酣睡。至復診時。見其神識清楚。諸症悉退。能餟粥一小碗。此時寒邪有退却之勢。陽氣有來復之機。乃投以附子理中湯。

【二方】熟附片八分　炙甘草一錢　東洋參五分　炮黑薑八分　焦冬朮錢半

【效果】服附子理中湯三劑。尚稱順效。惟肢體似覺疲倦。於是將原方去附子。倍加東洋參。令其多服。

▣積寒腹痛　　黃陂蕭住漢口大郭家巷至德堂藥局

【病者】姣蘭。年七歲余之次女也。

【病狀】腹痛數月。一發痛時。四肢厥逆。呼號聲慘。不忍聞。諸物不食。嘔吐白涎。面白身弱。痛劇時。在地土打滾。見者均云難治。切脈六脈沉細。舌苔微白。

【病原】平素最嗜瓜果生冷之物。兒母戒食。竊食後園桃李。菜地瓜豆。病發請醫診治。有用消食之劑殺蟲之藥。和之攻之。均無效。某西醫用山道林包。愈服後雖下條蟲十餘。病如故。用食鹽炒熱熨腹。痛止須臾。吸鴉片一二口。其痛稍緩。電促余歸時治。賓弟來談此兒過食生冷。前醫不明病源。治無特效。余妻力言生冷嚴戒。何由而得。治弟云小兒竊食。嫂不知也。

【診斷】此乃寒結成冰之腹痛。

【療法】按陳無咎先生之醫量載壺叟醫案。用大已寒丸合手拈散。治寒結成冰甚效。今仿原方加小茴炒當歸。川椒目炒烏梅。及左金丸。外用狗皮取寒涼膏藥貼臍工

【處方】蓽撥四分　上肉桂三分去粗皮　淡乾薑六分　草果一錢

高良薑六分　玄胡索一錢　五靈脂一錢　製沒藥一錢

全當歸一錢小茴香四分煎水炒　吳茱萸五分細水連三分煎水炒　連烏梅八分川椒目三分煎水炒

【效果】服藥一劑。其病如失。能嬉笑加餐。以後未發。藥亦難進。復用狗皮膏藥常貼於臍上。

痺病

羅燮元　住沙市同善堂施診所

【病者】胡文軒君。蜀之巴縣人。年逾知命。氣壯體強。聲洪性直。喜談孟子。當署興誠銀行分行行長。住沙市莊王廟街。

【病狀】是年八月。偶患體疼肢痛。臥床不起。已屆一旬。歷延名夙治療。反日沉重。始延余治。診脈滑實。兩寸略浮。身重肢疼。節痛尤甚。惡風無汗。苔白頭暈。口燥不飲。食難下咽。便雖溏而濡滯不通。溲雖利而黃赤短澁。屈伸不利。起臥人扶。

【病原】揆諸得病之初。不過失愼風寒。溫熱鬱遏。久則其氣遂互相搏結於表裏之間。若當時以宣泄之劑。俟表一解。清裏自愈。奈前醫固執膏粱體虛。過於兢愼。而用芪芎固表。姜桂蘊熱。雜以續斷、桐皮、二朮之

辛燥。互爲加減。於是濕熱內蒸。風寒外束。日釀日深。寒遂蔓延。

【診斷】風寒濕三氣合而成痺。考之古例。則有風甚寒甚濕甚之別。非專一於寒也。觀千金外台中風歷節濕痺諸門。多有麻桂膏黃烏附苓連寒熱並用。其爲寒閉熱鬱。更無可疑。今人不究何氣孰甚。化熱與否。統稱曰寒。非以羌獨傷陰。灼其筋骨。則以芪朮固閉。束其皮毛。使邪熱永無出路。其爲惑也滋甚。尊恙便濇溲赤。則有類乎濕溫。骨節煩疼。則有類乎歷節。惡風無汗。脈浮頭痛。則又類乎中風。是風寒濕一身而三者俱備也。可不謂症之複雜者乎。究其初起。不過風隨寒入。束於肌膚。原不甚重。因治非其法。失於疏泄。腠理拂鬱。則素有之濕。邪乘機以起。由是表爲寒閉。裏爲濕蒸。而風火濕熱。遂交相爲虐。故成以上種種諸症。此時邪雖強固。正氣尚充。鞠旅陳師。猶堪一戰。若仍畏虛樂補。日事遷延。則邪日甚而正日衰。他日雖欲攻之。不可得也。俯承下問。謹佈愚衷。爰遵病由複者。仍以複法主之。如以藥複而嗤其不倫。則非知余立方之本意也。

【療法】因風竄頭目。則用荊防。寒束皮毛。故用麻荷。滯於腸者。非硝黃不能攻。鬱於脬者。非梔滑不能利。驅濕有蒼朮。清燥有石膏。既用桂芍以通痺。復用歸芎以和營。苓翹散火。桔草和胃。此本河間通聖散加桂枝。誠爲此症天造地設。不可多得之方也。勿以藥峻而畏之。

【處方】雲防風二錢　生大黃二錢　玄明粉二錢　荊芥穗二錢　炒梔子二錢

生白芍二錢　連翹殼二錢　淨麻黃二錢　苦桔梗二錢　生石膏四錢

飛滑石四錢　酒條芩二錢　全當歸二錢　片川芎一錢　蘇薄荷一錢

茅蒼朮二錢　粉甘草二錢　桂枝尖二錢　生姜汁一勺　水竹瀝一勺

【二診】昨藥服後。已得快利數次。汗出漆漆。頭目清明。惡寒俱罷。是藥已對症。惟是關節仍疼。尚難起臥。口燥溲。赤未盡俱。痉要之。歷旬之症。非一劑可除。循此前進。必能貫澈。仍師前法。以千金風引獨活湯加減主之。餘俟後議。

【二方】大獨活二錢　雲茯苓二錢　桂枝尖二錢　雲防風二錢　生白芍二錢
全當歸二錢　生石膏四錢　左秦艽二錢　粉甘草二錢　西洋參二錢
酒條芩二錢　川附片二錢　黑大豆一勺酒炒　水竹瀝一勺冲

【三診】三方如前加續斷。

【四診】連日疊用清熱除濕開痺疏利之法。症已減之六七。身健神清。口和食進。不過筋節之間。或時掣痛。或時木痲。良由邪去正傷。營衞未復。正宜及時調之。以千金獨活寄生湯加減主之。

【四方】大獨活二錢　桑寄生三錢　炒杜仲三錢　淮牛夕三錢　左秦艽二錢
北細辛一錢　西洋參二錢　生懷地三錢　桂枝尖二錢　生白芍二錢
全當歸三錢　大川芎一錢　雲茯苓三錢　虎脛骨二錢　粉甘草一錢
威靈仙三錢　大北棗四枚　老生姜一片

【五診】仍用原方。去川芎威靈仙。

【六診】脈漸中和。飲食起居。將復原狀。惟肢節時有不利。筋骨或有寒疼。此熱邪雖去。餘寒痺於筋骨。未盡剔除。應變前法。主以温通當歸四逆加味主之。

【六方】全當歸三錢　生白芍一錢　北細辛一錢　淮木通一錢　左秦艽二錢
桂枝尖一錢　刺蒺藜二錢　炒杜仲二錢　製首烏三錢　嫩桑葉三錢
夜交籐二錢　炙甘草二錢　大北棗四枚　老生姜二片

【七診】七方去北細辛。准木通。加巴戟天三錢。炒續斷三錢。

【八診】脉得和緩。諸恙告痊。惟覺頭目眩暈。肢節不健。時有惡風。汗略沾濡。蓋大憝雖除。良民不免受虐。撫綏之政。此及其時。黃芪五物。以完善後。

【八方】北綿芪四錢　桂枝尖三錢　生白芍三錢　當歸身三錢　巴戟天三錢
炒菟絲三錢　炒杜仲二錢　炙甘草二錢　大北棗四枚　老生姜四片

【效果】後方連服數劑。即行停藥。乃調其飲食。胃納大增。半月而健倍如常。

【附識】余自庚申蒞沙。乃住四川協立濟醫局診務主任。與渠行比隣而居。渠練習生李蜀献君患疾。延余治愈。由是過從常談。甚服余見。今見渠疾愈治愈甚。乃力薦余。奈余年方三十有餘。名望未孚。渠雖延之。蓋欲聊試。而實未傾心也。及聞余談渠之病理。始請開方。俟方一出。渠又見有硝黃之攻。麻桂之表。荆防之散。膏滑梔芩之寒。諸多複雜。大有難色。另求易方。余謂藥貴對症。非少者是而貴者為良。內經七方。原有複法。療複病者。蓋如王翦之圖荆。利在合圍。非六十萬人不可一舉殲之。免貽後患。貴恙若不急治。再痼其邪。不為癱瘓。則成壯熱神昏。此勢所必至者矣。幸此時邪尚未深。驅之猶易。況此方雖複而不泛。藥雖峻而確。和猶為有制之師。請無畏恐。余甘負責。渠聞余言。雖為聳動。而終嫌藥峻。略請更易。余力持前說。始從余見。及藥單傳出。又幾為衆口所毀。幸渠令正有識。傍聽余言慷慨。是其說而力主余方。渠猶少試漸投。待無他故。始及終劑。次日方大胆延余。乃又見次方。既用附桂。復用膏芩參草。不勝叱異。請求其理。余謂白虎加桂。風引膏黃姜桂同用。仲景尚有明文。蓋濕痺關節。非辛溫無以流通。內蘊化熱。非苦寒無以除煩。用參者。不過藉助其各藥之力。非溫補可比。此正如西說謂某種與某種化合。得變中和。國醫之君臣佐使。豈讓西醫之化合獨步哉。至後余以黃芪五物湯善其後。遂健康倍。昔渠又謂余曰彼等以莨芍誤我先生力詆其非。今又以此方令我康健。前後藥同而效有不效者何也。余曰病有初終。治有先後。初治之法。不能移後。後治之法。不能移先。以初病邪甚。利在驅邪。未傳邪衰。貴在培氣。如禦寇者。先以剿戮去其暴殄。後以撫綏安其善良。此醫道所以通於治道。良醫與良相同功。未有關門可以逐賊。玩寇可以安民。平時既不自珍。病來又畏去疾。朝秦暮楚。委任凡庸。湯藥亂投。變生反側。是不啻明末之於張李。剿撫倒施。卒至社稷邱墟。人民塗炭。及死而方知諸臣之誤朕。則悔以遲矣。養奸遺患者。何不於此鑒之。想足下達人。必不以余言爲謬也。一席深談。頗遭器重。是後信任非常。大小疾患。咸延余治。直至壬戌收行。始乃判袂。是疾也。非有如余之辯。不足以動其聽。非有渠室之主。亦不足成其功。直道之難行。以至於是。余常曰。富而可醫。而不可醫。貧而不可醫而可醫。富而可醫者。珍品不惜。調理有人。而不可醫者。耳食之親戚。捧抬之友朋。不問是非。但憑途說。不曰苓連苦寒。則曰姜附過熱。即有明者。徒喚奈何。貧而不可醫者。延醫無力。藥貴無資。病雖深沉。猶自覓食生路。無有調理。何能而可醫者。因延醫不易。藥更難求。雖與砒鴆。亦能入口。傍無掣肘。醫得盡長。此富者之病。每爲藥死。而困者反爲貧生。其難易有如此者。不亦可慨也乎。

樂幼門 住漢口球場正街

■痺痛

【病者】方右。年十九歲。住漢口下何家墩。

【病狀】腰膝疼痛。足不能動。手不能舉。半身癱瘓。轉側艱難。脉細而浮。舌苔白膩。潮熱惡風。

【病原】據病者云。四月間受孕。七月間發生手足疼痛。腰膝痲痺。購服骨痛露四瓶無效。後購瑪了性藥酒二兩服畢而胎墮。自小產後。諸疾俱愈。行動如常。越二日舊病復發。較前加劇。惡露閉止。潮熱惡風。

【診斷】此由病家不諳醫理。誤服烈藥。致將七個月之男胎墮落。事後該婦憂鬱非常。致疾復發。加以出外洗

傷寒今釋

陸淵雷

不通藥物配合之機微。不過單用於頑固便祕。本藥不當如此狹用。宜熟讀玩味師論及本草諸說。以擴充其用途。然其性峻烈。他藥莫比。初學不可輕用。丹波氏云。本草徐子才云。中巴豆毒者。用冷水。

貝母。本經云。辛平無毒。主傷寒煩熱。淋瀝邪氣。疝瘕。喉痺。乳難。金瘡。風痙。別錄云。療腹中結實。心下滿。洗洗惡風寒。目眩項直。欬嗽上氣。止煩熱渴。出汗。藥徵云。貝母。主治胸膈鬱結痰飲也。仲景氏用貝母也。特桔梗白散一方已。然考之本草。古人用貝母。主治鬱結痰飲。旁治欬嗽。乳汁不下也。乃與仲景氏治濁唾腥臭。其歸一也已。其功於桔梗大同而小異也。

桔梗白散。東醫以治喉痺肺癰。今采其治喉痺者入本篇。治肺癰者入金匱今釋。吉益氏云。桔梗白散。治毒在胸咽。或吐下如膿汁者。又云。治毒在胸咽。不得息者。湯本氏云。如「ヂフテソノ」（案白喉也）性呼吸困難。此方之適例也。余治一小兒。用本病血清無效。將窒息而死。與本方。得速效。

成績錄云。浪華賈人巽屋之家僕。卒然咽痛。自申及酉。四肢厥冷。口不能言。如存如亡。衆醫以為必死。舉家頗騷擾。及戌時。迎南涯請治。脈微欲絕。一身盡冷。呼吸不絕如綫。（案當從不汗出及窒息兩端辨其非四逆湯證）急取桔梗白散二錢。調白湯灌之。下利五六行。咽痛殆減。厥復氣爽。乃與五物桂枝桔梗加大黃湯。（桂枝地黃黃芩桔梗石膏大黃）須臾大下黑血。咽痛盡除。數日而平復。

古方便覽云。一男子咽喉腫痛。不能言語。湯水不下。痰欬。痛不可忍。余飲以桔梗白散一撮。吐稠痰數升。痛忽愈。後用排膿湯而全愈。

橘窗書影云。篠山侯臣野村周德二男周五郎。一夜咽喉閉塞。不得息。手足微冷。自汗出。煩悶甚。走急使迎余。余診之曰。急喉痺也。不可忽視。製桔梗白散。以白湯灌入。須臾。發吐瀉。氣急方安。因與桔梗湯而全愈。世醫不知此症。緩治而急斃者。所見數人。故記之以為後鑑。

以上十五條。皆論結胸一類。

太陽與少陽併病。頭項強痛。或眩冒。時如結胸。心下痞鞕者。當刺大椎第一間肺俞肝俞。慎不可發汗。發汗則譫語脈弦。五日譫語不止。當刺期門。

頸項强痛者。太陰證。或眩冒時如結胸心下痞鞕者。皆少陽證。少陽證已見。而太陽證未罷。故為太少併病。金鑑云。日或曰日時如者。謂兩陽歸併未定之病狀也。病狀未定。不可以藥。當刺肺俞以瀉太陽。以太陽與肺通也。當刺肝俞以瀉少陽。以肝與膽合也。故刺而俟之。以待其機也。苟不如此。而發其汗。兩陽之邪。乘燥入胃。則發譫語。設補長大。則猶為順。可以下之。今脈不大而弦。五六日譫語不止。是土病而見木脈也。慎不可下。當刺期門。以直瀉其肝可也。案。俞同腧。（音庶）

天痘之鑑別法

單大年

■病原　此病多爲流行性傳播不已。其觸接之傳染力。殊爲猛烈。乃一種急性之病證也。其特徵在皮疹與熱型。當前世紀之初。歐美各國。雖成人咸感染之。蓋彼時未曉預防之策。故死於痘者。歲可以數千百計。卽幸得不死。亦因之而容貌醜惡或呈畸形。誠可駭也。自接種牛痘法發明以來。乃無此害。蓋凡曾經種痘之人。幾皆不生痘瘡。有時因懶於再種。不幸感染。亦不過發極輕之症狀。初無危險。大約每種痘一次。其確實之防護力。至多不過五年。歐美各國政府。於人民種痘一事。率以國法行之。雷厲風行。故現今痘瘡。幾於絕迹。痘瘡之病毒迄今尚不能明。然試將該痘漿接種人身。則其傳染毒素。俱含存於膿泡之膿液。與已乾之痂皮中。此卽我國舊時盛行之種人漿法也。痘瘡之先天素因。世人大半有之。故罹之者危險益甚。然此素因。惟種痘能除去之。因已種牛痘之人。俱得後天之免疫性故也。特不能終身有之。以是歐美各國。有一生數種之例。此病之發生也。每有與傷寒梅毒諸單染病同時而至者。是又不可不辨。

■徵候　痘瘡潛伏不發之期大都自十日至十四日。過此卽爲前驅期矣。病之來也。每以一次戰慄而始。無何。卽繼發三十九至四十度之大熱。甚者或更在其上其時全身倦怠。儼如被縛。舌面乾燥。食思缺乏。頻起嘔吐。或兼發氣管枝炎。脾臟異常腫大。按之發痛。大便往往秘結。間或泄瀉。小便減少。多含蛋白。就中最顯著者。腰痛異常劇烈。其次則爲下腹部與大腿內發生紅斑。宛似三角形。謂之股三角。此前驅期暫時發生之疹也。前驅期先後不過三日。其間體溫逐日減退。病人輒自謂業已治愈。不意至發疹期之初。體溫忽又異常昇騰。但亦有如常不昇者。發疹期之經過。大約可十四日。於此更隨皮疹發育之狀態而別爲數小期。一曰發斑期。二曰奮疹期。三曰水泡期。四曰膿泡期。五曰乾燥期。六曰結痂期。發斑期者。起於發病之第四日。皮膚表面。生限局性類圓形之紅斑。以指捺之。卽便褪色。是亦薔薇疹之類也。皮疹大者。可似豌豆。或者尤大於此。先見於面部之前額兩顴。過此在二十四時內。漸蔓延於軀幹及四肢。（未完）

館址 上海浙江路清和坊對過（電話六二五五六）

每星期六出版一冊

全年五十期連郵費二元四角 國外加半 郵票代洋九五折扣

衛生報

主編者 醫學家趙公尚

宗旨 鼓吹世界醫學大同 切實指導衛生方法 澈底說明醫學原理 解答一切疑難病症

中華民國十九年四月廿六日出版

第二卷第十一期

發行者 上海衛生報館

THE HYGIENIC WEEKLY 780 CHEKIANG ROAD, SHANGHAI, CHINA

本期要目

痛哭今後國民之淪亡

趙友如

夫地球之大。立國之多。莫不以民爲本。民興則國興。民亡則國亡。此乃天演公例。非衆口所能辯也。而我國四萬萬同胞。人民之多。駕乎全球各國以上。是誰之維持。誰之保障。致種族達於如斯繁盛。舍先遠世代醫宗。以神聖之術。維持保護以外。誰敢居此偉大之功。竟有不學無術之徒。云及中國人民之多。非人力之維持。乃幅隕之廣大。此說何難比例。近鄰有俄國。遠又有印度。幅隕之廣。超乎中華以上。未聞人民有如斯之盛。此乃中醫駕乎萬國以上之鐵證也。更有何辯。邇來時世變遷。人心不古。竟欲以謀利之心。取締數千年神聖之術。嗚呼痛哉。我知今後中華民族。不知減於何所底止。大約器滿則溢。物極則反。殆天數歟。吾云痛哭今後之國民者。蓋有鑒於前也。事在四十年以上。當余留心時事之時。鎮江初有西醫。一般無知愚民。盲於進退。無論何病。紛紛就醫於異域之人。不知西醫所擅長者。祇有外症之實症也。剖解。去毒。生肌。數日收功。此種手術。可屈一指。若是虛症。一經伊之手術。未有不僨事者。至於內症。非特無升堂入室之見。更未窺見門牆。一般趨新棄舊好奇之人。將生命等於兒戲。送與他人試藥。當時目覩。輕病變重者有之。立時傷生者有之。經醫後未及回家。卒於途中者有之。或回家而即傷生者亦有之。諸如此類。不一而足。誠令人傷心慘目。恨不能全指國人一一而告之。無奈伊有一技之長。惑動人心。無識之徒。依然湧往。以上所述。乃外症居多。至於內症。其時國人尚未深信。孰料近年以來。於內症大醫特醫。西藥紛紛運華。殊不知伊等。全是營業性質。騙取金錢。兼試他國所製之藥。有效則居功。傷生則諉過。吾知千變萬化之病。藥品亦需數百種之多。不知中國人民幾千萬生命。方能試成他數百種藥品。永遠獲利。然而他人進取之心。日新月異。我國改良之說。徒託空言。今後全國醫藥界。若不努力競爭。吾知中國醫藥。必現無形取締之一日。吾非不欲挽救後來生命。自問學識固所未逮。權力徒喚奈何。況此事非一二人空言改良。所能拯救也。要從根本救法。務必要求學部。視中醫較各種科學爲重要。立初高及中大各等醫學校。將仲景各書。用淺顯文字編爲教科書。以授諸生之課。嗣後不由大學畢業者。不准立方醫病。庶幾醫藥歸於統一。治療均入正軌。中國醫藥所以失敗原因。國家久廢考醫之例。人民由於師生私相授受。更有自行看書。毫無師授。即爲醫師。甚則書理不明。妄行診斷。醫業之不敗。更待何時。至於科學理想。各有所長。未使偏廢。大約科學用於實事求是之處。或有特長。理想能補科學之未逮。至於不可思議之處。非科學所能闡明者。舍理想別無治法。國人提倡改良。千呼萬喚。徒瘁心力。明知無濟於事。不得不爲後人預爲痛哭也。

中風之原因及半身不遂所以偏左偏右之原理

丁北堂

據上說。『風之傷人也。或爲寒熱。或爲熱中。或爲寒中。或爲癘風。或爲偏枯。或爲風也。』又說。『風中五臟六腑之俞。所中則爲偏風。』到了千金方上則引岐伯的說法。『中風大法有四。如偏枯。風痱。風懿。風痺。』所謂偏枯。就是半身不遂。風痱。身體無痛。只四肢不收。風懿。奄忽不知人。風痺。諸痺類風狀。而漢朝的張仲景則主張屬風。在他的金匱要畧裏可以看得出。他說。『邪在于絡。肌膚不仁。邪在于經。即重不勝。邪入于腑。即不識人。邪入于臟。舌則難言。口吐涎沫。』自兩晉一直到唐宋以來。并沒有什麼異說發現。迨金元四大家出世之後。又有三個人對中風的主張不同。如張河澗則主張屬火。他說。『凡人風病多因熱甚。而風燥者。爲其兼化。以熱爲其主也。』所以中風癱瘓的人。他說都于由心火暴甚。腎水不足以制止。李東垣主張氣虛。他說『中風者。非外受風邪。乃本氣自病也。』如人年在四十之外。氣衰的時候。或者憂喜忿怒傷氣的人。多患中風病。而壯年的人則沒有。至于肨肥的人所以能患此病。也是由于形盛氣衰所致。例如酒色勞倦傷陰的人。尤多此病。朱丹溪主張屬痰。他說。『痰生熱。熱生風。』如東南的人多濕土生痰。痰能生熱。熱能生風。故有中風由痰所生的說法。這三位的眼光。很與從前人不同。走那時傳到此刻。大都調和三家的說法。并無人能在三說之外。別有建樹。只要看到神魂昏憒。直視僵仆。口眼歪斜。牙關緊急。言語蹇澁。失音煩亂。搖頭吐沫。痰涎壅盛。半身不遂。癱瘓軟弱。筋脈拘攣。抽搐瘈瘲。遺尿失禁等種種現象。統括叫做中風。

請看歷代的中風說法。是不是五花八門。是風非風。誰錯誰不錯。弄得我們混亂莫辨。沒有一個確定的標準。若是照西醫的說法。又不同了。西醫說。中風是腦出血病。由于腦中動脈硬化。當血液充進時。于是容易破裂。血壓腦髓。或者梅毒入腦。慢性酒精中毒。(吃酒過度)用腦過度。先天的遺傳。都能成這種病。而且肥胖的人。也往往容易患作。牠有一種特徵。就是卒中。突然而起。猝然倒地。不省人事。皮膚之知覺反射機能亦停止。瞳孔雖開而無光。面赤脈張。呼吸帶鼾聲。不幾時面色轉白。脈搏發小。或竟尿屎交流。當這當兒很有生命的危險。也有先頭痛、耳鳴、眩昏、頭內轉動。一時性語言障害。手足強直。經過數日或數十日之後再發作的。在下以爲這種說法。頗近情理。故從之。

(未完)

衣挾感風寒。

【療法】以急則治標首驅其風寒。再理其瘀血。

【處方】川羌活八分　水防風錢半　大川芎錢半　全當歸二錢　官桂皮錢半

製黑薑錢半　光桃仁一錢　生　薑三片

【二診】一劑潮熱惡風均愈。惟腰膝癱瘓如前。此症癱瘓數月。胎墮血行而病反愈。忽露閉病發。必由血瘀之患。無疑問矣。

【二方】當歸尾三錢　天台烏二錢　光桃仁三錢　破故紙三錢　製黑薑三錢

鮮紅花錢半　血丹參二錢　川木瓜三錢　川懷膝各二錢　黑附子三錢

製乳沒各二錢　米　酒一盃另冲

【效果】服二劑轉側不痛。手能握箸。照原方疊服五劑全愈。

☐痺痛

許半龍住吳江盧墟

【病者】鄭姓婦住上海十六舖。

【病狀】右手足痺痛。舉動不利。

【病原】風寒濕三氣客於分肉之間。聚而不散。化爲熱。上下遊行。因而痺痛。

【診斷】苔膩脈滑。夫風者善行而數變。易於化熱。症屬周痺。

【療法】用桂枝白虎湯加減。清陽明而解絡熱。

【處方】生石膏四錢　西秦艽錢半　淮牛膝錢半　川桂枝五分　防　風錢半

仙半夏錢半　生甘草五分　京赤芍二錢　橘皮絡各一錢　大地龍酒洗錢半

嫩桑枝四錢　防　己三錢

【二診】二劑痺痛已減。再予益氣和營。化痰清絡。

【二方】生黃耆三錢　生石膏三錢　橘皮絡各一錢　青防風錢半　全當歸三錢

西秦艽錢半　生白朮錢半　京赤芍三錢　晚蠶沙三錢包　海風藤三錢

仙半夏二錢　姜竹茹錢半　大地龍錢半酒洗　嫩桑枝五錢

【效果】四劑手足舉動如常。

■痺痛　許半龍住吳江盧墟

【病者】趙益謙住上海王家碼頭。

【病狀】兩手足痲木步履乏力腹部作脹。飲食減少。

【病原】腠理疏豁。爲風寒濕三氣所乘。

【診斷】脈緩苔薄白。此正氣不足。濕濁不化也。

【療法】調補脾胃宣化濕濁。

【處方】淡吳萸八分　連皮苓四錢　大砂仁八分研後入　酒炒防己三錢　炒白朮三錢

川桂枝六分　陳木爪二錢　生熟苡仁各三錢　藿蘇梗各錢半　陳廣皮錢半

粉桔梗一錢　炒黨參三錢　生　姜二片

【二診】三劑漸愈再予丸劑以杜根株。

【丸方】生白朮一兩五錢　淡吳萸三錢　大砂仁四錢　連皮苓一兩五錢　陳廣皮一兩

杜赤豆六兩　炒苡仁一兩五錢　淮牛膝一兩　川桂枝二錢　淡乾薑三錢

陳木瓜一兩　福澤瀉八錢

右藥共研爲細末。用生姜十五片。嫩桑枝三兩。煎湯泛丸。每早晚各服二錢。開水送下。

【效果】服未盡料卽痊。

■痺痛　羅燮元 住沙市同善堂施診所

【病者】陳淵如之內室。蜀人。年三十餘。寄居沙市龍門巷。

【病狀】初起惡寒無汗。頭痛身疼。四肢膊肘膝脛尤甚。繼則壯熱微寒。頭目四肢俱見浮腫。屈伸不利。其痛若錐。心煩不寧。

【病原】時當仲夏。霉濕上蒸。因熱迎風。乍受寒侵。時醫不知宣表。而但用羌柴前之辛温逐濕。繼則誤用黃芪五物湯。加桐皮姜黃之甘温實表。由是汗不得泄。温機亢進。則進一步而壯熱乃成。後醫因聞經水月餘未通。小腹常疼。則捨近而求遠。更用芎歸逐瘀。桂芍温經。膠地滋血。仍用羌獨燥濕。由是濕阻熱鬱。氣機不宣。乃更進一步而肢浮足腫。其痛如錐。病之釀成。藥誤之也。

【診斷】此時體温雖高。惡寒未罷。汗液全無。是表邪尚在。脈洪而數。苔白渴煩。小溲黃赤。是裏邪正與温鬱於肌腠。則腫。寒剌於神經。則痛。風陽內擾。則煩。胃生反應。則嘔。此三氣雜合成痺。鬱久而化爲熱也。開表清熱。是宜急圖。

【療法】方用麻杏宣肺氣而開玄府。桂芍通經脈而調營衛。再用川芎上清其頭目。防風橫解其肌腠。以助麻桂之不及。胸痞者瀉以夏芩。嘔逆者止以生薑。甘草緩和中焦。防已驅濕下行。然而體温過高。心陽亢進。誠恐桂枝下咽。則犯陽盛之弊。麻黃入口。更慮亡汗之憂。是不能不有以調劑於其間。爰仿大青龍例。重用生石膏。清胃燥而解肌熱。並制麻桂之過辛。庶汗不亡陽。温不傷陰。則有制之師。戰無往而不利矣。

【處方】淨麻黃二錢　桂枝尖二錢　杏仁泥三錢　生白芍三錢　漢防已三錢
雲防風二錢　大川芎二錢　炙甘草二錢　老生薑二錢　拾半夏三錢
酒條芩二錢　生石膏一兩

【二診】剛服一次。略見微汗。因執春夏忌麻黃。不敢多服。診脈如前。惡寒疼痛略減。餘症如故。乃勢已轉機。其未盡退者。良由藥未盡量也。仍用原方減去麻黃一錢。餘藥如故。

【二方】減去麻黃一錢。餘藥同上。

【三診】熱服二次。汗液溱溱。惡寒已罷。體温煩疼俱減其半。四肢浮腫如故。小溲仍黃。是外寒雖除。內濕猶甚。仍師前去。佐以利濕解肌。

【三方】照首方去麻黃加茯苓皮四錢　飛滑石六錢　白通草一錢
乾粉葛四錢　生石膏八錢

【四診】上藥連服二劑。體温平。嘔逆止。食漸進。不過肘膞尚疼。足背猶腫。法宜和血。佐以利濕疏經。

【四方】桂枝尖二錢　生白芍三錢　全當歸三錢　左秦艽二錢　漢防已三錢
白通草一錢　大川芎二錢　酒條芩二錢　嫩桑枝四錢　粉甘草一錢
茯苓皮四錢　忍冬籐六錢　生石膏五錢

【效果】後藥仍服二劑。則起居如常。不過兩膞兩膝。尚欠不利。而足背未盡消腫。乃用獨活寄生湯。去細辛。加苡米八錢。木瓜二錢。漢防已二錢。忍冬籐四錢。數服全消。因畏藥難服。乃調其飲食。半月建運如常。月經亦通。

中国近现代中医药期刊续编·第一辑

温邪

郭紹仁住鎮江九如巷

□風温

【病者】張幼年四歲。

【病狀】發熱八日有汗不暢。咳嗽多痰。煩躁懊憹嘔噁抽搐有如驚風之象。腑行溏薄。四末微冷。舌苔薄膩而黃。脈滑數不揚。

【病原】風温伏邪。蘊襲肺胃。

【診斷】前醫作慢驚治。所服參朮等藥。焉得不煩躁懊憹。以致温邪不能發泄於外。勢有內陷之象。

【療法】症宜速於疏透。以期温邪外達。

【處方】荆芥穗八分　粉葛根錢半　淨蟬衣一錢　炒竹茹二錢　淡豆豉三錢
苦桔梗一錢　銀花炭三錢　赤苓二錢　藿香梗各錢半　蘇薄荷一錢
枳實炭錢半

【二診】進疏透之劑。汗暢煩躁嘔噁悉減。面部隱隱現出紅點。似乎痧疹之現象。咳嗽痰多。身熱未退。仍以原法加易。

【二方】原方去豆豉藿梗。加紫背浮萍一錢。

【效果】日昨連進疏透之劑。面部及四肢胸背痧點大透。熱勢亦減。煩躁懊憹均愈。原方去荆芥、葛根、浮萍。加

川貝母二錢。光杏仁三錢。連翹二錢。連服二劑。諸症悉痊

■風温

景芸芳住上海黃家闕路久安里三號

【病者】朱右年二十六歲。

【病狀】發熱旬餘有汗不解。頭痛如劈。神識時明時昧。心煩不寐。所語如詀。咽痛微咳。口乾欲飲。舌質紅苔黃。脈弦滑而數。

【病原】風温。

【診斷】伏邪蘊襲肺胃。引動厥陽上升。擾犯清空。熱痰隨之上逹。蒙蔽清竅。頗慮痙厥之變。

【療法】治以清疏風温以熄厥陽清化痰熱而通神明如能應手庶可轉危爲安

【處方】羚羊片五分　硃茯神二錢　黑山梔錢半　帶心連翹二錢　金銀花三錢
鮮竹葉二錢　天竺黃二錢　鮮石菖蒲八分　川象貝二錢　冬桑葉三錢
枳實片錢半　淡竹瀝一兩

【二診】神識已清。頭痛亦減。惟身熱未退。咽紅痛。嚥飲不利。口乾溲赤。咳痰不爽。仍從辛涼解温。清火滌痰。

【二方】冬桑葉三錢　蘇薄荷錢半　鮮竹葉二錢　天竺黃二錢　菊花二錢
金銀花三錢　黑山梔錢半　輕馬勃八分　桔梗一錢　川象貝二錢
生甘草六分　活蘆根一兩

【效果】連進辛涼。諸症已清。仍以原方再進二劑。各症肅清。

■風温

丁濟仁住上海法界格洛克路

【病者】徐左年三十八歲。

【病狀】身熱兼旬。有汗不解。咳嗽氣逆。但欲寐。詁語鄭聲。口渴不知飲。舌光紅。乾涸無津。脈象細小而數。右寸微浮。

【病原】風温伏邪。

【診斷】伏邪始則在肺胃。繼則傳入少陰。陰液已傷。津液上承。熱灼津而爲痰。痰熱瀰漫心胞。靈機堵塞。肺炎葉枯。有化源告竭之虞。已入危險一途。

【療法】症勢甚險。速宜救肺滌痰。以黃連阿膠湯。合淸燥救肺湯。

【處方】阿膠三錢蛤粉炒　鮮石斛三錢　天花粉三錢　光杏仁二錢　天竺黃二錢
冬桑葉三錢　鮮生地三錢　冬瓜子三錢　銀花露一兩冲服　川貝母二錢
淡竹瀝六錢　枇杷葉露一兩冲服

【二診】昨進救肺養藥。津液似有來復之漸。舌轉潤色。神色較淸

【二方】原方連服二劑。

【效果】三進救肺之劑。神色較淸。身熱亦退。惟口乾欲飲。餘氣未淨。原方減阿膠天竺黃。加知母二錢。蘆根一兩。煎服三劑後始痊癒。

邵家驪住上海閘北梅園路同德里十五號

■風温

【病者】胡左年四十六歲。

【病狀】發熱不退。業經旬餘。咳嗽痰多。脅肋牽痛。口渴唇燥。穀食無味。十餘日未更衣。至夜半咳尤甚。不能安臥。

【病原】燥氣及風温之邪。蘊襲肺胃兩經

【診斷】肺主一身之氣。胃爲十二經之長。肺病則氣機窒塞。清肅之令不行。胃病則輸納無權。通降之職失司。脈來左寸關浮弦而滑。尺細數。右寸關滑數不揚。尺軟數。陰分素虧。邪火充斥。顯然可見。據述自病旬餘迄今無汗。症由邪鬱氣閉。陰液虧耗。蒸汗之資料欠缺。勢頗棘手。

【療法】急宜生津達邪。清肺化痰。

【處方】淡豆豉三錢　天花粉三錢　光杏仁三錢　冬瓜子四錢　嫩前胡錢半
川象貝各二錢　金銀花三錢　生甘草五分　薄荷一錢　黑山梔錢半
冬桑葉三錢　枇杷葉二片布包

【二診】昨進生津達邪。清肺化痰之劑。脇痛潮熱雖則略平。餘恙依然。尚不足恃。頗慮喘逆變遷。茲以原法去表。加清清其溫。卽所以保其陰。潤其燥。卽所以救其肺。未識能否出險入夷。擬方質之高明。

【二方】甘菊花二錢　川象貝各二錢　絲瓜絡三錢　連翹二錢　冬桑葉三錢
金銀花三錢　黑山梔錢半　鮮枇杷葉二片去毛包　天花粉三錢　光杏仁三錢
鮮竹茹二錢

【三診】兩進清解化痰潤燥之劑。得汗不暢。伏邪有外達之勢。肌熱較輕。咳嗽氣逆亦覺輕減二三。固屬佳兆。無如陰液虧耗之體。木火易熾。津少上承。肺失輸化之權。燥痰膠結難解。口渴欲飲。唇燥溲赤。眞陰如此之虧。溫邪若斯之重。當未敢輕許無妨也。昨方既獲有効。仍以原意增損。

【三方】冬桑葉三錢　天花粉三錢　冬瓜子三錢　黑山梔錢半　蘇薄荷一錢
川象貝二錢　竹瀝六錢　生甘草五分　金銀花二錢　光杏仁三錢
連翹二錢　鮮枇杷葉三片去毛包

【四診】身熱已去七八。咳嗽亦減五六。喉中燥痒口鼻俱乾。唇烈苔化未淨。肺金之風燥尚未清徹。餘熱留戀。脈症合參。雖有轉機之象。能於不生枝節。方可漸入佳境。前方既效。仍守原意加減。

【四方】淨蟬衣二錢　金銀花三錢　炙兜鈴錢半　黑山梔錢半　光杏仁三錢
天花粉二錢　輕馬勃八分　粉甘草五分　冬桑葉二錢　冬瓜子四錢
瓜蔞仁三錢　鮮枇杷葉三片去毛包

【效果】連服二帖。熱清燥減。得大解三次。諸恙漸退。飲食亦思。仍以原方去蔞仁蟬衣馬勃。加麥冬二錢。白朮一錢。白芍二錢。連服三帖。諸症即痊。

吳致平 住上海同孚路

□風温

【病者】石右。年三十八歲。

【病狀】身熱兩候。口渴引飲。咳嗽氣粗。痛牽脇肋。熱痰蒙蔽清竅。靈機堵窒。心主神明之所。變爲雲霧之鄉。神識模糊。妄言詀語。起坐如狂。胸腹拒按。似覺悶脹。內夾宿食可知也。

【病原】風自外來。温從內發。風性屬陽。温易化熱。熱盛生痰。風温痰熱互蘊肺胃。

【診斷】脈來滑數。舌苔色黃薄膩。尖紅唇焦。屬食積腑行溏薄。不得逕用攻下。參其脈症。痙厥之險。不可不慮。

【療法】治以辛涼清疏。以解伏氣。温膽滌痰。而通神明。

【處方】蘇薄荷錢半　連翹錢半　硃茯神二錢　廣玉金錢半　天竺黃二錢
金銀花二錢　象貝母二錢　鮮竹茹二錢　枳實片二錢　石菖蒲一錢
冬瓜子三錢　保和丸三錢　荸薺汁一杯　活蘆根一兩

【二診】服藥後。神識較清。身熱亦減。仍以原方。連進二劑。

【效果】先後共服三帖。神清熱退。又以原方去蒲荷菖蒲。加蔞仁二錢。穀芽三錢。再服二劑。調理旬日始痊。

吳仲俊住平潭北黨村乾元藥店

□風温

【病者】林某。年十歲。住平潭東梧鳳。

【病狀】三月感風温之症。頭痛咳嗽。發熱作渴。紅疹佈于膺胸。醫進以清瘟敗毒散二劑。未瘥。復生腹脹胸滿喘。徴舌刺苔厚。斷為老人嬰兒熱而腹滿者死之例。延拙診視。脉沉數有力鼓指。

【病原】風温夾滯。

【診斷】太陰受火邪之燔灼。勢必累及陽明。陽明被温熱之盤踞。勢必便難作脹。目下之策。惟以宣達肺金。開通中腑。

【療法】擬用宣肺承氣。上則開宣肺氣。下則通達胃腑。以冀機轉便行。

【處方】川大黃二錢 石　羔七錢 杏　仁二錢 括蔞皮三錢 淨連翹三錢
牛蒡子二錢

【效果】二劑便始下。脹滿減。熱邪輕。再服養陰清肺。如杏仁、川貝、白芍、玉竹、元參、枇杷葉、牛蒡子、連翹、三劑愈。

□風温夾痰

王瑞如住蘇州齊門

【病者】陳左。年四十七歲。

【病狀】風温夾痰。交阻肺胃不宣。少陽不和。以致寒熱往來。咳嗽胸悶。甚則泛噁

【病原】伏温夾痰。因氣候不正而發。

【診斷】脈來弦滑。舌苔中後薄膩。前半帶苔。痰多阻塞氣機。以致肺胃不宣。伏邪鬱於肌表。未能外達。

【療法】治以和解。兼宣肺化痰之劑。

【處方】前柴胡各一錢　冬桑葉三錢　薄橘紅八分　象貝母二錢　苦桔梗錢半
　光杏仁三錢　法半夏二錢　炒竹茹二錢　枳實炭二錢　冬瓜子四錢

【二診】藥後寒熱雖減。脘悶未舒。咳嗽泛噁未已。仍以原方增損。

【二方】冬桑葉三錢　光杏仁三錢　薄橘紅八分　雲茯苓三錢　天花粉三錢
　冬瓜子四錢　法半夏二錢　炒竹茹二錢　象貝母二錢　生枳實二錢
　蘆　根一兩

【效果】藥後得大解二次。脘悶嘔噁亦止。後改降氣化痰之品。連服三劑。諸恙即痊。

楊亘川住鎮江城內

■風温夾痰

【病者】陳幼。年四歲。

【病狀】發熱數日。汗出不暢。咳嗽氣急。喉中痰聲漉漉。咬牙嚼齒。時時抽搐。舌苔薄膩而黃。脉來滑數不揚。筋紋色紫。已達氣關。

【病原】風温夾痰熱。

【診斷】良由無形之風温。與有形之痰熱。互阻肺胃。肅降之令不行。陽明之熱內熾。太陰之温不解。前醫疊進羚羊石斛鈎籐等藥。徒治厥陰。病情加劇。

【療法】治以麻杏石甘湯加減。以期挽回於危急之秋。

【處方】淨麻黃四錢　粉甘草八分　象貝母二錢　川玉金二錢　蘆　根一兩
　杏　仁三錢　生石羔五錢　天竺黃一錢　竹　瀝一酒杯加姜汁五滴　竹　葉廿片

【二診】藥後汗洩較暢。熱勢亦減。咬牙抽搐等症均定。此乃佳兆。惟咳嗽氣逆。喉中痰聲尚有。一時未易清澈。

【二方】原方加兜鈴二錢。冬瓜子三錢。再服一劑。

【效果】二劑後諸恙已愈。惟咳嗽未已。原方去麻黃石羔。加蟬衣二錢。桔梗一錢。連服三劑卽痊。

▣風熱夾痰　陳慕韓住宿遷城內

【病者】徐幼年四歲。住江蘇宿遷西門外。

【病狀】時有寒熱。口渴。喉間痰聲漉漉。氣喘汗出。筋紋色紫。泄瀉青色。糞水小溲短赤。

【病原】兩月前發現痰病。醫以搜風化痰燥熱温中之劑。愈服愈重。

【診斷】紋紫脉來滑數。大便色青。乃風熱夾痰爲病。

【療法】以辛涼清熱疏風潤燥化痰之劑。

【處方】蘇薄荷錢半　牛蒡子二錢　淡竹茹二錢　川貝母二錢　淨蟬衣一錢
苦杏仁三錢　瓜蔞皮三錢　黑白蘇子各二錢　萊菔子錢半　鮮枇杷葉三錢去毛包

【二診】連服二劑。寒熱已蠲。氣息較平。惟口渴痰聲雖減。汗仍未淨。小溲色赤。

【二方】瓜蔞仁二錢　黑白蘇子二錢　萊菔子二錢　川貝母一錢　陳竹茹錢半
薺菜花三錢　冬瓜子三錢　苦杏仁三錢　滑石三錢　鮮枇杷葉二錢去毛包

【效果】服一劑後。大便出痰甚多。並無青色糞水。小溲色淸且長。照方去瓜蔞冬瓜子萊菔子。加白朮北沙參各錢半。兩劑卽痊。

▣風温夾滯　張幼軒住蕪湖

【病者】楊左。年二十三歲。

【病狀】咳嗽脘痛。身熱時輕時重。大便溏泄。舌苔灰膩而黃。脈滑數。

傷寒今釋

陸淵雷

甲乙經。大椎在第一椎陷者中。三陽督脈之會。刺入五分。肺俞在第三椎下兩旁各一寸五分。刺入三分。留七呼。肝俞在第九椎下兩旁各一寸五分。鍼入三分。留六呼。氣府論王注。五藏腧並足太陽脈之會。成氏金鑑以大椎第一間爲肺俞。非也。

此一條論太少併病。亦見下文百七十九條。當參看。

婦人中風。發熱惡寒。經水適來。得之七八日。熱除而脈遲身凉。胸脇下滿。如結胸狀。譫語者。此爲熱入血室也。當刺期門。隨其實而取之。

湯本氏云。山田正診謂經水適來四字。當在得之七八日下。隨其實而取之。成本玉函脈經作隨其實而瀉之。（案成本作寫玉函脈經作隨其虛實而取之）二說皆妥當。婦人中風。發熱惡寒。得之七八日。經水適來。則表熱內陷於子宮。故外表熱去而身凉。浮數之脈變爲遲脈。遲脈。卽胸脇下滿如結胸狀之應徵也。胸脇下滿如結胸狀者。自左肋骨弓下。沿同側直腹筋。至下腹部。緊滿攣急之意。所謂其血必結是也。譫語者。血熱侵頭腦也。刺期門者。刺期門左穴。隨其瘀血充實之所而瀉之也。本條之證。依師論。當刺絡取效。然余遇此證。取小柴胡湯桂枝茯苓丸合方。或加大黃。或加石膏。隨證運用。不兼刺絡。猶能實驗奏效。此法本諸吳錢二氏。吳氏瘟疫論曰。婦人傷寒時疫。與男子無二。惟經水適斷適來。及崩漏產後。與男子稍有不同。夫經水之來。乃諸經血滿。歸注血室。下滿而爲月水。血室一名血海。卽衝任之脈。爲諸經總任。經水適來。疫邪不入於胃。乘勢入於血室。故夜發譫語。蓋衞氣晝行於陽。不與陰爭。故晝日明了。夜行於陰。與邪相搏。故夜則發熱譫語。至於夜發熱而不譫語者。亦爲熱入血室。因有輕重之分。不必拘譫語也。經曰。無犯胃氣及上二焦。必自愈。謂胸膈與胃併無邪。勿以譫語爲胃實而妄攻之。但熱血隨下。則自愈。若如結胸狀者。當刺期門以通其結。活人書治以柴胡湯。但不若刺期門之效捷。吳氏說月經來潮之由來。及至夜發熱譫語之理。皆不免牽強附會。其他總良說也。然謂小柴胡不若刺期門之捷。則因但知單用而不知用合方之故。不可從。錢乙氏曰。（案此所引出錢潢傷寒溯源集非錢仲陽語湯本氏誤也）小柴胡湯中應量加血藥。如牛膝桃仁丹皮之類。其脈遲身凉者。或少加薑桂及酒製大黃少許。取效尤速。所謂隨其實而瀉之也。若不應用補者。人參亦當去取。尤未可執方以爲治也。錢氏謂小柴胡湯加牛膝桃仁丹皮之類。不如小柴胡湯合用桂枝茯苓丸爲正。其謂脈遲身凉者加薑桂。且大黃以酒製。又小柴胡湯中去取人參。並誤。不可從。

婦人中風七八日。續得寒熱。發作有時。經水適斷者。此爲熱入血室。其血必結。故使如瘧狀。發作有時。小柴胡湯主之。

丹波元堅云。熱入血室者。婦人月事。與邪相適。熱乘子戶是也。有自適來者。有自適斷者。適來者。得病之際月事方來也。適斷者。未得病前月事已來。而得病方斷者也。經水適斷四字。當在七八日之上。倘七八日之後適斷者。則其來必在得病之初。是與適來何別。唯文勢有體。不要錯易。適來血不結。適斷則結。治之之法。適來則曰刺期門。曰無犯胃氣及上二焦。而不示方藥。然除小柴胡。無相當也。適斷則雖屬血結而不敢攻之者。以僅是血道爲邪澀滯。非有瘀畜。

天痘之鑑別法(續)

單大年

驟然視之。儼似麻疹。故在最初之二十四時以內。痘瘡麻疹。殊難分別。所恃者當痘瘡流行之時。與前驅期。均有腰痛一證。得以是爲痘瘡之徵耳。又經一日。卽爲蕾疹期。此時該皮疹狀態一變。每顆疹上。俱發生尖銳之蕾疹。至是已能與麻疹顯分矣。此蕾疹期。亦僅一日之久。過此則每顆蕾疹上之表皮。均成水泡而隆起。是爲水泡期。三日後則爲膿泡期。其時適在發病之第九日。痘瘡膿泡完全成立。平均大若豌豆。溷濁狀如乳清。且帶膿性。中央顯然陷凹。謂之痘臍。一名痘窩。外有紅色之痘暈圈之。膿泡期至第三日。皮疹之發育。已達於極度矣。無何。皮疹漸漸收乾。謂之乾燥期。至結痂。則謂之結痂期。至是則全發疹期已告終矣。各膿泡中之膿漿。逐漸收乾。結成似綠。或似褐之痂皮。間有一二膿泡破裂。流出膿漿。遂不能結成痂皮。乾痂結成之後。留於皮膚面者。約五日至七日。全發疹期至此。統計有十四日。過此則爲落痂期。與剝屑期。前此乾結之痘痂。漸漸脫落。表皮遂起剝屑。其經過約亦十四日。故病勢如果平善。經過亦佳良者。在感染後之第六星期。便能終局。乾痂既脫落後。當該膿泡之處。尙留有紅色之斑點。約須數週日。方能消散。膿泡若侵入眞皮之中。愈後卽留凹窩。終身不滅。所謂痘痕是也。其稠密者面容益醜。吾國謂之麻子。亦曰麻皮。痘瘡除在皮膚發生變化以外。於粘膜亦有之。則謂之痘瘡性內疹。發現之狀。尙有二種。一爲廣汎性加答兒性炎。病人眼中焮灼。如有異物之感。時常流淚。結膜發紅。且甚腫脹。有時且發水腫。其時鼻腔、喉頭、氣管枝諸粘膜。亦均起相同之變化。因之困苦備至。如噴嚏、鼻中灼熱、鼻涕時出、嚥下作痛、聲音嘶嗄、咳嗽、咯痰等是也。一爲膿泡。其最易侵襲之部分。莫如硬口蓋、與咽頭粘膜。該膿泡色白。外有紅暈繞之。其狀一若被挫者然。故嚥下時作痛殊甚。舌上生膿泡者亦多。因之舌大而厚。舌有厚苔。舌邊均現齒痕。因之痛苦異常。咀嚼困難。流涎口臭。是謂之痘瘡性舌炎。喉頭粘膜如生膿泡。必有聲音嘶嗄、喉頭發痛之症。有時會厭皺襞、與假聲帶。亦發急性炎症腫脹。是謂之急性聲門水腫。迅卽氣閉而死。眼結膜上如生膿泡。則來劇烈之加答兒性炎症。甚者且發膿性炎症。膿泡若接近角膜。或波及角膜之膜質。則症候頗險。眼球全部。均不免誘發膿性炎。致眼球全體粘合。是謂之全眼球炎。終至喪明而後已。至如聽官。則有耳痛、耳鳴、重聽諸症。甚者歐氏管、及鼓室之粘膜。亦發炎症。尿道粘膜如生膿泡。小便後必焮灼疼痛。膣道、子宮頸、直腸粘膜如生膿泡。非用鏡照視之。不能辨別。茲更就體溫言之。痘瘡之體溫。殊有研究之價値。卽如上所述者。當前驅期之初。猝然發四十度以上之大熱。近發疹期。徐徐減退。又復上升。後乃益高。迨化膿期。達於極點。是謂之化膿熱。及至乾燥、結燥兩期。方作散漫形而減退。洎乎落痂痂、剝屑兩期。遂全然無熱矣。此則與他種傳染病特異者也。若夫異常之症。其主要者約有四種。舉例如下。

(一)假痘　乃痘瘡之最佳良者。凡曾經種痘之人。一旦感染。往往罹此。所發之疹。數既稀少。又全不成膿泡。始終不過水泡而止。是謂之水泡性假痘。欲鑑別之。以不發大熱。無全身重篤症狀。且不化膿。爲其特徵。當皮疹發生之時。體溫亦卽復於常度。不復再升。約第四日至第八日。該疹已漸漸收乾。亦不見劇甚之併發症。

(未完)